Fachwissen Pflege

Diese Reihe bietet neuen Kollegen und Wiedereinsteigern Unterstützung bei der schnellen Einarbeitung in einen neuen Bereich oder auf einer neuen Station. Motto: „Keine Angst vor einem Stationswechsel" Ziel ist es, die Pflegekraft auf Station optimal für ihren Stationsalltag auszustatten und die Qualität der Versorgung zu sichern. Die Spezialisierung der Krankenhäuser in Deutschland nimmt zu. Die Stationen in Kliniken konzentrieren sich auf spezielle Krankheits- und Fachbereiche. Das Pflegepersonal braucht umfangreiches Wissen und praktische Anleitung zu speziellen Pflegemaßnahmen für ihren Stationsalltag. Außerdem kommt es immer wieder zu Personalwechsel und neue Kollegen müssen meist sehr schnell eingearbeitet werden.

Mehr Informationen zu dieser Reihe auf http://www.springer.com/series/14168

Christine Fiedler
Martin Köhrmann
Rainer Kollmar
Hrsg.

Pflegewissen Stroke Unit

Für die Fortbildung und die Praxis

2., aktualisierte Auflage

Mit 95 Abbildungen und 48 Tabellen

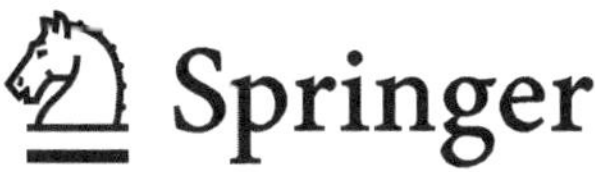

Herausgeber
Christine Fiedler
Pflegedirektion
Universitätsklinikum Erlangen
Erlangen
Deutschland

Rainer Kollmar
Klinik für Neurologie und Neurogeriatrie
Klinikum Darmstadt
Darmstadt
Deutschland

Martin Köhrmann
Klinik für Neurologie
Universitätsklinikum Essen (AöR)
Essen
Deutschland

Die Darstellung von manchen Formeln und Strukturelementen war in einigen elektronischen Ausgaben nicht korrekt, dies ist nun korrigiert. Wir bitten damit verbundene Unannehmlichkeiten zu entschuldigen und danken den Lesern für Hinweise.

Fachwissen Pflege

ISBN 978-3-662-53624-7   ISBN 978-3-662-53625-4   (eBook)
DOI 10.1007/978-3-662-53625-4

Die Deutsche Nationalbibliothek verzeichnet diese Publikation in der Deutschen Nationalbibliografie; detaillierte bibliografische Daten sind im Internet über http://dnb.d-nb.de abrufbar.

Umschlaggestaltung: deblik Berlin
Fotonachweis Umschlag: © deblik Berlin

Gedruckt auf säurefreiem und chlorfrei gebleichtem Papier

Springer ist Teil von Springer Nature
Die eingetragene Gesellschaft ist Springer-Verlag GmbH Deutschland
Die Anschrift der Gesellschaft ist: Heidelberger Platz 3, 14197 Berlin, Germany

Geleitwort

Sehr geehrte Leserin, sehr geehrter Leser,

in den letzten 20 Jahren hat sich die Behandlung von Schlaganfallpatienten auf grundlegende Art und Weise verändert. Basierend auf dem Fundament eines umfassenderen Verständnisses der Pathophysiologie des Schlaganfalls, unter anderem mit der Entdeckung des Penumbrakonzeptes sowie differenzierter zellulärer Schadenskaskaden, wurde eine ursächliche Behandlung von Schlaganfallpatienten möglich. Den größten Fortschritt stellt hier zweifelsohne die Etablierung des Stroke-Unit-Konzeptes dar, welches gemeinsam mit der Thrombolysetherapie – einem weiteren Meilenstein der Schlaganfalltherapie – in den 1990er Jahren etabliert wurde. Begleitet durch Kampagnen wie „Zeit ist Hirn" wurde die Bevölkerung über Symptom- und Handlungswissen zum Schlaganfall aufgeklärt. Die Etablierung der Stroke Units stellt im Besonderen den Wandel der Neurologie von einem diagnostischen zu einem therapeutischen Fach dar.

Die Arbeit auf der Stroke Unit ist hochkomplex und nur durch optimale Zusammenarbeit verschiedener medizinischer Disziplinen und unterschiedlicher Berufs- und Fachgruppen aus Pflege, Logopädie, Ergo- und Physiotherapie möglich. Die Pflege nimmt hierbei eine zentrale Rolle in der Arbeit auf der Stroke Unit ein und so hat die Deutsche Schlaganfall-Gesellschaft auch eine spezielle Weiterbildung etabliert, die mittlerweile an verschiedenen Kliniken angeboten wird.

Ein Expertenteam aus Pflege und den medizinischen Fächern hat im neu vorliegenden Werk „Pflegewissen Stroke Unit" sorgfältig und auf hohem Niveau alles Wissenswerte zur Pflege auf der Stroke Unit von den medizinischen Grundlagen, der speziellen Pflege an der Schnittstelle einer lebensbedrohlichen Erkrankung zur frühen Rehabilitation bis zu Organisation und Management zusammengestellt.

Im Namen des Vorstands der Deutschen Schlaganfall-Gesellschaft danke ich den Autoren der Universitätsklinik Erlangen sehr herzlich und wünsche dem Buch eine weite Verbreitung.

Prof. Dr. Matthias Endres
1. Vorsitzender der Deutschen Schlaganfall-Gesellschaft (DSG)
Berlin, im August 2012

Vorwort

Vor vier Jahren erschien die erste Auflage des Buches „Pflegewissen Stroke Unit". Jeder Herausgeber und Autor wünscht sich nach den Mühen – die so ein Buch mit sich bringt – dass es von der potenziellen Leserschaft angenommen wird. Mit Freude können wir feststellen: Das Buch hat großen Anklang gefunden, und so können wir die Herausgeber nun eine 2. Auflage vorstellen. Der Hinweis, das Buch um das Thema „Sturz" zu ergänzen, kam direkt aus der klinischen Praxis, und gerade deshalb haben wir den Ergänzungswunsch gerne aufgegriffen. Geben Sie weiterhin Ihr Feedback, so kann das Buch weiter wachsen.

Das vorliegende Buch versteht sich auch in der 2. Auflage als Begleiter in der Fortbildung, denn es orientiert sich eng an den Inhalten, die von der Deutschen Schlaganfall-Gesellschaft (DSG) vorgegeben werden. Neben den medizinischen Grundlagen zur Diagnostik und Therapie werden die pflegerische Überwachung und die rehabilitierende Pflege ausführlich erläutert. Pflegende auf einer Stroke Unit benötigen für die Erfüllung ihres pflegerischen Auftrages Kompetenzen in den Therapiekonzepten wie Bobath, Basale Stimulation und Kinästhetik. Einen besonderen Ansatz verfolgt das F.O.T.T.-Konzept, das bei Einschränkungen des Sprach- und Schluckvermögens nach einem Schlaganfall angewendet werden kann. Das Kapitel „Sturz" ist ausbalanciert zwischen Theorie und Praxis mit Hinweisen zu der Best Practice.

Ein Großteil der Betroffenen sind ältere Menschen, deshalb werden die Besonderheiten dieser Patientengruppe im Kapitel „Pflege geriatrischer Patienten mit einem Schlaganfall" dargestellt. Informationen zur Organisation, Qualitätssicherung und zum Entlassungsmanagement runden das Buch ab.

Stroke Units haben die Akutbehandlung von Schlaganfallpatienten revolutioniert und alle behandelnden Berufsgruppen zusammengebracht. Interdisziplinäres Arbeiten – also ein miteinander und voneinander Lernen – steht im Vordergrund unserer gemeinsamen Therapie. Diesen Spirit möchten wir auch in der 2. Auflage dieses Buches weiterführen. Wir bedanken uns herzlich bei allen Autoren, die sich von dieser Idee begeistern ließen und es noch sind. Mit ihren fachkundigen Beiträgen und reichem Erfahrungsschatz haben sie in ihrer professionellen Vielfalt das Buch zu dem werden lassen, was es nun ist – ein Fach- und Praxisbuch für alle Pflegenden auf der Stroke Unit. Wir wünschen uns, liebe Leser, dass es Ihnen ein hilfreicher Begleiter in der Pflege und Rehabilitation von Schlaganfallpatienten – zum Wohle unserer Patienten/innen ist.

Christine Fiedler
Martin Köhrmann
Rainer Kollmar
Erlangen, im Oktober 2016

Über die Herausgeber

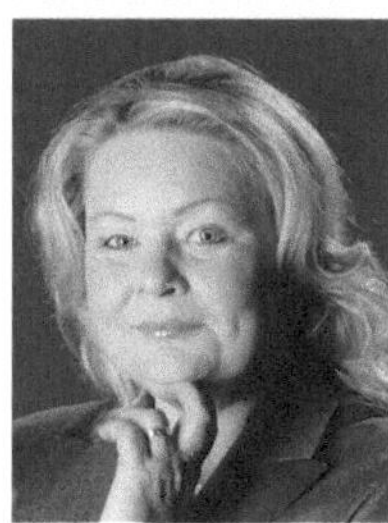

Prof. Dr. Christine Fiedler BScN, MScN

- Lehrstuhl für Pflegewissenschaft an der Wilhelm Löhe Hochschule Fürth
- Pflegewissenschaftlerin der Pflegedirektion am Universitätsklinikum Erlangen
- Ausgebildete Fachkrankenpflegekraft für Intensiv- und Anästhesiepflege
- Lehrerin für Pflegeberufe und Dozentin mit den Schwerpunkten Pflegewissenschaft und Pflegedokumentation
- Integration und Anwendung von wissenschaftlichen Erkenntnissen in die Praxis
- Konzeption und Durchführung unterschiedlicher Fortbildungen für Mitarbeiter der Gesundheits- und Krankenpflege
- Interne konsultative Beratungs- und Vernetzungstätigkeit

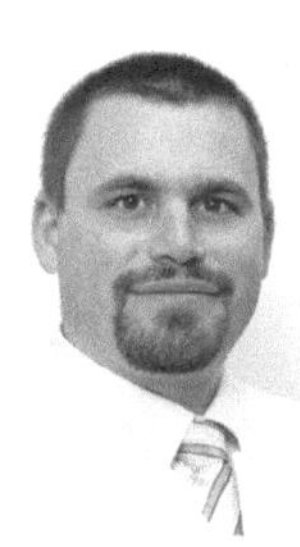

Prof. Dr. med. Martin Köhrmann

- Stellv. Klinikdirektor der Neurologischen Universitätsklinik Essen
- Leiter des Neurologischen Ultraschall-Labors, der Notfallambulanz und der Stroke Unit
- Stufe-3-Untersucher (Kursleiter) und Sektionsleiter Neurologie der DEGUM (Deutsche Gesellschaft für Ultraschall in der Medizin)
- Dozent in der Fortbildung Stroke Unit für Angehörige der Gesundheits- und Krankenpflege
- Leiter der Schlaganfall-Studienambulanz
- Mitglied und medizinischer Auditor der Deutschen Schlaganfall Gesellschaft
- Mitglied des Board of Directors der Europäischen Schlaganfall-Gesellschaft

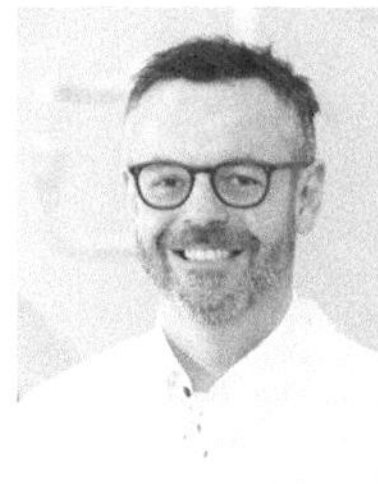

Prof. Dr. med. Rainer Kollmar

- Direktor der Klinik für Neurologie und Neurogeriatrie am Klinikum Darmstadt
- Schwerpunkte sind der akute Schlaganfall und die neurologische Intensivmedizin
- Dozent in der Fortbildung Stroke Unit für die Gesundheits- und Krankenpflege
- Initiator mehrerer eigener klinischer Studien
- Vizepräsident des European Stroke Research Network for Hypothermia (EuroHYP)
- Mitglied im Expertenrat der Stiftung Deutsche Schlaganfall-Hilfe
- Fachautor

Inhaltsverzeichnis

Medizinische Grundlagen und Therapien

1 Epidemiologie und Bedeutung der Stroke Unit 3
L. Marquardt
1.1 Einführung und Häufigkeit 4
1.2 Prognose und Komplikationen 5
1.3 Geschlechtsspezifische Unterschiede 7
1.4 Ökonomische Aspekte 7
1.5 Bedeutung der Stroke Unit 8
Literatur 10

2 Evidenzbasierte Medizin und Pflege 13
L. Marquardt
2.1 Einführung zur evidenzbasierten Medizin 14
2.2 Evidenzbasierte Pflege („evidence based nursing") 15
2.3 Medizinische Studien 17
2.4 Praxisbeispiel 20
Literatur 22

3 Zentralnervensystem – Anatomie und klinische Syndrome 23
B. Kallmünzer
3.1 Gliederung des Zentralnervensystems 24
3.2 Ausgewählte Funktionen des Gehirns und klinische Syndrome 25
3.3 Gefäßsystem des Gehirns 28
3.4 Liquor- und Ventrikelsystem 31
Literatur 32

4 Risikofaktoren eines Schlaganfalls 33
M. Nückel
4.1 Therapeutisch nicht beinflussbare Risikofaktoren 34
4.2 Therapeutisch beinflussbare Risikofaktoren 35
Literatur 39

5 Klinische und apparative Diagnostik 41
L. Breuer, R. Kollmar, M. Köhrmann
5.1 Basis- und Labordiagnostik 42
5.2 Neuroradiologische Diagnostik 55
5.3 Neurosonografie 60
5.4 Kardiologische Diagnostik durch EKG 62
Literatur 65

6 Akuttherapie 67
M. Köhrmann, E.-M. Sauer
6.1 Basistherapie 68

6.2   Spezifische Therapie des akuten Schlaganfalls 70
6.3   Behandlung von Komplikationen 73
6.4   Nicht-invasive Beatmung.. 77
       Literatur.. 86

7   Medikamentöse und operative Sekundärprophylaxe 93
       R. Kollmar
7.1   Diagnostik 95
7.2   Thrombozytenfunktionshemmer.. 95
7.3   Orale Antikoagulation und Vorhofflimmern 97
7.4   Karotisstenosen 103
7.5   Intrakranielle Stenosen.. 104
7.6   Arterieller Hypertonus und Statintherapie 104
       Literatur.. 105

8   Intrazerebrale Blutung – Ursachen, Diagnostik, Therapie 107
       D. Staykov
8.1   Epidemiologie und Ätiologie... 108
8.2   Prognose und prognostische Faktoren 108
8.3   Diagnostik 109
8.4   Pathophysiologie 109
8.5   Behandlung der intrazerebralen Blutung.. 110
       Literatur.. 114

9   Neuropsychologische Störungen nach einem Schlaganfall..................... 117
       Th. Schenk
9.1   Psychische Beeinträchtigungen als Folge eines Schlaganfalls...................... 118
9.2   Gedächtnisstörungen 118
9.3   Neglect 121
9.4   Anosognosie 124
9.5   Schlussbemerkungen 125
       Literatur.. 126

Pflege auf der Stroke Unit

10   Pflegerische Überwachung 131
       S. Bäuerlein, N. Spönlein
10.1   Monitoring.. 132
10.2   Sonstige Überwachungsparameter.. 134
10.3   Pflegerische Schwerpunkte 136
10.4   Spezielle Überwachung 139
       Literatur.. 140

11   Ganzheitlich rehabilitierende Prozesspflege nach den AEDL.................. 141
       M. Lorenz
11.1   AEDL-Konzept von Krohwinkel 142

11.2 AEDL-Strukturierungsmodell nach Krohwinkel ... 143
11.3 Bedeutung von AEDL beim Schlaganfallpatienten ... 144
Literatur ... 149

12 Bobath – Lagerung und Transfer ... 151
M. Lorenz, N. Spönlein
12.1 Geschichte und Entwicklung des Bobath-Konzepts ... 152
12.2 Anwendung und Effekte des Bobath-Konzepts ... 153
12.3 Bobath in der Praxis ... 154
12.4 Fortbildungen zum Bobath-Konzept ... 158
Literatur ... 158

13 Basale Stimulation – Orientierung und Wahrnehmung ... 161
C. Joa-Lausen
13.1 Definition und Einführung ... 162
13.2 Gleichgewicht von Haltung, Kompetenz und Technik ... 162
13.3 Ziele der Basalen Stimulation ... 163
13.4 Wahrnehmung ... 165
13.5 Berührungen ... 166
13.6 Basale stimulierende Ganzkörperwaschung ... 168
13.7 Atemstimulierende Einreibung (ASE) ... 168
Literatur ... 170

14 Kinästhetik – Bewegungsförderung ... 171
K. Clauss
14.1 Die Diagnose Schlaganfall ... 172
14.2 Bewegung steckt in jeder Pflegehandlung ... 172
14.3 Grundlagen der Bewegungsförderung ... 172
14.4 Kinästhetische Prinzipien ... 173
14.5 Umgebung ... 176
Literatur ... 178

15 Sturz und Sturzprophylaxe ... 179
Ch. Fiedler, Ch. Piltz
15.1 Definition, Häufigkeit und Folgen eines Sturzes ... 180
15.2 Sturzrisiko ... 180
15.3 Erfassung des Sturzrisikos ... 182
15.4 Prävention ... 183
15.5 Best Practice ... 185
15.6 Maßnahmen nach dem Sturz ... 188
Literatur ... 190

16 Logopädie – Der Sprech-, Sprach-, Schluckpatient auf der Stroke Unit ... 191
C. Winterholler
16.1 Erkennen und Unterscheiden von Sprach- und Sprechstörungen ... 192
16.2 Dysarthrie ... 194
16.3 Dysphagie ... 195
Literatur ... 202

17   Affolter-Modell – Pflegerisches Führen 205
      J. Söll
17.1   Theoretische Hintergründe zum Affolter-Modell 206
17.2   Sicherheit und Orientierung durch räumliche Begrenzung 208
17.3   Verständnis schaffen: Das „Pflegerische Führen" nach Affolter. 208
17.4   Handeln im Alltag neu erlernen: Das „Elementare Führen" nach Affolter 210
17.5   ICF und Affolter-Modell 212
17.6   Affolter-Modell im Pflegealltag. 213
       Literatur. 213

18   F.O.T.T. – Therapie des Facio-Oralen Trakts. 215
      R. Nusser-Müller-Busch
18.1   Das Normale kennen – Das Normale wahrnehmen. 216
18.2   Klinische Untersuchung nach F.O.T.T. 219
18.3   Management – Überleitung 222
       Literatur. 224

19   Ernährung von Schlaganfallpatienten 227
      R. Ronniger, B. Rohr
19.1   Leitlinie „Enterale Ernährung bei Schlaganfall" 229
19.2   Mangelernährung. 229
19.3   Erfassung des Ernährungszustands. 230
19.4   Ernährungsformen 232
19.5   Kostaufbau. 236
19.6   Sondenkost 238
19.7   Komplikationen bei Sondenkostgabe 239
19.8   Medikamentengabe. 240
19.9   Parenterale Ernährung 240
       Literatur. 241

20   Pflege geriatrischer Patienten mit einem Schlaganfall. 243
      Ch. J. G.Lang
20.1   Grundsätze. 244
20.2   Umgang mit dementen und deliranten Patienten 245
20.3   Verhaltensmanagement. 246
20.4   Kognitive Techniken. 247
20.5   Rechtliche Aspekte. 250
       Literatur. 250

Organisation und Pflegemanagement

21   Rahmenbedingungen 255
      R. Handschu
21.1   Bauliche und strukturelle Voraussetzungen 256
21.2   Personelle Rahmenbedingungen 258
21.3   Ablauforganisation. 259
       Literatur. 262

22   Organisation der Pflege auf der Stroke Unit 263
K. Pfeifer, Ch. Fiedler
22.1   Strukturkriterien der Pflegequalität 264
22.2   Aus-, Fort- und Weiterbildung für Pflegende einer Stroke Unit 270
22.3   Entwicklung der Pflegequalität – Prozesskriterien 271
22.4   Evaluation der Pflegequalität 273
        Literatur 274

23   Kommunikation im Team und mit Patienten 275
I. Hößl
23.1   Kommunikation im Pflegealltag 276
23.2   Professionelle Kommunikationstechniken 280
        Literatur 283

24   Qualitätssicherung und Qualitätsmanagement 285
R. Handschu
24.1   Begriffsdefinitionen 286
24.2   Marker „guter Qualität" auf der Stroke Unit 286
24.3   Zertifizierung von Stroke Units 288
24.4   Interne Audits als Instrument des Qualitätscontrolling 290
        Literatur 295

25   Entlassungsmanagement 297
I. Seitz-Robles
25.1   Barthel-Index 299
25.2   Phasen der neurologischen Rehabilitation 301
25.3   Geriatrische Rehabilitation 303
25.4   Pflegebedürftigkeit 304
        Literatur 305

Serviceteil 307
Schlaganfall-Skalen 308
Kleine Medikamentenkunde 315
Glossar 321
Stichwortverzeichnis 325

Autorenverzeichnis

Bäuerlein, Sabine
Nördliche Stadtmauerstr. 12
91054 Erlangen
sabine.Baeuerlein@uk-erlangen.de

Breuer, Lorenz, Dr. med.
Neurologische Klinik
Universitätsklinikum Erlangen
Schwabachanlage 6
91054 Erlangen
lorenz.breuer@uk-erlangen.de

Clauss, Karolina
Anästhesiologische Klinik Interdisziplinäre
operative Intensivstation
Universitätsklinikum Erlangen
Krankenhausstraße 12
91054 Erlangen
karolinclauss@web.de

Fiedler, Christine, Prof. Dr.
Universitätsklinikum Erlangen
Krankenhausstraße 12
91054 Erlangen
christine.fiedler@uk-erlangen.de

Handschu, René, MBA Prof. Dr. med.
Neurologische Klinik Neumarkt
Nürnberger Str. 12
92318 Neumarkt in der Oberpfalz
rene.handschu@klinikum.neumarkt.de

Hößl, Irene
Hardstraße 150
90766 Fürth
office@irene-hoessl.de

Joa-Lausen, Caroline
Akademie für Gesundheits- und Pflegeberufe
Universitätsklinikum Erlangen
Krankenhausstraße 12
91054 Erlangen
caroline.Joa-lausen@uk-erlangen.de

Kallmünzer, Bernd, Dr. med.
Neurologische Klinik
Universitätsklinikum Erlangen
Schwabachanlage 6
91054 Erlangen
bernd.kallmuenzer@uk-erlangen.de

Köhrmann, Martin, Prof. Dr. med.
Klinik für Neurologie
Universitätsklinikum Essen (AöR)
Hufelandstraße 55
45147 Essen
martin.Koehrmann@uk-essen.de

Kollmar, Rainer, Prof. Dr. med.
Klinik für Neurologie und Neurogeriatrie mit
neurologischer Intensivmedizin
Klinikum Darmstadt
Grafenstraße 9
64283 Darmstadt
rainer.Kollmar@mail.klinikum-darmstadt.de

Lang, Christoph, Prof. Dr. med.
Neurologische Klinik
Universitätsklinikum Erlangen
Schwabachanlage 6
91054 Erlangen
christoph.lang@uk-erlangen.de

Lorenz, Mario
Universitätsklinikum Erlangen
Schwabachanlage 6
91054 Erlangen
mario.lorenz@uk-erlangen.de

Marquardt, Lars, Priv. Doz. Dr. Dr. med.
Neurologie und Neurogeriatrie Geriatrie
Asklepios Klinik Wandsbek
Alphonsstr. 14
22043 Hamburg
i.marquardt@asklepios.com

Nückel, Martin, Dr. med.
Klinik für Neurologie Stroke Unit
Klinikum Nürnberg – Paracelsus Medizinische
Privatuniversität
Breslauer Str. 201
90471 Nürnberg
martin.nueckel@klinikum-nuernberg.de

Nusser-Müller-Busch, Ricki
Rüsternallee 45
14050 Berlin
ricki.nmb@t-online.de

Pfeifer, Kerstin
Schön-Klinik Roseneck
Am Roseneck 6
83209 Prien am Chiemsee
kpfeifer@schoen-kliniken.de

Piltz, Christoph
Neurologische Klinik Stroke Unit / Neurologische
IMC
Universitätsklinikum Erlangen
Schwabachanlage 6
91054 Erlangen
christoph.Piltz@uk-erlangen.de

Rohr, Birgit
Kaufmännische Direktion Fachabteilung
Wirtschaftsdienstleistungen
Universitätsklinikum Erlangen
Palmsanlage 3
91054 Erlangen
birgit.rohr@uk-erlangen.de

Ronniger, Reinhild
Medizinische Klinik 1 Hector-Center für
Ernährung, Bewegung und Sport
Universitätsklinikum Erlangen
Ulmenweg 18
91054 Erlangen
reinhild.ronniger@uk-erlangen.de

Sauer, Eva-Maria, Dr. med.
Neurologische Klinik
Universitätsklinikum Erlangen
Schwabachanlage 6
91054 Erlangen
eva-maria.sauer@uk-erlangen.de

Schenk, Thomas, Prof. Dr. med.
Klinische Neuropsychologie Department
Psychologie
Ludwig-Maximilians Universität München
Leopoldstr. 13
80802 München
thomas.schenk@psy.lmu.de

Seitz-Robles, Inge
Abteilung Klinische Sozialarbeit
m&i-Fachklinik Herzogenaurach
In der Reuth 1
91074 Herzogenaurach
inge.seitz-robles@fachklinik-herzogenaurach.de

Söll, Jürgen
Therapiezentrum Burgau
Kapuzinerstr. 34
89331 Burgau
j.soell@therapiezentrum-burgau.de

Spönlein, Nicole
Untere Watt 3a
96149 Breitengüßbach
nicole-lunz@web.de

**Staykov, Dimitre, FESO
Prim. Priv.-Doz. Dr. med.**
Abteilung für Neurologie
Barmherzige Brüder, Krankenhaus Eisenstadt
Johannes-von-Gott-Platz 1
7000 Eisenstadt
staykov@gmx.at

Winterholler, Cordula
Leipziger Str. 14
50858 Köln
cwinterholler@web.de

Medizinische Grundlagen und Therapien

Kapitel 1 Epidemiologie und Bedeutung der Stroke Unit – 3
L. Marquardt

Kapitel 2 Evidenzbasierte Medizin und Pflege – 13
L. Marquardt

Kapitel 3 Zentralnervensystem – Anatomie und klinische Syndrome – 23
B. Kallmünzer

Kapitel 4 Risikofaktoren eines Schlaganfalls – 33
M. Nückel

Kapitel 5 Klinische und apparative Diagnostik – 41
L. Breuer, R. Kollmar, M. Köhrmann

Kapitel 6 Akuttherapie – 67
M. Köhrmann, E.-M. Sauer

Kapitel 7 Medikamentöse und operative Sekundärprophylaxe – 93
R. Kollmar

Kapitel 8 Intrazerebrale Blutung – Ursachen, Diagnostik, Therapie – 107
D. Staykov

Kapitel 9 Neuropsychologische Störungen nach einem Schlaganfall – 117
Th. Schenk

Epidemiologie und Bedeutung der Stroke Unit

L. Marquardt

1.1   Einführung und Häufigkeit – 4

1.2   Prognose und Komplikationen – 5
1.2.1   Frühe Komplikationen – 5
1.2.2   Langfristige Folgen – 6

1.3   Geschlechtsspezifische Unterschiede – 7

1.4   Ökonomische Aspekte – 7

1.5   Bedeutung der Stroke Unit – 8
1.5.1   Allgemeines – 8
1.5.2   Wirksamkeit – 8
1.5.3   Helsingborg-Deklaration von 2006 – 9
1.5.4   Infrastruktur und Maßnahmen – 9

Literatur – 10

© Springer-Verlag GmbH Deutschland 2017
C. Fiedler, M. Köhrmann, R. Kollmar (Hrsg.), *Pflegewissen Stroke Unit*, Fachwissen Pflege,
DOI 10.1007/978-3-662-53625-4_1

In Kürze: Im ersten Kapitel soll Ihnen ein Überblick über die Bedeutung und die Auswirkungen des Schlaganfalls gegeben werden. Hierbei wird das Augenmerk nicht nur auf das betroffene Individuum, sondern auch auf Angehörige, das Gesundheitssystem und die Gesellschaft als Ganzes gelenkt. Es wird verdeutlicht und durch wissenschaftliche Untersuchungen belegt, warum ein optimales Management von Patienten mit Schlaganfall so wichtig ist. Insbesondere wird hierbei auf die Rolle und die Wirksamkeit einer Behandlung auf einer Stroke Unit eingegangen, wobei die Funktion des nichtärztlichen Personals, allem voran der Pflege, besondere Berücksichtigung findet.

1.1   Einführung und Häufigkeit

Der Schlaganfall ist und bleibt eine der neurologischen Erkrankungen, die sowohl für betroffene Patienten als auch für deren Angehörige die am weitesten reichenden Auswirkungen auf fast alle Lebensbereiche hat. Doch auch für die Gesellschaft als Ganzes sind die Folgen durch dauerhafte Pflegebedürftigkeit und Verlust der Arbeitsfähigkeit durch einen Schlaganfall enorm. Derzeit werden in den westlichen Industrienationen ungefähr 2–5 % der gesamten Gesundheitskosten durch den Schlaganfall und seine Folgen verursacht (Saka et al. 2009).

Laut Weltgesundheitsorganisation (WHO) liegt der Schlaganfall an zweiter Stelle der Todesursachen weltweit (Johnston et al. 2009). In Deutschland steht der Schlaganfall mit 8 % aller Todesfälle auf Platz drei nach Herz- und Krebserkrankungen in der Todesursachenstatistik. Weltweit sterben jedes Jahr ungefähr 5,5 Mio. Menschen an den Folgen eines Schlaganfalls, wobei durch bleibende Behinderung der Überlebenden über 44 Mio. Lebensjahre mit guter Lebensqualität unwiederbringlich zusätzlich verloren gehen. Epidemiologische Daten aus Deutschland gehen von ungefähr 196.000 erstmaligen Schlaganfällen pro Jahr aus, wobei hier noch geschätzte 66.000 Fälle hinzukommen, bei denen ein Schlaganfall wiederholt auftritt (Heuschmann et al. 2010). Im Schnitt treten also an jedem Tag ca. 729, in jeder Stunde 30 Schlaganfälle und alle 2 min ein Schlaganfall in Deutschland auf.

> **Alle 2 min tritt in Deutschland ein Schlaganfall auf.**

Der Schlaganfall ist trotz einiger Ausnahmen eine Erkrankung des alten Menschen, weshalb wir von einem deutlichen Anstieg der Schlaganfallzahlen in den nächsten Jahren ausgehen müssen. Jedes Jahr

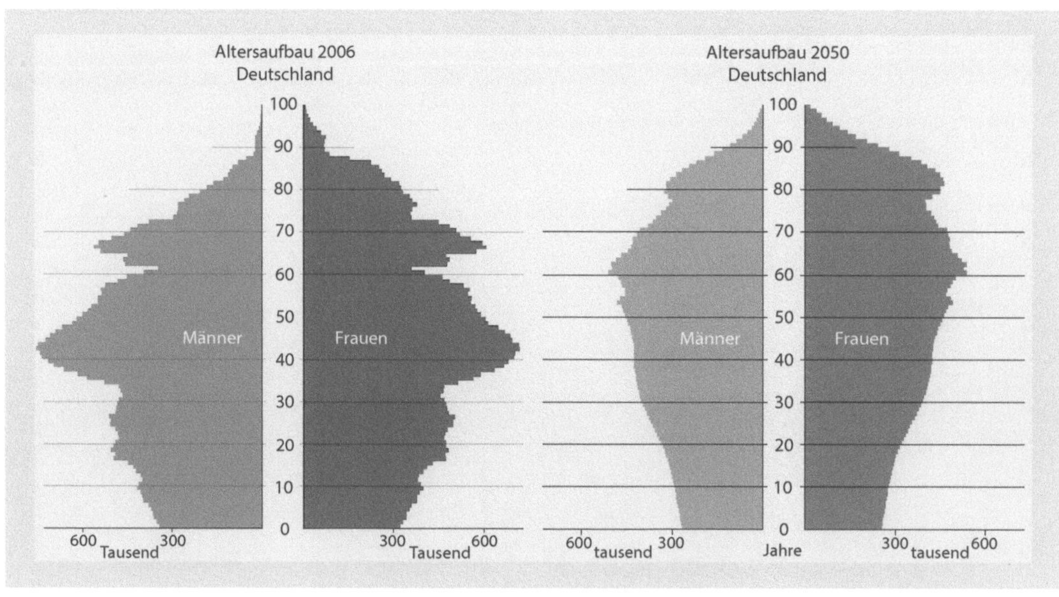

▣ Abb. 1.1   Alterspyramide in Deutschland für die Jahre 2008 und 2050. (Aus: Statistisches Bundesamt 2007)

steigt der weltweite Anteil der Population der über 65-Jährigen um ca. 9 Mio. an (WHO 2004). Prognosen gehen davon aus, dass sich bis Mitte des laufenden Jahrhunderts der Anteil an über 65-Jährigen von heute etwas über 500 Mio. auf ca. 1,5 Mrd. steigern wird. Ein besonderes Problem stellt hierbei die Tatsache dar, dass sich ein Großteil dieses Anstiegs in Entwicklungsländern abspielen wird (UN 1997), wo die Schlaganfallzahlen schon heute rasant ansteigen. ◘ Abb. 1.1 zeigt die reale Alterspyramide in Deutschland im Jahr 2008 und die prognostizierte für das Jahr 2050, um die Veränderung der Altersstruktur in Deutschland zu verdeutlichen.

Aufgrund dieser Zukunftsprognose kann man den Schlaganfall mit Recht im negativsten Sinne als „Krankheit mit Zukunft" bezeichnen, der man in der Vorbeugung und Therapie nicht genug Bedeutung beimessen kann.

> **Der Schlaganfall ist im negativsten Sinne eine „Krankheit mit Zukunft".**

1.2 Prognose und Komplikationen

Trotzdem der Schlaganfall nach wie vor als Todesursache in Deutschland und auch weltweit einen vorderen Platz belegt, lässt sich bezüglich der Sterblichkeitsrate in den letzten Jahren ein deutlicher Rückgang bei beiden Geschlechtern in Deutschland und anderen westlichen Industrienationen verzeichnen (◘ Abb. 1.2). Dieser Rückgang verläuft weitgehend parallel mit einem Rückgang der Sterblichkeit bei gefäßbedingten Herzerkrankungen. Nichts desto weniger ist jedoch nicht mit einer Entspannung der Lage im Sinne eines Rückgangs der Todesfälle durch den Schlaganfall zu rechnen. Aufgrund der älter werdenden Bevölkerung und die damit ansteigende Gesamtzahl an Schlaganfällen wird die absolute Anzahl an Todesfällen hoch bleiben oder sogar noch steigen.

> **Trotz Rückgangs der Schlaganfall-Sterblichkeit wird die absolute Zahl an Todesfällen aufgrund der steigenden Anzahl an Schlaganfällen steigen.**

1.2.1 Frühe Komplikationen

Besonders Augenmerk sollte bei der Behandlung von Patienten mit akutem Schlaganfall auf die Vermeidung von frühen Komplikationen gelegt werden, da diese in der Regel die weitere Prognose verschlechtern können. Leider treten viele dieser Komplikationen recht häufig auf, wie man in ◘ Tab. 1.1 ersehen kann. Vor allem Infektionen wie Pneumonie oder Harnwegsinfekt gilt es durch geeignete Maßnahmen

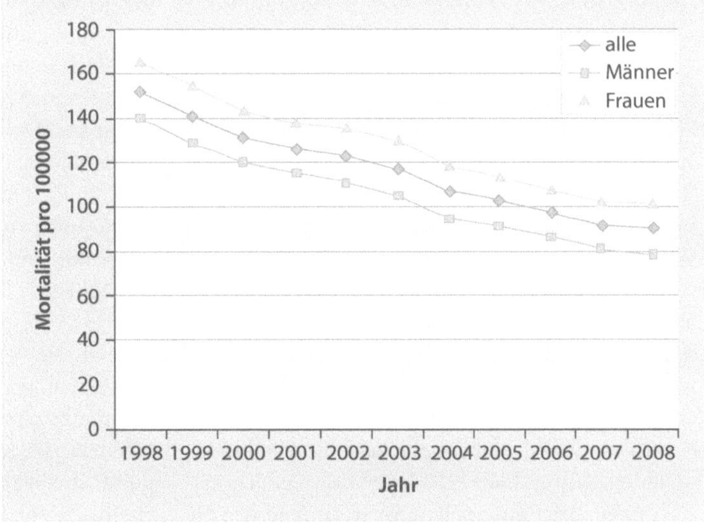

◘ **Abb. 1.2** Entwicklung der Schlaganfallmortalität in Deutschland. Aus: Heuschmann et al. (2010) Schlaganfallhäufigkeit und Versorgung von Schlaganfallpatienten in Deutschland. Mit freundlicher Genehmigung des Thieme-Verlags

◘ Tab. 1.1 Häufigkeit früher Komplikationen nach einem Schlaganfall. (Adaptiert nach Langhorne et al. 2000)

Komplikation	Häufigkeit [in %]
Sturz	25
Harnwegsinfekt	24
Pneumonie	22
Druckläsionen	21
Depression	16
Schulterschmerzen	9
Beinvenenthrombose	2
Lungenembolie	1

◘ Tab. 1.2 Häufigkeit langfristiger Konsequenzen nach einem Schlaganfall. (Adaptiert nach Sacco et al. 1997)

Konsequenzen	Häufigkeit [in %]
Pflegebedürftigkeit	24–53
Lähmung	48
Depression	32
Unfähigkeit zu laufen	22
Kommunikationsfähigkeit beeinträchtigt	15
Kognitive Einschränkungen	15

vorzubeugen. Zu diesen Maßnahmen zählt insbesondere auch eine frühzeitige und gründliche Überprüfung der Schluckfähigkeit des Patienten, um zumindest eine Aspirationspneumonie weitgehend verhindern zu können.

> **Frühe Komplikationen sollten unbedingt vermieden werden, da sie die langfristige Prognose verschlechtern.**

1.2.2 Langfristige Folgen

Ungefähr 75 % aller Patienten, die einen Schlaganfall überleben, behalten irgendeine Funktionseinschränkung oder Behinderung unterschiedlichen Ausmaßes und unterschiedlicher Bedeutung zurück. Hierbei ist zu beachten, dass es neben physischen Einschränkungen auch zu kognitiven und emotionalen Veränderungen oder auch zu einer Kombination aus diesen drei Gruppen kommen kann. Nicht selten stehen die kognitiven oder seelischen Probleme im Vordergrund und sind sowohl für den Patienten selbst als auch für die Angehörige wesentlich belastender als die körperlichen Defizite. ◘ Tab. 1.2 verdeutlicht die Häufigkeit der nach einem Schlaganfall zu erwartenden bleibenden Defizite.

Kognitive Defizite können vielfältig sein und beinhalten Sprachprobleme, eine demenzielle Entwicklung, Aufmerksamkeitsdefizit und Gedächtnisstörungen. Aber auch seltenere Störungen wie die Anosognosie – die Unfähigkeit des Patienten, die eigenen Defizite wahrzunehmen – oder der Neglect – die Unfähigkeit des Patienten, den eigenen Körper oder Dinge auf der Gegenseite des Schlaganfalls wahrzunehmen – können sehr belastende dauerhafte Symptome sein (▸ Kap. 9). Seelische Probleme können entweder durch die Schädigung des Schlaganfalls selbst, aber natürlich auch durch Frustration oder Anpassungsschwierigkeiten an die neue Lebenssituation entstehen. Auch bei seelischen Störungen gibt es ein weites Spektrum, das Angststörungen, Panikattacken, Emotionslosigkeit, Apathie oder sogar Psychosen beinhalten kann. Mehr als 30 % aller Patienten entwickeln nach einem Schlaganfall depressive Symptome unterschiedlicher Ausprägung, welche durch Lethargie, Reizbarkeit, Schlafstörungen, sozialen Rückzug und Resignation auffällig werden können. Die Depression ist für die Prognose nach einem Schlaganfall sehr ungünstig und sollte daher rechtzeitig erkannt und adäquat behandelt werden.

> **Kognitive und seelische Störungen sind häufig und oft belastender als körperliche Defizite.**

Ca. 10–20 % aller Patienten entwickeln nach einem Schlaganfall, teils auch mit größerer zeitlicher Latenz, symptomatische epileptische Anfälle. Hierbei gilt, je schwerer der Schlaganfall, desto höher die Wahrscheinlichkeit, Anfälle zu entwickeln. In der Regel kann diese symptomatische

Form der Epilepsie mit gutem Erfolg medikamentös behandelt werden.

1.3 Geschlechtsspezifische Unterschiede

Männer haben insgesamt ein höheres Risiko (ca. 30 %), einen Schlaganfall zu erleiden. Jedoch erleiden in Absolutzahlen aufgrund der höheren Lebenserwartung mehr Frauen als Männer einen Schlaganfall. Während Männer vor allem bei den ischämischen Schlaganfällen und den intrazerebralen Blutungen vorne liegen, haben Frauen ein leicht höheres Risiko, eine Subarachnoidalblutung zu erleiden (Appelros et al. 2009). Im Schnitt sind Männer, wenn sie einen Schlaganfall erleiden, 4–5 Jahre jünger als Frauen. Auch bei den Ursachen eines Schlaganfalls gibt es Unterschiede zwischen den Geschlechtern, wobei Männer häufiger an Stenosen der großen hirnversorgenden Gefäße leiden und Frauen häufiger eine zugrunde liegende Herzrhythmusstörung haben. Aufgrund einer höheren Sterblichkeit innerhalb eines Monats nach Schlaganfall scheinen Frauen schwerer betroffen zu sein als Männer. Leider ist seit längerem bekannt, dass Frauen sowohl in der Diagnostik als auch in der Behandlung schlechter gestellt sind als Männer. Es ist letztlich nicht eindeutig geklärt, ob diese Tatsache daran liegt, dass Frauen generell zurückhaltender sind, wenn es darum geht, sich diagnostischen Prozeduren oder einer Therapie zu unterziehen, oder ob Ärzte und Therapeuten aus verschiedensten Gründen bei Frauen mit der Initiierung von entsprechenden Maßnahmen weniger strikt vorgehen. Vielleicht gibt es aber auch bislang nicht untersuchte strukturelle Aspekte, die zu einer Diskrepanz in der Behandlung von Frauen und Männern führen. Sicher ist jedoch, dass Frauen mindestens ebenso gut von einer optimalen Diagnostik und Therapie nach einem Schlaganfall profitieren wie Männer. Insofern sollten alle möglichen Anstrengungen unternommen werden, eine bestmögliche Behandlung aller Patienten unabhängig von Alter und Geschlecht zu gewährleisten.

> **Frauen erleiden genauso oft einen Schlaganfall wie Männer und profitieren in gleicher Weise von Diagnostik und Therapie.**

1.4 Ökonomische Aspekte

Ein wesentlicher Unterscheid zwischen einem Schlaganfall und einem Herzinfarkt, zwei Krankheiten, die gerne wegen ihrer vielen Gemeinsamkeiten verglichen werden, ist der finanzielle Aspekt oder die Kosten für das Gesundheitssystem und die Gesellschaft als Ganzes. Der Unterschied liegt nachvollziehbarer Weise vor allem darin begründet, dass wie bereits erwähnt ein Großteil der Patienten, die einen Schlaganfall erlitten haben, dauerhaft pflegebedürftig bleibt. Vor einigen Jahren sind diese Kosten für das deutsche Gesundheitssystem berechnet worden. Danach belaufen sich die Kosten im ersten Jahr pro Patient, der das erste Jahr überlebt hat, auf 18.517 Euro, sofern es sich dabei um den ersten Schlaganfall gehandelt hat. Hiervon entfielen 37 % auf die Rehabilitation, wohingegen in den darauf folgenden 4 Jahren mit 49 % die ambulante Behandlung der Hauptkostenpunkt war. Die lebenslangen direkten Behandlungskosten betrugen durchschnittlich 43.129 Euro pro Patient mit ischämischem Schlaganfall. Noch eindrücklicher wird der finanzielle Faktor, wenn man sich die exemplarische Berechnung für das Jahr 2004 und eine Prognose über 20 Jahre anschaut. Für das Jahr 2004 beliefen sich die gesamten direkten medizinischen Kosten auf 7,1 Mrd. Euro. Dabei entfielen 40 % (2,8 Mrd. Euro) auf die ambulante Behandlung, 22 % (1,6 Mrd. Euro) auf die stationäre Behandlung, 21 % (1,5 Mrd. Euro) auf die Rehabilitation und 17 % (1,2 Mrd. Euro) auf die Krankenpflege. Für einen Zeitraum von 20 Jahren werden voraussichtlich 108,6 Mrd. Euro für die direkte medizinische Behandlung benötigt.

Diese Prognose berücksichtigt dabei sowohl die zu erwartende Altersentwicklung und Geschlechtsverteilung als auch die anzunehmenden Teuerungsraten. Nicht berücksichtigt bleiben bei all diesen Berechnungen die sog. indirekten Kosten, die etwa durch frühzeitige Erwerbsunfähigkeit oder durch unentgeltliche Pflege durch Angehörige und Bekannte entstehen (Kolominsky-Rabas et al. 2006). Diese Kosten dürfen als enorm hoch angenommen werden und tauchen leider in keiner Statistik auf.

> **Der Schlaganfall ist eine sehr teure Erkrankung mit weit reichenden Auswirkungen für die Gesellschaft.**

1.5   Bedeutung der Stroke Unit

1.5.1   Allgemeines

Eine Stroke Unit stellt wesentlich mehr dar, als eine normale Station im Krankenhausbetrieb. Sie ist vielmehr eine Organisationszentrale, die das gesamte Management eines Schlaganfallpatienten in der kompletten Versorgungskette übernimmt (Langhorne et al. 2002). Hierbei bedient sie sich als eigene Krankenhausstruktur eines multiprofessionellen Teams und einer Kombination aus Akuttherapie, früher Rehabilitation und sozialdienstlichen Leistungen.

In Deutschland entstanden die ersten Stroke Units Mitte der 1990er-Jahre (Uniklinik Essen 1994) vor allem nach skandinavischem Vorbild. Mittlerweile gibt es in Deutschland über 200 nach den Richtlinien der Deutschen Schlaganfall-Gesellschaft zertifizierte Stroke Units. Etwa zwei Drittel aller Patienten, die in Deutschland einen Schlaganfall erleiden, werden auf einer solchen zertifizierten Stroke Unit behandelt.

> **Die Stroke Unit ist eine multiprofessionelle Organisationszentrale.**

1.5.2   Wirksamkeit

Die Wirksamkeit der Behandlung auf einer Stroke Unit ist durch große und gute, vor allem in Großbritannien und Skandinavien durchgeführte, Studien zweifelsfrei belegt (Stroke Unit Trialists' Collaboration 2003) und beruht auf einer ausschließlichen Behandlung von Schlaganfallpatienten in einer spezialisierten Einheit. Ferner ist die Grundlage der Einsatz eines multiprofessionellen speziell ausgebildeten Teams aus Ärzten, Pflegekräften, Physiotherapeuten, Logopäden, Ergotherapeuten und Sozialarbeitern sowie die Kombination einer Akuttherapie mit einer frühen Mobilisations- und Rehabilitationsbehandlung (Ringelstein et al. 2005).

Die Lysetherapie, die beim akuten ischämischen Schlaganfall die einzige zugelassene Akuttherapie darstellt und in den ersten 4,5 h nach Beginn der Symptome initiiert werden muss, setzt im Wesentlichen die Infrastruktur einer Stroke Unit voraus. Deshalb verwundert es auch nicht, dass die Rate der durchgeführten Lysetherapien in engem Zusammenhang mit dem Vorhandensein einer Stroke Unit in einer Region steht (Leys et al. 2007, Ringelstein et al. 2009).

Die Bedeutung der Stroke Unit wird auch deutlich, wenn man sich diese in einem Vergleich mit anderen therapeutischen Maßnahmen anschaut. Man muss 15 Patienten auf einer Stroke Unit behandeln, um bei einem Patienten eine schwere Behinderung oder den Tod infolge eines Schlaganfalls zu verhindern. Bei der Lysetherapie liegt diese Zahl je nach Zeitfenster bei 2–21 Patienten und beim frühen Beginn einer Therapie mit Acetylsalicylsäure (ASS) muss man 83 Patienten behandeln, um schwerwiegende Folgen bei einem Patienten zu verhindern (Ringelstein et al. 2010).

Wichtig ist jedoch, dass auch außerhalb von Studien, die immer ein etwas verzerrtes Bild der Realität widerspiegeln, gezeigt werden konnte, wie effektiv die Behandlung in einer Stroke Unit ist. In einer Zusammenfassung von Beobachtungen der klinischen Routine, also unter realen Bedingungen, konnte gezeigt werden, dass Patienten, die in einer Stroke Unit behandelt wurden, nach einem Jahr deutlich häufiger überlebt haben (21 % weniger Todesfälle). Aber auch bezüglich einer fortbestehenden Behinderung schnitten die Patienten einer Stroke Unit merklich besser ab (13 % weniger schlechtes Outcome; Stroke Unit Trialists' Collaboration 2003). Dieser Effekt hält offenbar langfristig an, da für Skandinavien gezeigt werden konnte, dass 10 Jahre nach einem Schlaganfall ca. 50 % weniger Patienten gestorben oder schwer behindert sind als solche, die auf einer normalen Station behandelt worden sind (Indredavik et al. 1999). Ähnliche Daten gibt es mittlerweile auch aus Deutschland, die ebenfalls eine 50 %ige Reduktion der Sterberate und der Rate von pflegebedürftigen Patienten nach einem Jahr zeigen konnten, wenn sie auf einer Stroke Unit statt auf einer normalen Pflegestation behandelt worden sind (Ringelstein et al. 2010).

> **Die Behandlung auf der Stroke Unit vermindert die Rate von Tod und Behinderung nach einem Schlaganfall.**

1.5.3 Helsingborg-Deklaration von 2006

> » Die Stroke Unit ist das Rückgrat einer integrierten Schlaganfallbehandlung bzw. einer Behandlungskette, weil genügend Evidenz besteht, dass das gesundheitliche Outcome von Patienten, die in einer auf den Schlaganfall spezialisierten Stroke Unit behandelt werden, besser ist, als das Outcome der Patienten, die in allgemeinen internistischen Stationen behandelt werden. (Kjellström et al. 2006)

1.5.4 Infrastruktur und Maßnahmen

Es hat sich gezeigt, dass Schlaganfallpatienten auf gemischten Stationen zu Gunsten von anderen Notfallpatienten vernachlässigt werden und dass nötige diagnostische und therapeutische Maßnahmen nicht zeitgerecht eingeleitet werden. Deshalb ist durch Einhalten von wenigen einfachen Maßnahmen, wie sie auf jeder Stroke Unit durchgeführt werden, bereits eine deutlich bessere Prognose für Patienten mit Schlaganfall zu erreichen (Ringelstein et al. 2010, Langhorne u. Dennis 2004). Diese Basismaßnahmen sind wie folgt:

> **Basismaßnahmen der Stroke Unit (adaptiert nach Ringelstein et al. 2010)**
> — Anamneseerhebung und neurologische Untersuchung
> — Sofortige Bestimmung von Blutwerten und EKG
> — Sofortige Computertomographie des Kopfes
> — Sofortige klinische Überwachung durch die spezialisierte Pflege:
>   – Neurostatus
>   – Schluckdiagnostik
>   – Vigilanz
>   – Druckstellen
>   – Wasserhaushalt

>   – Ernährungsregime
> — Initiierung einer Akuttherapie:
>   – Fiebersenkung
>   – Sauerstoff-Gabe
>   – Aktivierende Pflege
>   – Infusionen
>   – Bei Bedarf antibiotische Therapie
>   – Bei Bedarf Blutzuckertherapie
>   – Bei Bedarf Blutdrucktherapie
>   – Vermeidung von Blasenkatheter
> — Abstimmung der verschiedenen Berufsgruppen durch gemeinsame Besprechungen und Festlegung der Behandlungsziele
> — Frühe Einbindung des Sozialdienstes

> ❯ **Einfache Basismaßnahmen auf der Stroke Unit verbessern die Prognose deutlich.**

Die nichtärztlichen Berufsgruppen wie Pflege, Logopädie, Physiotherapie, Ergotherapie, Sozialdienst und Neuropsychologie spielen eine zentrale Rolle in der Versorgung von Patienten mit Schlaganfall. Vor allem die Mitarbeiter der Pflege sind aufgrund ihres sehr häufigen Patientenkontakts und ihrer vielfältigen Aufgaben ein essentieller Bestandteil der integrierten Versorgung. Eine optimale und effektive Organisation der Zusammenarbeit zwischen Therapeuten und Pflege ist die Grundlage von qualitativ hochwertiger medizinischer Versorgung, stellt aber auch vielfach eine große Herausforderung dar.

Es folgt eine Übersicht über die vielfältigen Aufgaben der Pflege im Behandlungskonzept der Stroke Unit.

> **Aufgaben der Pflege auf einer Stroke Unit (adaptiert nach Ringelstein et al. 2010)**
> — Systematische Überwachung der Vitalfunktionen
> — Systematische Überwachung der neurologischen Ausfälle mithilfe von Skalen und Scores (NIH-Stroke Scale)
> — Frühe Stimulation, Lagerung, Mobilisation und Aktivierung

- Gezielte Pflege zur Prävention typischer Komplikationen inklusive Erfassung des Risikos, Komplikationen zu erleiden
- Spezielle Pflege instabiler, immobiler Schlaganfallpatienten
- Spezielle Pflege von Patienten mit Sprach(Verständnis)-Störungen und unkooperativen Patienten
- Assistenz und Überwachung der akuten medikamentösen Behandlung einschließlich Assistenz von Medikamentenstudien
- Koordination der medikamentösen Therapie mit erforderlicher Diagnostik und sonstigen Therapien
- Psychologische Unterstützung des Patienten und seiner Angehörigen
- Aufklärung und Information des Patienten und seiner Angehörigen
- Fachgerechte Übergabe des Patienten an weitere therapeutische Institutionen
- Anleitung zur Selbsthilfe, z. B. bei der Blutdruckmessung

> **Die nichtärztlichen Berufsgruppen, allen voran der Pflege, haben eine entscheidende Rolle auf der Stroke Unit.**

Auf einen Blick

- Der Schlaganfall ist häufig und lebensbedrohlich.
- Schlaganfälle werden zukünftig dramatisch zunehmen.
- Frühe Komplikationen müssen unbedingt vermieden werden, da sie die Prognose verschlechtern.
- 75 % aller überlebenden Schlaganfallpatienten behalten ein bleibendes Defizit.
- Seelische und kognitive Störungen sind häufig belastender als körperliche.
- Frauen erleiden genauso oft einen Schlaganfall wie Männer und profitieren genauso von Diagnostik und Therapie.
- Der Schlaganfall ist eine sehr teure Erkrankung.
- Die Stroke Unit ist eine multiprofessionelle Organisationszentrale.

- Die Behandlung auf einer Stroke Unit ist hoch effektiv.
- Die nichtärztlichen Berufsgruppen spielen eine entscheidende Rolle auf der Stroke Unit.

Literatur

Appelros P, Stegmayr B, Terént A. Sex differences in stroke epidemiology: a systematic review. Stroke. 2009; 40:1082–1090

Heuschmann PU, Busse O, Wagner M, Endres M, Villringer A, Röther J, Kolominsky-Rabas PL, Berger K. Schlaganfallhäufigkeit und Versorgung von Schlaganfallpatienten in Deutschland. Akt Neurol 2010; 37: 333–340

Indredavik B et al. Stroke unit treatment. 10-year follow-up. Stroke 1999; 30: 1524–1527

Johnston SC, Mendis S, Mathers CD. Global variation in stroke burden and mortality: estimates from monitoring, surveillance, and modelling. Lancet Neurol 2009; 8: 345–354

Kjellström T, Norrving B, Shatchkute A. Helsingborg Declaration 2006 on European stroke strategies. Cerebrovasc Dis. 2007;23:229–241

Kolominsky-Rabas PL, Heuschmann PU, Marschall D, Emmert M, Baltzer N, Neundörfer B, Schöffski O, Krobot KJ. Stroke. 2006; 37:1179–1183

Langhorne P, Dennis MS. Stroke units: the next 10 years. Lancet 2004; 363: 834–835

Langhorne P, Pollock A in conjunction with The Stroke Unit Trialists' Collaboration. What are the components of effective stroke unit care? Age and Ageing 2002; 31: 365–371

Langhorne P, Stott DJ, Robertson L, MacDonald J, Jones L, McAlpine C, Dick F, Taylor GS, Murray G. Medical complications after stroke: a multicenter study. Stroke. 2000; 31: 1223–1229

Leys D et al. Facilities available in European hospitals treating stroke patients. Stroke 2007; 38: 2985–2991

Ringelstein EB, Busse O, Ritter MA, Concepts of Stroke Units in Germany and Europe. Nervenheilkunde 2010; 29: 836–842

Ringelstein EB, Grond M, Busse O. Time is brain – Competence is brain. Die Weiterentwicklung des Stroke Unit-Konzeptes in Europa. Nervenarzt 2005; 76: 1024–1027

Ringelstein EB et al. The German and Austrian perspective. Cerebrovasc Dis 2009; 27: 138–145

Sacco RL, Benjamin EJ, Broderick JP, Dyken M, Easton JD, Feinberg WM, Goldstein LB, Gorelick PB, Howard G, Kittner SJ, Manolio TA, Whisnant JP, Wolf PA. American Heart Association Prevention Conference. IV. Prevention and Rehabilitation of Stroke. Risk factors. Stroke. 1997 Jul; 28:1507–1517

Saka O, McGuire A, Wolfe C. Cost of stroke in the United Kingdom. Age Ageing 2009; 38: 27–32

Stroke Unit Trialists' Collaboration (SUTC). Organised inpatient (stroke unit) care for stroke (Cochrane Review). In: The Cochrane Library. Oxford: Update Software 2003

Literatur

United Nations: The Sex and Age Distribution of the World
Populations: The 1996 Revision. New York, NY: United
Nations; 1997
World Health Organization: World Health Report 2004: Chan-
ging History. Geneva, Switzerland: World Health Organi-
zation; 2004

Evidenzbasierte Medizin und Pflege

L. Marquardt

2.1   **Einführung zur evidenzbasierten Medizin – 14**
2.1.1   Begriffe – 14

2.2   **Evidenzbasierte Pflege („evidence based nursing") – 15**
2.2.1   Hintergrund – 15
2.2.2   Evidenzbasierte Pflege und Schlaganfall – 16

2.3   **Medizinische Studien – 17**
2.3.1   James Lind – 17
2.3.2   Studientypen – epidemiologische Studien – 18
2.3.3   Begriffe – 19
2.3.4   Klinische Studien – 19
2.3.5   Evidenzklassen – 19

2.4   **Praxisbeispiel – 20**
2.4.1   Fragestellung – 20
2.4.2   Literaturrecherche – 21
2.4.3   Bewertung der Evidenz – 21
2.4.4   Umsetzung – 22

Literatur – 22

© Springer-Verlag GmbH Deutschland 2017
C. Fiedler, M. Köhrmann, R. Kollmar (Hrsg.), *Pflegewissen Stroke Unit*, Fachwissen Pflege,
DOI 10.1007/978-3-662-53625-4_2

In Kürze: In diesem Kapitel soll Ihnen die Bedeutung des noch recht jungen Begriffs „evidenzbasierte Medizin" näher gebracht werden. Es wird gezeigt, was evidenzbasiertes Arbeiten im medizinischen und pflegerischen Alltag bedeutet und wie man strukturiert an die Beantwortung einer Frage nach evidenzbasierten Grundsätzen herangeht. Ferner wird Ihnen ein Überblick über epidemiologische und klinische Studien und deren Besonderheiten gegeben. Anhand von Evidenzklassen werden Sie in der Lage sein, einzuschätzen, wie robust und belastbar die Evidenz zu verschiedenen Fragen ist. Zu guter Letzt kann in einem klinischen Fallbeispiel-Szenario der Weg zur evidenzbasierten Beantwortung einer klinischen Fragestellung nachvollzogen werden.

2.1 Einführung zur evidenzbasierten Medizin

2.1.1 Begriffe

Evidenz   Evidenz lateinisch ex = aus und videre = sehen; Bedeutung: das Herausscheinende, das Augenscheinliche. „Das ist doch evident" bedeutet somit, dass etwas nicht weiter hinterfragt werden muss. „Evidence" englisch = Zeugnis, Beweis, Beleg; Informationen aus wissenschaftlichen Studien und systematisch zusammengetragenen klinischen Erfahrungen, die einen Sachverhalt erhärten oder widerlegen.

Evidenzbasierte Medizin   Medizin, die auf Beweisen beruht; gewissenhafter, ausdrücklicher und vernünftiger Gebrauch der besten wissenschaftlichen Evidenz für Entscheidungen in der medizinischen Versorgung individueller Patienten.

Der Begriff „Evidenzbasierte Medizin" ist untrennbar mit dem Namen David Lawrence Sackett verbunden, einem kanadischen Arzt der sich seit Ende der 1960er-Jahre an der McMaster Universität in Ontario in Kanada mit eben diesem Thema beschäftigt und die Grundlagen definiert hat. Der Begriff „Evidenzbasierte Medizin" verbreitete sich aber erst in den 1990er-Jahren, nachdem Sackett an der Universität von Oxford ein Zentrum für evidenzbasierte Medizin gegründet hatte.

Laut Sackett ist evidenzbasierte Medizin das Zusammenspiel von klinischer Expertise, Vorstellungen und Wünschen des Patienten und den relevantesten Nachweisen aus Wissenschaft und Forschung bei der Entscheidungsfindung bezüglich einer Diagnostik oder Behandlung eines Patienten (◘ Abb. 2.1). Klinische Expertise bezieht sich hierbei auf die gesammelte Erfahrung, Ausbildung und Fähigkeiten eines Mediziners. Der Patient trägt seine eigenen Bedenken, Erwartungen und Werte bei. Beste Evidenz kann in der Regel in klinisch relevanter Forschung, die auf einer fundierten Methode beruht, gefunden werden.

> **Evidenzbasierte Medizin entsteht aus dem Zusammenspiel von klinischer Expertise, wissenschaftlicher Evidenz und den Vorstellungen des Patienten.**

Obwohl „Evidenzbasierte Medizin" ein recht neuer Begriff ist, sind die Anfänge dieses Prinzips wohl so alt wie die Medizin selbst. Getragen von dem Wunsch nach einer fruchtbaren Verknüpfung zwischen langjähriger fundierter klinischer Erfahrung und Kompetenz aus individueller ärztlicher Tätigkeit auf der einen Seite und allgemeinem Wissen, welches systematisch, objektiv und nachvollziehbar gewonnen wurde, auf der anderen Seite ist bereits in der Antike beschrieben:

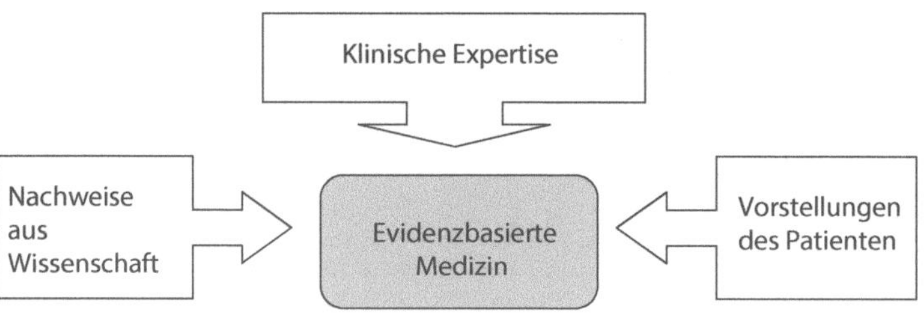

◘ **Abb. 2.1**   Zusammenspiel in der evidenzbasierten Medizin

» Die Erfahrung allein ist eine gefährliche Lehrmeisterin. Die durch sie bloß allein geleitet Arzneykunst treiben, stürzen die Kranken leicht ins Grab … Was aber diejenigen nicht einsehen, denen unter ihrer Leitung die meisten Fälle davon vorkommen. (Hippokrates)

Im Mittelalter wurde das Prinzip des externen nachvollziehbaren Wissens in die ärztliche Ausbildung integriert:

» Da die Medizin niemals erfolgreich sein kann … ohne die Kenntnis der Logik, befehlen wir, daß keiner Medizin studiere, der nicht vorher mindestens drei Jahre Logik betrieben habe. (Kaiser Friedrich II., „Liber Augustus"; 1231)

Durch die Evidenz allein lässt sich noch keine klinische oder medizinische Entscheidung treffen, sie ist jedoch ein wesentlicher Unterstützungsfaktor für eine optimale und bestmögliche Patientenversorgung. Das optimale Zusammenspiel der oben beschriebenen wesentlichen Aspekte – klinische Expertise, Patientenvorstellungen und Wissenschaft – der klinischen Entscheidungsfindung, verbessert die Chance auf ein bestmögliches klinisches Ergebnis.

Evidenzbasiertes klinisches Handeln wird in der Realität häufig ausgelöst durch simples Auseinandersetzen mit einem Patienten, was Fragen nach Nützlichkeit einer Therapie, Sinnhaftigkeit einer diagnostischen Maßnahme oder der Prognose und Ursache einer Krankheit aufwirft.

> **Evidenz allein reicht für eine medizinische Entscheidung nicht aus.**

Unverzichtbar für erfolgreiche evidenzbasierte Medizin ist ein strukturierter und systematischer Zugang, mit dem ein möglichst effizienter, zeitnaher und unverzerrter Zugang unter Berücksichtigung von Studienergebnissen zu der entsprechenden Fragestellung gefunden werden kann.

In der klinischen Praxis gibt es im Wesentlichen die folgende Gliederung, um sich dem Problem zu nähern:

1. Fragestellung – Identifizierung eines Problems und Formulierung als Frage
2. Literaturrecherche – Suche nach entsprechender Evidenz
3. Bewertung der Evidenz – kritische Beurteilung der Evidenz
4. Umsetzung – Anwendung der gefilterten Evidenz auf das konkrete Problem
5. Evaluation – Überprüfung der Entscheidung und ggf. Korrektur

Literaturrecherche und vor allem die Bewertung der gesammelten Evidenz ist of komplizierter, als es zunächst den Anschein hat, und bedarf einiger Übung. Selbst für erfahrene „Evidenzler" ist es oft nicht leicht, im Rahmen der geschilderten Gliederung vorzugehen. Mittlerweile gibt es eine Vielzahl von Möglichkeiten, sich evidenzbasierte Informationen zu verschiedenen medizinischen Bereichen zu verschaffen. Dies kann durch einschlägige Literaturdienste, spezifische Bücher zur evidenzbasierten Medizin in den unterschiedlichsten medizinischen Fachbereichen oder auch durch Ansicht der Leitlinien der medizinischen Fachgesellschaften geschehen.

2.2 Evidenzbasierte Pflege („evidence based nursing")

2.2.1 Hintergrund

Analog zu den bisher in diesem Kapitel beschriebenen Grundsätzen der evidenzbasierten Medizin gewinnt das Prinzip auch in der Pflegewissenschaft zunehmend an Bedeutung. Wie so häufig stammen auch hier die ersten Ansätze aus dem englischsprachigen Raum, wo der Bereich der Pflege traditionell stark wissenschaftlich und akademisch verwurzelt ist.

Auch bei der evidenzbasierten Pflege geht es um eine Integration der besten wissenschaftlichen Belege in die tägliche Pflegepraxis, wobei verschiedenste Faktoren Einfluss nehmen und beachtet werden müssen.

Konkret heißt evidenzbasierte Pflege für die praktische Arbeit:

— Die Pflegefachkraft sollte ihre praktische Erfahrung in die jeweilige Situation einbringen.

- Ergebnisse der Wissenschaft und der Pflegeforschung sollten zur Entscheidungsfindung hinzugezogen werden.
- Patienten und deren Wünsche sowie Vorstellungen sollten berücksichtigt werden.
- Die Gesamtsituation und die Anreize sollten beachtet werden.

Die Ursprünge der evidenzbasierten Pflege reichen sicher bis zu Florence Nightingale, die bereits ihre pflegerische Arbeit genau dokumentierte, auswertete und diese auch öffentlich vorgetragen hat, damit andere von den Erfahrungen profitieren konnten.

Der moderne Begriff der evidenzbasierten Pflege geht vor allem auf Pionierarbeit von Pflegewissenschaftlern der McMaster Universität in Hamilton/Kanada und der Universität von York in England in den 1990er-Jahren zurück. In Deutschland begann man sich um die Jahrtausendwende erstmals systematisch mit dem Thema zu beschäftigen, wobei hier die Universität Halle/Wittenberg eine Führungsrolle einnahm.

In einer wegweisenden texanischen Arbeit, eine Auswertung und Zusammenfassung von 84 einzelnen Studien, konnte bereits 1988 gezeigt werden, dass Patienten, die auf der Grundlage von wissenschaftlichen Erkenntnissen pflegerisch betreut wurden, eine deutlich bessere Prognose hatten, als jene, welche herkömmlich gepflegt wurden (Heater et al. 1988).

In den letzten Jahren nimmt die Bedeutung und der Stellenwert der evidenzbasierten Pflege auch in Deutschland immer mehr zu, da man erkannt hat, dass durch Anwenden relativ einfacher Methoden eine deutliche Verbesserung in der Qualität der Arbeit verbunden mit einem wertvollen Nutzen für den einzelnen Patienten erreicht werden kann.

Das Ziel einer besseren Qualität wird mit Hilfe von Expertenstandards (Clinical Guidelines) angestrebt. Die wachsende Anzahl von Expertenstandards sowie die Herausgabe von Zeitschriften, die speziell der evidenzbasierten Pflege gewidmet sind, reflektieren die Bedeutung dieser Entwicklung. Expertenstandards reflektieren eine kohärente Gesamtschau des gegenwärtigen Wissensstandes zu einem Standardthema der Pflege. Die in den Expertenstandards enthaltene Zusammenfassung reflektiert Wissen unterschiedlicher Art, insbesondere wissenschaftliches Wissen, konsensbasiertes Erfahrungswissen

des Pflegeberufs sowie Wissen des Klientels, also der Patienten, der Bewohner, der Familienangehörigen oder der Gruppen von pflegebedürftigen Menschen (Thome 2006).

Die Anwendung evidenzbasierter Pflege im jeweiligen Arbeitsfeld der Pflege ist der Prozess lebenslangen Lernens von Pflegenden. Durch die systematische Suche nach Antworten auf pflegerische Probleme unterzieht sich pflegerisches Handeln auf diese Weise einer ständigen Evaluation. In Kombination mit klinischer Expertise wird evidenzbasierte Pflege zur wissenschaftlich fundierten, individuellen und patientenorientierten Pflege und nicht zur Kochbuchpflege, die zur gedankenlosen Anwendung von Regeln, Leitlinien und Standards führt (Schlömer 2000, DiCenso, 1997).

> **Die Anwendung evidenzbasierter Pflege ist der Prozess lebenslangen Lernens von Pflegenden.**

2.2.2 Evidenzbasierte Pflege und Schlaganfall

Wie bereits in ▶ Kap. 1 dieses Buchs dargelegt, ist die Pflege ein wesentlicher Bestandteil des Stroke-Unit-Konzepts und als solches an allen evidenzbasierten Maßnahmen und Entscheidungen beteiligt. Auf spezielle und rein pflegerische Aspekte und deren wissenschaftliche Grundlage in der Versorgung von Patienten mit Schlaganfall wird in den weiteren Kapiteln noch ausführlich eingegangen werden.

Es konnte mittlerweile in vielen Studien gezeigt werden, dass standardisierte Pflegemaßnahmen sowohl im Bereich der Notaufnahme als auch im Bereich der Stroke Unit einen relevanten Unterschied für die Prognose nach einem Schlaganfall erreichen können. So konnten z. B. Considine et al. in Australien zeigen, dass durch Einführen von einfachen evidenzbasierten Pflegestandards Parameter wie Vitalzeichenüberwachung, Blutglukosemessung, Thromboseprophylaxe, Dekubitusprophylaxe und auch die Liegedauer positiv beeinflusst werden konnten (Considine et al. 2010).

Im Rahmen einer pflegerischen Interventionsstudie konnte kürzlich gezeigt werden, dass standardisierte Fortbildungsprogramme und evidenzbasierte

Pflegestandards zum Fieber-, Hyperglykämie- und Schluckstörungsmanagement einen signifikanten und positiven Einfluss auf das Überleben und die Wahrscheinlichkeit, nach 90 Tagen unabhängig zu sein, hatten (Middleton 2012).

Evidenzbasierte Pflege beim Schlaganfall umfasst ganz verschiedene Bereiche. In einer Übersichtsarbeit fasst Cavalcante relevante evidenzbasierte Empfehlungen zum Pflegemanagement von Schlaganfallpatienten zusammen und unterteilt sie in drei verschiedene Ansatzpunkte (Cavalcante et al. 2011). Die größte Gruppe bezieht sich auf klinische Interventionen, gefolgt von edukativen Maßnahmen und Managementaspekten.

- **Evidenzbasierte klinische Pflegemaßnahmen (nach Cavalcante et al. 2011)**
- Motorische und funktionelle Rehabilitation
- Medikamentengabe
- Überwachung physiologischer Funktionen
- Entlassplanung
- Emotionale Zuwendung
- Vorsorge vor Komplikationen oder Unfällen
- Überprüfung der Thrombolyseindikation
- Notfallscreening
- Hautpflege
- Überprüfung klinischer und neurologischer Parameter
- Anleitung zur Selbstversorgung/-pflege
- Urinkatheter
- Nasale Sauerstoffgabe
- Mundpflege
- Lagerung im Bett
- Aspirationsprophylaxe
- Rückenmassage
- Gewichtsdokumentation
- Dokumentation von Symptombeginn

- **Evidenzbasierte edukative Pflegemaßnahmen (nach Cavalcante et al. 2011)**
- Aufklärung von Patienten und Angehörigen über Therapie
- Information über Krankheitskonsequenzen
- Erläuterung von Untersuchungsergebnissen
- Aufklärung, um erneute Schlaganfälle zu verhindern

- Orientierung zur Schlafhygiene
- Teamweiterbildung zur Stroke-Pflege

- **Evidenzbasierte Management-Pflegemaßnahmen (nach Cavalcante et al. 2011)**
- Pflegekoordination
- Organisation, Beurteilung und Koordination von Therapiemaßnahmen
- Einschätzung des häuslichen Pflegebedarfs
- Verlegungsmanagement

Anhand dieser Zusammenstellung lässt sich gut die Vielfältigkeit und Relevanz von evidenzbasierten pflegerischen Maßnahmen in der Notaufnahme und auf der Stroke Unit erkennen. Auf Grundlage dieser und anderer wissenschaftlicher Erkenntnisse lassen sich sinnvolle Pflegestandards entwickeln, die die Arbeit erleichtern, dem individuellen Patienten und seinen Angehörigen nutzen und Ressourcen angemessen einsetzt.

> **Evidenzbasierte Pflege beim Schlaganfall verbessert den Krankheitsverlauf und die Prognose.**

2.3　Medizinische Studien

2.3.1　James Lind

James Lind (1716–1794) war ein britischer Marinearzt, dem man nachsagt, er habe 1747 die erste belegte klinische Studie durchgeführt. Skorbut, Auswirkungen eines Mangels an Vitamin C, war damals ein sehr verbreitetes Problem unter Seeleuten aufgrund des Mangels an Vitamin-C-haltigen Nahrungsmittel auf See. James Lind suchte sich 12 an Skorbut erkrankte Matrosen und teilte sie in 6 Gruppen mit je 2 Personen, wobei jede Gruppe eine andere Behandlung bekam. Die erste Gruppe bekam zur normalen Nahrung täglich Zitronen und Orangen, die zweite bekam Apfelwein, die dritte Schwefelsäure, die vierte Essig, die fünfte Seewasser und die sechste Gerstenwasser. Nach einigen Tagen ging es der Obstgruppe deutlich besser und der Apfelweingruppe geringfügig besser. Alle anderen Gruppen zeigten keinen

Effekt. Leider haben die Entdeckungen Linds erst Jahre später Beachtung erhalten und die Nahrungsversorgung auf Schiffen verändert.

2.3.2 Studientypen – epidemiologische Studien

Prinzipiell unterscheidet man in der medizinischen Forschung Primär- und Sekundärforschung. Während in der Sekundärforschung schon vorhandene Studienergebnisse in Form von Übersichten und Metaanalysen zusammengefasst werden, führt man in der Primärforschung die eigentlichen Studien durch (Röhrig et al. 2009).

◘ Tab. 2.1 gibt einen Überblick über die verschiedenen Studientypen, wobei in Klammern auch die geläufigen englischen Namen angegeben werden. Die Reihenfolge richtet sich nach der Stärke der Studie von schwach bis stark. Details hierzu werden später in diesem Kapitel noch erläutert.

◘ **Tab. 2.1** Studientypen aufsteigend sortiert nach Studienstärke. (Adaptiert nach der Deutschen Gesellschaft für Allgemeinmedizin)

Studientyp	Charakteristika
Fallbericht („case report", „case series")	Untersuchung einzelner Patienten oder kleiner Serien. Beispiel: aus der Frühzeit oraler Antikonzeption Bericht über eine junge Frau mit Lungenembolie unter Pillen-Einnahme, wodurch man erstmalig auf den Zusammenhang von hormoneller Antikonzeption und thromboembolischen Komplikationen aufmerksam wurde, Kontrollgruppe fehlt in der Regel
Ökologische Studien („correlational study", „ecological study")	Keine Individuen, sondern Gruppen werden untersucht. Hat nichts mit Ökologie zu tun. Beispiel: Auf der Ebene von KV-Bezirken wird der Zusammenhang zwischen Facharztdichte und Medikamenten-/Therapiekosten untersucht
Querschnittsstudien („cross sectional study")	Daten werden zu einem Zeitpunkt erhoben. Beispiel: Blutdruckmessung und Angina pectoris werden bei jedem Patienten gleichzeitig beurteilt
Fall-Kontroll-Studien („case-control study")	Immer retrospektiv, „Erkrankte" werden mit „Nicht-Erkrankten" in Bezug auf vergangene „Expositionen" verglichen. Patienten und Kontrollen werden nach „Krankheitsstatus" ausgewählt. Beispiel: Bronchialkarzinom-Patienten werden mit Gesunden bezüglich Rauchen in der Vergangenheit verglichen
Kohorten-Studie („cohort study")	Follow-up-Studien. Patienten werden nach „Exposition" ausgewählt, und dann bezüglich des Auftretens der „Erkrankung" überwacht. Beispiel: Arbeiter in Bergwerken werden über 10 Jahre hinweg regelmäßig auf Bronchialkarzinome untersucht, der Anteil der Erkrankten wird mit dem einer Gruppe von Arbeitern einer Automobilfirma (Kontrollen) verglichen, die ebenfalls über 10 Jahre hinweg begleitet werden
Randomisierte kontrollierte Studie („randomised controlled trial", RCT)	Immer prospektiv. Die „Exposition" (d. h. Zugehörigkeit zur Interventions- bzw. Kontrollgruppe) ist einem Zufallsverfahren (Randomisierung) überlassen. Dieses Verfahren hat den Vorteil, dass bei genügender Patientenzahl alle Störgrößen ausgeglichen werden

2.3.3 Begriffe

Randomisierung Die Patienten werden hierbei rein zufällig den Therapiearmen zugeteilt. Diese Zufallsverteilung erreicht man durch Verwendung von Zufallszahlen oder Computeralgorithmen. Durch Randomisierung lässt sich eine gleichmäßige Verteilung der Patienten in den Studiengruppen realisieren und der Einfluss möglicher Einflussgrößen wie z. B. Risikofaktoren, Komorbiditäten und genetische Variabilitäten zufällig auf die Gruppen verteilen (Strukturgleichheit) (Röhrig et al. 2009).

Verblindung Die Verblindung ist eine weitere geeignete Technik zur Vermeidung von Verzerrungen. Man unterscheidet zwischen einfacher und doppelter Verblindung. Bei einfacher Verblindung weiß der Patient nicht, welche Therapie er erhält, bei doppelter Verblindung wissen weder Patient noch Untersucher, welche Behandlung vorgesehen ist. Die Verblindung von Patient und Untersucher schließt eine – eventuell auch unbewusste – subjektive Beeinflussung der Beurteilung einer bestimmten Therapie aus. Somit stellt die doppelte Verblindung Behandlungs- und Beobachtungsgleichheit der Patienten bzw. Therapiegruppen sicher (Röhrig et al. 2009).

Verzerrung (Bias) In der Epidemiologie bedeutet Bias, dass dem Resultat einer Studie nicht die Intervention (oder allenfalls der Zufall) zugrunde liegt, sondern dass es durch einen systematischen Fehler im Design oder in der Auswertung entstanden ist. Im Gegensatz zum zufälligen Fehler heben sich systematische Fehler bei einer genügenden Anzahl Messungen nicht auf. Bias beeinträchtigt die Gültigkeit einer Studie erheblich und kann deshalb gravierende Folgen haben; im schlimmsten Fall ist die Aussage der Studie gänzlich falsch.

- Selektions-Bias: Unterschiede in der Ausgangssituation der Teilnehmergruppen
- Detektions-Bias: Unterschiede in der Bewertung der Resultate
- Attrition Bias: Nichteinhalten des Protokolls und vorzeitiges Ausscheiden aus der Studie

Confounding Confounding beschreibt den Sachverhalt, dass ein Faktor („confounder"), der nicht direkt Gegenstand der Untersuchung ist, sowohl mit der Intervention/Exposition als auch mit der Zielgröße assoziiert ist und dadurch bei Aussagen über die Beziehung zwischen Intervention/Exposition und Zielgröße „Verwirrung" stiftet. Häufige Confounder sind z. B. Alter, Geschlecht oder Nikotingenuss. Confounding lässt sich durch ein entsprechendes Studiendesign (z. B. Randomisierung oder Matching) oder durch die Anwendung bestimmter statistischer Verfahren bei der Analyse (Stratifizierung, multivariate Analyse) kontrollieren.

Placebo-Effekt Wenn man ein Medikament einnimmt, verändert nicht nur der aktive Inhaltsstoff, wie man sich fühlt. Die reine Erwartung, sich besser zu fühlen, hat bereits einen großen Effekt. Von Personen, die Placebo einnahmen, ohne es zu wissen, verspürten ca. 30 % trotzdem eine merkliche Verbesserung des Befindens. Ein weiterer Faktor, der zu berücksichtigen ist, ist die Tatsache, dass Patienten, die sich in einer Studie befinden, fast immer davon profitieren, was vielleicht an der deutlich gesteigerten Aufmerksamkeit liegt, die ihnen entgegengebracht wird. Aber nicht nur positive Effekte können von Placebo ausgehen. Auch Nebenwirkungen, die erwartet werden, können auftreten.

2.3.4 Klinische Studien

Bevor ein neues Arzneimittel in Deutschland angewendet oder verordnet werden darf, wird es intensiv untersucht und geprüft. Die Untersuchungen des Medikaments am Menschen werden dabei als klinische Studien bezeichnet und in mehrere Stufen unterteilt. ◻ Tab. 2.2 verdeutlicht den Weg eines Arzneimittels vom Labor bis auf den freien Markt.

> **Arzneimittel müssen vor der Zulassung mehrere Phasen von Studien durchlaufen.**

2.3.5 Evidenzklassen

Mit Hilfe von Evidenzklassen erfasst man in der Medizin die wissenschaftliche Aussagefähigkeit klinischer Studien. Man unterschiedet die Evidenzklassen Ia bis IV. Vereinfacht lässt sich sagen: Je höher die

◘ Tab. 2.2 Phasen von klinischen Studien

Phase	Details
Experiment	Biochemische und tierexperimentelle Untersuchungen, um festzustellen, ob ein Präparat sinnvoll und sicher beim Menschen eingesetzt werden kann
Phase I	Untersuchungen an ca. 20–80 gesunden Probanden, um die Sicherheit zu testen und die optimale Dosis zu finden
Phase II	Untersuchungen an ca. 100–150 Freiwilligen mit der entsprechenden Krankheit, um die Wirksamkeit und die Sicherheit zu überprüfen
Phase III	Untersuchungen an ca. 1000–1500 Freiwilligen mit der entsprechenden Krankheit, um mehr Information über die Wirksamkeit und die Sicherheit zu bekommen
Phase IV	Vergleich mit anderen Präparaten gegen die gleiche Krankheit und kontinuierliche Sicherheitsüberprüfung

◘ Tab. 2.3 Evidenzklassen und Voraussetzungen

Evidenzklasse		Voraussetzung
I	Ia	Systematische Literaturübersicht randomisierter kontrollierter Studien; Metaanalysen
	Ib	Mindestens eine qualitativ hochwertige randomisierte kontrollierte Studie
II	IIa	Mindestens eine gut angelegte kontrollierte Studie ohne Randomisierung
	IIb	Eine gut angelegte quasi-experimentelle Studie
III		Gut angelegte nicht-experimentelle deskriptive Studien
IV		Berichte und Meinungen von Experten, Konsensuskonferenzen oder klinische Erfahrung anerkannter Koryphäen

Evidenzklasse einer Studie, desto breiter ist ihre wissenschaftliche Basis. Studien der Klasse Ia haben die höchste Evidenz, Studien der Klasse IV die geringste. ◘ Tab. 2.3 zeigt die verschiedenen Evidenzklassen und die nötigen Voraussetzungen.

2.4 Praxisbeispiel

> **Evidenzbasierte Medizin beginnt und endet beim Patienten!**

2.4.1 Fragestellung

Setzen Sie sich mit dem Patienten auseinander. Im klinischen Setting ergibt sich in der Regel ein Problem oder eine Fragestellung. Versuchen Sie, eine konkrete und sinnvolle Frage aus dem aktuellen Problem des Patienten abzuleiten.

Fallbeispiel

- Weibliche Patientin kommt in die neurologische Notaufnahme
- 76 Jahre alt
- Bislang körperlich mobil und allein lebend
- Bluthochdruck, Diabetes mellitus, starke Raucherin
- Seit 3,5 h ausgeprägte Schwäche des linken Arms, verwaschene Sprache und hängender Mundwinkel links
- Medikamente: β-Blocker, Metformin
- CT vom Kopf unauffällig

Ausgehend vom geschilderten Szenario ist nun der nächste Schritt, das akute Problem und eine Frage zu identifizieren, die genügend konkret ist, eine möglichst relevante Antwort zu finden.

„PICO" ist eine bewährte Eselsbrücke, um einer guten und relevanten Fragestellung näher zu kommen. Die Frage sollte das aktuelle Hauptproblem der Patientin, die mögliche Behandlung, alternative Therapien und das gewünschte sowie unerwünschte Ergebnis widerspiegeln. „PICO" steht für:

- Patient: Was ist das vordringlichste Problem? Wodurch wird dieses Problem beeinflusst? Was ist sonst noch wichtig (z. B. Alter, Geschlecht, Vorerkrankungen) für Diagnose und Therapie?
- Intervention: Was wäre aktuell die beste medizinische Maßnahme oder Therapie? Was

Tab. 2.4 PICO-Struktur zum Fallbeispiel	
Patient	V. a. Schlaganfall, keine Hirnblutung, vorher fit, Zeitfenster: 3,5 h
Intervention	Systemische Lysetherapie
Comparison (Vergleich)	Keine Lyse, Aufnahme auf Stroke Unit
Outcomes (Ergebnis)	Verbesserung des neurologischen Defizits, keine Einblutung

könnte die Prognose beeinflussen? Was sind die Risiken?

- Comparison (Vergleich): Was gibt es für alternative Möglichkeiten? Wie sind hier die Risiken?
- Outcomes (Ergebnis): Was soll erreicht oder verbessert werden?

Die PICO-Struktur im vorliegenden Szenario könnte wie in ■ Tab. 2.4 dargestellt aussehen.

- **Frage für klinisches Szenario**

Hat die systemische Thrombolyse 3,5 h nach Beginn der Symptomatik eine bessere Prognose als die einfache Therapie auf der Stroke Unit?

Nach Formulierung der Frage ist es notwendig, sich vor Augen zu führen, welche Art von Frage man gestellt hat. Diese Information ist wichtig, um im nächsten Schritt nach der am besten geeigneten Evidenz im Sinne des am besten geeigneten Studiendesigns zu suchen.

Die 5 häufigsten Fragearten im Zusammenhang mit klinischen Problemen sind:
- Frage auf Diagnose bezogen
- Frage auf Therapie bezogen
- Frage auf Prognose bezogen
- Frage auf Ursache bezogen
- Frage nach Prävention

■ Tab. 2.5 zeigt das am besten geeignete Studiendesign zur Beantwortung der vier Fragearten.

Fragetyp für klinisches Szenario:

Hat die systemische Thrombolyse 3,5 h nach Beginn der Symptomatik eine bessere Prognose als die einfache Therapie auf der Stroke Unit?
- Frage nach Therapie

Bester Studientyp:
- Randomisierte kontrollierte Studie

Tab. 2.5 Fragearten und Studiendesign	
Frageart	**Bester Studientyp**
Diagnose	Prospektiv, verblindeter Vergleich zu Goldstandard
Therapie	Randomisierte kontrollierte Studie
Prognose	Kohorten-Studie
Ursache	Randomisierte kontrollierte Studie
Prävention	Randomisierte kontrollierte Studie

- Falls mehrere zur Verfügung stehen, auch systematische Literaturübersicht.

2.4.2 Literaturrecherche

Anschließen sollte sich nun eine detaillierte Literaturrecherche in geeigneten medizinischen Datenbanken wie z. B. PubMed oder MEDLINE. Hierbei sollte insbesondere auf die Eingabe der Suchbegriffe und den Studientyp geachtet werden, um möglichst akkurate Suchresultate zu erzielen. (Zur Fragestellung des klinischen Szenarios findet sich folgende randomisierte kontrollierte Studie: Hacke et al. 2008.)

2.4.3 Bewertung der Evidenz

Nachdem nun eine Studie gefunden wurde, von der man hoffen kann, dass sie die klinische Fragestellung des Szenarios beantwortet, ist es notwendig, die Studie aufmerksam zu lesen und sie bezüglich ihres Wertes einzuschätzen.

Folgende Fragen sollten dabei beachtet werden:
- Sind die Ergebnisse der Studie gültig? Achten auf:
  - Randomisierung
  - Verblindung
  - Homogenität der Patienten
  - Vollständigkeit der Nachverfolgung
- Was sind die Ergebnisse? Achten auf:
  - Größe des Behandlungseffekts
  - Höhe der relativen Risikoreduktion
  - Höhe der absoluten Risikoreduktion
  - Konfidenzintervalle

- Können die Ergebnisse dazu beitragen, dem Patienten zu helfen? Achten auf:
    - Passt der aktuelle Fall zur Studienpopulation?
    - Sind alle relevanten klinischen Ergebnisse berücksichtigt?
    - Überwiegt der zu erwartende Behandlungserfolg die potenziellen Risiken?

2.4.4 Umsetzung

Die gefundene Studie scheint relevant und passend für die Patientin im eingangs genannten Fallbeispiel zu sein. Laut Studienergebnissen sollte es ihr langfristig besser gehen, wenn man eine Thrombolysetherapie durchführt. Der nächste Schritt muss nun sein, mit der Patientin oder deren Angehörigen über die angestrebte Therapie zu sprechen.

Auf einen Blick
- Evidenzbasierte Medizin besteht aus mehr als aus Studien.
- Ansätze zur evidenzbasierten Medizin gab es bereits in der Antike.
- Ein strukturierter und systemischer Zugang ist wichtig für die evidenzbasierte Medizin.
- Randomisierte kontrollierte Studien haben die stärkste Aussagekraft.
- Arzneimittel müssen vor der Markteinführung mehrere Phasen von Studien durchlaufen.
- Die wissenschaftliche Stärke der Evidenz wird in 4 Evidenzklassen ausgedrückt.

Literatur

Cavalcante TF, Moreira RP, Guedes NG, de Araujo TL, Lopes MV, Damasceno MM, Lima FE (2011) Nursing interventions for stroke patients: an integrative literature review. Rev Esc Enferm USP; Dec;45(6):1495–500

Considine J, McGillivray B (2010) An evidence-based practice approach to improving nursing care of acute stroke in an Australian Emergency Department Journal of Clinical Nursing; 19: 138–144

DiCenso D, Cullum N (1997) Evidence-based nursing: an introduction. Evidence-Based Nursing 1, iv–v

Heater BS, Becker AM, Olson RK (1988) Nursing interventions and patient outcomes: a meta-analysis of studies. Nursing Research Sep-Oct; 37(5):303–307

Hippokrates (1995) Aphorismen, Leipzig, Nachdruck von Kühlin 1778. Reclam, Stuttgart

Middleton S (2012) An outcomes approach to stroke care: the importance of teamwork and evidence-based nursing care. Int J Stroke; Apr;7(3):224–226

Röhrig B, du Prel JB, Wachtlin D, Blettner M (2009) Studientypen in der medizinischen Forschung. Dtsch Arztebl Int; 106(15): 262–268

Schlömer G (2000) Evidence-based nursing. Eine Methode für die Pflege? Pflege; 13: 47–52

Thome M (2006) Best practice – evidenzbasierte Pflege, Expertenstandards oder Clinical Guidelines. Pflege; 19:143–145

Zentralnervensystem – Anatomie und klinische Syndrome

B. Kallmünzer

3.1   **Gliederung des Zentralnervensystems – 24**

3.2   **Ausgewählte Funktionen des Gehirns und klinische Syndrome – 25**
3.2.1   Motorik – 25
3.2.2   Koordination und Gleichgewicht – 26
3.2.3   Somatosensorik – 26
3.2.4   Sprache – 26
3.2.5   Hören und Sehen – 27
3.2.6   Gedächtnis – 27
3.2.7   Bewusstsein und Bewusstheit – 28

3.3   **Gefäßsystem des Gehirns – 28**
3.3.1   Vordere Zirkulation – 29
3.3.2   Vertebrobasiläre Zirkulation – 30
3.3.3   Venöse Blutleiter – 30

3.4   **Liquor- und Ventrikelsystem – 31**

Literatur – 32

© Springer-Verlag GmbH Deutschland 2017
C. Fiedler, M. Köhrmann, R. Kollmar (Hrsg.), *Pflegewissen Stroke Unit*, Fachwissen Pflege,
DOI 10.1007/978-3-662-53625-4_3

In Kürze: Das Zentralnervensystem nimmt unter den Organsystemen des Menschen ohne Zweifel eine besondere Stellung ein. Das Gehirn reguliert lebenswichtige Funktionen, Bewusstsein, Atmung und Kreislauf, es verarbeitet einwirkende Sinnesreize zu Wahrnehmungen, initiiert und steuert die Bewegungen unserer Muskulatur, ermöglicht Sprache, generiert Emotionen und Motivation, speichert Erinnerungen und bildet den Charakter; wesentliche Determinanten eines Individuums projizieren sich so auf das Gehirn. Die Erkenntnisse der Anatomie und Physiologie des Zentralnervensystems sind die Voraussetzung für das Verständnis seiner Erkrankungen. Eine umfassende Darstellung der neuroanatomischen Zusammenhänge würde den Rahmen dieses Buches jedoch sprengen. Dennoch sind die Grundzüge der Anatomie des Zentralnervensystems und die charakteristischen Symptome bei seinen Störungen für die Arbeit auf einer Schlaganfallstation von hoher Relevanz. Das folgende Kapitel möchte deshalb einen vereinfachten Überblick über die Strukturen und die Funktionen des menschlichen Gehirns und seines Gefäßsystems geben und ausgehend davon eine Auswahl klinischer Ausfallsymptome vorstellen.

Fallbeispiel

Ein 65-jähriger Mann kommt mit dem Rettungsdienst in die Notaufnahme. 45 min zuvor hatte er während des Essens eine Taubheit des rechten Armes bemerkt und ihm sei das Messer aus der rechten Hand gefallen. Seiner Ehefrau fiel eine Störung der Sprache auf und sie verständigte den Notarzt. Bei Ankunft im Krankenhaus hat der Patient die Augen geöffnet. Der Blick ist fixiert nach links gerichtet. Auf die Frage, was denn passiert sei, antwortet der Patient nur telegrammartig einzelne unverständliche Worte. Der rechte Mundwinkel hängt schlaff nach unten. Der Patient bewegt den linken Arm und das linke Bein spontan, die rechte Seite zeigte auch auf Schmerzreiz keine motorische Reaktion. Es wird die klinische Diagnose „Akutes Ausfallsyndrom des Versorgungsgebietes der A. cerebri media links" gestellt und ohne weiteren Zeitverlust eine Computertomographie des Schädels veranlasst.

3.1   Gliederung des Zentralnervensystems

Das Zentralnervensystem umfasst das Gehirn und das Rückenmark. Schon mit dem bloßen Auge können zwei Arten von neuronalem Gewebe, nämlich graue und weiße Substanz, unterschieden werden. Die graue Substanz beherbergt überwiegend die Zellkörper der Neurone, während die weiße Substanz zum großen Teil aus Leitungsbahnen, also Nervenzellfortsätzen und ihren Myelinscheiden, besteht. Zur grauen Substanz des Gehirns zählen u. a. die Basalganglien, die Kerngebiete des Hirnstamms und des Kleinhirns sowie die Hirnrinde (Cortex).

Eine andere Einteilung unterscheidet aufgrund der unterschiedlichen Symptomatik und des unterschiedlichen Verlaufes zwei große Gruppen zerebraler Schädigungen, nämlich supratentorielle und infratentorielle Läsionen. Das Kleinhirnzelt (Tentorium cerebelli) ist ein horizontaler Ausläufer der harten Hirnhaut (Dura mater), der sich zwischen Kleinhirn sowie Okzipital- und Temporallappen aufspannt und an knöchernen Strukturen der Schädelbasis befestigt ist. Der Hirnstamm verläuft in einer bogigen Aussparung, dem Tentoriumschlitz. Die Areale oberhalb des Tentoriums („supratentoriell") umfassen im Wesentlichen beide Großhirnhemisphären, das Zwischenhirn und das Mittelhirn, die Areale darunter („infratentoriell") beide Kleinhirnhemisphären (Cerebellum), die Brücke (Pons) und das verlängerte Mark (Medulla oblongata). Mittelhirn, Brücke und verlängertes Mark werden zusammenfassend als Hirnstamm bezeichnet. Der größte Teil des menschlichen Gehirns wird von den beiden Großhirnhemisphären gebildet. Entwicklungsgeschichtlich stellen sie „jüngere" Anteile des Gehirns dar, die sich erst mit Herausbildung menschlicher Fähigkeiten wie Sprache, Lernen und Feinmotorik zu ihrer jetzigen Form und Größe entwickelt und die „älteren" basalen Hirnareale überdeckt haben. Das Großhirn unterteilt sich in den Frontal-, Parietal-, Temporal- und Okzipitallappen. Medial gelegen und von den anderen Lappen teilweise verdeckt findet sich die Inselrinde, die anatomisch keinem Lappen zugeordnet werden kann. Beide Hemisphären sind über den Balken (Corpus callosum) am Boden des

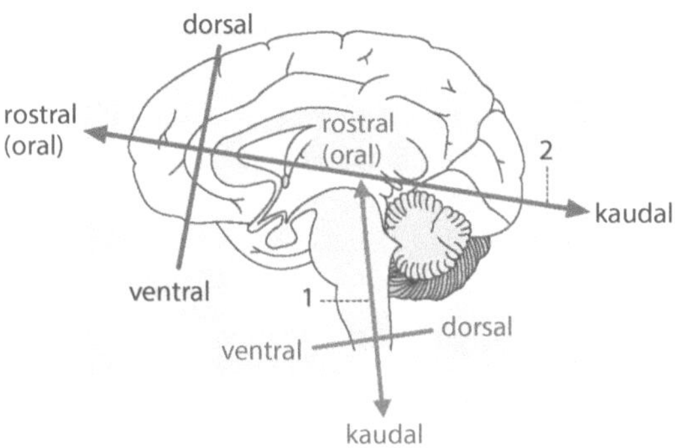

Abb. 3.1 Lateralansicht des Gehirns. Aus: Trepel (2012) Neuroanatomie. Mit freundlicher Genehmigung des Elsevier Verlags/Urban & Fischer

Interhemispherenspalts (Sulcus centralis) miteinander verbunden. Die Oberfläche des Gehirns ist nicht glatt, sondern weist Furchen (Sulci) und Windungen (Gyri) auf, die die Oberflächenvergrößerung zugunsten der Großhirnrinde bedingen (**Abb. 3.1**).

3.2 Ausgewählte Funktionen des Gehirns und klinische Syndrome

3.2.1 Motorik

Für die Bewegungen der Muskulatur und die Sensibilität von herausragender Bedeutung ist die Region um den Sulcus centralis der Großhirnrinde, einer markanten Furche, die den Frontal- vom Parietallappen trennt. Der frontal angrenzende Gyrus praecentralis enthält den Motokortex mit den sog. Betz-Riesenzellen. Die von ihnen ausgehenden Nervenfasern können beachtliche Länge erreichen und verlaufen durch die Capsula interna und die Hirnschenkel nach kaudal. Einige Fasern enden an Kerngebieten des Hirnstamms (kortikonukleäre und kortikopontine Bahnen), während die eigentliche Pyramidenbahn weiter durch den Hirnstamm zum Rückenmark verläuft und an den Motoneuronen des Vorderhorns endet. Deren Fortsätze wiederum erreichen mit peripheren Nerven die motorischen Endplatten der Skelettmuskulatur. Da die Mehrzahl der zentralen Fasern in der Pyramidenbahn auf Höhe des Hirnstamms

zur Gegenseite kreuzen, ist der linke Motokortex im Wesentlichen für die Innervation der rechten Körperseite verantwortlich. Dieses vereinfacht dargestellte Prinzip bildet eine zentrale Säule der willentlichen Bewegungssteuerung, die Pyramidalmotorik.

- **Klinisches Syndrom: spastische Hemiparese**

Schädigungen der absteigenden Bahnen führen zu zentralen Lähmungen (**Abb. 3.2**). Im Gegensatz zu Verletzungen der peripheren Nerven, die stets zu schlaffen Lähmungen führen, zeichnen sich viele zentrale Lähmungstypen u. a. durch die Entwicklung eines krankhaft erhöhten Muskeltonus aus (Spastik). Die Spastik ist nicht unmittelbar nach Eintritt der Schädigung vorhanden, sondern baut sich meist über einen Zeitraum von Tagen bis Monaten auf

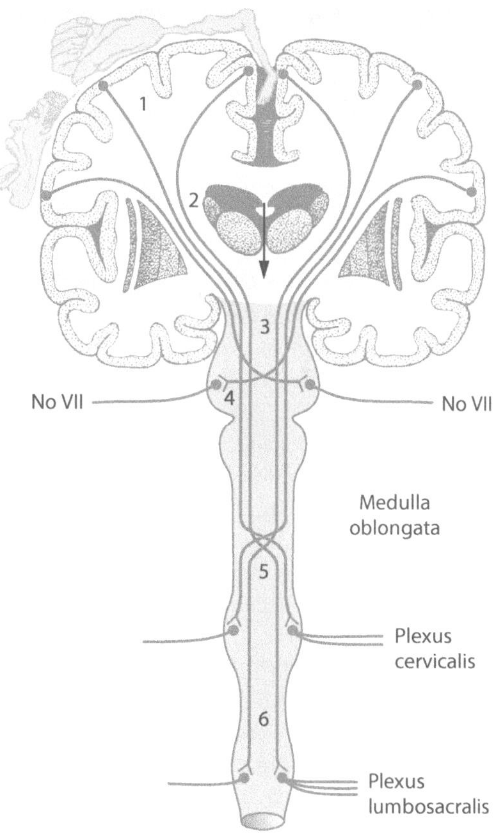

Abb. 3.2 Lokalisatorische Bedeutung unterschiedlicher Typen der zentralen Lähmung. Aus: Poeck u. Hacke (2010). Springer, Berlin

und kann sich in Form gesteigerter Muskelsehnenreflexe und dem Auftreten von Pyramidenbahnzeichen (z. B. Babinski-Zeichen) äußern. Charakteristisches Symptom einer supratentoriellen Schädigung der Pyramidenbahn ist die gegenseitige Halbseitenlähmung (Hemiparese). Bildet sich Spastik, werden der Arm und die Finger in charakteristischer Beuge-, das Bein und der Fuß in Streckstellung gehalten. Je nach Lokalisation der Schädigung können die obere und untere Extremität unterschiedlich schwer betroffen sein, zusätzlich kann eine zentrale Lähmung der mimischen Muskulatur auftreten (faziale Parese). Für supratentorielle Läsionen ist typisch, dass die distale Muskulatur und die Feinmotorik besonders von den funktionellen Defiziten betroffen sind, während grobe, proximal betonte Massenbewegungen der Extremität oft vergleichsweise gut möglich sind.

3.2.2 Koordination und Gleichgewicht

Neben dem pyramidalmotorischen System sind eine Reihe zusätzlicher Steuerungsmechanismen für einen ungestörten Ablauf von Muskelbewegungen unabdingbar. Eine bedeutende Rolle spielt dabei das Kleinhirn. Es wird funktionell in drei Bereiche eingeteilt mit je einem anderen Funktionsschwerpunkt: Das Pontozerebellum hat als wesentliche Aufgabe, pyramidale Zielbewegungen abzustimmen und in ihrem Ablauf zu glätten. Das Spinozerebellum regelt mit der Stützmotorik den Tonus der Rumpf- und proximalen Extremitätenmuskulatur, während des Vestibulozerebellum für das Gleichgewicht, die Blickstabilisierung und Augenbulbusbewegungen eine entscheidende Bedeutung hat.

- **Klinisches Syndrom: Kleinhirnschädigung**

Schädigungen des Kleinhirns führen anders als supratentorielle Läsionen nicht zu kontralateralen, sondern zu ipsilateralen motorischen Defiziten. Leitsymptom ist die zerebelläre Ataxie mit Stand- und Gangstörung, Fallneigung zur betroffenen Seite und unsicherer Zielbewegung (Dysmetrie). Die Extremitäten zittern bei Bewegungen, wobei die Amplitude des Tremors vor Erreichen des Ziels zunimmt (Intentionstremor). Feinmotorik und gegenläufige Bewegungen sind erschwert (Dysdiadochokinese).

Die Patienten können über Schwindel und Übelkeit klagen und an einer skandierenden Sprache leiden. Ausgedehnte akute Schädigungen des Kleinhirns mit raumforderndem Charakter (z. B. Kleinhirnblutungen oder -infarkte) können rasch zu einem Anstieg des intrakraniellen Druckes in der hinteren Schädelgrube führen und so eine sekundäre Schädigung lebenswichtiger Areale im Hirnstamm verursachen.

3.2.3 Somatosensorik

Dem Sulcus centralis parietal anliegend findet sich der Gyrus postcentralis als Zentrum der Somatosensorik. Hier enden Fasern mit Impulsen aus Haut, Muskeln, Gelenken und dem Gleichgewichtsorgan der gegenüberliegenden Körperhälfte nach ihrer Verschaltung im Zwischenhirn.

- **Klinisches Syndrom: Hemihypästhesie**

Eine Schädigung des Gyrus postcentralis oder seiner zuführenden Bahnen aus dem Thalamus verursacht Gefühlsstörungen an der kontralateralen Körperhälfte. Die Störungen können das Berührungs-, Druck-, Temperatur- und Schmerzempfinden betreffen. Bei kortikaler Läsion findet sich häufig als führendes Symptom die gestörte räumliche und diskriminative Wahrnehmung von Berührungsreizen, während das Schmerzempfinden erhalten sein kann. Da die mittelliniennahen Köperregionen eine Doppelinnervation von beiden Seiten erhalten, sind die Gefühlsstörungen bei zentraler Schädigung paramedian begrenzt, d. h. sie beginnen erst in mehreren Zentimetern Entfernung von der Mittellinie.

3.2.4 Sprache

Sprache ist eine komplexe, hochentwickelte Leistung des menschlichen Gehirns, die nur durch Integration einer Vielzahl von zerebralen Regionen möglich wird. Zwei Arealen der Großhirnrinde kommt dabei besondere Bedeutung zu. Diese Sprachzentren sind in der Regel nur auf einer, der sog. dominanten Hemisphäre ausgebildet (bei Rechtshändern immer die linke Hemisphäre, bei Linkshänder die linke und/ oder rechte Hemisphäre). Das motorische Sprachzentrum (Broca-Areal) liegt im Frontallappen und ist maßgebend an der Sprachproduktion beteiligt. Das sensorische Sprachzentrum (Wernicke) findet sich im Temporallappen und wird zur sekundären Hörrinde gerechnet.

- **Klinisches Syndrom: Aphasie und Dysarthrophonie**

Man unterscheidet vier große Formen der zentralen Sprachstörung (Aphasie): die motorische Aphasie (Broca), die sensorische Aphasie (Wernicke), die globale Aphasie und die amnestische Aphasie. Die vier Formen lassen sich durch charakteristische Merkmale, die sich oft erst im zeitlichen Verlauf herausbilden, differenzialdiagnostisch abgrenzen (▶ Kap. 16). Die Sprachproduktion kann entweder telegrammartig vermindert bis erloschen (nicht-flüssige Sprachstörungen) oder aber normal bis gesteigert sein (flüssige Sprachstörung). Leitsymptom ist das Auftreten von sog. Paraphasien, die sowohl die Lautebene (phonematisch, z. B. „Afpel" statt „Apfel") oder die Bedeutungsebene (semantisch, z. B. „Birne" statt „Apfel") in unterschiedlichem Schweregrad betreffen können. Grundsätzlich ist die Aphasie von der Sprechstörung (Dysarthrophonie) abzugrenzen. Die Sprache wird dabei vom Patienten regelrecht verstanden und zentral richtig generiert, die Artikulation, Stimmgebung oder Sprechatmung ist jedoch gestört. Das Gesprochene klingt deshalb undeutlich, verwaschen, holpernd oder es ist gar keine Lautäußerung mehr möglich (Anarthrie). Dysarthrophonien können anders als Aphasien bei Läsionen des Kleinhirns, des Hirnstammes und vielen supratentoriellen Schädigungen der dominanten und der nicht-dominanten Hemisphären auftreten.

Anders verhält es sich mit dem visuellen System. Die Impulse der Netzhaut eines Auges werden über den Sehnerv nach zentral geleitet. Im Chiasma opticum, das in enger Nachbarschaft zur Hypophyse und der Arteria carotis interna liegt, kreuzen die Fasern der nasalen Netzhautanteile und vereinigen sich mit Fasern der Gegenseite zum Tractus opticus. Nach der Umschaltung in einem Kerngebiet des Thalamus erreicht die Sehstrahlung die primäre Sehrinde im Okzipitallappen.

- **Klinische Symptome: Sehstörungen**

Eine Vielzahl neurologischer und nicht-neurologischer Erkrankungen geht mit ggf. akut auftretenden Beeinträchtigungen des Sehens einher. Dazu zählen u. a. Erkrankungen des Auges an sich (z. B. Glaukom, Netzhautablösung), Störungen der Augenmuskulatur und ihrer nervalen Steuerung mit Doppelbildern oder Nystagmus (z. B. Okulomotoriusparese), Störungen der Pupillomotorik (z. B. Horner-Syndrom) oder Läsionen im Verlauf der Sehbahn. Bei letzteren kann aufgrund des charakteristischen Ausfallmusters klinisch auf den Ort der Läsion geschlossen werden. Typisches Symptom einer einseitigen Schädigung des Okzipitallappens ist die homonyme Hemianopsie im gegenseitigen Gesichtsfeld. Bei einer links-okzipitalen Schädigung ist der Patient dabei in der rechten Hälfte des Gesichtsfeldes beider Augen erblindet. Einige Patienten bemerken den Ausfall selbst nicht und der Gesichtsfelddefekt wird erst durch die fingerperimetrische Untersuchung aufgedeckt. In anderen Fällen nehmen die Patienten im anopen Gesichtsfeld visuelle Trugbilder, sog. Pseudohalluzinationen, wahr.

3.2.5 Hören und Sehen

Akustische Sinnesreize des Innenohres erreichen das Großhirn über die Hörbahn. Wichtige Verschaltungen erfolgen dabei in Kerngebieten des verlängerten Marks, des Mittelhirns und des Thalamus, von wo aus sie als Hörstrahlung zu der primären Hörrinde des Temporallappens zieht. Da die Hörrinde einer Seite Informationen aus beiden Ohren erhält, führt die einseitige Schädigung des Temporallappens nicht zur Ertaubung, sondern ggf. lediglich zu einer Hörminderung mit Einschränkung des Richtungshörens.

3.2.6 Gedächtnis

Vereinfacht lassen sich zwei strukturelle Anteile des Gedächtnisses unterscheiden: Lang- und Kurzzeitgedächtnis. Letzteres speichert Informationen für Sekunden bis Minuten und bildet einen „Arbeitsspeicher" unseres Gehirns. Es ist u. a. eine Leistung des Frontal- und Temporallappens. Das Langzeitgedächtnis umfasst das deklarative Gedächtnis (Faktenwissen, Erlebnisse) und das nondeklarative Gedächtnis (Bewegungsabläufe, unbewusste Konditionierung). An Lernprozessen sind mehrere

Hirnstrukturen beteiligt, u. a. das limbische System im Temporallappen und die Papez-Schleife.

- **Klinisches Syndrom: Amnesie**

Störungen der Gedächtnisfunktionen werden als Amnesie bezeichnet. Man unterscheidet drei Formen:

> **Formen der Amnesie**
> 1. Anterograde Amnesie: Unfähigkeit nach einer Schädigung neue Gedächtnisinhalte zu speichern. Die Patienten können sich an die Ereignisse bis zum Eintritt der Schädigung erinnern, für die Zeit danach besteht eine Gedächtnislücke.
> 2. Retrograde Amnesie: Ereignisse vor Eintritt einer Schädigung werden aus dem Gedächtnis gelöscht. Isoliert ist diese Form sehr selten. Meist tritt sie in Kombination mit einer anterograden Amnesie als globale Amnesie auf.
> 3. Globale Amnesie: Dies ist die schwerste Form, die mit einer unterschiedlich großen Gedächtnislücke für die Zeit vor Eintritt der Schädigung und einer Unfähigkeit, neue Dinge zu lernen, einhergeht.

Gedächtnisstörungen können als Begleitsymptom verschiedenster akuter Hirnschädigungen auftreten, insbesondere wenn diese den Temporal- oder Frontallappen betreffen. Zudem sind sie Leitsymptom demenzieller Erkrankungen.

3.2.7 Bewusstsein und Bewusstheit

Als „Weckzentrum" wird ein Kerngebiet im Mittelhirn und Hirnstamm, das „aufsteigende retikuläre aktivierende System (ARAS)" bezeichnet. Wird dieser Kernkomplex durch sensibel-sensorische Reize stimuliert (vor allem Schmerz- und akustische Reize), kommt es zu einer Aktivierung der gesamten Großhirnrinde und der Organismus wird wach und reaktionsbereit. Quantitative Bewusstseinsstörungen sind meist Folge einer direkten (z. B. Hirnstamminfarkt) oder indirekten (z. B. intrakranieller

Druckanstieg mit Einklemmung) Schädigung des Mittel- oder Zwischenhirns. Auch nicht-neurologische Erkrankungen können zum Koma als Folge einer indirekten Hirnstammschädigung führen (z. B. Kammerflimmern mit Hypoxie, Intoxikationen).

- **Klinisches Symptom: Bewusstseinsstörung**

Die quantitative Bewusstseinslage kann klinisch in vier Stufen eingeteilt werden:

> **Stufen der Bewusstseinslage**
> 1. Der wache Patient: die Augen werden spontan geöffnet.
> 2. Somnolenz (leichte Bewusstseinstrübung): Der Patient ist schläfrig und hält die Augen geschlossen. Durch laute Ansprache oder Berührung wird der Patient erweckt und öffnet die Augen.
> 3. Sopor (schwere Bewusstseinstrübung): Nur auf Schmerzreiz kommt es zu einem kurzen Erwachen.
> 4. Koma (Bewusstlosigkeit): Die Augen werden auch auf Schmerzreiz nicht geöffnet. Die Tiefe des Komas kann anhand von Pupillenreaktion, Atemmuster und Muskeltonus weiter differenziert werden.

Dem quantitativen muss das qualitative Bewusstsein, die „Bewusstheit", gegenübergestellt werden. Dazu gerechnet werden die Orientierung zu Ort, Zeit, Person und Situation sowie Mechanismen der Reizverarbeitung. Wichtige Bereiche für seine Funktion liegen im Temporallappen. Störungen der Bewusstheit sind sehr häufig, oft unspezifisch und können begleitend bei sehr vielen neurologischen, psychiatrischen oder primär internistischen Erkrankungen (z. B. Exsikkose, Urämie, Ketoazidose, Delir) auftreten.

3.3 Gefäßsystem des Gehirns

Vier große extrakranielle Arterien versorgen das Gehirn mit Blut. Nach Passage der Schädelbasis bilden diese Gefäße im Regelfall ein geschlossenes Anastomosensystem aus, den Circulus arteriosus Willisi. Bei vielen Menschen finden sich angeborene

Abweichungen der Gefäßanatomie, die als Normvarianten keinen Krankheitswert besitzen. Besonders die Anlage der Aa. communicans posterior innerhalb des Circulus ist interindividuell sehr variabel und kann in seltenen Fällen gänzlich fehlen (◘ Abb. 3.3).

3.3.1 Vordere Zirkulation

In ◘ Abb. 3.3 ist die „reguläre Gefäßanatomie" dargestellt, obwohl bei vielen Menschen angeborene Normvarianten ohne pathologische Bedeutung vorkommen. Die A. carotis communis entspringt rechts aus dem Truncus brachiocephalicus dexter, links direkt aus dem Aortenbogen. Sie teilt sich etwa auf Höhe des Kehlkopfes in die A. carotis externa für die Kopf- und Halsweichteile sowie in die A. carotis interna (ACI), die zusammen mit der V. jugularis interna und dem N. vagus in einer bindegewebigen Scheide zur Schädelbasis zieht. Intrakraniell bildet das Gefäß eine Schleife, den sog. Karotissiphon, von dem die A. opthalmica, die A. communicans posterior und die A. choroidea anterior abgehen. Sie teilt sich am Karotis-T in ihre beiden Endäste, die A. cerebri media (MCA) und A. cerebri anterior (ACA). Die MCA gibt in ihrem proximalen Abschnitt mehrere, lange, dünnkalibrige Arterien für die klinisch bedeutsame Region der Capsula interna und der Basalganglien ab (Aa. lenticulostriatae, „Schlaganfallarterien") und teilt sich im weiteren Verlauf in zwei bis fünf Äste. Auf Höhe der Insel biegen diese steil nach oben ab. Die ACA anastomisiert über die A. communicans anterior mit ihrem kontralateralen Pendant und verläuft dann im Interhemisphärenspalt um das Corpus callosum herum. Das Stromgebiet der vorderen Zirkulation umfasst in der Regel den gesamten Frontal- und Parietallappen, das Auge sowie Teile des Temporallappens und des Zwischenhirns.

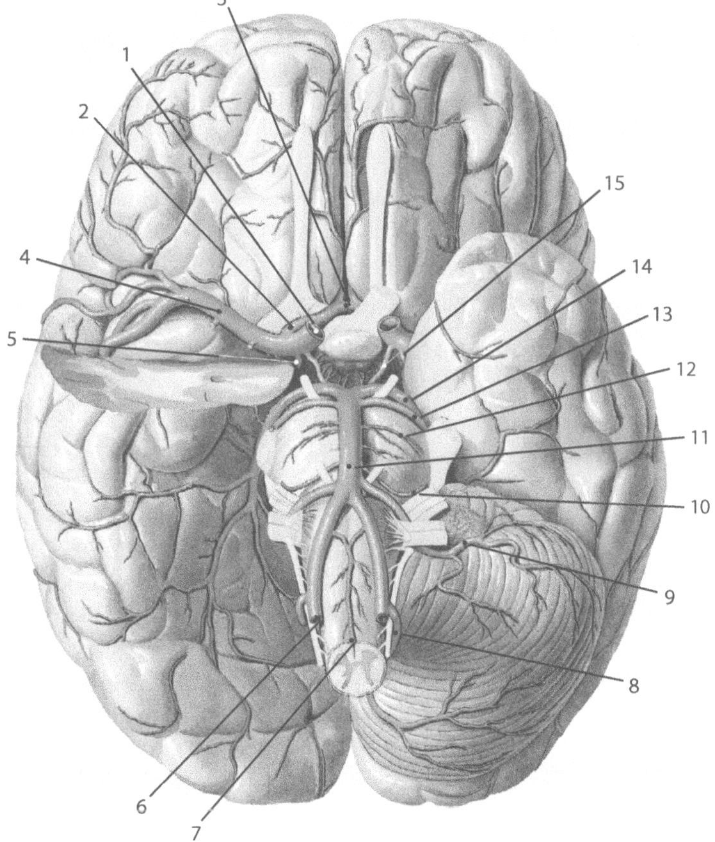

◘ **Abb. 3.3**   Arterien des Gehirns von basal. Aus: Trepel (2012) Neuroanatomie. Mit freundlicher Genehmigung des Elsevier Verlags/ Urban & Fischer

■ Klinische Syndrome

Verengungen der ACI bilden sich meist direkt am Abgang des Gefäßes und können sehr lange asymptomatisch bleiben. Eine ausreichende Durchblutung kann bei langsam progredienten Stenosen und sogar bei Verschlüssen oftmals über Kollateralkreisläufe (z. B. von der kontralateralen Seite oder aus der A. carotis externa) erfolgen. Kommt es hingegen zu einem plötzlichen Verschluss, z. B. durch einen Thrombus oder ein Einreißen der Gefäßwand (Dissektion), können schwerste Schlaganfälle resultieren, die sowohl das Anterior- als auch das Mediastromgebiet betreffen.

Infarkte im Mediastromgebiet äußern sich klinisch u. a. durch eine kontralaterale, brachiofazial betonte Hemiparese und Hemihypästhesie, gestörter Blickmotorik, ggf. Aphasie, Neglect, Apraxie und andere neuropsychologische Defizite. Embolien von Plaquematerial in die A. ophthalmica verursachen flüchtige Sehstörungen (Amaurosis fugax), die als Durchblutungsstörungen der Netzhaut auftreten.

Zu typischen Defiziten, die aus einem Anteriorinfarkt resultieren, zählen die beinbetonte kontralaterale Hemiparese, Antriebs-, Affekt-, Gedächtnis- und Bewusstseinsstörungen. Werden beide Aa. anteriores aus nur einer ACI gespeist, kann es bei einem Verschluss zu einem beidseitigen Anteriorinfarkt mit distal betonter Paraparese kommen. Die motorischen Defizite können dann einem spinalen Syndrom ähneln.

3.3.2 Vertebrobasiläre Zirkulation

Die beiden Aa. vertebrales entspringen der A. subclavia oder direkt dem Aortenbogen und verlaufen oberhalb des 6. Halswirbels in den knöchernen Foramina transversaria der Wirbelsäule nach kranial. Am ersten Wirbelkörper bilden sie die sog. Atlasschleife und treten dann in die hintere Schädelgrube ein. Unterhalb des Pons vereinigen sich die beiden Aa. vertebrales zur A. basilaris. Diese verläuft vor dem Hirnstamm und teilt sich schließlich in ihre beiden Endäste, die Aa. cerebri posteriores (PCA) auf. Die A. communicans posterior stellt im Circulus arteriosus eine Verbindung zum vorderen Stromgebiet her.

Mit seinen Ästen ist das vertebrobasiläre Stromgebiet in der Regel verantwortlich für die Versorgung des Kleinhirns, des Hirnstammes, des Okzipitallappens, Teile des Temporallappens, Teile des Rückenmarks und Teile des Zwischenhirns.

■ Klinische Syndrome

Verschlüsse einer A. vertebralis können asymptomatisch bleiben, wenn die Durchblutung im gegenseitigen Gefäß intakt ist. Der Verschluss eines Astes des vertebrobasilären Systems kann einen Kleinhirn- oder Hirnstamminfarkt verursachen. Für letzteren ist die gekreuzte Symptomatik typisch, d. h. ipsilaterale Hirnnervenausfälle gehen mit kontralateralen Defiziten der Extremitäten einher. Ein akuter Verschluss der A. basilaris an sich endet unbehandelt meist tödlich. Die Erkrankung zeigt dann einen fulminanten Verlauf mit akuter Bewusstseinsstörung bis zum Koma, Tetraparese, Okulomotorikstörungen und Atemlähmung. Wird die Erkrankung überlebt, kann ein sog. Locked-in-Syndrom resultieren, bei dem der Patient wach ist und kognitive Funktionen weitgehend erhalten bleiben, sich jedoch nicht bewegen und nicht sprechen kann. Bei den sog. Basilarisspitzenembolien durchwandert ein Thrombus die A. basilaris in ihrer gesamten Länge. An der Aufteilung in die beiden PCA kann das Gerinnsel zu einem Verschluss beider Gefäße führen und einen beidseitigen Posteriorinfarkt verursachen. Klinisches Korrelat kann eine kortikale Blindheit durch beidseitige Schädigung der Sehrinde sein, die der Patient selbst nicht bemerkt (Anosognosie).

3.3.3 Venöse Blutleiter

Der venöse Abstrom aus dem Gehirn erfolgt über zwei venöse Drainagewege zu den intraduralen Sinus und schließlich in die V. jugularis interna.

Die oberflächlichen Hirnvenen drainieren die kortexnahen Großhirnbereiche. Sie durchqueren den Subarachnoidalraum und finden als „Brückenvenen" Anschluss an die intraduralen Sinus. Bei einer Ruptur dieser venösen Gefäße kann ein subdurales Hämatom entstehen. Die tiefen Hirnvenen hingegen drainieren die tiefer liegenden subkortikalen Areale und Teile des Hirnstammes. In ihnen fließt das Blut in die Vv. basales und Vv. internae cerebri ab, die sich schließlich zur unpaaren V. magna cerebri vereinigen.

Als „sinus" werden venöse Hohlräume zwischen den beiden Blättern der Dura mater bezeichnet. Sie nehmen das Blut der oberflächlichen und tiefen Hirnvenen auf und leiten es über den Sinus sigmoideus zur inneren Jugularvene.

■ **Klinisches Syndrom**

Durch die Thrombose einer Hirnvene oder eines intraduralen Sinus kommt es intrazerebral zur venösen Abflussstauung. Diese kann sekundär zu venösen Stauungsblutungen, Infarkten und Hirnschwellung führen. Typische klinische Symptome sind Kopfschmerz, epileptische Anfälle, neurologische Herdsymptome und Bewusstseinsstörungen.

3.4 Liquor- und Ventrikelsystem

Allgemein wird zwischen äußeren und inneren Liquorräumen unterschieden. Die äußeren Liquorräume umgeben Gehirn und Rückenmark und schützen das empfindliche neuronale Gewebe vor Erschütterungen und mechanischen Verletzungen gegenüber den harten knöchernen Begrenzungen. Die äußeren Liquorräume bilden den Subarachnoidalraum und sind an einigen Stellen zu Zisternen erweitert.

◘ Tab. 3.1 Synopsis ausgewählter neurologischer Symptome

Symptom	Bedeutung
Agraphie	Störung der Schreibfähigkeit, oft in Begleitung mit Aphasie
Alexie	Störung der Lesefähigkeit, oft in Begleitung mit Aphasie
Amnesie	Störung der Gedächtnisfunktion
Anosognosie	Unfähigkeit, die eigene Erkrankung zu erkennen
Aphasie	Sprachstörung
Ataxie	Störung der Koordination von Bewegungsabläufen
Diplopie	Wahrnehmung von Doppelbildern
Dysarthrophonie, Dysarthrie	Sprechstörung
Dysdiadochokinese	Störung in der Ausführung antagonistischer Bewegungsabläufe
Dysmetrie	Falsche Abmessung von Zielbewegungen
Dysphagie	Schluckstörung
Hemianopsie	Halbseitenblindheit
Hemiparese/Hemiplegie	Halbseitenlähmung (inkomplett/komplett)
Hypästhesie	Vermindertes Empfinden von sensiblen Reizen
Koma	Bewusstlosigkeit, kein Erwachen auf Schmerzreize
Neglect	Halbseitige Vernachlässigung des eigenen Körpers oder der Umgebung bzgl. einer oder mehrerer Sinnesqualitäten
Paraparese/Paraplegie	Lähmung beider Beine (inkomplett/komplett)
Somnolenz	Leichte Bewusstseinstrübung. Erwachen auf laute Ansprache
Sopor	Schwere Bewusstseinstrübung. Kurzes Erwachen auf Schmerzreiz
Spastik	Krankhaft erhöhter Muskeltonus. Häufiges Symptom zentraler Lähmungen
Tetraparese/Tetraplegie	Lähmung aller vier Extremitäten (inkomplett/komplett)

Die inneren Liquorräume umfassen die vier Ventrikel und ihre Verbindungen. In beiden Großhirnhemisphären findet sich je ein Seitenventrikel mit Vorder-, Hinter- und Unterhorn. Die Seitenventrikel stehen über das Foramen interventriculare („Monroi") mit dem III. Ventrikel in Verbindung. Dieser liegt im Zwischenhirn und wird lateral von beiden Thalami begrenzt. Nach rostral öffnet sich der III. Ventrikel zum Aquaeductus mesencephali, der das Mittelhirn durchquert und eine Verbindung zum IV. Ventrikel herstellt. Dieser liegt im Hirnstamm zwischen Kleinhirn, Pons und Medulla oblongata. Er öffnet sich über die Aperturae laterales und die Apertura mediana zu den äußeren Liquorräumen.

Täglich werden rund 500 ml Liquor produziert. Ort der Produktion ist der Plexus choroideus, der in allen Ventrikeln ausgebildet sein kann. Das gesamte Liquorsystem fasst jedoch beim Gesunden nur 150 ml, weshalb sich ein Fließgleichgewicht aus Liquorproduktion und -resorption einstellen muss. An der Rückresorption sind die Arachnoidalzotten der äußeren Liquorräume maßgeblich beteiligt, die einen Abstrom des Liquors in die intraduralen Sinus ermöglichen.

■ Klinisches Syndrom: Hydrozephalus

Eine Erweiterung der Liquorräume nennt man Hydrozephalus. Dieser kann verschiedene Ursachen haben. Ist er Folge einer Liquorabflussblockade (z. B. durch intraventrikuläres Blut oder Eiter), bildet sich ein „Liquoraufstau" mit Anstieg des intrakraniellen Druckes. Typische klinische Symptome sind zu Beginn Kopfschmerzen, Müdigkeit, Verlangsamung, Übelkeit, Erbrechen und Schluckauf. Im weiteren Verlauf kommen Pupillomotorik- und Bewusstseinsstörungen hinzu und die Erkrankung kann bis zur tödlich endenden Hirnstammschädigung fortschreiten.

■ Neurologische Symptome

◘ Tab. 3.1 zeigt eine Auflistung ausgewählter neurologischer Symptome.

Auf einen Blick

- Die Blutversorgung des menschlichen Gehirns erfolgt über zwei Gefäßsysteme. Das vordere (Karotis-) Stromgebiet versorgt den Frontal- und Parietallappen sowie Teile des Temporallappens und Teile des Zwischenhirns. Ischämische Schlaganfälle betreffen am häufigsten das Mediastromgebiet und können sich durch eine akute gegenseitige Halbseitenlähmung, Gesichtslähmung, Blickwendung, Aphasie und andere neuropsychologische Defizite äußern. Das hintere (vertebrobasiläre) Stromgebiet versorgt die infratentoriellen Regionen sowie das Mittelhirn, Teile des Zwischenhirns und des Temporallappens.

- Für Hirnstamminfarkte typisch ist die gekreuzte Symptomatik, bei der ipsilaterale Hirnnervenausfälle mit kontralateralen Defiziten der Extremitäten einhergehen.

- Akute Verschlüsse der A. basilaris sind lebensbedrohlich und können eine plötzlich auftretende Tetraparese, Bewusstseins- und Pupillomotorikstörung verursachen.

- Leitsymptom des Posteriorinfarktes ist die homonyme Hemianopsie im kontralateralen Gesichtsfeld.

- Thrombosen der Hirnvenen oder der intraduralen Sinus gehen mit Kopfschmerzen, epileptischen Anfällen, Bewusstseinsstörungen und neurologischen Herdsymptomen einher.

- Die inneren Liquorräume umfassen die Ventrikel und ihre Verbindungen, die mit den äußeren Liquorräumen kommunizieren. Eine akute Liquorzirkulationsstörung kann zu einem Anstieg des intrakraniellen Druckes mit Übelkeit, Erbrechen, Schluckauf und Okulomotorikstörung bis hin zu Koma und tödlicher Atemlähmung führen.

Literatur

Büdingen H von, Reutern GM von (2005) Anatomie des Hirnkreislauf. In: Kaps M, Reutern GM von, Stolz E et al. (Hrsg) Ultraschall in der Neurologie. Thieme, Stuttgart

Mumenthaler M (2008) Neurologie, 12. Aufl. Thieme, Stuttgart

Poeck K, Hacke W (2010) Neurologie, 13. Aufl. Springer, Berlin

Rohen JW (2001) Funktionelle Neuroanatomie. Lehrbuch und Atlas, 6. Aufl. Schattauer, Erlangen

Trepel M (2012) Neuroanatomie, 5. Aufl. Urban & Fischer/Elsevier, München

Risikofaktoren eines Schlaganfalls

M. Nückel

4.1   Therapeutisch nicht beeinflussbare Risikofaktoren – 34

4.2   Therapeutisch beeinflussbare Risikofaktoren – 35

Literatur – 39

© Springer-Verlag GmbH Deutschland 2017
C. Fiedler, M. Köhrmann, R. Kollmar (Hrsg.), *Pflegewissen Stroke Unit*, Fachwissen Pflege,
DOI 10.1007/978-3-662-53625-4_4

◘ Tab. 4.1 Risikofaktoren des Schlaganfalls mit Angabe der jeweiligen Risikoerhöhung und Häufigkeit ihres Auftretens in der Bevölkerung (Prävalenz)

Risikofaktor	Relatives Risiko	Prävalenz
Alter	Ab 55. Lebensjahr Verdopplung pro Dekade	–
Geschlecht	25–30 % höher bei Männern	Alle Männer
Ethnische Zugehörigkeit	2-fach erhöht bei Afro-Amerikanern	–
Genetische Präposition	1,5- bis 2-fach erhöht	–
Hypertonie	3- bis 6-fach erhöht	40–50 %
Diabetes mellitus	2- bis 3-fach erhöht	4–8 %
Hypercholesterinämie	2-fach erhöht	30 %
Vorhofflimmern	3- bis 10-fach erhöht	1–2 %
Nikotinkonsum	2-fach erhöht	20–40 %
Übermäßiger Alkoholkonsum	2-fach erhöht	10–20 %
Bewegungsmangel	2-fach erhöht	20–30 %
Übergewicht	2-fach erhöht	20–30 %
Hyperhomocysteinämie	2-fach erhöht	–
Ovulationshemmer Östrogensubstitution	2-fach erhöht 1,5-fach erhöht	–
Migräne mit Aura	1,5-fach erhöht	–

In Kürze: Die Risikofaktoren des Schlaganfalls („zerebrovaskuläre" Risikofaktoren) setzen sich aus den „klassischen", auch für die koronare Herzkrankheit geltenden vaskulären Risikofaktoren zusammen. Sie können in nicht veränderbare Faktoren auf der einen Seite und beeinflussbare Faktoren auf der anderen Seite unterteilt werden. Die modifizierbaren Risikofaktoren können medikamentös oder durch interventionelle Gefäßeingriffe und/oder nicht-medikamentös vor allem durch Änderung des Lebensstils behandelt werden. Daneben gibt es prädisponierende Erkrankungen (z. B. Vorhofflimmern), die mit einem erhöhten Schlaganfallrisiko einhergehen. Die INTERSTROKE- Studie (O'Donnell et al. 2010) konnte zeigen, dass fünf Risikofaktoren (Hypertonie, abdominale Adipositas, Bewegungsmangel, Rauchen und Ernährungsfehler) insgesamt 83,4 % des Schlaganfallrisikos in der untersuchten Population erklären können. Ein gesunder Lebensstil bestehend aus ausgewogener Ernährung, normalem Körpergewicht, Nichtrauchen, wenig Alkohol und regelmäßiger körperlicher Aktivität kann das Schlaganfallrisiko sowohl für Hirninfarkte als auch für Hirnblutungen deutlich senken, gerade auch bei Patienten mit vielen sonstigen Risikofaktoren (Larsson et al. 2015). Einen Überblick über die einzelnen Faktoren und Erkrankungen mit Angabe des jeweiligen Schlaganfallrisikos zeigt ◘ Tab. 4.1. Liegen gleichzeitig mehrere Faktoren vor, steigt das Schlaganfallrisiko nicht nur additiv, sondern wahrscheinlich sogar exponentiell an.

4.1   Therapeutisch nicht beinflussbare Risikofaktoren

- **Alter**

Ein Schlaganfall tritt mit ansteigendem Lebensalter deutlich häufiger auf, ca. 50 % ereignen sich ab dem 74. Lebensjahr. Das Alter gilt als wichtigster unabhängiger Risikofaktor.

Ab dem 55. Lebensjahr kommt es mit jeder weiteren Lebensdekade zu einer Verdopplung des Risikos. Dies ist auch der Hauptgrund, weshalb in Anbetracht der demografischen Entwicklung der Bevölkerung mit einer deutlichen Zunahme der Schlaganfallhäufigkeit in Zukunft gerechnet wird (ca. 65 % bis zum Jahr 2050). Etwa ab dem 65. Lebensjahr übersteigt die Häufigkeit zerebrovaskulärer Ereignisse diejenige von kardiovaskulären Ereignissen (Rothwell et al. 2005).

- **Geschlecht**

Männer haben in der jeweiligen Altersgruppe ein um etwa 25–30 % höheres Schlaganfallrisiko als Frauen. Frauen erleiden aufgrund der schützenden Wirkung ihrer Hormone bis zur Menopause zunächst seltener Schlaganfälle. Da Frauen aber älter werden als Männer (ca. 8–10 Jahre), ist die Schlaganfallrate beider Geschlechter insgesamt in etwa vergleichbar.

- **Familiäre Belastung**

Eine positive Familienanamnese (Schlaganfall bei einem Verwandten 1. Grades <60 Jahre) geht mit einem etwa 1,5- bis 2-fach erhöhten Schlaganfallrisiko einher. Hier spielen auch monogenetische Zusammenhänge für bestimmte Risikofaktoren (z. B. Hypertonie) eine Rolle. Daneben gibt es monogene Schlaganfallerkrankungen, denen eine einzelne Mutation zugrunde liegt (z. B. zerebrale autosomal dominante Arteriopathie mit subkortikalen Infarkten und Leukenzephalopathie (CADASIL) und Morbus Fabry) und an die insbesondere bei Schlaganfällen in jüngerem Lebensalter (<45 Jahre) gedacht werden sollte.

- **Soziale Schicht**

Die Zugehörigkeit zu einer niedrigen sozialen Schicht, in der auch häufiger Raucher und Hypertoniker vertreten sind, ist mit einem erhöhten Schlaganfallrisiko verbunden.

- **Ethnische Zugehörigkeit**

Afro-Amerikaner haben ein etwa doppelt so hohes Schlaganfallrisiko wie Weiße. In Asien (insbesondere China und Japan) treten Schlaganfälle – insbesondere Hirnblutungen – häufiger auf als in Westeuropa und Nordamerika.

4.2 Therapeutisch beinflussbare Risikofaktoren

- **Arterielle Hypertonie**

Eine Definition und Klassifikation der Blutdruckwerte zeigt ◘ Tab. 4.2. Ab einem Blutdruck von 140/90 mmHg liegt eine manifeste arterielle Hypertonie vor.

Der erhöhte Blutdruck stellt in den westlichen Industrieländern die häufigste behandelbare Ursache für vaskuläre Ereignisse dar (Goldstein 2011). Es gibt deutliche geografische Unterschiede, wobei Deutschland im internationalen Vergleich besonders schlecht abschneidet: Hier leben die meisten Hypertoniker mit einer Prävalenz von 55 % unter den 35- bis 64-jährigen Einwohnern (Wolf-Maier et al. 2003). Die arterielle Hypertonie ist der stärkste Risikofaktor für einen Schlaganfall, dies gilt für Hirnblutungen ebenso wie für Hirninfarkte (O'Donnell 2010). Mit steigendem Blutdruck nimmt das Schlaganfallrisiko exponentiell zu.

Auch ein „Prä-Hypertonus" (Bereich 120/80–139/89 mmHg) ist mit einem erhöhten Schlaganfallrisiko von 1,55 vergesellschaftet, wie eine Metaanalyse aus den USA anhand von 12 Studien mit 518.520 Teilnehmern ergeben hat (Lee et al. 2011). Die SPRINT-Studie (Wright et al. 2015) kam zu dem Ergebnis, dass bei Patienten mit hohem

◘ **Tab. 4.2** Definition und Klassifikation der Blutdruckwerte. (Adaptiert nach: Schrader et al. 2010)

Kategorie	Systolisch [mmHg]	Diastolisch [mmHg]
Optimal	<120	<80
Normal	120–129	80–84
Hoch normal	130–139	85–89
Arterielle Hypertonie	>140	>90
Isolierte systolische Hypertonie	>140	<90

kardiovaskulären Risiko (aber ohne Diabetes mellitus) ein systolischer Blutdruck <120 mmHg verglichen mit <140 mmHg das Risiko für kardiovaskuläre Ereignisse und Sterblichkeit signifikant senkt, allerdings auf Kosten vermehrter Nebenwirkungen wie Hypotonie und Synkopen. Nach neueren Untersuchungen ist ferner die Blutdruckvariabilität, d. h. die intraindividuelle Schwankung des Blutdrucks bei mehreren Messungen, mit dem erhöhten Schlaganfallrisiko assoziiert (Rothwell 2010). Auch die sog. „systolische" Hypertonie (erhöhter systolischer Druck bei einem normalen oder erniedrigten diastolischen Druck), die vor allem bei älteren Menschen aufgrund der Wandstarre der Gefäße auftritt und zu einem erhöhten Pulsdruck führt, begünstigt das Auftreten von Schlaganfällen (Nürnberger et al. 2007).

Die Normalisierung eines erhöhten Blutdrucks ist eine der effektivsten Maßnahmen zur Verhütung von Schlaganfällen. Dies wird besonders deutlich vor dem Hintergrund, dass in Deutschland etwa nur die Hälfte der Hypertoniker von ihrem Leiden wissen. Von diesen Personen befindet sich nur die Hälfte in ärztlicher Behandlung, von denen wiederum nur die Hälfte auf Zielblutdruckwerte von <140/90 mmHg eingestellt ist (Löwel et al. 2006).

- **Diabetes mellitus**

Der Diabetes mellitus gehört neben der arteriellen Hypertonie und dem Vorhofflimmern zu den wichtigsten Risikofaktoren für einen Schlaganfall. Er erhöht das Risiko für einen Hirninfarkt je nach Ausprägung um den Faktor 2–3, in geringerem Maße auch für eine intrazerebrale Blutung (Haratz u. Tanne 2011, Quinn et al. 2011). Liegt zusätzlich ein ausgeprägter Hypertonus vor, erhöht sich das Risiko exponentiell um etwa den Faktor 10.

In jüngerem und mittlerem Lebensalter stellt der Diabetes mellitus den wichtigsten Schlaganfallrisikofaktor dar, da in diesen Altersgruppen konkurrierende Risikofaktoren noch weniger ausgeprägt sind. Ein Diabetes kann zu einem „zerebrovaskulären Vorausaltern" um 10–15 Jahre führen. Fast ein Drittel der Patienten mit erstem Schlaganfall weisen eine bislang unbekannte gestörte Glukosetoleranz oder einen manifesten Diabetes auf.

Erhöhter Blutzucker und Hyperinsulinämie wirken atherogen und wachstumsfördernd auf glatte Muskelzellen, die einen wichtigen Bestandteil

stenosierender Atherome in den hirnversorgenden Gefäßen darstellen. Es fehlt bislang jedoch die klare Evidenz, dass eine optimale Blutzuckereinstellung auch zu einer Reduktion von Schlaganfällen führt. Allerdings konnte gezeigt werden, dass eine deutliche Blutdrucksenkung bei Diabetikern auf <130/80 mmHg das Risiko von Schlaganfällen und vaskulären Todesfällen senkt (Turner et al. 1999).

Insbesondere eine multifaktorielle Risikofaktorbehandlung konnte eine Risikoreduktion von 80 % nachweisen (Gaede et al. 2008).

- **Hypercholesterinämie**

Cholesterin ist wichtiger Grundbaustein von Zellmembranen sowie Steroidhormonen und wird zu etwa 60 % im Körper – vor allem in Leber und Darm – synthetisiert und nur zu 40 % aus der Nahrung aufgenommen. Erhöhte Cholesterinwerte wirken indirekt hirninfarktfördernd, indem sie die Ausbildung atherosklerotischer Gefäßläsionen an den hirnversorgenden Arterien begünstigen. Dabei ist das LDL-/HDL-Verhältnis wichtig: Sowohl erhöhte LDL- als auch erniedrigte HDL-Cholesterinspiegel gelten als Risikofaktoren. Hohe HDL-Cholesterinspiegel besitzen dagegen eine protektive Wirkung (Bacigaluppi u. Hermann 2010).

In aktuellen neurologischen Lehrbüchern wird der Hypercholesterinämie ein etwa 2-fach erhöhtes Hirninfarktrisiko zugeschrieben (Berlit 2011, Sitzer u. Steinmetz 2011). Eine Hypercholesterinämie findet sich bei etwa 40 % aller Schlaganfallpatienten.

Epidemiologische Studien ergaben eine uneinheitliche Datenlage mit einem allenfalls mäßigen Zusammenhang zwischen hohen Cholesterinwerten und Schlaganfallrisiko. In der Sekundärprävention nach vorangegangenem Schlaganfall ist die Therapie mit einem cholesterinsenkenden HMG-CoA-Reduktase-Inhibitor (Statin) jedoch seit Jahren fest etabliert aufgrund einer ca. 20–30 %igen Risikoreduktion für einen erneuten Schlaganfall (Amarenco u. Labreuche 2009).

- **Vorhofflimmern**

Vorhofflimmern (VHF) stellt einen bedeutenden und unabhängigen Risikofaktor für Hirninfarkte dar. Selbst wenn begleitende Risikofaktoren wie Alter und Hypertonus herausgerechnet werden, ist das Schlaganfallrisiko durch nichtvalvuläres VHF gegenüber normorhythmischen Personen immer noch um etwa das 5-Fache erhöht (Wolf et al. 1991). Ca. 20–25 % aller ischämischen Schlaganfälle sind auf das VHF zurückzuführen. Die Schlaganfälle unter VHF sind häufig besonders schwer und nehmen einen tödlichen Verlauf, zudem zeigen sie nur selten vorausgehende Warnsymptome. Ohne adäquate Antikoagulation ist eine hohe Rezidivrate zu beobachten.

VHF ist die bei weitem häufigste Herzrhythmusstörung, besonders im Alter. Etwa 1–2 % der Bevölkerung leidet an VHF, in Deutschland somit 1–1,5 Mio. Menschen, in Europa über 6 Mio. (Fuster et al. 2006). In der Altersgruppe der 80- bis 84-Jährigen sind schon 10–15 % an VHF erkrankt, Tendenz steigend (Heeringa et al. 2006). Diese Zahlen unterstreichen eindrucksvoll die enorme Bedeutung des VHF als Schlaganfallrisikofaktor. Zur Abschätzung des jährlichen Schlaganfallrisikos bei VHF gibt es Score-Systeme (CHADS$_2$-Score, CHA$_2$DS$_2$-VASc-Score), bei der Höchstpunktzahl besteht ein etwa 15 %iges Schlaganfallrisiko.

- **Nikotinkonsum**

Durch das Rauchen kommt es in etwa zu einer Verdopplung des Schlaganfallrisikos, insbesondere für den ischämischen Schlaganfall und die Subarachnoidalblutung. Das Risiko steigt mit zunehmendem Tabakkonsum an, bei mehr als 20 Zigaretten pro Tag ca. auf das 3,5-Fache. Auch Passivrauchen erhöht das Schlaganfallrisiko.

Da knapp ein Drittel der Schlaganfallpatienten Raucher sind, kommt diesem Faktor eine besondere Bedeutung in der Sekundärprävention zu. Nikotinabstinenz führt zur raschen Abnahme des Schlaganfallrisikos, nach 5 Jahren wird in etwa wieder das Risiko eines Nichtrauchers erreicht.

- **Übermäßiger Alkoholkonsum**

Es besteht eine „J-förmige" Beziehung zwischen Alkoholkonsum und Hirninfarktrisiko: Der Genuss moderater Mengen – ca. 12–24 g/Tag – bewirkt eine geringe Risikoreduktion des Hirninfarktrisikos. Männern wird eine höhere Obergrenze (bis 40 g/Tag) als Frauen (bis 20 g/Tag) zugebilligt. In einer aktuellen Metaanalyse war die Risikoreduktion für kardiovaskuläre Sterblichkeit mit 25 % deutlich höher ausgeprägt als die für Schlaganfälle mit 2 % (Ronksley 2011).

Größere Alkoholmengen können zu Kardiomyopathie mit Arrhythmien, erhöhtem Blutdruck sowie Störungen des Gerinnungssystems führen, die sowohl eine vermehrte Aktivierung mit Thrombenbildung als auch eine lebertoxische Störung mit erhöhter Blutungsneigung auslösen können. Ferner wird eine Erhöhung der Serum-Triglyzeride und daraus resultierende Gewichtszunahme angeführt. Ein Alkoholkonsum von >60 g/Tag erhöht sowohl das Risiko für ischämische als auch Hirnblutungen um etwa den Faktor 2.

Auch die Trinkgewohnheiten spielen eine Rolle: Einen positiven Effekt hat vor allem der regelmäßige Genuss von geringen Alkoholmengen, hingegen bergen Alkoholexzesse („binge drinking") ein deutlich erhöhtes Risiko für Hirninfarkte und Hirnblutungen, insbesondere bei jüngeren Erwachsenen.

- **Drogen**

Amphetamin und seine Derivate (z. B. Ecstasy, Metamphetamin) sowie Kokain (Crack) können auf dem Boden von Gefäßspasmen, thrombosefördernden Gerinnungsveränderungen und entzündlichen Gefäßveränderungen („Vaskulitis") zu ischämischen und hämorrhagischen Schlaganfällen führen.

Nach LSD- oder exzessivem Cannabiskonsum wurden ebenfalls einige Schlaganfälle beschrieben. Neuere Daten deuten auf ein in etwa verdoppeltes Schlaganfallrisiko in direktem zeitlichen Zusammenhang mit dem Cannabiskonsum hin (Hackam 2015).

Bei Suchtkranken sollte auch immer an mögliche Begleiterkrankungen gedacht werden (z. B. Endokarditis, HIV, Hepatitis), die ein erhöhtes Schlaganfallrisiko darstellen. Ferner neigen Drogenkonsumenten vermehrt auch zu weiteren Risikofaktoren wie Rauchen und erhöhtem Alkoholkonsum.

- **Bewegungsmangel**

Bewegungsmangel gehört auch zu den verhaltensabhängigen Risikofaktoren und beeinflusst seinerseits andere Risikofaktoren wie Übergewicht, Hypercholesterinämie, Diabetes mellitus und Hypertonie. Das Hirninfarktrisiko ist bei körperlicher Inaktivität etwa 2-fach erhöht. Regelmäßige sportliche Betätigung (z. B. American Academy of Physical Activity: 150 min moderate körperliche Aktivität pro Woche oder 75 min hohe körperliche Aktivität pro Woche) senkt das Schlaganfallrisiko. Die Intensität der sportlichen Aktivität hat einen Einfluss auf die Risikoreduktion (Lee et al. 2003, Goldstein et al. 2011).

In einer aktuellen chinesischen Studie an 416.175 Menschen, die über 8 Jahre beobachtet wurden, konnte gezeigt werden, dass bereits eine relativ geringe Bewegungsaktivität (15 min/Tag) zu einer 14 %igen Reduktion der Sterblichkeit führt (Wen et al. 2011).

- **Übergewicht**

Durch Übergewicht werden andere Risikofaktoren wie Blutdruck, Zucker- und Lipidstoffwechsel negativ beeinflusst und vaskuläre Erkrankungen begünstigt. Übergewicht gilt aber auch als unabhängiger Risikofaktor für den Schlaganfall mit einer etwa 2-fachen Risikoerhöhung, die mit zunehmendem Körpergewicht weiter ansteigt (Kurth et al. 2002, 2005).

Übergewicht ist definiert als ein Body-Mass-Index (BMI) von 25–29,9 kg/m^2, starkes Übergewicht (=Adipositas) bei einem BMI ≥30 kg/m^2.

Alternativ kann das Taille-Hüft-Verhältnis („waist-to-hip-ratio") bestimmt werden, indem man den Umfang der Taille (in Nabelhöhe) durch den Umfang der Hüfte (an der weitesten Stelle) teilt. Dieser Quotient sollte bei Männern <1,0, bei Frauen <0,85 sein. Er gilt als Maß für das „viszerale" (abdominale) Fett, das aufgrund seiner Stoffwechselaktivität ein erhöhtes vaskuläres Risiko bedeutet.

- **Obstruktives Schlafapnoe-Syndrom (OSAS)**

Eine nächtliche Blockade der Atemwege durch erschlaffte Weichteile des Zungengrundes und des Halses beim Einatmen führt über Hypoxie und Hyperkapnie zu häufigen „Arousal"-Reaktionen mit deutlichen Blutdruck- und Herzfrequenzanstiegen, stark fragmentiertem Nachtschlaf und vermehrter Tagesmüdigkeit. Das Risiko für Schlaganfall und andere kardiovaskuläre Erkrankungen erwies sich in einigen Studien als deutlich erhöht. Es besteht ein wechselnder interaktiver Zusammenhang zwischen einigen der genannten Risikofaktoren und einem OSAS. So weisen Diabetiker eine erhöhte OSAS-Häufigkeit auf – aber umgekehrt führen die nächtlichen Arousals beim OSAS zu einer diabetogenen Stoffwechsellage. Ein OSAS begünstigt einen Schlaganfall, ferner begünstigt ein Schlaganfall die Entstehung eines OSAS. Eine nächtliche Atemstörung kann bei ca. 50 % aller Schlaganfallpatienten beobachtet werden (Bassetti et al. 2005).

- **Hyperhomocysteinämie**

Ein erhöhter Homocysteinspiegel gilt als unabhängiger Risikofaktor für Schlaganfall und Herzinfarkt mit einem ca. 2-fach erhöhten Risiko. Homocystein hat eine atherogene und thrombogene Wirkung. Allerdings führte die Gabe von Folsäure und Vitamin B12 in Interventionsstudien zwar zur Senkung des Homocysteinspiegels, aber nicht zur Abnahme vaskulärer Ereignisse (Albert et al. 2008).

- **Orale Kontrazeptiva und postmenopausale Östrogensubstitution**

Die vorliegenden Studiendaten deuten darauf hin, dass auch niedrig dosierte orale Kontrazeptiva (<50 µg Ethinylestradiol) bei kardiovaskulär nicht vorbelasteten Frauen das Risiko für einen Hirninfarkt in etwa verdoppeln (Baillargeon et al. 2005). Das absolute Schlaganfallrisiko ist bei jungen Frauen im gebärfähigen Alter jedoch sehr gering, kann aber bei Vorliegen zusätzlicher Risikofaktoren (z. B. Rauchen, Übergewicht, Hypertonie) auf ein Mehrfaches ansteigen (Bushnell 2008).

Frühere epidemiologische Studien hatten zu der Annahme geführt, dass eine Östrogensubstitution nach der Menopause das Risiko vaskulärer Ereignisse verringern könnte. Eine Cochrane-Metaanalyse konnte aber schließlich zeigen, dass unter der Hormonsubstitution ein signifikant erhöhtes Risiko (knapp 1,5-fach) für ischämische Schlaganfälle besteht (Gabriel et al. 2005). Allerdings ist das Schlaganfallrisiko unter einer Östrogensubstitution in den ersten postmenopausalen Jahren kaum erhöht (Grodstein et al. 2008).

- **Migräne mit Aura**

Migräne mit Aura stellt einen unabhängigen Risikofaktor mit einem ca. 1,5-fach erhöhten Hirninfarktrisiko dar. Bei diesen Patienten konnten im MRT vermehrt klinisch stumme Hirninfarkte vor allem im hinteren Hirnkreislauf und Läsionen der weißen Substanz („white matter lesions") nachgewiesen werden (Kruit et al. 2004, Kurth et al. 2011). In seltenen Fällen kann ein „migränöser" Infarkt auftreten:

Im Anschluss an eine Migräneattacke mit mehr als 60-minütiger Aura lässt sich im MRT ein Infarktareal nachweisen.

Auf einen Blick

- Der Schlaganfall ist eine „Volkskrankheit" mit einer Vielzahl an vaskulären Risikofaktoren. Diese sind einerseits durch den individuellen Lebenswandel (z. B. Rauchen, Übergewicht, berufliche Belastungen oder Bewegungsmangel) und andererseits durch eigenständige Erkrankungen (z. B. Bluthochdruck, Herzrhythmusstörungen, Diabetes mellitus) bedingt.
- Das Schlaganfallrisiko steigt umso deutlicher an, je mehr Risikofaktoren vorhanden sind.
- Eine Vermeidung bzw. Behandlung dieser Risikofaktoren ist der beste Weg im Kampf gegen den Schlaganfall.

Literatur

Albert CM, Cook NR, Gaziano JM, Zaharris E, MacFadyen J, Danielson E, Buring JE, Manson JE (2008) Effect of folic acid and B vitamins on risk of cardiovascular events and total mortality among women at high risk for cardiovascular disease: a randomized trial. JAMA 299:2027–2036

Amarenco P, Labreuche J (2009) Lipid management in the prevention of stroke: review and updated meta-analysis of statins for stroke prevention. Lancet Neurol 8:453–463

Bacigaluppi M, Hermann DM (2010) Hypercholesterinämie, Hyperhomozysteinämie und Atherosklerose. In: Hermann DM, Steiner T, Diener HC (Hrsg) Vaskuläre Neurologie. Thieme, Stuttgart, S 36–44

Baillargeon JP, McClish DK, Essah PA, Nestler JE (2005) Association between the current use of low-dose oral contraceptives and cardiovascular arterial disease: a meta-analysis. J Clin Endocrinol Metab 90:3863–3870

Bassetti CL (2005) Sleep and stroke. Semin Neurol 25:19–32

Bushnell CD (2008) Stroke in woman: Risk and prevention throughout the lifespan. Neurol Clin 26:1161–1171

Fuster V, Rydén LE, Cannom DS, Crijns HJ, Curtis AB, Ellenbogen KA, Halperin JL, Le Heuzey JY, Kay GN, Lowe JE, Olsson SB, Prystowsky EN, Tamargo JL, Wann S (2006) ACC/AHA/ESC 2006 guidelines for the management of patients with atrial fibrillation-executive summary: a report of the American College of Cardiology/American Heart Association Task Force on Practice Guidelines and the European Society of Cardiology Committee for Practice Guidelines (Writing Committee to Revise the 2001 Guidelines for the Management of Patients with Atrial Fibrillation). Eur Heart J 27:1979–2030

Gabriel SR, Carmona L, Roque M, Sánchez GL, Bonfill X (2005) Hormone replacement therapy for preventing cardiovascular disease in post-menopausal women. Cochrane Database Syst Rev: CD002229

Gaede P, Lund-Andersen H, Parving HH, Pedersen O (2008) Effect of a multifactorial intervention on mortality in type 2 diabetes. N Engl J Med 358:580–591

Goldstein LB, Bushnell CD, Adams RJ, Appel LJ, Braun LT, Chaturvedi S, Creager MA, Culebras A, Eckel RH, Hart RG, Hinchey JA, Howard VJ, Jauch EC, Levine SR, Meschia JF, Moore WS, Nixon JV, Pearson TA (2011) Guidelines for the primary prevention of stroke: a guideline for healthcare professionals from the American Heart Association/American Stroke Association. Stroke 42:517–584

Grodstein F, Manson JE, Stampfer MJ, Rexrode K (2008) Postmenopausal hormone therapy and stroke: role of time since menopause and age at initiation of hormone therapy. Arch Intern Med 168:861–866

Hackam DG (2015) Cannabis and stroke: Systematic appraisal of case reports. Stroke 46: 852–856

Haratz S, Tanne D (2011) Diabetes, hyperglycemia and the management of cerebrovascular disease. Curr Opin Neurol 24:81–88

Heeringa J, van der Kuip DA, Hofman A, Kors JA, van Herpen G, Stricker BH, Stijnen T, Lip GY, Witteman JC (2006) Prevalence, incidence and lifetime risk of atrial fibrillation: the Rotterdam study. Eur Heart J 27:949–953

Kruit MC, van Buchem MA, Hofman PA, Bakkers JT, Terwindt GM, Ferrari MD, Launer LJ (2004) Migraine as a risk factor for subclinical brain lesions. JAMA 291:427–434

Kurth T, Gaziano JM, Berger K, Kase CS, Rexrode KM, Cook NR, Buring JE, Manson JE (2002) Body mass index and the risk of stroke in men. Arch Int Med 162:2557–2562

Kurth T, Gaziano JM, Rexrode KM, Kase CS, Cook NR, Manson JE, Buring JE (2005) Prospective study of body mass index and risk of stroke in apparently healthy women. Circulation 111:1992–1998

Kurth T, Mohamed S, Maillard P, Zhu YC, Chabriat H, Mazoyer B, Bousser MG, Dufouil C, Tzourio C (2011) Headache, migraine, and structural brain lesions and function: population based Epidemiology of Vascular Ageing-MRI study. BMJ 342:c7357

Larsson SC, Akesson A, Wolk A (2015) Primary prevention of stroke by a healthy lifestyle in a high-risk group. Neurology 84: 2224–2228

Lee CD, Folsom AR, Blair SN (2003) Physical activity and stroke risk. A meta-analysis. Stroke 34:2475–2481

Lee M, Saver JL, Chang B, Chang KH, Hao Q, Ovbiagele B (2011) Presence of baseline prehypertension and risk of incident stroke: a meta-analysis. Neurology 77:1330–1337

Löwel H, Meisinger C, Heier M, Hymer H, Alte D, Völzke H (2006) Epidemiologie der arteriellen Hypertonie in Deutschland. Dtsch Med Wochenschr 131:2586–2591

Nürnberger J, Kribben A, Philipp T, Erbel R (2007) Die arterielle Compliance (Gefäßsteifigkeit) zur Aufdeckung einer subklinischen Atherosklerose. Herz 32:379–386

O'Donnell MJ, Xavier D, Liu L, Zhang H, Chin SL, Rao-Melacini P, Rangarajan S, Islam S, Pais P, McQueen MJ, Mondo C, Damasceno A, Lopez-Jaramillo P, Hankey GJ, Dans AL, Yusoff K, Truelsen T, Diener HC, Sacco RL, Ryglewicz D, Czlonkowska A, Weimar C, Wang X, Yusuf S; INTERSTROKE investigators (2010) Risk factors for ischaemic and intracerebral haemorrhagic stroke in 22 countries (the INTERSTROKE study): a case-control study. Lancet 376:112–123

Quinn TJ, Dawson J, Walters MR (2011) Sugar and stroke: cerebrovascular disease and blood glucose control. Cardiovasc Ther 29:e31–42

Ronksley PE, Brien SE, Turner BJ, Mukamal KJ, Ghali WA (2011) Association of alcohol consumption with selected cardiovascular disease outcomes: a systematic review and meta-analysis. BMJ 342:d671

Rothwell PM, Coull AJ, Silver LE, Fairhead JF, Giles MF, Lovelock CE, Redgrave JN, Bull LM, Welch SJ, Cuthbertson FC, Binney LE, Gutnikov SA, Anslow P, Banning AP, Mant D, Mehta Z (2005) Population-based study of event-rate, incidence, case fatality, and mortality for all acute vascular events in all arterial territories (Oxford Vascular Study). Lancet 366:1773–1783

Rothwell PM, Howard SC, Dolan E, O'Brien E, Dobson JE, Dahlöf B, Sever PS, Poulter NR (2010) Prognostic significance of visit-to-visit variability, maximum systolic blood pressure, and episodic hypertension. Lancet 375:895–905

Schrader J, Lüders S, Diener HC (2010) Arterieller Blutdruck. In: Hermann DM, Steiner T, Diener HC (Hrsg) Vaskuläre Neurologie. Thieme, Stuttgart, S 29–35

Turner RC, Cull CA, Frighi V, Holman RR (1999) Glycemic control with diet, sulfonylurea, metformin, or insulin in patients with type 2 diabetes mellitus: progressive requirement for multiple therapies (UKPDS 49). UK Prospective Diabetes Study (UKPDS) Group. JAMA 281:2005–2012

Wen CP, Wai JP, Tsai MK, Yang YC, Cheng TY, Lee MC, Chan HT, Tsao CK, Tsai SP, Wu X (2011) Minimum amount of physical activity for reduced mortality and extended life expectancy: a prospective cohort study. Lancet 378:1244–1253

Wolf-Maier K, Cooper RS, Banegas JR, Giampaoli S, Hense HW, Joffres M, Kastarinen M, Poulter N, Primatesta P, Rodríguez-Artalejo F, Stegmayr B, Thamm M, Tuomilehto J, Vanuzzo D, Vescio F (2003) Hypertension prevalence and blood pressure levels in 6 European countries, Canada, and the United States. JAMA 289:2363–2369

Wolf PA, Abbot RD, Kannel WB (1991) Atrial fibrillation as an independent risk factor for stroke: The Framingham Study. Stroke 22:983–988

Wright JT Jr, Williamson JD, Whelton PK, Snyder JK, Sink KM, Rocco MV, Reboussin DM, Rahman M, Oparil S, Lewis CE, Kimmel PL, Johnson KC, Goff DC Jr, Fine LJ, Cutler JA, Cushman WC, Cheung AK, Ambrosius WT (2015) A randomized trial of intensive versus standard blood-pressure control. N Engl J Med 373: 2103–2116

Klinische und apparative Diagnostik

L. Breuer, R. Kollmar, M. Köhrmann

5.1   **Basis- und Labordiagnostik – 42**
5.1.1   Basisdiagnostik – 42
5.1.2   Diagnose der zerebrovaskulären Risikofaktoren – 46
5.1.3   Labordiagnostik – 50

5.2   **Neuroradiologische Diagnostik – 55**
5.2.1   Diagnostik intrakranieller Blutungen im CT und MRT – 57
5.2.2   Diagnostik der akuten zerebralen Ischämie im Nativ-CT – 57
5.2.3   MRT-Bildgebung bei akuter zerebraler Ischämie – 58
5.2.4   CT- und MR-Angiografie – 59
5.2.5   Konventionelle intraarterielle Angiografie (digitale Subtraktionsangiografie, DSA) – 59

5.3   **Neurosonografie – 60**
5.3.1   Methoden der Neurosonografie – 60
5.3.2   Neurosonologische Untersuchungen auf der Stroke Unit – 61

5.4   **Kardiologische Diagnostik durch EKG – 62**
5.4.1   Klinische Symptome bei kardialen Erkrankungen – 62
5.4.2   Wesentliche apparative Messungen – 63

Literatur – 65

© Springer-Verlag GmbH Deutschland 2017
C. Fiedler, M. Köhrmann, R. Kollmar (Hrsg.), *Pflegewissen Stroke Unit*, Fachwissen Pflege,
DOI 10.1007/978-3-662-53625-4_5

In Kürze: Patienten mit der Verdachtsdiagnose eines ischämischen oder hämorrhagischen Schlaganfalls sollten eine strukturierte Diagnostik, Therapie und Sekundärprophylaxe erhalten. Zur Bestätigung der Verdachtsdiagnose ist bereits vor Beginn der Therapie eine adäquate neuroradiologische Diagnostik notwendig. Im Allgemeinen reichen hierzu eine kraniale Computertomografie oder eine Kernspintomografie aus. Die Entscheidung über eine erweiterte Diagnostik mittels Angiografie oder Perfusionsmessung ergibt sich aus der klinischen Symptomatik und dem CT oder MRT. Sollte eine initiale kausale Therapie mittels Thrombolyse möglich sein, wird diese sobald wie möglich begonnen. Spätestens bei Aufnahme auf die Stroke Unit sollte aber eine Basisdiagnostik mittels EKG und Routineblutabnahme beginnen. Selbstverständlich gehört hierzu auch die Erfassung potenzieller Risikofaktoren wie Nikotinabusus oder Hypercholesterinämie. Jeder Patient mit einem erstmaligen Schlaganfall sollte eine Ultraschalluntersuchung der hirnversorgenden Gefäße erhalten. Im Weiteren sollte, je nach Alter und Vorerkrankungen, eine erweiterte kardiale Diagnostik mittels Echokardiografie und Langzeit-EKG durchgeführt werden. Insbesondere junge Patienten sollten auf Gerinnungsstörungen untersucht werden. Das folgende Kapitel stellt eine Übersicht wesentlicher Untersuchungsmethoden und Befunde dar.

5.1   Basis- und Labordiagnostik

L. Breuer

In Kürze: Diagnostik auf der Stroke Unit wird sowohl durch die Mitarbeiter der Pflege als auch durch die Ärzte in diesem Bereich durchgeführt und muss Hand in Hand gehen. Sie teilt sich auf in die Akutdiagnostik bei Einlieferung des Patienten ins Krankenhaus und geht dann, mit dem kontinuierlichen Monitoring der Vitalparameter in die spezifische Diagnose der zerebrovaskulären Risikofaktoren innerhalb der nächsten Tage über. Somit sind Basisdiagnostik, Diagnose der Risikofaktoren und die Labordiagnostik eng miteinander verbunden.

5.1.1   Basisdiagnostik

In der Akutphase bei Einlieferung des Schlaganfallpatienten in die Klinik geht es einerseits um die Erfassung und Sicherung der Vitalparameter, andererseits erfolgt in dieser Phase die erste Diagnosestellung durch den Arzt. So muss oft in kurzer Zeit über eine mögliche Akuttherapie entschieden werden. Hierfür ist ein rascher Überblick über die Vitalparameter essenziell. Die ersten basisdiagnostischen Maßnahmen beginnen noch vor der Durchführung einer zerebralen Bildgebung zur Differenzierung einer intrazerebralen Blutung von einem ischämischen Schlaganfall. So kann beispielsweise ein früh erfasster zu hoher Blutdruck, oder eine mittels Schnelltest diagnostizierte veränderte Gerinnungssituation innerhalb von wenigen Minuten Kontraindikationen für eine Thrombolysetherapie bei Patienten mit einem ischämischen Schlaganfall aufzeigen. Aber auch Begleiterkrankungen wie z. B. ein Infekt, eine Exsikkose, ein Herzinfarkt, Nierenfunktionsstörungen, eine Lungenembolie oder Elektrolytentgleisungen können so rasch erfasst und der richtigen Behandlung zugeführt werden. Neben der Ist-Situation bei der Einlieferung werden durch häufige und regelmäßige Messungen bzw. durch das kontinuierliche Monitoring auch Veränderungen der Vitalfunktionen im Verlauf schnell erkannt (◘ Abb. 5.1). Somit können potenziell gefährliche Situationen vor einer möglichen Dekompensation ebenfalls erkannt und rasch behandelt werden.

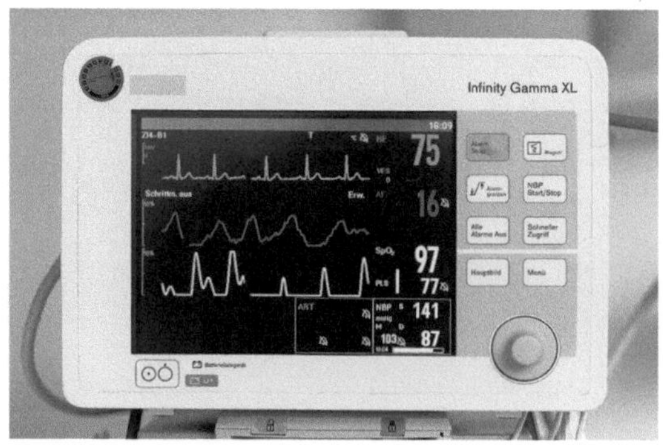

◘ **Abb. 5.1**   Monitor zur Aufzeichnung der Vitalparameter

Die basisdiagnostischen Maßnahmen umfassen folgende Untersuchungen:

- Anamnese und klinische Untersuchung
- Blutdruckmessung (RR-Messung)
- Pulsmessung
- Erfassung der Atemfrequenz (AF)
- Messung der Sauerstoffsättigung (SpO_2)
- Blutzuckermessung (BZ)
- Körpertemperaturmessung (Temp.)
- Labordiagnostik/Blutgasanalyse (▶ Abschn. 5.1.3).

■ **Anamnese und klinische Untersuchung**

Anamnese und klinische Untersuchung des Schlaganfallpatienten gehören klassischerweise zu den Aufgaben des Arztes. Dies entbindet das Pflegepersonal jedoch nicht gänzlich von diesen Tätigkeiten. Es sollte so gut wie möglich über die Anamnese des Patienten informiert sein. Insbesondere in Situationen, in denen der Arzt evtl. noch nicht vor Ort ist oder parallel einen anderen Notfallpatienten versorgen muss, kann es sein, dass die Pflegekraft bei Eintreffen des Patienten bereits alleine erste Informationen sammeln muss und erste klinische Symptome erfassen kann. Hierbei ist neben der Befragung des Patienten häufig auch eine Fremdanamnese des Rettungspersonals und der Angehörigen des Patienten nötig. Neben der Frage nach dem akuten Ablauf der Geschehnisse und den akuten Symptomen sollten immer das Zeitfenster seit Beginn der Symptome bis zum Eintreffen in der Klinik, etwaige Vorerkrankungen und vorbestehende Behinderungen sowie die bestehende Vormedikation erfasst werden.

Klinische Symptome eines Schlaganfalls, wie eine Halbseitenlähmung, eine aphasische Störung, Gleichgewichtsstörungen, Störungen der Okulomotorik oder Bewusstseinsstörungen können häufig bereits durch eine geschulte Beobachtung erfasst werden. Die zur Erfassung des Schweregrads des neurologischen Defizits von Schlaganfallpatienten gebräuchliche National Institutes of Health Stroke Scale (NIHSS) sollte jeder auf einer Stroke Unit arbeitenden Pflegekraft ein Begriff sein. Anhand von 15 Items werden die neurologischen Ausfälle geprüft. Unter anderem werden Vigilanz, Orientierung, Befolgung von Aufforderungen, Okulomotorik,

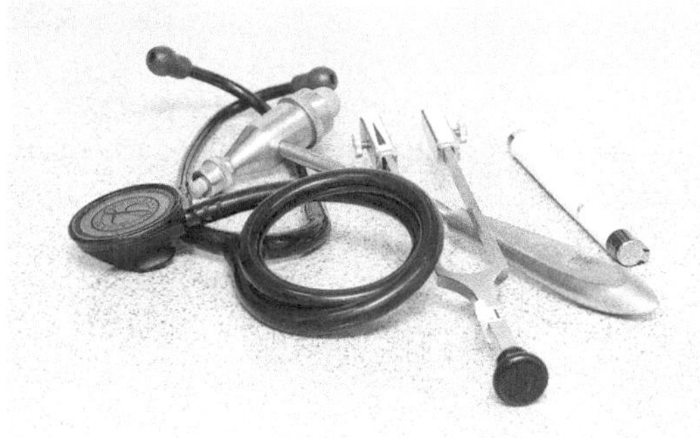

■ **Abb. 5.2** Neurologische Untersuchungsmittel

Gesichtsfeld, das Vorliegen einer faziale Parese, die Motorik der oberen und unteren Extremität, eine mögliche Extremitätenataxie, Sensibilität, Aphasie und Dysarthrie sowie ein möglicher Neglect erfasst. Mittels eines Punktesystems, wobei mit steigender Punktzahl das Ausmaß des neurologischen Defizits zunimmt, wird die Schwere der vorliegenden Symptome quantifiziert (■ Abb. 5.2). Die einzelnen Items sind ausführlich im Anhang dargestellt.

■ **Messung des systemischen Blutdrucks**

Direkt nach Aufnahme des Patienten sollte eine engmaschige Blutdruckmessung begonnen werden. Dies erfolgt in den meisten Fällen mittels der indirekten, nicht-invasiven arteriellen Druckmessung nach Riva Rocci (NIBP = „non-invasive blood pressure"), entweder manuell auskultatorisch oder automatisch. Bei beatmeten oder kreislaufinstabilen Patienten kommt häufig die genauere, direkte, invasive Blutdruckmessung (IBP = „invasive blood pressure") zum Einsatz. Mittels Punktion einer peripheren Arterie wird dabei ein Drucksensor in das Gefäß eingebracht. Anhand einer kontinuierlichen Blutdruckkurve kann über einen Monitor der arterielle Blutdruck von Herzschlag zu Herzschlag in Echtzeit erfasst werden.

Bei Schlaganfallpatienten liegt in der Akutphase nach dem Ereignis häufig ein erhöhter arterieller Blutdruck vor. Im Fall eines ischämischen Schlaganfalls wird dieser häufig innerhalb der ersten Tage toleriert. Eine langsame und vorsichtige Senkung erfolgt häufig erst ab Blutdruckwerten ≥220 mmHg systolisch und ≥120 mmHg diastolisch. Einen

Sonderfall stellt die i.v. Thrombolysetherapie dar. Hier stellen systolische Blutdruckwerte >185 mmHg und diastolische Werte >110 mmHg eine Kontraindikation dar. Deshalb wird in diesen Fällen eine frühe Blutdrucksenkung durchgeführt. Im Fall einer intrakraniellen Blutung werden von Beginn an Blutdruckwerte <140 mmHg angestrebt, um das Hämatomwachstum und Risiko einer Rezidivblutung zu minimieren.

> **Praxistipp**
>
> Initial sollte der Blutdruck mindestens einmal an beiden Armen gemessen werden (Hinweis auf mögliche Gefäßstenosen, Aortendissektion).

■ **Pulsmessung**

Die Messung des Pulses kann initial palpatorisch, mittels EKG, über den SpO_2-Sättigungsclip oder die invasive arterielle Blutdruckmessung erfolgen. Hierbei zeigt sich sofort, ob ein normofrequenter Puls (50–100/min) oder eine Tachykardie (>100/min) bzw. eine Bradykardie (<50/min) vorliegen. Weiterhin ergeben sich erste Hinweise auf eventuell vorliegende Herzrhythmusstörungen. Der Puls sollte während des gesamten Aufenthaltes auf der Stroke Unit kontinuierlich gemessen werden. Eine Sinus-Tachykardie kann z. B. Hinweise geben auf eine Hypovolämie (Exsikkose, Blutverlust), Fieber, Schmerzen, psychischen Belastungen (Angst, Stress), eine Schilddrüsenüberfunktion, akute oder chronische Lungenerkrankungen (Lungenembolie, COPD), Elektrolytstörungen und medikamentöse Nebenwirkungen. Eine Sinus-Bradykardie kann vorliegen bei Überdosierung von Medikamenten (z. B. β-Blocker, Clonidin, Kalziumkanalblockern, Digitalis), bei einer Schilddrüsenunterfunktion sowie Elektrolytstörungen (z. B. Hyperkaliämie) und kann, unter Umständen, bei schwer betroffenen Patienten Hinweise auf einen erhöhten intrakraniellen Druck geben.

Zur Erfassung und weiteren Differenzierung einer Herzrhythmusstörung sollte jeder Schlaganfallpatient beim Eintreffen in der Klinik ein 12-Kanal-Echokardiogrammm (EKG) erhalten. So kann z. B. ein, für einen ischämischen Schlaganfall ursächliches, Vorhofflimmern bereits bei Aufnahme identifiziert werden. Auch andere höhergradige, in der weiteren Behandlung des Patienten relevante Herzrhythmusstörungen wie z. B. ein AV-Block oder ein Sick-Sinus-Syndrom können so schnell erkannt werden.

■ **Atmung, Erfassung Atemfrequenz und Sauerstoffsättigung**

Ein zentraler Punkt bei der Erfassung und Sicherung der Vitalparameter ist die Atmung. Bereits durch Anamnese und/oder Inspektion lässt sich häufig feststellen, ob ein Patient Atemprobleme hat (z. B. zyanotische Lippen, forcierte Atemanstrengungen). Die Atemfrequenz und der Atemrhythmus können Rückschlüsse auf zugrunde liegende Krankheitsursachen liefern. Eine Tachypnoe (>20/min) tritt bei erhöhtem Sauerstoffbedarf auf (z. B. bei Fieber oder bei Herz-Lungen-Erkrankungen mit vermindertem Sauerstoffangebot). Andere Ursachen sind z. B. Elektrolytentgleisungen und ein gestörter Säure-Basen-Haushalt. Eine Bradypnoe (<10/min) kann z. B. im Rahmen einer Medikamentenintoxikation, Vigilanzstörungen, Stoffwechselerkrankungen oder Schockzuständen (z. B. nach Schädel-Hirn-Trauma auftreten). Durch Abhören des Patienten mit dem Stethoskop wird sowohl die Belüftung beider Lungen geprüft als auch nach Hinweisen für eine Pneumonie oder andere inspiratorische und exspiratorische Atembeschwerden gesucht. Eine schnelle, kontinuierliche und nichtinvasive Kontrolle der partiellen Sauerstoffsättigung (SpO_2) im Blut sollte so schnell wie möglich mittels Pulsoxymetrie erfolgen.

Die Sauerstoffsättigung gibt Auskunft darüber, wie viel Prozent des gesamten Hämoglobins im Blut mit Sauerstoff beladen ist (❏ Abb. 5.3). Sie sollte idealerweise >95 % betragen. Bei einzelnen Patienten mit einer chronischen Lungenerkrankung (z. B. COPD) kann auch ein Wert um 90 % ausreichend sein. Eine weitere invasive Methode zur Messung der Sauerstoffsättigung stellt die Blutgasanalyse dar. Hierbei werden weitere für die Beurteilung der Atmung essenzielle Parameter erfasst (pH-Wert, Sauerstoffpartialdruck (pO_2), Kohlendioxidpartialdruck (pCO_2), Bikarbonat (HCO_3), „base excess" (BE), ► Abschn. 5.1.3).

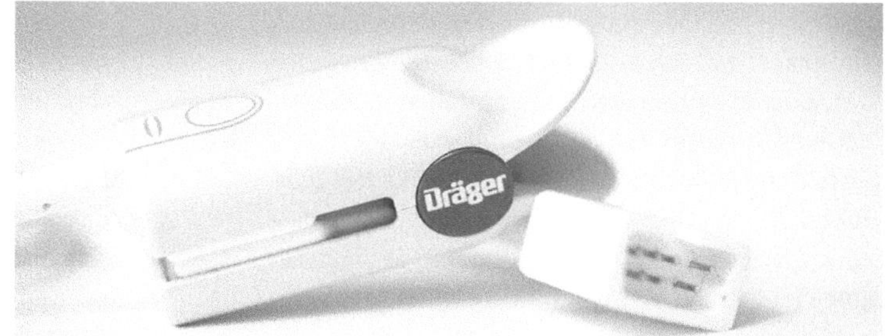

■ Abb. 5.3   O₂-Sättigungsclip

▪ Blutzuckermessung

Sowohl in der Initialphase als auch im weiteren Verlauf nach einem Schlaganfall spielt die Erfassung und Einstellung des Blutzuckers eine wichtige Rolle. Bei vielen Schlaganfallpatienten liegt ein bereits bekannter oder bisher noch nicht diagnostizierter Diabetes mellitus vor. Hyperglykämie nach einem Schlaganfall ist assoziiert mit einem schlechteren klinischen Outcome und größeren Infarktvolumina (1–2). Auch hinsichtlich einer eventuellen Thrombolysetherapie ist die Erfassung der aktuellen Blutglukosewerte wichtig. So stellen Blutzuckerwerte <50 mg/dl und >400 mg/dl eine relative Kontraindikation für eine i.v. Thrombolyse dar. Hypoglykämien können auch Schlaganfallsymptome vortäuschen (sog. „stroke mimics"), sodass diese rasch ausgeglichen werden sollten. Die initiale Messung des Blutzuckers erfolgt meistens mittels eines Blutzuckermessgerätes aus einer kapillären Blutprobe (Schnelltest) und/oder im Rahmen der venösen Routine-Blutabnahme bei Aufnahme.

▪ Messung der Körpertemperatur

Auch die Messung der Körpertemperatur sollte sofort bei Aufnahme des Patienten erfolgen. Heute werden meist Infrarot-Fieberthermometer verwendet, die die vom Trommelfell abgestrahlte Infrarotstrahlung messen (■ Abb. 5.4). Der Vorteil dieser Thermometer gegenüber herkömmlichen Modellen liegt in der kurzen, nur wenige Sekunden betragenden Messdauer. Generell gilt, dass erhöhte Körpertemperaturen mit einem schlechteren klinischen Outcome bei Schlaganfallpatienten assoziiert sind. Deshalb sollte so früh wie möglich eine Normothermie angestrebt werden (Temperatur ≤37,5 °C). Weiterhin können erhöhte Temperaturen Hinweise auf begleitende Infektionen (z. B. Pneumonie, Harnwegsinfekt oder

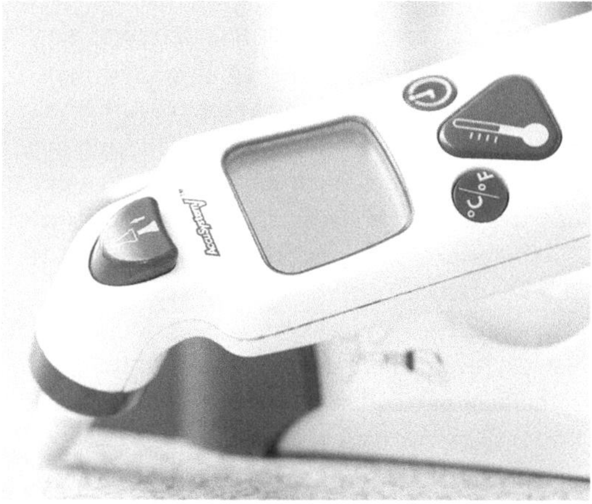

■ Abb. 5.4   Infrarot-Thermometer

Endokarditis) geben, die die weitere Behandlung des Schlaganfallpatienten beeinflussen.

▪ Logopädie, spezielle Schluckdiagnostik

Eine weitere in der frühen Phase eines Schlaganfalles relevante Untersuchung stellt die genaue Diagnostik einer Dysphagie dar (Trapl et al. 2007). Dies ist wichtig um eine stille Aspiration und ggf. eine Aspirationspneumonie frühzeitig zu verhindern oder zumindest zu erkennen und zu therapieren (▶ Kap. 16). Auch in Abwesenheit einer/s Logopädin/en (z. B. außerhalb der Regelarbeitszeiten) sollte ein Schluckscreening durch die Pflege durchgeführt werden können.

Fallbeispiel

Warum Vitalparameter wichtig sind …
Ein 79-jähriger wacher Patient mit einer fremdanamnestisch seit 2 h bestehenden Halbseitenlähmung rechts und einer nicht flüssigen Aphasie (NIHSS: 12)

kommt in Begleitung des Notarztes in Ihre Notfallambulanz. Während der Arzt den Patienten rasch untersucht, kontrollieren Sie die Vitalparameter, legen einen venösen Zugang und nehmen Blut ab. Der systolische Blutdruck beträgt 230 mmHg, der Blutzucker 390 mg/dl. Da der Blutdruck sowohl im Falle einer etwaigen intrakraniellen Blutung als auch für eine Lysetherapie zu hoch wäre, teilen Sie dem Arzt den Blutdruckwert sofort mit. Dieser veranlasst eine medikamentöse Blutdrucksenkung mit Urapidil 25 mg und die Gabe von 8 IE Normalinsulin. In der Zwischenzeit zeigt Ihr INR-Schnelltestgerät einen Wert von 1,3 an. Im gerade von Ihnen angelegten EKG-Monitoring zeigt sich eine absolute Arrhythmie bei Vorhofflimmern. Der Patient erhält nach erfolgreicher Senkung des Blutdruckes auf 180/95 mmHg und des Blutzuckers auf 162 mg/dl eine kraniale Computertomografie und wenige Minuten später eine komplikationslose Thrombolysetherapie.

Fazit: Sie haben innerhalb von wenigen Minuten die Voraussetzungen für eine erfolgreiche Thrombolysetherapie geschaffen (Blutdruck, Blutzucker und INR) und bereits die wahrscheinliche Ursache des Infarktes gefunden (VHF).

5.1.2 Diagnose der zerebrovaskulären Risikofaktoren

Wie bereits erwähnt, beginnt die Diagnose der zerebrovaskulären Risikofaktoren schon in der Notfallambulanz bei Aufnahme des Patienten. So finden sich z. B. bereits zu diesem Zeitpunkt häufig Hinweise für das Vorliegen eines arteriellen Bluthochdrucks, eines Diabetes mellitus oder einer Herzrhythmusstörung. Eine zentrale Aufgabe einer Stroke Unit besteht darin, bereits so früh wie möglich, systematisch mögliche zerebrovaskuläre Risikofaktoren bei einem Schlaganfallpatienten zu erfassen und eine daran angepasste Sekundärprophylaxe einzuleiten. Denn nur so kann das Risiko für erneute ischämische Ereignisse (Transitorisch ischämische Attacke (TIA)/ischämischer Schlaganfall) effektiv minimiert werden.

> ● **Die meisten Risikofaktoren münden in einer gemeinsamen Endstrecke, der Arteriosklerose. Sekundär kommt es über**

Veränderungen der kleinen und großen hirnversorgenden Gefäße, durch lokalthrombotische und embolische Gefäßverschlüsse zu ischämischen Schlaganfällen.

▬ **Bei Vorliegen mehrerer gleichzeitig vorhandener individueller Risikofaktoren addiert sich das jeweilige Schlaganfallrisiko nicht, sondern es steigt um ein Vielfaches an.**

Die wichtigsten zerebrovaskulären Risikofaktoren sind in ◘ Tab. 5.1 zusammengefasst.

Auch in der Diagnostik der zerebrovaskulären Risikofaktoren für einen Schlaganfall kann ein gewisser Anteil bereits durch die Anamnese bzw. durch die Inspektion des Patienten eruiert werden. Selbst wenn einige dieser Risikofaktoren nicht behandelbar sind, so fließen sie doch in die gesamte Risikobewertung mit ein. Dazu gehören:

- Männliches Geschlecht
- Steigendes Alter (auch Zunahme aller anderen Risikofaktoren im Alter)
- Familiäre Belastung für Schlaganfälle/ genetische Faktoren
- TIA (transitorische ischämische Attacke)/ Schlaganfall in der Vorgeschichte

Zu den nicht-medikamentös behandelbaren Risikofaktoren gehören:

- Aktueller Nikotinabusus bzw. Z.n. Nikotinabusus (Angabe in „pack years")
- Körperliche Inaktivität
- Adipositas: Erfassung mittels des BMI = Körpergewicht [kg]/Quadrat der Körpergröße [m^2]

▪ Arterieller Bluthochdruck

Der frühen Diagnose des arteriellen Bluthochdrucks auf der Stroke Unit kommt eine besondere Bedeutung zu, denn dieser stellt sowohl für die Entstehung ischämischer Schlaganfälle als auch intrakranieller Blutungen einen wichtigen Risikofaktor dar. Häufig ergibt sich schon durch die Anamnese oder Angaben zur Vormedikation ein Hinweis auf einen vorbestehenden arteriellen Hypertonus. In vielen Fällen wird die Diagnose eines Bluthochdrucks aber auch erst nach einem Schlaganfall gestellt. Es wird unterschieden zwischen essenzieller Hypertonie (~85 %; meist erblich, begünstigt durch konstitutionelle

◘ Tab. 5.1 Zerebrovaskuläre Risikofaktoren und die dazugehörige Diagnostik

Risikofaktoren	Diagnostik
Geschlecht	Anamnese/Inspektion
Alter	
Familiäre Belastung/Genetik	
Schlaganfälle/TIA in der Vorgeschichte	
Nikotinabusus	
Adipositas	Body-Mass-Index (BMI)
Arterieller Hypertonus	RR-Messung/24-h-RR-Messung
Hyperlipidämie (Hypercholesterinämie, Hypertriglyzeridämie)	Laboruntersuchungen/OGTT
Diabetes mellitus	
Gerinnungsstörungen	
Vaskulitiden	Labor/Gefäßdarstellung
Herzrhythmusstörungen/Vorhofflimmern Andere Herzerkrankungen (persistierendes Foramen ovale, künstliche Herzklappen)	EKG, 24-h-EKG, Monitoring auf Stroke Unit, Bubble-Test, TTE

Faktoren, Ernährung, Stress, Rauchen) und den sekundären Formen der arteriellen Hypertonie (~15 %). Letztere sind häufig renal (z. B. Glomerulonephritis, Nierenarterienstenose, Nierentumoren) oder endokrin (z. B. primärer Hyperaldosteronismus, Phäochromozytom, Cushing-Syndrom) bedingt (◘ Tab. 5.2 u. ◘ Tab. 5.3).

◘ Tab. 5.2 Definition eines normalen Blutdrucks (mmHg). (Adaptiert nach Mansia et al. 2007)

Kategorie	Systolisch	Diastolisch
Optimal	<120	<80
Normal	<130	<85
Hoch – normal	130–139	85–89

◘ Tab. 5.3 Definition des Bluthochdrucks (mmHg). (Adaptiert nach Mansia et al. 2007)

Kategorie	Systolisch	Diastolisch
Grad 1	140–159	90–99
Grad 2	160–179	100–109
Grad 3	≥180	≥110

> **Die Diagnose des arteriellen Bluthochdruckes kann nur durch wiederholte Blutdruckmessungen gestellt werden.**

Die normale Stufendiagnostik der Blutdruckdiagnostik beginnt mit der Einzelmessung durch den Arzt bzw. der Selbstmessung durch den Patienten. Auf der Stroke Unit sollte im Rahmen des Monitorings eine Blutdruckmessung in regelmäßigen Abständen erfolgen (meist automatisiert, z. B. alle 4 h). Da in der ersten Phase nach einem Schlaganfall jedoch häufig deutlich erhöhte Blutdruckwerte bestehen, ist individuell oft eine wesentlich häufigere, ggf. auch invasive, Blutdruckmessung notwendig, um auf Blutdruckspitzen adäquat reagieren zu können. Die Aufzeichnung einer Langzeit-Blutdruckmessung, meist über 24 h, gilt als Goldstandard für die Erkennung einer arteriellen Hypertonie und ermöglicht eine bessere Einschätzung des tatsächlichen Schweregrads des Bluthochdrucks. Dabei trägt der Patient ein Aufzeichnungsgerät sowie eine Blutdruckmanschette die in festgelegten Intervallen automatisch aufgepumpt wird und den Blutdruck misst. Insbesondere kann so auch festgestellt werden, ob es zu einer physiologischen Nachtabsenkung der Blutdruckwerte kommt. Liegt diese nicht vor (sog. „non-dipper"), ist immer auch an eine sekundäre Hypertonie zu denken. Die 24-h-Blutdruckmessung sollte ggf. nach Abschluss des Krankenhaus- bzw. Rehabilitationsaufenthaltes ambulant im häuslichen Umfeld bzw. im Alltag des Patienten wiederholt werden. Weitere Hinweise auf den Grad einer vorliegenden Hypertonie ergeben sich aus der Suche nach möglichen Endorganschäden. Hier stehen vor allem das Auge (hypertensive Retinopathie), das Herz (Linksherzhypertrophie, hypertensive Kardiomyopathie, Herzrhythmusstörungen) und die Niere (hypertensive Nephropathie) im Vordergrund.

- **Hyperlipidämie**

Insbesondere die Erfassung einer Hypercholesterinämie (>200 mg/dl), als zentraler Risikofaktor für die Entstehung von arteriosklerotischen Plaques, gehört zur Standarddiagnostik auf einer Stroke Unit. Auch wenn eine Hypercholesterinämie bereits bekannt ist, empfiehlt es sich, das aktuelle Ausmaß zu quantifizieren. Mittels Routinelaboruntersuchung sollten neben den Triglyzeriden (Hypertriglyzeridämie: >200 mg/dl) bei jedem Schlaganfallpatienten das Gesamtcholesterin sowie LDL („low density lipoprotein") und HDL („high density lipoprotein") bestimmt werden. LDL dient als Transportvehikel und transportiert u. a. das vom Körper selbst gebildete Cholesterin im Blut von der Leber zu den Geweben. HDL hingegen hat die Aufgabe, überschüssiges Cholesterin aus dem peripheren Gewebe zurück zur Leber zu transportieren, wo es in Form von Gallensäuren ausgeschieden werden kann. Es ist somit wichtig für die Erhaltung des Gleichgewichtes des Cholesterinstoffwechsels. Ein hoher LDL-Wert in Kombination mit einem niedrigen HDL-Wert wird somit als ungünstig angesehen, da ein Überangebot von Cholesterin in den peripheren Geweben die Entstehung arteriosklerotischer Plaques fördert.

Laut Leitlinie der Deutschen Gesellschaft für Neurologie gilt für Patienten mit fokaler zerebraler Ischämie und Vorliegen einer koronaren Herzerkrankung ein LDL-Zielwert zwischen 70 und 100 mg/dl, bei Hochrisikopatienten mit multiplen Risikofaktoren <70 mg/dl (Grundy et al. 2004). Für Patienten mit ischämischer TIA/Schlaganfall (modified Rankin Scale <3) ohne koronare Herzkrankheit mit LDP-Werten zwischen 100 und 190 mg/dl wird eine Statinbehandlung empfohlen. Der Nutzen dieser Behandlung ist am deutlichsten, wenn eine Reduktion des Ausgangs-LDL-C-Werts von ≥50 % erreicht wird (Amarenco et al. 2007).

- **Diabetes mellitus**

Ähnlich wie ein arterieller Bluthochdruck liegt ein Diabetes mellitus (D. m.) bereits häufig anamnestisch vor. Hier ist die Differenzierung zwischen einem insulinpflichtigen und einem nicht-insulinpflichtigen D. m. wichtig. Regelmäßige Blutzuckermessungen aus einer kapillären Blutprobe im Rahmen des regulären Stroke-Unit-Monitorings können bereits erste Hinweise auf das Vorliegen eines D. m. geben (BZTP = Blutzuckertagesprofil). Bei grenzwertigen oder diabetesverdächtigen Blutzuckerwerten (abnorme Nüchternglukose) wird eine erweiterte Diabetesdiagnostik durchgeführt. Dazu gehören u. a. ein oraler Glukosetoleranztest (OGTT) sowie die Bestimmung des Langzeitblutzuckerwertes HbA1c. Die Diagnosestellung eines D. m. sollte nicht auf Point-of-Care-Testing-Methoden basieren. Die Messung des Blutzuckers sollte möglichst aus dem venösen Plasma erfolgen. Nach den Praxisempfehlungen der deutschen Diabetes Gesellschaft ist die Diagnose eines D. m. neuerdings bei einem Teil der Patienten allein durch die Bestimmung des HbA1c-Wertes möglich (Diabetes Care 2010).

Ein Diabetes mellitus liegt vor bei (◘ Abb. 5.5):

- HbA1c ≥6,5 % (≥48 mmol/mol)
- Gelegenheits-Plasmaglukosewert von ≥200 mg/dl (≥11,1 mmol/l)
- Nüchtern-Plasmaglukose von ≥126 mg/dl (≥7,0 mmol/l)
- OGTT-2-h-Wert im venösen Plasma ≥200 mg/dl (≥11,1 mmol/l)

Eine abnorme Nüchternglukose (IFG = „impaired fasting glucose") liegt vor, wenn der Nüchternglukosewert in einem Bereich von 100–125 mg/dl (5,6–6,9 mmol/l) im venösen Plasma liegt.

Durchführung des oralen Glukosetoleranztest (OGTT)

- Voraussetzungen:
- Testdurchführung am Morgen
- Im Sitzen oder Liegen (ohne körperliche Anstrengung)
- Patient ist nüchtern (10–16 h Nahrungskarenz)

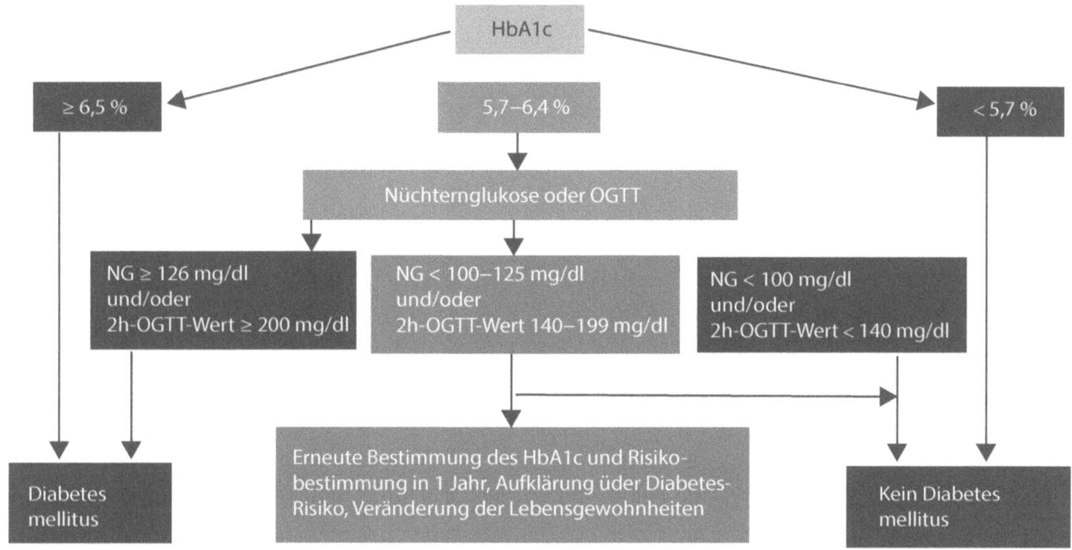

Abb. 5.5 Diagnostik des Diabetes mellitus. (Adaptiert nach Kerner u. Brückel 2011). Abkürzungen: NG: Nüchternglukose im Plasma; OGTT: oraler Glukosetoleranztest

Test:
- Trinken von 75 g Glukose in 250–300 ml Wasser innerhalb von 5 min zum Zeitpunkt 0
- Blutentnahme zu den Zeitpunkten 0 und 120 min

Auswertung:
- Gestörte Glukosetoleranz (IGT = „impaired glucose tolerance"): bei einem 2-h-Plasmaglukosewert im Bereich 140–199 mg/dl (7,8–11,0 mmol/l) bei Nüchternglukosewerten <126 mg/dl (<7,0 mmol/l)
- Manifester Diabetes: bei einem OGTT-2-h-Wert ≥200 mg/dl (≥11,1 mmol/l)

Gerinnungsstörungen und Vaskulitis

Insbesondere bei jungen Schlaganfallpatienten sollten eine angeborene Gerinnungsstörung sowie eine Entzündung der Gefäße (Vaskulitis) als Ursache ausgeschlossen werden (► Abschn. 5.1.3).

Vorhofflimmern

Unter den kardioembolischen Ursachen für eine zerebrale Ischämie steht das Vorhofflimmern (VHF) an erster Stelle. Etwa 20 % der ischämischen Schlaganfälle sind auf VHF zurückzuführen. Durch veränderte Strömungsverhältnisse im linken Vorhof kann es zur Bildung von Thromben kommen, welche in die systemische arterielle Blutbahn ausgeschwemmt werden und zum Verschluss hirnzuführender und hirneigener Gefäße führen. Das Risiko, ein VHF zu entwickeln, steigt mit dem Alter (9–10). Es wird unterschieden zwischen einem paroxysmalen (vorübergehend auftretenden), einem persistierenden und einem permanenten VHF. Das Risiko, einen ischämischen Schlaganfall zu entwickeln, ist für alle drei Formen nahezu gleich.

Bereits die Anamnese eines unregelmäßigen Herzschlags oder von Episoden mit Herzrasen sowie die einfache Palpation des Pulses können wichtige Hinweise für das Vorliegen eines VHF liefern (■ Abb. 5.6). Indirekte Hinweise auf ein VHF können sich z. B. aus der zerebralen Bildgebung ergeben, falls ein disseminiertes Ischämiemuster vorliegt oder bereits ältere Infarkte in mehreren Stromgebieten nachweisbar sind. Häufig findet sich bei Patienten mit VHF ein erweiterter linker Vorhof (>40 mm) in der kardiologischen Untersuchung oder es lassen sich intrakardiale Thromben direkt nachweisen. Jeder Schlaganfallpatient sollte ein 12-Kanal-EKG erhalten, dieses stellt jedoch nur eine Momentaufnahme dar. Eine höhere diagnostische Sicherheit bieten das kontinuierliche Monitoring der Stroke Unit sowie die Ableitung eines Langzeit-EKG (üblicherweise über 24 h). In unklaren Fällen empfiehlt

Abb. 5.6   Beispiel eines EKG mit absoluter Arrhythmie bei Vorhofflimmern

sich die mehrfache Wiederholung des Langzeit-EKG sowie die Erfassung längerer Ableitungszeiträume. In einzelnen, ausgewählten Fällen werden kontinuierlich aufzeichnende Event-Recorder implantiert, um seltene Episoden von VHF zu erfassen. Mithilfe von Event-Recordern, deren Größe der eines USB-Sticks entspricht, ist die Erfassung des Herzrhythmus über mehrere Monate möglich. Klinische Studien zeigen, dass die Detektionsrate von VHF immens ansteigt und entsprechend zu einer Antikoagulation führt, die wiederum vor Schlaganfall schützt.

- **Weitere kardiale Ursachen für einen ischämischen Schlaganfall**

Eine seltene, jedoch wichtige und unter Umständen auch therapierelevante kardiale Schlaganfallursache stellt eine bakterielle Endokarditis dar. Bestehen bei einem Schlaganfallpatienten Fieber, erhöhte Entzündungszeichen sowie evtl. eine Bewusstseinsstörung, so ist eine echokardiografische Untersuchung zur Darstellung etwaiger intrakardialer Vegetationen zu erzwingen. Zur Ultraschalldiagnostik bezüglich eines persistierenden Foramen ovales mittels „Bubble Test" sei hier auf ▶ Abschn. 5.3 verwiesen.

5.1.3 Labordiagnostik

Folgende Routinelaborwerte sollten bei allen Patienten mit V. a. einen Schlaganfall erhoben werden: Gerinnung, Blutbild, Blutzucker, Elektrolyte, Retentionswerte, Leberwerte, Entzündungszeichen, Blutfette, HbA1c-Wert. Bei ausgewählten Patienten und in Abhängigkeit der Klinik und anderer apparativer Zusatzuntersuchungen sind die Abnahme der Herzenzyme, eine erweiterte Gerinnungsdiagnostik, ein Vaskulitisscreening, der Blutalkoholspiegel, ein toxikologisches Screening und ggf. ein Schwangerschaftstest sinnvoll (■ Abb. 5.7 u. ■ Tab. 5.4, ■ Tab. 5.5, ■ Tab. 5.6).

Neben den seit über 50 Jahren bekannten Vitamin-K-Antagonisten (z. B. Marcumar, Falithrom) sind mit Dabigatran, Rivaroxaban, Apixaban und Edoxaban innerhalb der letzten Jahre vier neue, direkte Antikoagulanzien als effektive Therapiealternativen zugelassen worden. Anders als bei Marcumar ist eine schnelle quantitative Einschätzung der bestehenden Antikoagulation anhand der klassischen Gerinnungsparametern (INR, Quick, PTT) für diese Medikamente nicht ohne weiteres möglich. Insbesondere stehen derzeit noch keine Schnelltests (Point-of-care-Tests) zur Verfügung.

Dennoch ist das Wissen um eine bestehende orale Antikoagulation in der Notfallsituation (z. B. akuter ischämischer Schlaganfall, intrakranielle Blutung) unabdingbar. Wenn sich in einer solchen Akutsituation Hinweise auf die Einnahme neuer, direkter oraler Antikoagulanzien ergeben, ist es aufgrund der kurzen Halbwertszeit der neuen oralen Antikoagulanzien (NOAK) in erster Linie wichtig, den Zeitpunkt der letzten Medikamenteneinnahme zu eruieren. Für das weitere Management sind dann, je nach Verfügbarkeit, zusätzliche Labortests angezeigt. ■ Tab. 5.7 zeigt wie sich Gerinnungsparameter unter Einnahme verschiedener oraler Antikoagulanzien (OAK) verhalten.

Über den antikoagulativen Effekt des direkten Thrombininhibitors Dabigatran gibt lediglich die

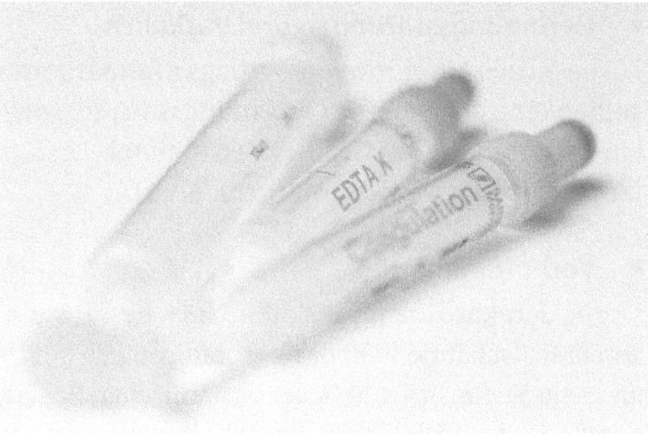

Abb. 5.7   Serum-, EDTA- und Gerinnungsröhrchen

□ Tab. 5.4 Labordiagnostik in der Notfallambulanz/Stroke Unit bei Aufnahme

Laborparameter	Referenz-bereich [a]	Mögliche Bedeutung bei zu	
		Hohem Wert	Niedrigem Wert
Gerinnung:			
INR	1	OAK, Leberfunktionsstörung. Cave: ggf. Kontraindikation für Thrombolysetherapie	Bei Indikation für OAK steigt das Risiko für ischämische Ereignisse
Thrombinzeit (s)	8–13		
aPTT (s)	26–38		
Blutbild:			
Leukozyten ($\times 10^3$/µl)	4–1–1,5	Systemische Infektion; hämatologische Erkrankungen, Tumoren	Infektionserkrankungen, Knochenmarkerkrankungen, Medikamente. Cave: Infektanfälligkeit
Erythrozyten ($\times 10^6$/µl)	4,4–5,6	Polyglobulie: Tumoren z. B. Polycythaemia vera, Nierentumoren	Anämie: Blutverlust, vermehrter Blutabbau, Erkrankungen des blutbildendenden Systems und der Niere, Hormonstörungen, Tumorerkrankungen
Hämoglobin (g/dl)	14–17	Z. B. Exsikkose	Blutverlust, Anämie,
Hämatokrit (%)	40–50		Hyperhydratation
Thrombozyten ($\times 10^3$/µl)	160–400	Reaktiv bei Z.n. Splenektomie, Infektionen oder Tumoren, myeloproliferative Erkrankung, essenzielle Thrombozythämie Cave: Gefahr thrombembolischer Ereignisse	Knochenmarkerkrankung (Leukämie), Idiopathische thrombozytopenische Purpura, Verbrauchskoagulopathie medikamentös (HIT). Cave: Blutungsgefahr
Blutzucker:			
Glukose im Serum (mg/dl)	70–110	Diabetes mellitus Typ I und II; Pankreatitis, Pankreaskarzinom, hormonelle Störung (z. B. Cushing-Syndrom)	Diabetes mellitus bei Insulinüberdosierung, Störung des Hormonhaushalts
Elektrolyte:			
Natrium (mmol/l)	135–145	Exsikkose, Diabetes insipidus, iatrogen	Unterscheidung zwischen hypo-, hyper- und isovolämischer Hyponatriämie. Cave: Bewusstseinsstörungen, epileptische Anfälle möglich
Kalium (mmol/l)	3,6–4,8	Muskelschwäche, Parästhesien, Cave: hohe T-Welle im EKG, Arrhythmie Kammerflimmern, Asystolie möglich. Immer Kontrolle/DD: Fehlabnahme. Ggf. Dialyse nötig	Diarrhö, Diuretika, Laxanzien, Hyperaldosteronismus, Alkalose, Insulintherapie, Cave: Adynamie, Obstipation, paralytischer Ileus, Herzrhythmusstörungen
Kalzium (mmol/l)	2,1–2,7	Vigilanzstörung, Herzrhythmusstörung, Muskelschwäche Vitamin-D-Überdosierung, Knochenmetastasen, Plasmozytom, Hyperparathyreoidismus	Verminderte enterale Resorption, Albuminmangel, Sepsis, Alkalose, Vitamin-D-Mangel, Hypoparathyreoidismus, Schleifendiuretika
Retentionswerte:			
Kreatinin (mg/dl)	<1,20	Akute Niereninsuffizienz durch Schock, medikamentös, Hämolyse. Ggf. Dialyse nötig. Chronische Niereninsuffizienz	Sehr niedrige Werte bei Untergewicht
Harnstoff (mg/dl)	17–43		–
GFR (ml/min)	>60		

◘ **Tab. 5.4** Fortsetzung

Laborparameter	Referenz-bereich [a]	Mögliche Bedeutung bei zu	
		Hohem Wert	**Niedrigem Wert**
Leber-/Cholestaseparameter:			
AST (U/l)	<50	Hinweis auf Schädigung der Leber, aber auch auf Muskel- und Herzmuskelschäden	–
ALT (U/l)	<50		
Gamma-GT (U/l)	<60	Hinweis auf chronischen Leberschaden, z. B. alkoholtoxisch	
Alk.-Phosphatase (U/l)	40–130	Z. B. Cholezystitis	
Bilirubin (mg/dl)	–	Leberschaden, Cholestase	
LDH (U/l)	<250	Unspezifischer Marker für Zelluntergang	
Entzündungszeichen:			
CRP (mg/l)	<5	Entzündungsmarker	–

[a] Referenzbereiche können von Labor zu Labor unterschiedlich sein.
Abkürzungen: aPTT: aktivierte Prothrombinzeit, Alk.-Phosphatase: Alkalische Phosphatase, ALS: Alanin-Aminotransferase, AST: Aspartat-Aminotransferase, Gamma-GT: Gamma-Glutamyltransferase, GFR: glomeruläre Filtrationsrate, INR: International Normalized Ratio, LDH: Laktatdehydrogenase, CRP: C-reaktives Protein, OAK: orale Antikoagulanzien.

◘ **Tab. 5.5** Optionale Labordiagnostik in der Notfallambulanz/Stroke Unit

Laborparameter	Referenzbe-reich [a]	Mögliche Bedeutung bei zu hohem Wert
Entzündungszeichen:		
PCT (ng/ml)	<0,5	Hohe Spezifität für bakterielle Infektionen, insbesondere bei Vorliegen einer Sepsis
Herzenzyme:		
CK (U/l)	<170	Hinweis für Skelett- und Herzmuskelschaden
CK-MB (% der CK)	<6,0 %	Hinweis für Herzmuskelschaden
Troponin I (ng/ml)	<0,5	
Leberenzyme/Cholestaseparameter:		
Alpha-Amylase (U/l)	<110	Pankreatitis, Cholestase
Lipase (U/l)	<60	
Cholinesterase (kU/l)	3,93–11,5	Lebersynthesestörung
Ammoniak (µg/dl)	19–82	Störung der metabolischen Leberfunktion
Blutalkohol:		
Ethanol im Vollblut (‰)	<0,10	Alkoholintoxikation
Toxikologisches Screening im Blut und Urin:		
Benzodiazepine, Barbiturate, Kokainmetabolite, Amphetamine, THC, Ethanol, Opiate, trizyklische Antidepressiva		
Schwangerschaftstest: Frauen im gebärfähigen Alter/therapeutische Konsequenz		

[a] Referenzbereiche können von Labor zu Labor unterschiedlich sein.
Abkürzungen: CK: Creatin-Kinase; CK-MB: Isoenzym der CK (Myokardtyp), PCT: Procalcitonin.

☐ Tab. 5.6 Zusätzliche Labordiagnostik auf der Stroke Unit im Verlauf

Laborparameter	Referenzbereich [a]	Mögliche Bedeutung bei zu hohem Wert
Diabetes-Diagnostik:		
HbA1c-Wert (%)	<6 %	>6,5 % Diabetes mellitus (► Abschn. 5.1.2)
Nüchternglukose (mg/dl)	70–110	>126 mg/dl Diabetes mellitus (► Abschn. 5.1.2)
Blutfette:		
Triglyzeride (mg/dl)	<200	Prognostisch ungünstig, wichtige zerebrovaskuläre Risikofaktoren bei der Entstehung von Arteriosklerose
Cholesterin (mg/dl)	<200	
HDL (mg/dl)	Individuelle Grenzwerte abhängig von den vorliegenden Risikofaktoren (► Abschn. 5.1.2)	
LDL (mg/dl)		
Vaskulitisscreening:		
Rheumafaktor, CCP zykl. zitrul. Peptide, ANA auf Hep2, ANA auf Hep2-Titer, neutroph. zytopl. AK-c- und -p/Suchtest, Antikardiolipin-Antikörper, β_2-Glykoprotein, ACE, ENA		
Erweiterte Gerinnungsdiagnostik:		
D-Dimere, Lupus-Antikoagulans, Faktor-V-Leiden, Prothrombin-Mutation G20210A, Antithrombin (Aktivität), MTHFR-Mutation C677T, Protein C und S (Aktivität), Protein S (Gesamt- und freies Antigen), APC-Sensitivitätsratio		

*Referenzbereiche können von Labor zu Labor unterschiedlich sein.
Abkürzungen: ACE: Angiotensin Converting Enzyme, ANA: antinukleäre Antikörper, ENA: Autoantikörper gegen extrahierbare nukleäre Antigene, HDL: High Density Lipoprotein, LDL: Low Density Lipoprotein.

☐ Tab. 5.7 Antikoagulanzien und die Beeinflussung verschiedener plasmatischer Gerinnungstests. (Adaptiert nach Haas u. Schellong 2014)

Antikoagulanz	aPTT	Quick	INR	TZ	Anti-Faktor-Xa
VKA	↑	↓↓	↑↑	–	–
Apixaban	(↑)	(↓)	(↑)	–	↑↑
Rivaroxaban	(↑)	↓	(↓)	–	↑↑
Edoxaban	(↑)	(↓)	(↑)	–	↑↑
Dabigatran	↑	↓	(↑)	↑↑↑	–

Abkürzungen: aPTT: aktivierte partielle Thromboplastinzeit, INR: International Normalized Ratio, TZ: Thrombinzeit, VKA: Vitamin-K-Antagonisten

Thrombinzeit eine ausreichend verlässliche Auskunft (TZ normal = sicherer Ausschluss einer aktuellen Dabigatranwirkung). Zusätzlich lässt sich, wenn im jeweiligen Labor verfügbar, mittels eines Hemoclot-Tests verlässlich ein Dabigatranspiegel erfassen.

Zur Abschätzung der antikoagulativen Wirkung der direkten Faktor-Xa-Antagonisten (Rivaroxaban, Apixaban und Edoxaban) können die Standardlaborparameter aPTT, INR und Quick nicht herangezogen werden. Diese können sehr variable Werte zeigen

◘ Tab. 5.8 Parameter der Blutgasanalyse und ihre Referenzwerte

Parameter	Referenzwerte
pH-Wert	7,340–7,450
pO_2 (Sauerstoffpartialdruck) (mmHg)	75–100
pCO_2 (Kohlendiaoxidpartialdruck) (mmHg)	32–45
Hb-Wert (g/dl)	14–17
SpO_2 (Sauerstoffsättigung) (%)	>95
Kalium (mmol/l)	3,6–4,8
Natrium (mmol/l)	135–145
Glukose (mg/dl)	70–110
Laktat (mmol/l)	0,5–2,2
BE („base excess") (mmol/l)	3,3–+1,2
HCO_3 (Bikarbonat) (mmol/l)	20–26

und z. B. auch unter therapeutischen Spiegeln normal sein. Eine ausreichend verlässliche Auskunft bietet lediglich die, nicht überall verfügbare, kalibrierte Anti-Faktor-Xa-Aktivität.

In unklaren Situationen, wenn eine respiratorische Störung oder eine Vigilanzstörung vorliegen, empfiehlt sich die Durchführung einer arteriellen Blutgasanalyse (BGA). Innerhalb von wenigen Minuten liegen so wichtige Informationen zu pH-Wert, pO_2 (Sauerstoffpartialdruck), pCO_2 (Kohlendioxidpartialdruck), HCO_3 (Bikarbonat), BE („base excess"), SpO_2 (Sauerstoffsättigung) sowie zu Elektrolyten und Hämoglobinwert vor (◘ Tab. 5.8, ◘ Abb. 5.8).

7,446		pH
38,4	mmHg	pCO_2
84,6	mmHg	pO_2
9,6	g/dL	ctHb
97,0	%	sO_2
3,8	mmol/L	cK^+
139	mmol/L	cNa^+
1,20	mmol/L	cCa^{z+}
128	mg/dL	cGlu
1,1	mmol/L	cLac
2,3	mmol/L	cBase(Ecf)c
26,5	mmol/L	$cHCO_3^-(P, st)c$

◘ Abb. 5.8   Beispiel für Blutgasanalyse

Checkliste: Diagnostischer Ablauf in der Notfallambulanz/Stroke Unit

1. Ankunft des Patienten
2. Zügige Anamnese/Fremdanamnese und körperliche Untersuchung
3. Legen eines venösen Zugangs und gleichzeitige Blutabnahme/ggf. Blutgasanalyse
4. INR-Schnelltest und Blutzuckermessung mittels Point-of-Care-Test
5. Überprüfung der Vitalparameter (RR, Puls, pSO_2, Atemfrequenz, Blutzucker, Temperatur)
6. Schnelle Durchführung einer kranialen Bildgebung zur Verifizierung bzw. Differenzierung der zugrunde liegenden Pathologie (Ischämie vs. ICB)
7. In Abhängigkeit von Schlaganfallursache und aktuellen Vitalparametern weitere spezifische Therapie (▶ Kap. 6 unter „Basistherapie" und „Spezifische Therapie des akuten Schlaganfalls")
8. EKG und kontinuierliches Monitoring der Vitalparameter
9. Weitere Diagnose der zerebrovaskulären Risikofaktoren

Auf einen Blick

- Diagnostik auf der Stroke Unit teilt sich auf in: Akutdiagnostik, Monitoring der Vitalparameter und die spezifische Diagnose der zerebrovaskulären Risikofaktoren.
- Die basisdiagnostischen Maßnahmen umfassen: Anamnese und klinische Untersuchung, Blutdruck-, Blutzucker- und Pulsmessung, Erfassung der Atemfrequenz, der Sauerstoffsättigung, der Körpertemperatur sowie Labordiagnostik (ggf. Blutgasanalyse).
- Die wichtigsten zerebrovaskulären Risikofaktoren, die auf einer Stroke Unit erfasst und behandelt werden, sind: Vorhofflimmern, arterieller Hypertonus, Hypercholesterinämie/Hypertriglyzeridemie und Diabetes mellitus. Bei jüngeren Patienten sollte ein besonderes Augenmerk auf das Vorliegen von Gerinnungsstörungen, einer Vaskulitis sowie eines persistierenden Foramen ovale (PFO) gelegt werden.
- Die Blutgasanalyse stellt, vor allem in Notfallsituationen, für viele Laborparameter eine schnelle Alternative zum Routinelabor bei Aufnahme dar.

5.2 Neuroradiologische Diagnostik

R. Kollmar

In Kürze: Schlaganfalldiagnostik und -therapie sind ohne neuroradiologische Untersuchungen heute undenkbar. Mit Computertomografie und MRT ist es möglich und unabdingbar, Hirnblutungen von Ischämien zu unterscheiden. Dies ist wesentlich, da die Therapie grundlegend unterschiedlich ist.

Fallbeispiel

Ein 26-Jahre alter Patient wird mit akuter Bewusstlosigkeit seit 1 h in die neurologische Notambulanz der Universitätsklinik aufgenommen. Aufgrund einer Ateminsuffizienz musste der Patient bei Eintreffen des Notarztes notfallmäßig intubiert werden. Aus der Anamnese des Patienten ist zu erfahren, dass vor einigen Wochen ein Vorhofflimmern aufgetreten sei. Eine orale Antikoagulation z. B. mit Marcumar ist bisher nicht erfolgt. Bei Aufnahme zeigt sich ein analgosedierter Patient mit einer Mydriasis rechts sowie bilateralen Pyramidenbahnzeichen

(■ Abb. 5.9). Die native Computertomografie zeigt einen Normalbefund (■ Abb. 5.10). Wegen des V. a. eine Basilarisembolie wird noch eine CT-Angiografie durchgeführt. Dies zeigt einen Verschluss der Arteria basilaris. Nach sofort durchgeführter i.v. Thrombolyse wird eine Katheterangiografie (■ Abb. 5.11) durchgeführt und der Restthrombus mit einem korkenzieherartigen Retriever entfernt. Der Patient wird am nächsten Tag extubiert und hat lediglich noch eine geringgradige Augenbewegungsstörung. Im kranialen MRT (■ Abb. 5.12) findet sich lediglich ein kleiner Hirnstamminfarkt.

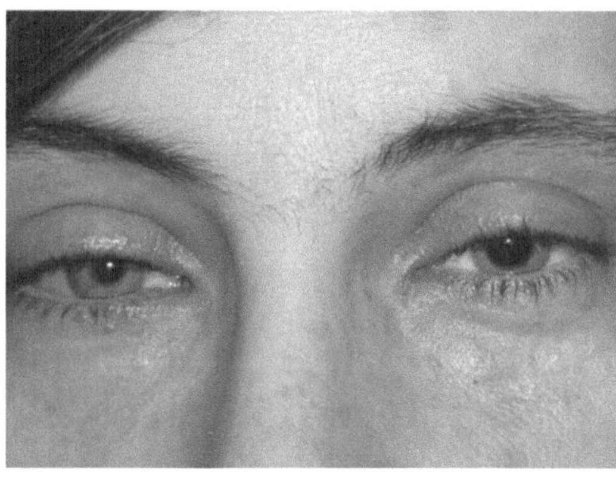

■ **Abb. 5.9** Analgosedierter Patient mit Mydriasis rechts sowie bilateralen Pyramidenbahnzeichen. (Aus: Cerny et al. 2010)

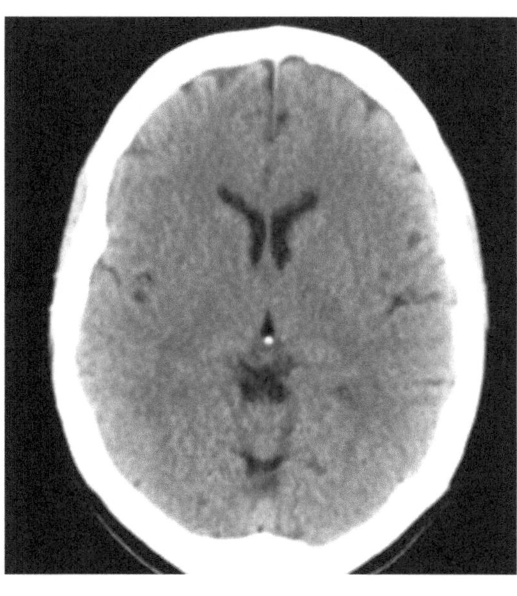

■ **Abb. 5.10** Normalbefund. (Aus: Struffert et al. 2010)

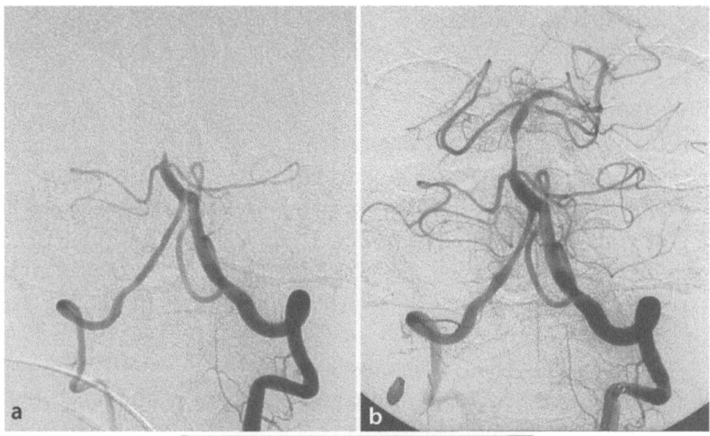
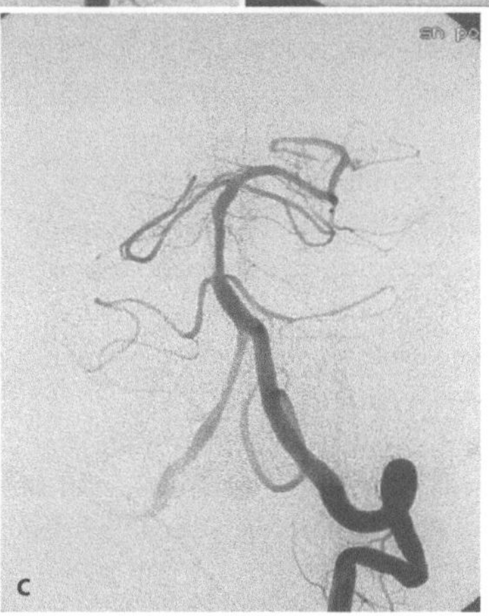

Abb. 5.11 Katheterangiografie. (Aus: Bradac 2011. Springer, Berlin Heidelberg)

Das Fallbeispiel zeigt verschiedene neuroradiologische Techniken und unterschiedliche Indikationen. So kann mit dem nativen CT zwar eine Hirnblutung ausgeschlossen, ein akuter Hirninfarkt – insbesondere im Hirnstamm – aber nicht bestätigt werden. Mit der CT-Angiografie lässt sich ein Gefäßverschluss nachweisen. Somit lässt sich die klinische Annahme einer Basilarisembolie mit Hirnstamminfarkt bestätigen. Nach i.v. Lyse wird eine Angiografie durchgeführt. Hier wird zum einen nochmal die Basilarisembolie bestätigt, zum anderen der Weg für die Angiografie gezeigt und eine Katheterintervention unter direkter Darstellung des Gefäßes ermöglicht. Das am nächsten Tag durchgeführte MRT ermöglicht die Darstellung auf kleiner Läsionen im Hirnstamm und zeigt folgerichtig den Hirnstamminfarkt.

> **Akute fokal-neurologische Symptome wie beispielsweise eine akute Lähmung, Aphasie, Bewusstlosigkeit oder perakute Kopfschmerzen stellen neurologische**

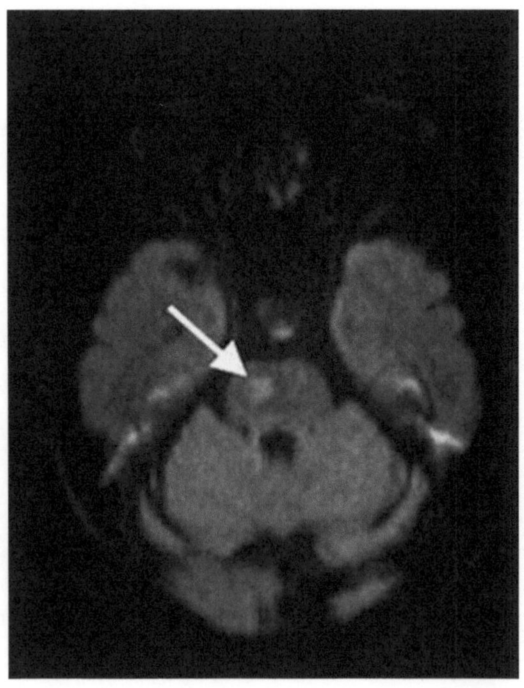

Abb. 5.12 Kraniales MRT. (Aus: Heidemann et al. 2003)

Notfälle dar. Neben einer klinisch neurologischen Untersuchung ist eine neuroradiologische Diagnostik unabdingbar.

Erstes Ziel ist dabei die Bestätigung oder der Ausschluss einer intrakraniellen Blutung und bei V. a. eine akute Ischämie die Indikationsstellung für eine kausale Therapie. Hier steht die i.v. oder i.a. Thrombolyse bzw. die Thrombektomie zur Verfügung. Die Indikation für letztere kann ausschließlich über eine Gefäßdarstellung erfolgen (MR- oder CT-Angiografie).

Neuroradiologische Untersuchungsverfahren:
- Computertomografie (CT) mit und ohne Kontrastmittel
- Kraniale Magnetresonanztomografie (MRT) mit und ohne Kontrastmittel
- CT- oder MR-Angiografie
- Digitale Subtraktionsangiografie

5.2.1 Diagnostik intrakranieller Blutungen im CT und MRT

Ende der 1970er-Jahre wurde die CT-Technik eingeführt. Diese hat die Diagnostik und Therapie des akuten Schlaganfalls revolutioniert. Erstmals konnte beim Patienten eine Unterscheidung zwischen intrazerebraler Blutung und ischämischem Hirninfarkt getroffen werden, um damit eine differenzierte Behandlung dieser klinisch ähnlichen, jedoch pathophysiologisch grundverschiedenen Erkrankungen zu ermöglichen. In der Akutphase bis in die frühe Subakutphase (ca. 7 Tage nach Ereignis) stellt sich das Hämatom in der CT hyperdens dar (◘ Abb. 5.13).

Durch den starken Kontrast des frischen Hämatoms zu Hirngewebe und Liquorräumen sind intrakranielle Blutungen innerhalb der ersten Tage deshalb mittels CT mit nahezu 100 % Sensitivität nachweisbar. Im konventionellen MRT können sich je nach Sequenz und Zeit nach Blutungsbeginn Hirnblutungen hypo-, iso- oder hyperdens darstellen. Aufgrund der hohen Sensitivität T2*-gewichteter Gradientenechosequenzen für Suszeptibilitätseffekte der paramagnetisch wirksamen Abbauprodukte des Hämoglobins sind diese Sequenzen am sensitivsten für den Nachweis intrakraniellen Blutes, welches hier von der Akutphase bis ins chronische Stadium hypointens zur Darstellung kommt. In diesen Sequenzen sind MRT und CT gleich empfindlich zu Detektion von Hirnblutungen.

> **Zum Nachweis chronischer Blutungen ist das MRT dem CT sogar überlegen.**

Dies gilt insbesondere für Subarachnoidalblutungen.

5.2.2 Diagnostik der akuten zerebralen Ischämie im Nativ-CT

Die native CT ist derzeit die Standardmethode der zerebralen Bildgebung beim akuten Schlaganfall.

> **Die native CT dient in erster Linie zum Ausschluss intrakranieller Blutungen. Dementsprechend ist für die**

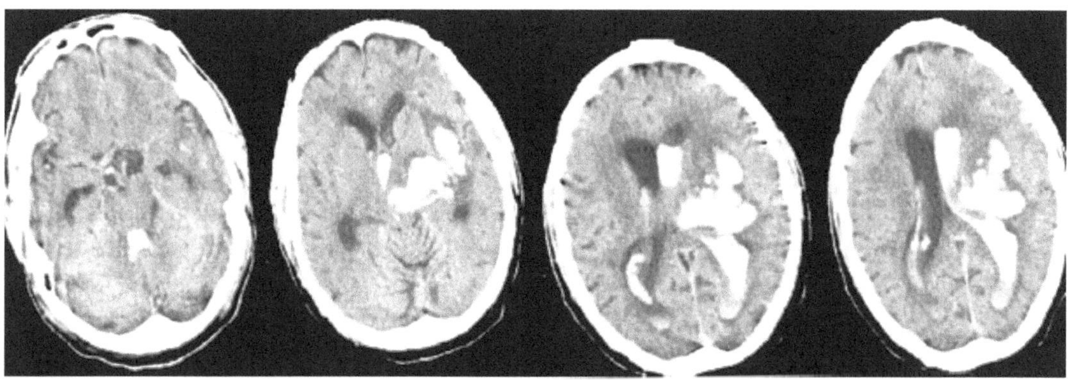

◘ **Abb. 5.13** Hämatom hyperdens (CT). © Copyright 2009 by Current Medicine, Inc., Philadelphia, Pennsylvania

Indikationsstellung zur Thrombolyse laut Leitlinienempfehlungen und Zulassung der Ausschluss einer intrakraniellen Blutung das einzige von der Bildgebung geforderte Kriterium.

Neben dem Ausschluss von Hirnblutungen können sich je nach Ausmaß und Beginn der Symptomatik frühe Ischämiezeichen zeigen. Diese Areale erscheinen häufig hypodens und zeigen eine verstrichene Mark-Rinde-Grenze und verstrichene Gyri. Frühhypodensitäten gelten als Zeichen für irreversiblen Gewebsuntergang, und ausgedehnte Frühinfarktzeichen sind ein Prädiktor für ein schlechtes Outcome.

Hyperdenses Arterienzeichen Das hyperdense Arterienzeichen beschreibt den direkten Nachweis von Thrombus im Gefäß, in den meisten Fällen in der A. cerebri media als hyperdenses Mediazeichen („dense mediasign"). Das Zeichen ist prognostisch als ungünstig anzusehen.

5.2.3   MRT-Bildgebung bei akuter zerebraler Ischämie

In den 1990er-Jahren wurde das MRT entwickelt. Das Schlaganfall-MRT liefert in einem Untersuchungsgang bei einer Untersuchungszeit von in der Regel weniger als 10±15 min Informationen über Ausmaß und Lokalisation der Ischämie, über den Gefäßstatus und über das Vorhandensein von potenziell rettbarem, aber vom Untergang bedrohtem Risikogewebe. Dabei lassen sich verschiedene Sequenzen unterscheiden. Sie dienen der Einschätzung für bestimmte pathophysiologische Vorgänge („Surrogatparameter"):

- Diffusionsgewichtete Sequenz („diffusion weighted imaging", DWI)
- Perfusionsuntersuchung/perfusionsgewichtete MRT („perfusion weighted imaging", PWI)
- MR-Angiografie (MRA)
- Blutungssensitive Sequenz (z. B. T2*-gewichtete Gradientenechosequenz)
- Fluid-attenuated inversion recovery (FLAIR) oder T2-gewichtete Sequenz

Bei akuter zerebraler Ischämie kommt es in schwer betroffenen Hirnarealen aufgrund des Energiemangels zu einem Versagen der energieabhängigen Ionenpumpen („Membranversagen") mit der Folge eines Wassereinstroms in die Zellen, dem zytotoxischen Ödem. Dieses zeigt sich in Diffusionsstörung. Beim ischämischen Schlaganfall wird das diffusionsgestörte Areal in der Akutphase häufig mit dem ischämischen Kerngebiet gleichgestellt. Für die Perfusionsuntersuchung wird Kontrastmittel i.v. verabreicht. Hierdurch wird die Perfusion des Hirngewebes in verschiedene Sequenzen erfasst. Mit der MR-Angiografie lassen sich die Gefäße direkt darstellen. Mit perfusionsgewichteten Aufnahmen lässt sich die Dynamik der Perfusion erfassen:

- Zerebraler Blutfluss („cerebral blood flow", CBF)
- Zerebrales Blutvolumen („cerebral blood volume", CBV)
- Mittlere Transitzeit („mean transit time", MTT)
- Zeit bis zum Maximum der Signalintensitäts-Zeit-Kurve („time to peak", TTP)

Diese perfusionsgewichteten MRT-Sequenzen können eine Minderperfusion mit Blut zeigen. Von besonderer Bedeutung ist dabei das CBV. Zeigt sich ein Unterschied zwischen dem perfusions- und diffusionsgestörten Areal, spricht man von einem Perfusions-Diffusions-Mismatch. Dieses entspricht der Penumbra, also dem Hirngewebe, das prinzipiell noch durch eine Therapie gerettet werden kann. In Abhängigkeit von Dauer und Schwere der Hypoperfusion dehnt sich der Infarktkern in den Bereich der Penumbra aus, bei rechtzeitiger Reperfusion allerdings lässt sich das Gewebe in der Penumbra vor dem Untergang bewahren. Dieses vom Untergang bedrohte Risikogewebe („tissue at risk of infarction") stellt auf Gewebeebene das Therapieziel für die Thrombolyse dar.

> **Entsprechend aktueller Untersuchungen ist eine Thrombolyse möglich, solange in T2- oder FLAIR-gewichteten Sequenzen noch kein Schlaganfall abzugrenzen ist und ein Mismatch besteht. Dabei ist dann selbst eine Thrombolyse noch über 4,5 h hinaus möglich.**

5.2.4 CT- und MR-Angiografie

Mit der CT- und MR-Angiografie ist möglich, Gefäßverschlüsse außerhalb und innerhalb des Schädel darzustellen. Nachdem die Thrombektomie, also die kathetergestütze interventionelle Entfernung eines Blutgerinnsels aus einem hirnversorgenden Gefäß wie beispielsweise der Arteria cerebri media, einen erheblichen Nutzen für Schlaganfallpatienten gezeigt hat, sollte die Indikation für eine CT- oder MR-Angiografie in der Akutsituation eher weit gestellt werden.

> **Vor- und Nachteile von CT und MRT**
>
> Vorteil CT:
> - Breitere Verfügbarkeit
> - Geringere Aufwand bei der Patientenlagerung
> - Schnellere Durchführbarkeit
> - Bessere Möglichkeiten zum Monitoring während der Untersuchung, insbesondere bei schwer betroffenen Patienten
> - Möglichkeit auch Patienten mit MRT-Kontraindikationen (Herzschrittmacher) zu untersuchen
>
> Nachteil CT:
> - Verwendung ionisierender Strahlung
> - Notwendigkeit der Gabe von jodhaltigem Kontrastmittel bei CTP und CTA
> - Beurteilung von ischämischen Veränderungen im Bereich des Hirnstamms eingeschränkt
>
> Vorteil MRT:
> - Sichere Darstellung ischämischer Läsionen bereits wenige Minuten nach Symptombeginn mit hohem Kontrast in der DWI
> - Darstellung des gesamten Hirns in der Perfusionsbildgebung
> - Zusätzliche Informationen, welche über die anderen MRT-Sequenzen verfügbar sind
>
> Nachteile der MRT:
> - Komplexität der Bildanalyse

> - Einschränkungen der Untersuchbarkeit bei instabilen Patienten
> - Übliche MRT-Kontraindikationen wie z. B. Herzschrittmacher
> - Längere Untersuchungszeit für ein komplettes Stroke-MRT-Protokoll
> - Leicht höhere Kosten

5.2.5 Konventionelle intraarterielle Angiografie (digitale Subtraktionsangiografie, DSA)

Nach wie vor gilt die digitale Subtraktionsangiografie als Goldstandard zur Darstellung pathologischer Veränderungen der hirnversorgenden Gefäße. Ihr großer Nachteil liegt im invasiven Charakter mit einem im Vergleich zu den erwähnten nicht-invasiven Methoden höheren Risiko für Komplikationen sowie im höheren logistischen Aufwand. Für die allgemeine Notfalldiagnostik beim akuten Schlaganfall mit dem Ziel einer Darstellung der Gefäßsituation spielt die DSA deshalb in aller Regel eine untergeordnete Rolle. Eine besondere Bedeutung hat sie allerdings weiterhin bei akuten Verschlüssen im hinteren Kreislauf (z. B. Basilaristhrombose), wo die Angiografie als Vorstufe für eine direkte endovaskuläre Behandlung (z. B. lokale Lyse, mechanische Rekanalisation, Dilatation oder Stenteinlage) zu sehen ist.

Auf einen Blick
- Jeder Patient mit V. a. akuten Schlaganfall benötigt ohne Zeitverzögerung eine zerebrale Bildgebung mit CT oder MRT.
- In der Akutdiagnostik gibt es derzeit keinen Unterschied zwischen CT und MRT für den Nachweis bzw. Ausschluss intrazerebraler Blutungen.
- Ein akutes Schlaganfall-MRT-Protokoll muss eine DWI- und eine blutungssensitive Sequenz (T2*-gewichtete Sequenz) enthalten.
- Im Zeitfenster bis 4,5 h nach Symptombeginn reicht ein natives CT für die Indikationsstellung zur Thrombolyse aus. Anstelle der CT kann auch eine MRT durchgeführt werden, wenn diese

nicht zu einer Verzögerung einer möglichen Thrombolyse führt.

- Wird im Zeitfenster jenseits von 4,5 h nach Symptombeginn eine Thrombolyse in Betracht gezogen, sollte eine Diagnostik mit MRT inkl. Perfusionsbildgebung und MR-Angiografie angestrebt werden. Patienten mit Nachweis von Mismatch zwischen Perfusion und Diffusion können im Rahmen interner Protokolle im erweiterten Zeitfenster bis 6, ggf. auch bis 9 h nach Symptombeginn behandelt werden. Allerdings ist die Thrombolyse im erweiterten Zeitfenster „off-label", und Patienten müssen entsprechend aufgeklärt werden („individueller Heilversuch"). Bei Patienten mit ausgedehnten DWI-Läsionen sollte die Entscheidung zur Thrombolyse individuell getroffen werden.

5.3   Neurosonografie

M. Köhrmann

In Kürze: Die Neurosonografie, also der Ultraschall der hirnversorgenden Gefäße, stellt eine der wichtigsten Untersuchungsmethoden in der Diagnostik nach Schlaganfall dar. Dies wird auch dadurch illustriert, dass sie als einzige Untersuchung für die Abrechnung der Prozedur „Neurologische Komplexbehandlung des akuten Schlaganfalls" (OPS 8-981; ▶ Kap. 21) zwingend vorgeschrieben ist.

Mittels verschiedener Verfahren, die im Folgenden kurz dargestellt werden, gelingt es sowohl die extrakraniellen als auch die intrakraniellen Gefäße darzustellen. Es kann sowohl Morphologie als auch Flussdynamik der Gefäße beurteilt werden. Somit lassen sich dem Schlaganfall zugrunde liegende Engstellen oder Verschlüsse von Gefäßen aufzeigen und deren Auswirkung auf die Blutversorgung des Gehirns beurteilen. Der Ultraschall hat im Vergleich zu anderen neuroradiologischen Verfahren zur Darstellung der Gefäße (digitale Subtraktionsangiografie, CT-Angiografie, MR-Angiografie; ▶ Abschn. 5.2) Vor- und Nachteile, die in ◘ Tab. 5.9 aufgeführt werden. Da aber zusätzlich zur rein morphologischen Darstellung mittels Ultraschall auch hämodynamische Informationen erfasst werden, bringt die Neurosonografie immer auch Zusatzinformation zu den anderen bildgebenden Verfahren. Eine optimale Diagnostik umfasst somit meist mehrere Verfahren der Gefäßuntersuchung.

5.3.1   Methoden der Neurosonografie

- **Konventionelle Dopplersonografie**

Bei der konventionellen Dopplersonografie wird der Ultraschall von den zellulären Bestandteilen des fließenden Blutes reflektiert. Die Frequenz (Tonhöhe) des ausgegebenen Tons ist proportional der Blutflussgeschwindigkeit. Die abgeleiteten Frequenzen

◘ **Tab. 5.9** Vor- und Nachteile des Ultraschalls gegenüber neuroradiologischen Verfahren (DSA, CT-A, MR-A) zur Gefäßdarstellung nach Schlaganfall

Vorteile	Nachteile
Rasch verfügbar	Starke Untersucherabhängigkeit
Am Patientenbett durchführbar	Schlechtere Darstellung von kleinen und kleinsten Gefäßen
Beliebig wiederholbar, gute Verlaufsbeobachtung von dynamischen Veränderungen	Abhängigkeit von Untersuchungsbedingungen (Schallfenster)
Fehlende Strahlenbelastung, keine Verwendung potenziell gefährlicher Kontrastmittel	Schwierigere Darstellung komplexer Veränderungen
Kostengünstig	Eingeschränkte Darstellung des Hirnparenchyms
Darstellung von Morphologie und Hämodynamik	Methodenbedingte Einschränkung darstellbarer Gefäßabschnitte

werden als Frequenzspektrum als Kurve über den Herzzyklus grafisch dargestellt. Die abgeleiteten Frequenzen dienen der Abschätzung der Hämodynamik und der Einordnung sowie Graduierung von Gefäßengstellen. Die konventionelle Dopplersonografie beurteilt somit die Hämodynamik ohne eine direkte Visualisierung der Gefäße oder des Gewebes. Um auch Veränderungen ohne hämodynamische Bedeutung (z. B. nicht-stenosierende arteriosklerotische Plaque) darzustellen, sollte sie daher meist mit anderen bildgebenden Verfahren, z. B. der Farbduplex- und B-Bild-Sonografie, kombiniert werden.

▪ B-Bild und Duplexsonografie

Die B-Bild-Sonografie basiert auf unterschiedlichen Echogenitäten des beschallten Gewebes und zeigt diese zweidimensional als Schwarz-Weiß-Bild an. Mit Hilfe der B-Bild-Sonografie können extrakraniell die supraaortalen hirnversorgenden Gefäße und neben der Morphologie der Gefäße auch die Beschaffenheit von Gefäßwand sowie arteriosklerotischen Plaques oder intravasalen Thromben dargestellt werden. Bei der (Farb)Duplexsonografie wird zusätzlich zum B-Bild mit Hilfe des gepulsten Dopplerverfahrens der Blutstrom farbkodiert abgebildet. Verglichen mit der konventionellen Dopplersonografie wird dabei die Blutflussgeschwindigkeit nicht akustisch, sondern farblich wiedergegeben. Durch eine Überlagerung des B-Bildes mit dem Farbdoppler kann somit in einem Bild Gewebsmorphologie und Blutfluss zeitgleich dargestellt werden. Durch Beurteilung der Morphologie in Bild und Fluss gelingt meist eine sehr genaue Darstellung und Einteilung von relevanten Gefäßstenosen.

5.3.2 Neurosonologische Untersuchungen auf der Stroke Unit

▪ Doppler- und Duplexsonografie der extrakraniellen Gefäße

Bei etwa 10–15 % der Patienten mit ischämischem Schlaganfall ist eine Arteriosklerose mit einer Engstelle der hirnversorgenden Halsgefäße – meist der Carotis interna – Ursache des Infarktes. Daher ist die Untersuchung der Halsgefäße mittels Ultraschall zentraler Bestandteil der Diagnostik nach stattgehabtem Infarkt. Im Ultraschall sind alle hirnversorgenden Gefäße leicht und ohne Belastung für den Patienten darstellbar. Zu beurteilen sind jeweils Verlauf und Anatomie von Gefäß und Gefäßwand, das Vorliegen und die Beschaffenheit von arteriosklerotischen Plaques sowie die Darstellung von anderen Auffälligkeiten wie z. B. einer Gefäßdissektion. In der Duplex-Untersuchung kann dabei durch die Kombination der Farbduplexsonografie und der Messung der Flussgeschwindigkeiten und des Flussprofils eine sehr genaue Graduierung von Stenosegrad und hämodynamischer Bedeutung einer Gefäßstenose vorgenommen werden.

> **Bei ungefähr 10–15 % der Schlaganfälle ist eine Engstelle der Halsgefäße als Ursache zu finden. Im Ultraschall können diese Stenosen einfach und sicher diagnostiziert werden.**

▪ Transkranielle Doppler- und Duplexsonografie

Auch die intrakraniellen Gefäße sind einer Untersuchung mittels Ultraschall zugänglich. Hierbei nutzt man für die Gefäße der vorderen Zirkulation (A. cerebri anterior, A. cerebri media, A. cerebri posterior) die verminderte Knochendichte der Temporalschuppe (temporales Schallfenster) sowie die Möglichkeit zur Darstellung der Gefäße der hinteren Zirkulation im Bereich des Foramen magnum (transnuchales Schallfenster). Bei ca. 20 % der Patienten (im Alter vermehrt, bei Frauen häufiger) gelingt aufgrund eines schlechten temporalen Schallfensters keine ausreichende Darstellung der Gefäße. Hier kann mit Hilfe von Echokontrastverstärkern (Ultraschallkontrastmittel) meist dennoch eine Beurteilbarkeit erreicht werden. Im Gegensatz zur extrakraniellen Duplexsonografie ist die Darstellung der Gefäße intrakraniell erst durch eine Kombination mit dem Farbdoppler möglich. Engstellen an den intrakraniellen Gefäßen können mit dieser Methode sicher und zuverlässig beurteilt werden.

▪ Screening-Diagnostik bei V. a. persistierendes Foramen ovale (PFO) – „Bubble-Test"

Junge Schlaganfallpatienten mit unklarer Schlaganfallätiologie sollten hinsichtlich eines persistierenden Foramen ovale (PFO) bzw. eines

Vorhofseptumaneurysmas untersucht werden, insbesondere wenn anamnestisch ein Hinweis auf ein Valsalva-Manöver oder z. B. einen Tauchgang als Auslöser des Infarktes vorliegt. Ein direkter Übertritt eines im venösen System entstandenen Thrombus in das arterielle System durch das PFO kann zu einer paradoxen Embolie führen. Neben einer transösophagealen Echokardiografie (TTE) mit direkter Darstellung des Vorhofseptums stellt der Bubble-Test eine sehr sensitive diagnostische Methode zur Identifizierung eines Rechts-links-Shunts dar. Das Vorliegen einer tiefen Beinvenenthrombose (TBVT) sollte in diesen Fällen immer überprüft werden.

Durchführung des Bubble-Tests:

- Legen eines kubitalen Zugangs mit einem Dreiwegehahn
- Aspiration von 2 ml venösem Blut
- Mischen von 2 ml venösem Blut mit 4 ml NaCl 0,9 % und 0,5 ml Luft mit Hilfe des Dreiwegehahns und 2 Luer-Lock-Spritzen (Gemisch enthält nun winzige Luftbläschen, die als Ultraschall-Kontrastmittel dienen).
- Platzieren einer Ultraschallsonde über der A. cerebri media oder A. carotis interna
- Intravenöse Applikation des Gemischs in Ruhe sowie jeweils nach 4, 6 und 8 s, jeweils kurz bevor ein Valsalva-Manöver vom Patienten ausgeführt wird.
- Im Falle eines relevanten Rechts-links-Shunts → Detektion der Luftbläschen als HITS („high intensity transient signals").

Auf einen Blick

- Der Ultraschall mit Untersuchung der intra- und extrakraniellen Gefäße ist zwingender und zentraler Bestandteil der Diagnostik nach Schlaganfall.
- Die Untersuchung ist nicht-invasiv, ungefährlich und kann auch direkt am Patientenbett durchgeführt werden.
- Da die Ultraschalluntersuchung beliebig oft ohne Belastung für den Patienten (z. B. durch Röntgenstrahlen) wiederholt werden kann, eignet sie sich vor allem auch für dynamische Prozesse, die häufige Verlaufsuntersuchungen erfordern (Gefäßdissektionen, Vasospasmen etc.).

5.4 Kardiologische Diagnostik durch EKG

R. Kollmar

In Kürze: Ein Großteil ischämischer Schlaganfälle ist kardial bedingt. So stellt das Vorhofflimmern einen wesentlichen und insbesondere behandelbaren Risikofaktor beim Schlaganfall dar. Somit kommt der kardiologischen Diagnostik in der Sekundärprävention eine besonders wichtige Rolle zu. Im Folgenden soll auf die Basisdiagnostik eingegangen werden, die auf einer Stroke Unit durchgeführt wird.

5.4.1 Klinische Symptome bei kardialen Erkrankungen

Herzkranke Patienten können, müssen aber nicht, unter einer Vielzahl klinischer Beschwerden leiden. Zu nennen sind hierbei:

Kardiale Beschwerden

- Herzschmerzen: anfallsweise oder anhaltend, belastungsabhängig oder belastungsunabhängig
- Herzklopfen, Palpitationen: häufig geben Patienten mit intermittierendem oder permanentem Vorhofflimmern (VHF) Herzrasen an. Allerdings schließt das Fehlen dieser Symptome ein VHF nicht aus

Extrakardiale Beschwerden

- Atemnot: diese kann beispielsweise durch Lungenstauung infolge einer Linksherzinsuffizienz und bei Mitralstenose zustande kommen.
- Schwindel: bei brady- oder tachykarden Herzrhythmusstörungen, bei Lagewechsel (orthostatische Hypotonie)
- Bewusstseinsstörungen
- Körperschmerzen: diese können verursacht sein durch eine Stauung und konsekutiver Hepatomegalie, Stauungsgastritis, Aszites
- Schmerzen in Armen und Beinen: durch arterielle Embolien bei VHF

▣ Tab. 5.10 Normwerte EKG

Bezeichnung	Elektrische Ausbreitung	Dauer [s]
P-Welle	Intraatriale Erregungsausbreitung	Bis 0,11
PQ-Zeit	Atrioventrikuläre Erregungsausbreitung	0,12–0,2
QRS-Komplex	Intraventrikuläre Erregungsausbreitung	Bis 0,11
ST-Strecke	Beginn der intraventrikulären Erregungsrückbildung	
T-Welle	Ende der intraventrikulären Erregungsrückbildung	
QT-Zeit	Gesamte intraventrikuläre Erregungsdauer	Frequenzabhängig

Aspekt des Herzpatienten

- Bewusstseinslage: durch zerebrale Minderdurchblutung, Hypoxämie
- Hautkolorit: blass bei Anämie, zyanotisch
- Atmung: Dyspnoe verschiedener Stadien
- Halsgefäße: Venenstauung bei Rechtsherzinsuffizienz, Perikarderguss
- Thorax: Pulsationen, Deformierungen
- Beine: blass oder zyanotisch, Beinödeme
- Finger: Akrozyanose, Trommelschlegelfinger

5.4.2 Wesentliche apparative Messungen

■ **EKG (Elektrokardiogramm)**

Ein wesentlicher Teil der Überwachung eines Schlaganfallpatienten besteht im Monitoring der Herzaktion mittels EKG. Im Allgemeinen wird dieses über mehrere Tage durchgeführt. Zu Beginn der Überwachung sowie bei unklaren klinischen Symptomen wie kardialen Schmerzen, in den Arm ausstrahlenden Schmerzen oder Monitoringbefunden wie neu aufgetretene Herzrhythmusstörungen sollte zusätzlich ein 12-Kanal-EKG geschrieben werden.

Ein EKG zeichnet elektrische Potenziale auf, die während einer Herzaktion entstehen. Diese lassen sich dann an der Haut ableiten. Die EKG-Ausschläge entsprechen der Erregungsausbreitung in den einzelnen Herzstrukturen. Beim Herzgesunden lassen sich

dabei die in ▣ Tab. 5.10 und ▣ Abb. 5.14 dargestellten elektrischen Impulse im EKG unterscheiden.

In der Auswertung des EKG sollten dann systematisch bestimmte Aspekte berücksichtigt werden. Dabei sind hinsichtlich der Interpretation das Monitoring-EKG aus der Stroke-Unit vom 12-Kanal-EKG zu unterscheiden.

Im Monitoring-EKG sollte auf die Frequenz, Änderung der Frequenz, Relevanz bezüglich des Blutdrucks sowie eventuell erstmalig aufgetretenes Vorhofflimmern (▣ Abb. 5.15) sowie in lebensbedrohlichen Situationen auf therapierelevante Veränderungen wie Kammerflimmern (▣ Abb. 5.16) oder ventrikuläre Tachykardie (▣ Abb. 5.17) geachtet werden.

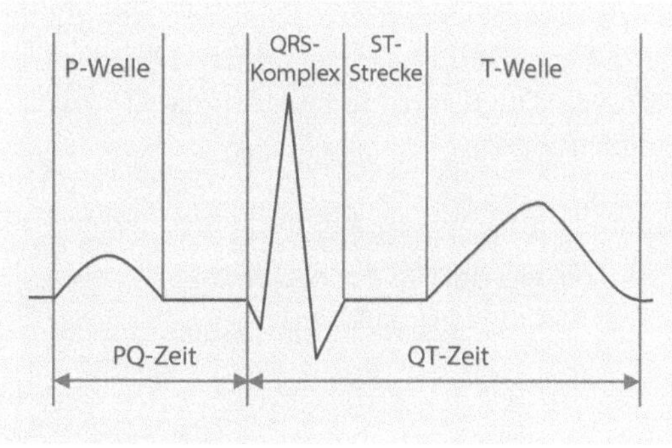

▣ Abb. 5.14 Normales Monitoring-EKG. (Aus: Reuter 2004. Springer, Berlin Heidelberg)

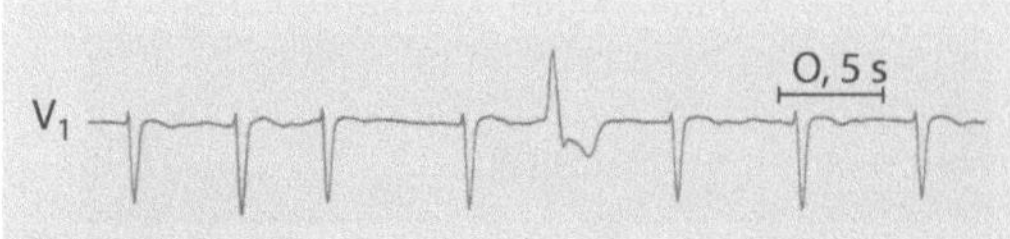

Abb. 5.15 Vorhofflimmern. (Aus: Reuter 2004. Springer, Berlin Heidelberg)

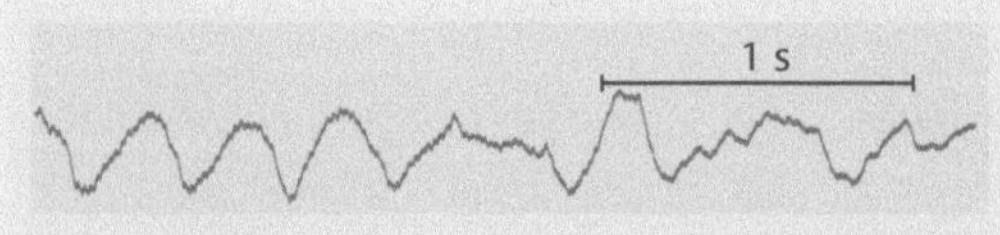

Abb. 5.16 Kammerflimmern. (Aus: Reuter 2004. Springer, Berlin Heidelberg)

> **Die Analyse eines 12-Kanal-EKG erfolgt durch den Arzt. Hier sind besonders wichtig:**
> - **Lagetyp: zeigt die akute oder chronische Belastung des Herzens an. Bei einer großen Lungenembolie ändert sich dieser**
> - **Rhythmus: beispielsweise Sinusrhythmus oder Vorhofflimmern**
> - **Frequenz**
> - **Amplituden**
> - **Morphologie der einzelnen Wellen**

■ **Langzeit-EKG**

Das Langzeit-EKG wird mindestens 24 h durchgeführt und gehört zur Routinediagnostik bei Schlaganfallpatienten. Es ermöglicht die bessere Detektion intermittierender Herzrhythmusstörungen. Eine Sonderform des Langzeit-EKG besteht in den implantierbaren Langzeitrecordern („event-recordern"). Diese ermöglichen eine Beobachtung der Herzaktion über mehrere Monate. Die Elektroden werden dabei subkutan implantiert.

■ **Event-Recorder**

Sollte bei Patienten mit ischämischen Schlaganfällen der hochgradige Verdacht auf eine kardiale Emboliequelle bestehen, ohne diese nachgewiesen zu haben, bieten Event-Recorder (Ereignisrekorder) die Möglichkeit über mehrere Monate den Herzrhythmus aufzuzeichnen. Einen besonderen Stellenwert haben sie in der Detektion von intermittierendem VHF.

Grundsätzlich unterscheidet man den externen Ereignisrekorder vom implantierbaren Ereignisrekorder, der eine kontinuierliche Ereigniserfassung über einen längeren Zeitraum ermöglicht. Für implantierbare Rekorder ist ein kleiner invasiver Eingriff notwendig, um das Gerät unter die Haut zu implantieren. Die derzeit verfügbaren Geräte werden in lokaler Betäubung links neben dem Brustbein implantiert. Die Elektroden zur EKG-Erfassung sind in das Gehäuse eingelassen, sodass eine Elektrodenimplantation in das Herz dabei nicht erforderlich ist. Die Lebenszeit der Geräte beträgt bis zu fünf Jahre. Neben der automatischen Erkennung von Vorhofflimmern besteht auch bei den implantierten Rekordern die Möglichkeit, dass der Patient selbst die EKG-Aufzeichnung startet. Bei den meisten Geräten können die aufgezeichneten Daten per Telefon übertragen werden.

■ **Echokardiografie**

Mittels Ultraschall können die anatomischen Strukturen des Herzens dargestellt werden. Des Weiteren lässt sich der Blutfluss in den Herzkammern sowie an den Klappen darstellen. Die Echokardiografie gehört zur Standarduntersuchung bei Schlaganfallpatienten. Zu unterscheiden sind die invasive transösophageale Echokardiografie und die transthorakale Echokardiografie (TTE). Das TTE dient besonders zur Detektion von Vorhofthromben sowie Klappenvegetationen. Außerdem kann die Echokardiografie über

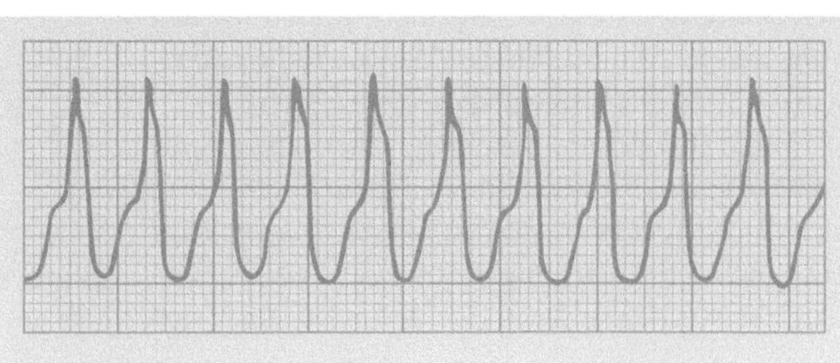

Abb. 5.17 Ventrikuläre Tachykardie. (Aus: Schneider et al. 2010. Springer, Berlin Heidelberg)

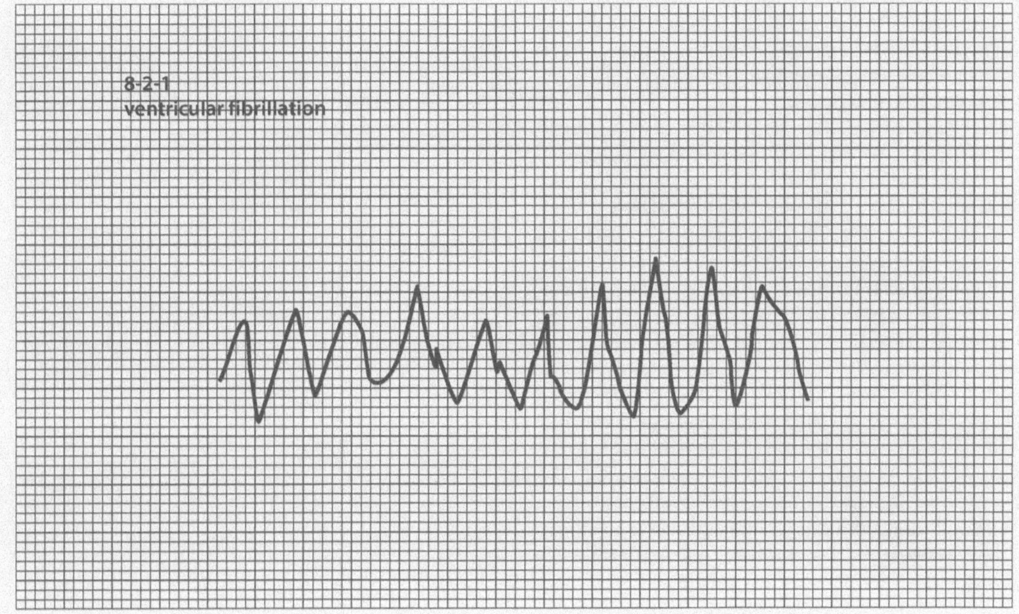

◘ Abb. 5.18   Echokardiografie. (Aus: Prineas et al. 2010)

die Thoraxwand nicht-invasiv abgeleitet werden. Das TTE ist weniger aussagekräftig bezüglich Herzklappen sowie Vorhof (◘ Abb. 5.18).

Auf einen Blick

- Die kardiale Diagnostik ist ein wesentliches Element in der Ursachensuche und somit Sekundärprävention beim Schlaganfall.
- Vorhofflimmern ist die kardiale Ursache für Schlaganfall.
- Es ist für die Therapie unerheblich, ob das Vorhofflimmern intermittierend oder permanent ist.
- Bei unklaren Fällen stellen externe oder implantierbare Ereignisrekorder (Event-Recorder) eine sinnvolle Möglichkeit dar, intermittierendes VHF zu detektieren.

Literatur

Amarenco P, Goldstein LB, Szarek M, et al. Effects of intense low-density lipoprotein cholesterol reduction in patients with stroke or transient ischemic attack: the Stroke Prevention by Aggressive Reduction in Cholesterol Levels (SPARCL) trial. Stroke 2007;38:3198–3204

Baird TA, Parsons MW, Barber PA, et al. The influence of diabetes mellitus and hyperglycaemia on stroke incidence and outcome. J Clin Neurosci 2002;9:618–626

Baird TA, Parsons MW, Phanh T, et al. Persistent poststroke hyperglycemia is independently associated with infarct expansion and worse clinical outcome. Stroke 2003;34:2208–2214

Bradac GB (2011) Atherosclerosis. In: Bradac GB (ed) Cerebral angiography: normal anatomy and vascular pathology. 1st ed. Springer, Berlin Heidelberg

Cerny R, Rozsypal H, Kozner P, Machala L (2010) Bilateral holmes – A die syndrome as an early manifestation of the HIV neuropathy. Neurol Sci: 31(5):661–663. doi: 10.1007/s10072-010-0355-9

Diagnosis and classification of diabetes mellitus. Diabetes Care 2010;33 Suppl 1:S62–69

Go AS, Hylek EM, Phillips KA, et al. Prevalence of diagnosed atrial fibrillation in adults: national implications for rhythm management and stroke prevention: the AnTicoagulation and Risk Factors in Atrial Fibrillation (ATRIA) Study. JAMA 2001;285:2370–2375

Grundy SM, Cleeman JI, Merz CN, et al. Implications of recent clinical trials for the National Cholesterol Education Program Adult Treatment Panel III Guidelines. J Am Coll Cardiol 2004;44:720–732

Haas S, Schellong S (2014) Neue orale direkte Antikoagulanzien. Internist 55:537–546

Hanley DF, Mirski M (2009) Coma and intensive care neurology. In: Rosenberg RN (ed.) Atlas of clinical neurology, 3rd ed. Springer, Heidelberg

Heidemann RM, Özsarlak Ö, Parizel PM, Michiels J, Kiefer B, Jellus V, Müller M, Breuer F, Blaimer M, Griswold MA, Jakob PM (2003) A brief review of parallel magnetic resonance imaging. European Radiology: 13 (10): 2323-2337. doi: 10.1007/s00330-003-1992-7

Kerner W, Brückel J. Definition, Klassifikation und Diagnostik des Diabetes mellitus. Diabetologie und Stoffwechsel 2011;6:107–110

Mansia G, De Backer G, Dominiczak A, et al. 2007 ESH-ESC Guidelines for the management of arterial hypertension: the task force for the management of arterial hypertension of the European Society of Hypertension (ESH) and of the European Society of Cardiology (ESC). Blood Press 2007;16:135–232

Miyasaka Y, Barnes ME, Gersh BJ, et al. Secular trends in incidence of atrial fibrillation in Olmsted County, Minnesota, 1980 to 2000, and implications on the projections for future prevalence. Circulation 2006;114:119–125

Prineas RJ, Crow RS, Zhang Z-M. (2010) Arrhythmias, 8-Codes. In: Prineas RJ, Crow RS, Zhang Z-M, The Minnesota code manual of electrocardiographic findings. 2nd ed. Originally published by Wright. Chapter doi: 10.1007/978-1-84882-778-3_10

Reuter P (2004) Springer Lexikon Medizin. Springer, Berlin Heidelberg

Schneider Th, Wolcke B, Böhmer R (Hrsg.) (2010) Taschenatlas Notfall & Rettungsmedizin. 4. Aufl. Springer, Berlin Heidelberg

Struffert T, Saake M, Ott S, Kloska S, Engelhorn T, Dörfler A (2010) Bildgebung beim Schlaganfall. Intensivmedizin und Notfallmedizin: 47 (3): 161–168. doi: 10.1007/s00390-009-0118-0

Trapl M, Enderle P, Nowotny M, et al. Dysphagia bedside screening for acute-stroke patients: the Gugging Swallowing Screen. Stroke 2007;38:2948–2952

Akuttherapie

M. Köhrmann, E.-M. Sauer

6.1   Basistherapie – 68
6.1.1   Blutdruck – 68
6.1.2   Oxygenierung – 68
6.1.3   Körpertemperatur – 69
6.1.4   Elektrolythaushalt und Blutzucker – 69

6.2   Spezifische Therapie des akuten Schlaganfalls – 70
6.2.1   Systemische Thrombolyse mit rt-PA – 70
6.2.2   Intraarterielle Lyse, mechanische Rekanalisationsverfahren – 72

6.3   Behandlung von Komplikationen – 73
6.3.1   Zerebrale Komplikationen und Hirnödem – 73
6.3.2   Dysphagie, Aspirationsneigung und Pneumonie – 74
6.3.3   Harnwegsinfekte – 74
6.3.4   Komplikationen der Herz-Kreislauf-Funktion – 75
6.3.5   Thrombosen und Lungenembolie – 75
6.3.6   Andere: Dekubitus, epileptischer Anfall, Agitation, Depression, Sturzneigung – 75

6.4   Nicht-invasive Beatmung – 77
6.4.1   Indikationen – 77
6.4.2   Vorteile – 78
6.4.3   Praktische Anwendung – 78
6.4.4   NIV-Einsatz und Wahl des Beatmungsmodus bei verschiedenen Erkrankungen – 80
6.4.5   Prädiktoren für Erfolg und Versagen – 84

Literatur – 86

© Springer-Verlag GmbH Deutschland 2017
C. Fiedler, M. Köhrmann, R. Kollmar (Hrsg.), *Pflegewissen Stroke Unit*, Fachwissen Pflege,
DOI 10.1007/978-3-662-53625-4_6

6.1   Basistherapie

M. Köhrmann

In Kürze: Die Anforderungen zum Monitoring und zur Basisdiagnostik nach stattgehabtem Schlaganfall wurden bereits ausführlich in ► Abschn. 5.1 dargestellt. Ziel der Basistherapie auf der Stroke Unit ist vornehmlich eine allgemeine Stabilisierung der Vitalparameter, der Homöostase sowie die Verhinderung von Komplikationen. Sie schafft damit die Voraussetzung für spezifische Therapien und die frühe Erholung der Patienten. Die im Folgenden aufgeführten generellen Überlegungen orientieren sich an den Empfehlungen der Europäischen Schlaganfall Organisation (ESO) sowie den Leitlinien der Deutschen Gesellschaft für Neurologie (DGN).

6.1.1   Blutdruck

Bei über 70 % der Schlaganfallpatienten liegt in der Akutsituation ein Bluthochdruck mit Werten von >170/100 mmHg vor. Zum einen kann es sich dabei um einen Bedarfshochdruck handeln, zum anderen leiden über die Hälfte der Patienten unter einer vorbestehenden arteriellen Hypertonie (Bluthochdruck).

> **Der Blutdruck sollte in der Akutphase der zerebralen Ischämie nicht behandelt werden, solange er bei Werten unter systolisch 200–220 und diastolisch 120 mmHg liegt.**

Die Gehirngefäße können sich bei Gesunden reaktiv auf den systemischen Blutdruck und die Anforderungen im Gehirn anpassen und somit den Blutdruck und die Blutversorgung im Gehirn über eine breite Spanne des vorliegenden systemischen Blutdrucks konstant halten. Dies nennt man zerebrale Autoregulation. Beim Schlaganfall ist die Autoregulation im unterversorgten Hirnareal aufgehoben, die Gefäße sind maximal weit gestellt. Damit hängt der zerebrale Blutfluss direkt und linear vom arteriellen Blutdruck ab. Eine Drucksenkung in der Akutphase auf „internistische Normalwerte" kann so zu einer Verschlechterung der Ischämie führen. Es droht ein Absterben von potenziell noch rettbarem Hirngewebe. Deswegen sind Blutdrucksenker, die zu einer raschen, schlecht kontrollierbaren Blutdrucksenkung führen können (z. B. orales Nifedipin/Adalat) kontraindiziert. Sollte eine Behandlung bei entgleisten Blutdruckwerten notwendig sein, setzt man vornehmlich gut steuerbare Medikamente wie Urapidil ein (z. B. initial mit 12,5 mg und dann Titrierung nach Wirkung). Ziel-Blutdruckwerte, vor allem vor Einleiten einer i.v. Thrombolyse, liegen bei 160–180/100 mmHg, die Blutdrucksenkung sollte nicht zu rasch erfolgen (<10 mmHg/min). Bei Patienten mit bekannter koronarer Herzkrankheit oder pektanginösen Beschwerden kann auch Glyceroltrinitrat verwendet werden.

Die Herz-Kreislauf-Funktion ist üblicherweise in den ersten Stunden nach Schlaganfallbeginn stabil. Eine Hypotension oder ein Low-Output-Syndrom ist selten und erfordert eine zusätzliche diagnostische Abklärung. Häufigste Ursache ist ein Volumenmangel bei Exsikkose und evtl. Infekt oder eine Herzinsuffizienz. Seltener aber potenziell bedrohlich liegt einer Hypotension eine Aortendissektion (Einriss in die Gefäßwand der Köperhauptschlagader), ausgedehnte Myokardinfarkte oder eine Sepsis zugrunde. In der Akutphase des Schlaganfalls sollten hypotone Kreislaufsituationen möglichst vermieden werden und bis zur Klärung der Ursache zunächst symptomatisch mit Volumenersatztherapien und falls notwendig mit β-Mimetika und Pressoren wie Dobutamin, Adrenalin und Noradrenalin behandelt werden.

6.1.2   Oxygenierung

Auch wenn formal keine belastbaren Studien existieren, ist die nicht-invasive Sauerstoffgabe eine der effektivsten neuroprotektiven Maßnahmen. Daher sollten akute Schlaganfallpatienten grundsätzlich und unabhängig von pulsoxymetrischen Messwerten 4–6 l O_2 per Maske oder Nasensonde erhalten, bei Bedarf auch mehr. Da der Sauerstoffmangel beim Schlaganfall pathophysiologisch ursächlich für die funktionellen (und strukturellen) Ausfälle ist, kann ein optimales Sauerstoffangebot die Oxygenierung von infarktgefährdetem Gewebe verbessern (Ziel-Sauerstoffsättigung = 100 %). Patienten mit akuten Schlaganfällen können aufgrund einer neurogenen ventilatorischen Insuffizienz, Verlust der Schutzreflexe, Aspiration oder neurogenem Lungenödem respiratorisch insuffizient sein. Bereits vorbestehende Begleiterkrankungen wie eine COPD, Asthma bronchiale oder Herzinsuffizienz können zur Verschlechterung einer latenten Ateminsuffizienz führen und müssen mit in Betracht gezogen werden. Sollte die nicht-invasive Sauerstoffinsufflation nicht ausreichen und Zeichen der respiratorischen Insuffizienz eintreten (in der Akutphase häufiger bei ICB-Patienten, seltener bei Ischämiepatienten, Ausnahme vertebrobasiläre Zirkulation), ist die Indikation zur endotrachealen Intubation großzügig zu stellen.

Indikationen für eine Intubation sind:

- Verlust der Schutzreflexe (Schutzintubation)
- Verlust des zentralen Atemantriebs
- Physiologischer Stress im Rahmen der Erkrankung
- Notwendige Sedierung (z. B. für die bildgebende Diagnostik), die zu einer sekundären respiratorischen Insuffizienz führt

6.1.3 Körpertemperatur

Akute Schlaganfallpatienten haben häufig erhöhte Körpertemperaturen. Ursachen hierfür sind vielfältig wie z. B. Allgemeininfekte, veränderte zerebrale Temperaturregulation und Dehydratation. Klinische Daten zeigen, dass bereits eine Erhöhung der Körpertemperatur um 0,5°C mit einem schlechteren funktionellen Ergebnis einhergeht. Eine Körpertemperatur >37,9°C bei Aufnahme erhöht unabhängig das Risiko für eine schlechte Prognose um das Dreifache. In logischer Folge sollte auf jeden Fall eine Körpertemperaturbestimmung durchgeführt werden.

Es ist auch meist üblich, Fieber von mehr als 37,5°C medikamentös oder physikalisch zu senken (zu Verfügung stehende Mittel ◘ Tab. 6.1). Zudem ist eine gezielte Infektdiagnostik und evtl. frühe Antibiose indiziert. Studien zur prophylaktische Antibiotikatherapie sind dagegen durchweg negativ verlaufen, diese sollte daher auch bei Patienten mit Dysphagie nicht erfolgen.

6.1.4 Elektrolythaushalt und Blutzucker

Abgesehen von Hypokaliämien sind schwere Elektrolytentgleisungen bei akuten Schlaganfällen selten. Schlaganfallpatienten sind jedoch häufig dehydriert. Dies ist mit einem schlechteren klinischen Ergebnis vergesellschaftet. Deswegen werden zum Ausgleich generell isotonische Lösungen wie Ringer-Laktat oder 0,9 % NaCl empfohlen.

> Bei Schlaganfallpatienten ist sowohl die Hypoglykämie als auch die Hyperglykämie ungünstig.

Im ersten Fall fehlt dem Gehirn das metabolische Substrat für den zerebralen Stoffwechsel: Zucker. Dabei können ausgeprägte Unterzuckerungen selbst Schlaganfall-ähnliche Symptome auslösen. Daher sollten ausgeprägte Hypoglykämien bereits aus differenzialdiagnostischen Überlegungen langsam ausgeglichen werden. Ferner gehen Hypoglykämien mit arterieller Hypotonie einher, was wiederum zu einer verschlechterten zerebralen Durchblutung führen kann. Hyperglykämien sind bei mehr

◘ **Tab. 6.1** Zur Verfügung stehende Maßnahmen zur Temperatursenkung

Maßnahme	Besonderheiten
Paracetamol (500–1000 mg)	Als i.v. Infusion, Suppositorium, Tablette und Saft verfügbar
Metamizol (500–1000 mg)	Cave Blutdruckabfälle, selten andere schwere Nebenwirkungen. Intravenös oder oral verfügbar
Oberflächenkühlung (z. B. Wadenwickel)	Effektive nicht-invasive Maßnahme
Infusion kalter Kochsalzlösungen	Sehr effektive Maßnahme, cave Volumenbelastung

als der Hälfte aller Schlaganfallpatienten auch ohne vorliegende Zuckererkrankung zu beobachten und mit einer schlechteren Langzeitprognose sowie einer nahezu 2fach erhöhten Sterberate assoziiert. Nach Messung des Zuckerwertes sollten Blutzuckerwerte von mehr als 160 mg/dl mit Alt-Insulin behandelt werden. Zu betonen ist die Bedeutung des Glukosestoffwechsels bei Patienten, die für eine Thrombolysebehandlung in Frage kommen. Hierbei konnte gezeigt werden, dass eine akute Hyperglykämie sowohl den Gewebeschaden während der Ischämiezeit negativ beeinflusst als auch als direkter Inhibitor des rtPA eine Rekanalisation verhindert. Zudem ist eine persistierende Hyperglykämie bei erfolgreicher Reperfusion des Gewebes zusätzlich schädigend.

Auf einen Blick

- Die Basistherapie auf der Stroke Unit zielt auf eine Stabilisierung und Aufrechterhaltung der Homöostase der wichtigen Basisparameter ab.
- Dabei sollten entgleiste Parameter vorsichtig korrigiert werden.
- Wichtig ist es, wie in diesem Kapitel dargestellt, auch durch Korrekturen schnelle Verschiebungen der Parameter zu vermeiden.

6.2 Spezifische Therapie des akuten Schlaganfalls

M. Köhrmann

In Kürze: Da die Ursache des akuten ischämischen Schlaganfalls der Verschluss eines oder mehrerer das Gehirn versorgenden Gefäße ist, zielt die spezifische Therapie auf eine Wiedereröffnung des zugrunde liegenden Verschlusses ab. Dabei gilt der wichtige Grundsatz: Je früher die Durchblutung des betroffenen Areals erreicht werden kann, desto kleiner sind die entstehenden Schäden und desto höher ist die Chance auf eine Genesung des Patienten. Alle in diesem Abschnitt beschriebenen Therapiemöglichkeiten zielen somit auf eine möglichst rasche und vollständige Wiedereröffnung (oder sog. Rekanalisation) des ursächlichen Gefäßverschlusses ab.

6.2.1 Systemische Thrombolyse mit rt-PA

Der wichtigste Therapieansatz zur spezifischen Akuttherapie des ischämischen Schlaganfalls ist die Wiedereröffnung des verschlossenen Gefäßes, das die Ischämie verursacht. Das einzige hierfür zugelassene und nachweislich effektive medikamentöse Vorgehen ist eine intravenöse, systemische Thrombolyse (auch „Lysetherapie") mit rekombinantem Gewebe-Plasminogen-Aktivator (rtPA, Alteplase, Actilyse).

> **Die einzige zugelassene spezifische medikamentöse Therapie des akuten Schlaganfalls ist die i.v. Thrombolyse mit rtPA innerhalb von 4,5 h nach Symptombeginn.**

Dabei wird nach Ausschluss einer intrazerebralen Blutung und einer großen ischämischer Infarktausdehnung mittels kranialem CT oder MRT 0,9 mg/kg KG rtPA (10 % als Bolus, den Rest als Infusion über 1 h) i.v. verabreicht. Die Zulassung der Thrombolyse stützt sich auf die 1995 veröffentlichte Studie des amerikanischen National Institute of Neurological Disorders and Stroke (NINDS), in die zunächst nur Patienten innerhalb von 3 h nach Eintreten der Symptome eingeschlossen wurden. Daher erfolgte in Europa im Jahre 2000 zunächst die Zulassung von rtPA zur Therapie im engen 3-h-Zeitfenster. Erst nach Veröffentlichung der positiven Ergebnisse der ECASS-3-Studie, welche Patienten im 3- bis 4,5-h-Zeitfenster einschloss, wurde im November 2011 die Zulassung bis 4,5 h erweitert. Neben diesem beschränkten Zeitfenster, in dem die Lyse verabreicht werden sollte, bestehen jedoch noch weitere formale Einschränkungen bei der Zulassung. Sie betreffen z. B. das Alter (<80 Jahre), Co-Therapie mit Antikoagulanzien und hypertensive sowie massive hyperglykämische Entgleisungen.

Die wichtigsten Ein- und Ausschlusskriterien für eine Thrombolysetherapie nach Zulassungskriterien sind in ◼ Tab. 6.2 aufgeführt. Es ist jedoch hinzuzufügen, dass im klinischen Alltag nicht alle dieser Einschränkungen auch immer streng befolgt werden und nicht selten eine Off-label-Lyse durchgeführt wird. Viele Anwendungsstudien zeigen dabei, dass

◘ Tab. 6.2 Die wichtigsten Ein- und Ausschlusskriterien einer Thrombolyse nach Zulassungsbedingungen

Einschlusskriterien	Ausschlusskriterien
Klinische Diagnose eines ischämischen Schlaganfalls	Orale Antikoagulanzientherapie
Alter 18–80 Jahre	Kurz zurückliegende schwere Blutung
4,5 h seit Symptombeginn	V. a. oder Z. n. Subarachnoidalblutung
Intrakranielle Blutung mittels Bildgebung ausgeschlossen	Bekannte intrakranielle Neoplasie oder unversorgtes Aneurysma
Überwachung auf Intensivstation oder Stroke Unit	Kurz zurückliegende Punktion eines nicht-komprimierbaren Gefäßes, i.m.-Injektion
	Unkontrollierbare schwere Hypertonie
	Größere Operationen oder Traumata in den letzten 3 Monaten
	Schwere Lebererkrankung, gastrointestinale Blutung
	Bekannte Neoplasie mit erhöhter Blutungsneigung
	Zeit ist Gehirn – „time is brain"

auch in diesen Off-label-Situationen die Lysetherapie sicher und effektiv anwendbar ist. Dies führt dazu, dass die Lyse bei bestimmten Off-label-Gründen, v. a. bei einem Patientenalter >80 Jahren, explizit in den Leitlinien empfohlen wird.

> **„Time is brain". Je früher eine Thrombolyse durchgeführt wird, desto effektiver ist sie.**

Wenn innerhalb von 90 min nach Symptombeginn therapiert wird, ist die Chance, ein exzellentes Endergebnis (keine im täglichen Leben behindernden neurologischen Ausfälle) zu haben, 2,8fach gegenüber Placebo erhöht, innerhalb von 90–180 min nur noch 1,5fach und von 180–270 min ca. 1,4fach. Demgegenüber entsteht gerade bei Patienten, die das Krankenhaus sehr früh erreichen, bei Klinikern häufig der Irrglaube, man habe bis zur 4,5-h-Zulassungsgrenze noch ausreichend Zeit, eine Thrombolyse zu initiieren. Dabei ist der Effektivitätsverlust durch Zuwarten bei diesen Patienten am bedeutendsten. Verzögerungen bei der Therapie sollten in der Klinik unbedingt vermieden werden. Eine wichtige Kenngröße zur Qualitätskontrolle ist daher die Door-to-needle-Zeit, also die Zeit die nach Eintreffen in der Klinik bis zum Start der Lyse vergeht. Es sollte eine genaue Dokumentation dieser Kenngröße erfolgen und diese im Team im Verlauf optimiert und gemonitort werden.

Fallbeispiel

Ein 58-jähriger Patient entwickelt bei der Arbeit um 8.30 Uhr eine plötzliche Halbseitenlähmung links sowie eine Gefühlsstörung der linken Seite und eine Dysarthrie. Von den Arbeitskollegen wird sofort der Notarzt verständigt, der den Patienten um 9.15 Uhr, also 45 min nach Auftreten der Symptome, in der neurologischen Notfallambulanz vorstellt. In der Klinik erfolgt eine kurze standardisierte neurologische Untersuchung durch den diensthabenden Neurologen sowie eine Dokumentation der Vitalparameter und eine Blutentnahme. Klinische Kontraindikationen gegen eine Lyse liegen nicht vor. Zum Ausschluss einer Hirnblutung als Ursache der Schlaganfallsymptome erfolgt eine Computertomografie, die einen Normalbefund zeigt. Um 9.40 Uhr, also 25 min nach Eintreffen in der Klinik, wird eine systemische Thrombolyse begonnen.

Fazit: Das Vorgehen bei der Thrombolyse im 4,5-h-Zeitfenster ist einfach. Neben der Erfassung und ggf. Stabilisierung der Vitalparameter, einer Blutentnahme und einer kurzen Anamnese mit standardisierten Untersuchung (NIHSS-Skala; ▶ Anhang), muss lediglich ein CT zum Ausschluss von Kontraindikationen zur Lyse durchgeführt werden. Wichtig ist im vorliegenden Fall, dass der Ablauf gerade wegen des sehr frühen Zeitfensters (präklinische Zeit 45 min) möglichst schnell erfolgt.

6.2.2 Intraarterielle Lyse, mechanische Rekanalisationsverfahren

Analog zum Herzkatheter beim akuten Herzinfarkt kann auch bei ausgesuchten Schlaganfallpatienten mit sehr proximalen Gefäßverschlüssen (Karotis, Mediahauptstamm, A. basilaris) ein lokaler Therapieversuch mittels intraarterieller, meist mechanischer Rekanalisationsverfahren (Thrombektomie) erwogen werden. Die interventionelle Therapie hat den Vorteil, dass gerade bei den Verschlüssen der großen Gehirngefäße deutlich höhere Rekanalisationsraten erreicht werden, als dies mit alleiniger i.v. Lysetherapie möglich ist. Kehrseite ist der technisch hohe Aufwand und die häufig schwierige Durchführung der Methode. Zudem ist der Anteil der mittels interventioneller Verfahren behandelbaren Patienten beim Schlaganfall gering (max. 5–10 % aller Patienten). Viele Patienten werden in Kliniken erstversorgt, die keine Möglichkeit zur interventionellen Therapie haben, und müssen dann in Interventionszentren weiterverlegt werden. Hierbei entsteht häufig auch ein erheblicher Zeitverlust bis zur Therapie.

Nach langjähriger Forschung und einigen Rückschlägen wurde nun 2015 erstmals eine ganze Reihe von positiven randomisierten Studien zur Thrombektomie veröffentlicht. Es zeigt sich ein dramatischer Vorteil der kombinierten intravenösen und interventionellen Therapie gegenüber der alleinigen medikamentösen Lysetherapie. Diese wurden jedoch zumeist an sehr gut ausgewählten Patientenkollektiven durchgeführt. Die Überführung dieser überragenden Studienergebnisse stellt nun für die nahe Zukunft eine erhebliche Herausforderung an die Infrastruktur und die klinische Organisation dar.

- **Kombination von intravenöser und interventioneller Therapie – „Bridging-Konzept"**

In allen positiven Studien zur Thrombektomie wurde in der Mehrzahl der Patienten (80–100 %) zunächst eine systemische Lysetherapie durchgeführt. Einige der Studien wurden zudem im „Rescue-Verfahren" konzipiert, sodass nur Patienten, die zuvor nicht auf eine Lysetherapie angesprochen hatten, eingeschlossen werden durften. Es bleibt daher weiterhin Standard, auch bei Patienten, die einer Thrombektomie zugeführt werden, eine Standardlysetherapie durchzuführen. Insbesondere bei Patienten, die zunächst in einer Klinik ohne Interventionsmöglichkeit behandelt werden, sollte vor der Verlegung eine Lysetherapie begonnen werden. Eine Möglichkeit, den bei der interventionellen Therapie entstehenden Zeitverlust zu kompensieren, ist die Kombination der i.v. und i.a. Therapie, im Rahmen des „Bridging-Konzepts". Dabei wird die Zeit bis zur i.a. Behandlung durch eine frühe i.v. Therapie „überbrückt". Ein solches Vorgehen wird derzeit in Zentren bei der Behandlung von Patienten mit sehr schweren Schlaganfällen mit Verschlüssen proximaler Hirngefäße (Karotis-T, Hauptstamm der A. cerebri media, A. basilaris) angewendet. Es sind nun große internationale Studien im Gange, die dieses Vorgehen mit der alleinigen systemischen Lyse vergleichen (◘ Abb. 6.1).

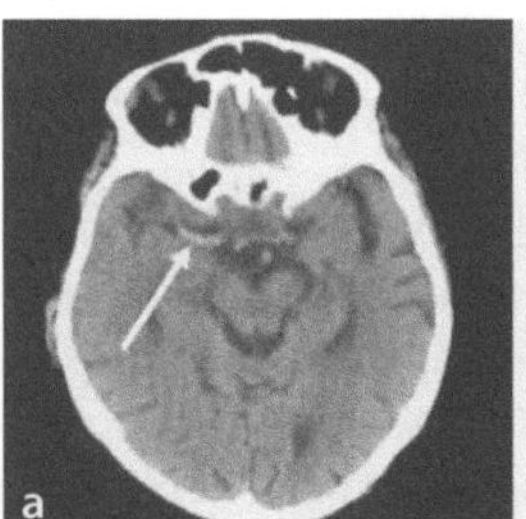
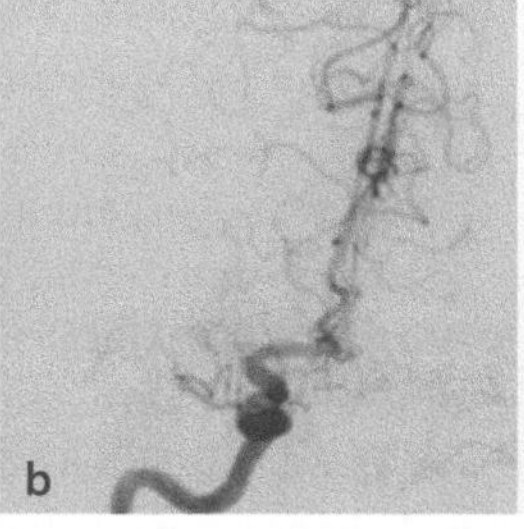
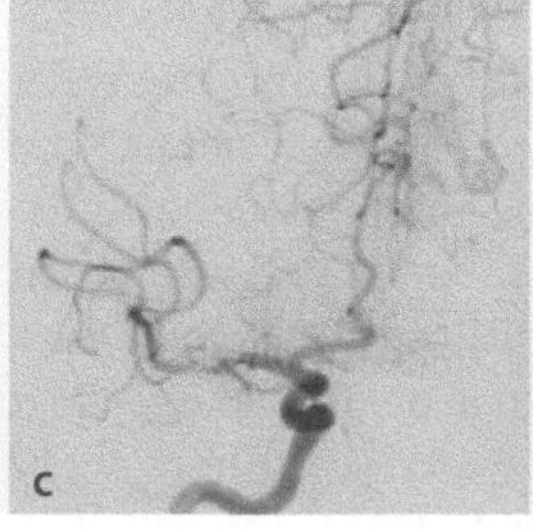
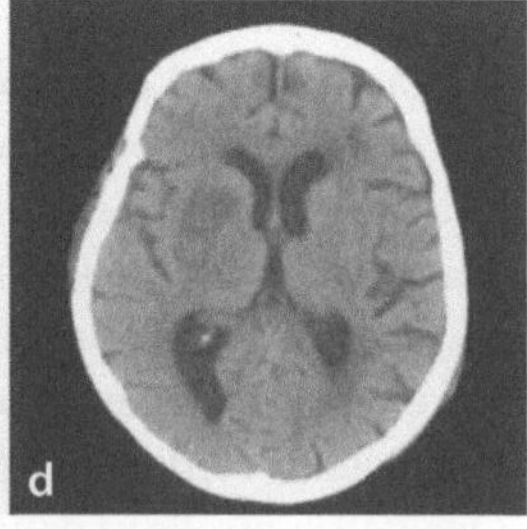

◘ **Abb. 6.1**   53-jähriger Patient mit einem 2 h zuvor akut aufgetretenen schweren rechtshirnigen Media-Syndrom (Hemiparese links, Bewusstseinsstörung, Kopf- und Blickwendung. **A** Natives cCT bei Aufnahme mit dichten (hyperdensen) Mediazeichen (Pfeil) als Hinweis auf einen Verschluss des Media-Hauptstammes; **B** Angiogramm nach 45 min rtPA-Infusion bei „Bridging-Lyse" mit weiterhin bestehendem Verschluss der A. cerebri media; **C** Erfolgreiche Rekanalisation nach mechanischer Intervention; **D** Verlaufs-CT mit Demarkation eines auf die Stammganglien beschränkten kleinen Infarktes. (Mit freundlicher Genehmigung von Dr. Tobias Struffert, Neuroradiologische Universitätsklinik Erlangen)

Auf einen Blick

- Mit der systemischen Thrombolyse steht innerhalb der ersten 4,5 h nach Symptombeginn eine effektive Therapie des Schlaganfalls zur Verfügung.
- Das Vorgehen bei einer Standard-4,5-h-Lyse ist einfach, Zeitverluste sind auch in der Klinik unbedingt zu vermeiden.
- Die Thrombolyse ist umso effektiver. je früher sie durchgeführt wird: Time is brain!
- Bei Patienten mit proximalen Gefäßverschlüssen ist die zusätzlich zur Lyse durchgeführte interventionelle Therapie mittels Thrombektomie bei ausgesuchten Patienten deutlich effektiver als eine alleinige intravenöse Behandlung.

6.3   Behandlung von Komplikationen

M. Köhrmann

In Kürze: Die Sterblichkeit nach Schlaganfall ist trotz der erreichten Verbesserung der Diagnostik und Therapie mit bis zu 25 % in den ersten Monaten nach dem Insult weiterhin hoch. Neben dem Schlaganfall selbst sind hierfür die häufig auch mit dem Infarkt verbundenen Komplikationen verantwortlich. Wichtige Komplikationen sind Schlaganfallrezidive, Hirnödementwicklung, Herzrhythmusstörungen, Lungenentzündungen (Pneumonien), Harnwegsinfekte, venöse Thrombosen, Lungenembolie, Druckulzera, epileptische Anfälle sowie schwere Depressionen. Die Verhinderung und effektive Behandlung solcher Komplikationen sind somit zentrale Aufgaben der Therapie auf der Stroke Unit.

> Schlaganfallpatienten sind prädisponiert für zahlreiche neurologische und internistische Komplikationen. Auf Schlaganfallstationen tragen prophylaktische Maßnahmen, frühzeitiges Erkennen und umgehende Behandlung dieser Komplikationen zu einer Reduktion der Morbidität und Mortalität nach Schlaganfall bei.

6.3.1   Zerebrale Komplikationen und Hirnödem

■ Erneute zerebrale Ischämie oder Blutung

Nach einer Transitorisch Ischämischen Attacke (TIA) oder einem ischämischen Schlaganfall besteht in den ersten Tagen ein hohes Risiko eines manifesten Schlaganfalls bzw. eines Schlaganfallrezidivs (Rothwell et al. 2006; Weimar et al. 2005). Durch möglichst rasche und gezielte Diagnostik der Schlaganfallursache und Einleitung einer darauf abgestimmten Sekundärprophylaxe können bis zu 80 % dieser Frührezidive verhindert werden. So kann z. B. eine frühe Operation bei zugrunde liegender Stenose der Halsschlagader notwendig sein. Auch ist bei einer kardialen Ursache der Durchblutungsstörung bei vorliegendem Vorhofflimmern eine rasche Antikoagulation effektiv.

Eine weitere ernste zerebrale Komplikation in der Frühphase stellt eine Einblutung ins Schlaganfallareal, z. B. nach i.v. Thrombolyse dar. Nicht selten verlaufen solche Einblutungen nach Lysetherapie tödlich. Prophylaktisch sollte bei Lysepatienten eine strengere Blutdruckeinstellung (<180 mmHg systolisch) erfolgen. Auch ist nach Thrombolyse die Gabe von antithrombotischen Medikamenten (Heparin, Aspirin, Marcumar etc.) für die ersten 24 h zu unterlassen.

■ Hirnödem

Über verschiedene Pathomechanismen (Entzündungsreaktion, Sauerstoffradikale, toxische Metabolite, Gewebsazidose) kann sich in den ersten Tagen bis Wochen nach Schlaganfall, besonders bei sehr großen Infarkten, oder bei ausgeprägter ICB bzw. SAB, ein raumforderndes fokales oder globales Hirnödem entwickeln (Hacke et al. 1996; Heo et al. 2005; Staykov et al. 2011; Wijdicks u. Diringer 1998). Dies ist vor allem bei jüngeren Patienten oder Kleinhirn- bzw. Hirnstammbeteiligung durch die drohende zerebrale Einklemmung potenziell lebensbedrohlich (Qureshi et al. 2003). Eine regelmäßige klinisch-neurologische Untersuchung inklusive Vigilanz und Pupillenstatus ist neben der Kontrolle von Atmung und Kreislauf obligat, ebenso wie die Aufrechterhaltung einer adäquaten Hirndurchblutung, Normothermie und Normoglykämie.

Zusätzlich sollte auf achsgerechte Oberkörperhochlagerung, ausreichende analgetische, antiemetische und angstlösende Medikation sowie Oxygenierung geachtet werden. Individuell kommt eine antiödematöse Therapie, Hypothermie, Hämatomausräumung oder Entlastungstrepanation in Betracht, letztere speziell bei raumfordernden Media- oder Kleinhirninfarkten. Bei akutem Hydrozephalus nach SAB oder Kleinhirnläsion ist eine EVD-Anlage indiziert (Adams et al. 2007; Bederson et al. 2009; Chen et al. 1992; Hornig et al. 1994). Meist ist dann eine weitere Behandlung auf der Intensivstation nötig.

> **Bei sehr großen Schlaganfällen kann es in der Frühphase zur Entwicklung eines Ödems (Wassereinlagerung mit Schwellung) kommen. Da der Schädelknochen nur eine begrenzte Ausdehnung erlaubt, kann hierdurch eine Einklemmung resultieren, die unbehandelt tödlich verläuft. Therapieoptionen sind neben einer medikamentösen, antiödematösen Therapie auch die Entfernung des Schädelknochens über der betroffenen Gehirnhälfte (sog. Hemikraniektomie).**

6.3.2   Dysphagie, Aspirationsneigung und Pneumonie

Die Lungenentzündung (Pneumonie) ist eine der häufigsten Komplikationen nach Schlaganfall. Maßgeblich trägt dazu die in der Akutphase bei etwa 50 % der Betroffenen bestehende Schluckstörung bei. Generell sollte auf eine Freihaltung der Atemwege, regelmäßige Dysphagiediagnostik (▶ Kap. 16), zusätzliche Oxygenierung bei einer Sauerstoffsättigung <95 % und auf antiemetische Maßnahmen geachtet werden. Eine transnasale Magensonde senkt möglicherweise das Aspirationsrisiko, darüber hinaus wird damit eine enterale Ernährung innerhalb <48 h empfohlen, da ein kataboler Zustand mit einem schlechten Outcome verbunden ist. Erst wenn standardisiert in Kooperation mit der Logopädie eine Schluckstörung ausgeschlossen wurde und ein ausreichender Hustenstoß gewährleistet ist, darf eine orale Nahrungszufuhr erfolgen. Ist dies längerfristig

nicht möglich, sollte eine perkutane Gastrostomie (PEG) initiiert werden.

Andere Risikofaktoren für die Entstehung einer Pneumonie sind durch die zerebrale Läsion bedingte pathologische Atemmuster, Hirnnervenbeteiligung, Immobilisation und Sekretverhalt (Daniels et al. 1999). Hier steuern Lagerungsmaßnahmen und spezielle Atemgymnastik entgegen. Da Pneumonien zu erhöhter Morbidität und Mortalität von Schlaganfallpatienten beitragen, sollte bei Auftreten einer Lungenentzündung frühzeitig und möglichst gezielt antibiotisch behandelt werden; eine prophylaktische Gabe wird nicht empfohlen. Bei ausgeprägter Aspirationsgefahr sollte eine Intubation diskutiert werden.

> **Die Lungenentzündung stellt die häufigste Komplikation nach Schlaganfall dar, geht mit erhöhter Mortalität und Morbidität einher und erfordert eine antibiotische Therapie. Hauptursache ist die oftmals bestehende Dysphagie. Bis zum positiven Schluckversuch sollte eine ausreichende enterale Ernährung frühzeitig mittels nasogastraler Sonde erfolgen.**

6.3.3   Harnwegsinfekte

Harnwegsinfekte werden bei etwa 40 % der Schlaganfallpatienten nachgewiesen (Aslanyan et al. 2004), insbesondere bei älteren Patienten, schwerem Schlaganfall sowie nach Anlage eines Blasenkatheters (Gerberding 2002; Thomas et al. 2008). Nach der Diagnose sollte umgehend eine adäquate antibiotische Therapie erfolgen, da Harnwegsinfekte ähnlich wie Lungenentzündungen mit einem schlechteren Outcome nach Schlaganfall assoziiert sind (Meijer et al. 2003). Spezielles Blasentraining und Physiotherapie scheinen sich ebenso positiv auszuwirken (Dumoulin et al. 2005; Thomas et al. 2005).

> **Harnwegsinfekte treten im Rahmen eines Schlaganfalls häufig auf, insbesondere bei Urininkontinenz und Blasenkatheteranlage. Sie verschlechtern die Prognose und sollten antibiotisch therapiert werden. Auch Blasentraining kann sich positiv auswirken.**

6.3.4 Komplikationen der Herz-Kreislauf-Funktion

Vorhofflimmern, die häufigste Herzrhythmusstörung, kann sowohl Ursache als auch Komplikation eines Schlaganfalls sein und bedarf nach Ausschluss von Kontraindikationen einer oralen Antikoagulation (OAK) (Oppenheimer u. Hachinski 1992). Daneben sind eine Verschlechterung der kardialen Pumpfunktion bis zum akuten Herzversagen oder Myokardinfarkt zu beobachten, aber glücklicherweise selten. Erhöhte Troponinwerte (Barber et al. 2007) oder Veränderungen des Elektrokardiogramms (EKG) (Christensen et al. 2005) sind ebenfalls nicht selten, bedingt durch eine Störung des autonomen Nervensystems, insbesondere bei Beteiligung des insulären Kortex (Chua et al. 1999; Fure et al. 2006; Orlandi et al. 2000; Tatschl et al. 2006). Nach kardiologischer Untersuchung sollte eine risikoangepasste Diagnostik und Therapie eingeleitet werden (Herzkatheter, Antiarrhythmika, Inotropika, Herzglykoside, Schrittmacherimplantation).

6.3.5 Thrombosen und Lungenembolie

Tiefe Beinvenenthrombose (TVT) und Lungenembolie (LE) gehören zu potenziell lebensbedrohlichen Gefahren nach Schlaganfall, vor allem bei älteren und immobilen Patienten (Kelly et al. 2004; Wijdicks u. Scott 1997). Prophylaktisch spielen ausreichende Flüssigkeitszufuhr, frühzeitige Mobilisation und vor allem niedrigdosiertes, unfraktioniertes oder niedermolekulares Heparin eine entscheidende Rolle. Vermehrte intra- oder extrakranielle Blutungen werden unter dieser prophylaktischen, niedrigdosierten Heparingabe nicht beobachtet (Busch u. Masuhr 2004; Kamphuisen et al. 2005). Alle Patienten, vor allem bei bestehenden motorischen Ausfällen (z. B. Hemiparese) und Immobilisation, sollten daher eine medikamentöse Thromboseprophylaxe erhalten. Entgegen anderen Erkrankungen konnten mehrere große Studien keinen positiven Effekt von Kompressionsstrümpfen nach Schlaganfall nachweisen. Im Gegenteil, es zeigten sich eher vermehrte Komplikationen. Daher sollte bei Schlaganfallpatienten in aller Regel auf das Anpassen von Strümpfen verzichtet werden.

Bei bestätigter TVT ist diese analog zu Nicht-Schlaganfallpatienten zu behandeln. Allerdings muss das erhöhte Risiko einer Einblutung in das Infarktareal bei dann häufig notwendiger Antikoagulation bedacht und sorgfältig mit der Notwendigkeit zur Blutverdünnung abgewogen werden.

> **Tiefe Beinvenenthrombose und Lungenembolie zählen zu gefährlichen Komplikationen nach einem Schlaganfall und müssen umgehend behandelt werden. Zur Prophylaxe tragen Frühmobilisation und ausreichende Hydratation bei. Zudem sollten alle Schlaganfallpatienten vor allem bei bestehenden motorischen Ausfällen (z. B. Hemiparese) und Immobilisation eine medikamentöse Thromboseprophylaxe erhalten.**

6.3.6 Andere: Dekubitus, epileptischer Anfall, Agitation, Depression, Sturzneigung

■ Dekubitus

Eine Frühmobilisation dient zur Vorbeugung von Kontrakturen, orthopädischen Komplikationen und Druckulzera (Langhorne 1999). Insbesondere auf häufigen Lagewechsel bettlägeriger immobilisierter Patienten, Hygiene und Trockenhalten der Haut ist zu achten (Reddy et al. 2006). Bei Hochrisikopatienten kommen luft- oder flüssigkeitsgefüllte Matratzen zum Einsatz. In Absprache mit Dermatologie und Chirurgie werden Dekubitalgeschwüre konservativ oder mittels chirurgischer Versorgung behandelt.

■ Epileptischer Anfall

Epileptische Anfälle treten häufiger nach ICB als nach zerebraler Ischämie auf, davon allein innerhalb von 24 h bei etwa 4 % der Patienten (Burn et al. 1997; Vespa et al. 2003). Im späteren Verlauf entwickeln 3–67 % meist fokale oder fokal eingeleitete sekundär generalisierte Anfälle (Camilo u. Goldstein 2004; Olsen 2001), welche antiepileptisch therapiert werden sollen. Eine prophylaktische

Medikation wird nicht empfohlen (European Stroke Organisation [ESO] Executive Committee; ESO Writing Committee). Nach längerer Anfallsfreiheit kann ein Auslassversuch unternommen werden. Ein Status epilepticus dagegen wird nach Schlaganfall nur selten beobachtet. Auch sind Anfälle direkt bei Eintreten der Symptome selten (Rumbach et al. 2000).

▪ Agitation

Gründe für Unruhe und Verwirrtheit sind nicht nur Vorerkrankungen, Alkoholentzugsdelir, Medikamente oder der Schlaganfall an sich, sondern auch Infektion und Exsikkose. Neben der ursächlichen Therapie können sedierende oder antipsychotische Maßnahmen notwendig sein. Im Akutfall stehen Neuroleptika oder Benzodiazepine zur Verfügung.

▪ Depression

Eine Depression ist eine häufige und zu selten auch erkannte und behandelte schwere Komplikation nach Schlaganfall (O'Brien et al. 2003; Rothwell et al. 2005). Risikofaktoren für das Auftreten einer „Post-Stroke-Depression" sind Immobilität, kognitive Beeinträchtigung und Schwere des Schlaganfalls. Die Depression führt dann häufig zu einem schlechteren Rehabilitationsergebnis und einem ungünstigeren langfristigen Outcome (Hackett u. Anderson 2005). Obwohl etwa 30 % betroffen sind, wird die Diagnose u. a. aufgrund fehlender standardisierter Diagnostik selten gestellt und behandelt (Linden et al. 2007; Paolucci et al. 2006; Thomas u. Lincoln 2006). Besonders selektive Serotonin-Wiederaufnahme-Inhibitoren (SSRI) werden therapeutisch empfohlen (Bhogal et al. 2005; Chollet et al. 2011; Van de Meent et al. 2003).

▪ Sturzneigung

Im Verlauf treten bei etwa 25 % der Schlaganfallpatienten Stürze auf (Forster u. Young 1995; Mackintosh et al. 2005; Mackintosh et al. 2006), besonders bei Beeinträchtigung der Kognition, Mobilisation und Sensibilität (Aizen et al. 2007; Teasell et al. 2002). Deshalb sollte das individuelle Sturzrisiko standardisiert abgeschätzt und über prophylaktische Maßnahmen (Hilfsmittel, Physiotherapie, Mobilisationstraining) aufgeklärt werden.

Auf einen Blick

— Schlaganfallpatienten sind durch die Grunderkrankung, Altersverteilung und Komorbiditäten prädisponiert für Komplikationen. Die Behandlung auf einer Schlaganfallstation mit speziell geschultem und multidisziplinärem Personal trägt zur Vermeidung sowie frühen Therapie dieser Komplikationen und konsekutiven Verbesserung des Outcome bei.

— Neben einem erneuten Schlaganfall, einer Einblutung ins Schlaganfallareal bzw. einer Nachblutung bei ICB oder SAB, droht auch die Entwicklung eines lebensbedrohlichen Hirnödems. Letzteres tritt vor allem bei jüngeren Patienten, großen Mediainfarkten oder im Kleinhirn lokalisierten Hirnläsionen auf. Therapeutisch kommen medikamentöse (antiödematöse) und auch chirurgische Maßnahmen (z. B. Hemikraniektomie) zum Einsatz.

— Bei Dysphagie besteht durch Aspiration die Gefahr einer Pneumonie. Eine Frühmobilisation reduziert dieses Risiko. Erst nach einer standardisierten Durchführung eines Schluckversuchs und positivem Ergebnis sollte oral ernährt werden. Auch Harnwegsinfekte können, bevorzugt bei Harninkontinenz und Blasenkatheteranlage, auftreten. Sämtliche Infekte sollten frühzeitig und gezielt antibiotisch behandelt werden. Eine prophylaktische Antibiotikagabe wird nicht empfohlen.

— Frühmobilisation, Hydratation und medikamentöse Thromboseprophylaxe dienen der Vorbeugung einer tiefen Beinvenenthrombose oder Lungenembolie. Tritt diese dennoch auf, muss interdisziplinär entsprechend behandelt werden.

— Eine Frühmobilisation senkt das Risiko von Kontrakturen, Dekubitalgeschwüren und Stürzen.

— Epileptische Anfälle sollten mit Antiepileptika behandelt werden.

— Eine Depression nach Schlaganfall ist häufig und wird ebenso häufig nicht erkannt oder adäquat behandelt. Antidepressive Medikamente, besonders aktivierende Substanzen (z. B. SSRI), sind Mittel der ersten Wahl.

6.4   Nicht-invasive Beatmung

E.-M. Sauer

In Kürze: Die nicht-invasive Beatmung („non-invasive ventilation", NIV) wird seit langem in Form von nicht-invasiver Unterdruck- („non-invasive negative pressure ventilation", NINPV), Überdruck- („non-invasive positive pressure ventilation", NIPPV) oder CPAP-Therapie („continuous positive airway pressure", kontinuierlicher Atemwegsüberdruck) erfolgreich bei Schlafapnoe oder COPD („chronic obstructive pulmonary disease", chronisch obstruktive Lungenerkrankung) eingesetzt. Erst in den letzten 25 Jahren erlangte sie im Bereich der Intensiv- und Notfallmedizin bei akuter respiratorischer Insuffizienz als sichere und effektive Methode zunehmendes wissenschaftliches Interesse (Meduri et al. 1989). Mittlerweile liegt in Europa der Anteil an NIV bei bis zu 35 % der beatmeten Patienten (Vanpee et al. 2002). In den USA erhöhte sich der NIV-Einsatz bei COPD-Patienten von 1 % im Jahr 1998 auf 4,5 % in 2008 (Chandra et al. 2012). In einer weltweiten Umfrage stieg der intensivmedizinische NIV-Einsatz unter allen Ventilationen von 4 % im Jahr 2001 auf 11 % im Jahr 2004 (Esteban et al. 2008). Der Einsatz im Aufwachraum (Battisti et al. 2005), auf Palliativstationen (Shee u. Green 2003) und in der Neurologie (Kuhnlein et al. 2008) steigt ebenfalls, ist aber noch ausbaufähig. Aktuell gilt die NIV als Therapie der ersten Wahl bei exazerbierter COPD, kardialem Lungenödem, Atemversagen bei immunsupprimierten Patienten und beim Weaning extubierter COPD-Patienten (Maggiore et al. 2010; Mariani et al. 2011; Nava 2013). Die NIV führt zur Reduktion der Atemarbeit und zur Verbesserung der alveolaren Ventilation und ist auch beim wachen, kommunikationsfähigen Patienten anwendbar. Häufig können damit eine Intubation und deren Komplikationen vermieden oder die Mortalitätsrate verringert werden (Bolton u. Bleetman 2008). Weniger Evidenz mangels schlüssiger Metaanalysen gibt es für den Einsatz bei Schlafapnoe, palliativer Dyspnoe, akutem Asthmaanfall, Obesitas-Hypoventilationssyndrom, Thoraxtrauma oder Bronchiektasen. Bei chronisch ventilatorischer Insuffizienz bei neuromuskulären und thorakorestriktiven Erkrankungen (amyotrophe Lateralsklerose [ALS], Muskeldystrophie Duchenne, Poliomyelitis, Myopathien, Skoliose, posttuberkulöses Syndrom), COPD, Schlafapnoe oder Obesitas-Hypoventilationssyndrom ist auch ein außerklinischer NIV-Einsatz möglich.

> **Das wissenschaftliche Interesse und der praktische Einsatz der nicht-invasiven Beatmung sind in den letzten 25 Jahren enorm gestiegen, vor allem bei exazerbierter COPD, kardialem Lungenödem, Atemversagen bei immunsupprimierten Patienten und beim Weaning extubierter COPD-Patienten. Der Gebrauch in der Neurologie ist noch ausbaufähig.**

6.4.1   Indikationen

Eine akute respiratorische Insuffizienz resultiert aus einer Störung des Atemantriebs, der Atempumpe (Ventilationsversagen) oder einer Gasaustauschstörung (Ventilations-Perfusions-Missverhältnis). Generelle Ziele einer NIV sind, eine akute Ateminsuffizienz zu verbessern bzw. eine Verschlechterung zu vermeiden und ein Höchstmaß an Atemunterstützung bereitzustellen, wenn eine invasive Beatmung nicht indiziert oder erwünscht ist, wie in der Terminalphase chronischer Erkrankungen.

Gründe für ein hypoxämisches Atemversagen (trotz Sauerstoffgabe Sauerstoffsättigung [SpO_2] <95 % und Atemfrequenz >25/min, Verhältnis PaO_2 [arterieller Sauerstoffpartialdruck] zu FiO_2 [Sauerstofffraktion in der Inspirationsluft] <200 mmHg) sind kardiales Lungenödem, Pneumonie, Atelektasen, Aspiration, Lungenkontusion oder -embolie, Thoraxtrauma oder das akute Atemnotsyndrom („acute respiratory distress syndrome", ARDS). Ein hyperkapnisches Atemversagen (arterieller CO_2-Partialdruck [$PaCO_2$] >45 mmHg, pH <7,35) wird bei COPD, Asthma, Verletzungen des Rückenmarks oder Hirnstamms, erhöhtem intrakraniellen Druck, Schlafapnoe, Obesitas-Hypoventilationssyndrom, metabolischen Enzephalopathien und neuromuskulären Erkrankungen (Phrenikusparese, amyotrophe Lateralsklerose (ALS), spinale Muskeldystrophie, Postpoliomyelitissyndrom, Myopathien) beobachtet (Keenan u. Mehta 2009).

◘ **Tab. 6.3** Empfehlungsstärke für den Einsatz der NIV bei verschiedenen Krankheitsbildern. (Adaptiert nach Schonhofer et al. 2008)

Empfehlungsstärke	Indikation
Hoch (mehrere kontrollierte Studien)	Exazerbierte chronisch-obstruktive Lungenerkrankung
	Akutes kardiales Lungenödem
	Akute respiratorische Insuffizienz bei Immunsupprimierten
	Postextubationsphase bei bekannter chronisch-obstruktiver Lungenerkrankung
Mittel (wenige kontrollierte Studien bzw. viele Fallserien)	Postoperative respiratorische Insuffizienz
	Postextubationsphase
	Nicht-angebrachte Intubation, z. B. in Palliativsituation
Schwach	Akutes Atemnotsyndrom, akut exazerbiertes Asthma, Pneumonie
	Trauma
	Zystische Fibrose

Weitere Indikationen in der Notfallsituation, auf Schlaganfall- oder neurologischen Intermediate-Care(IMC)-Stationen, stellen Hypothermiebehandlung, Myasthenia gravis, Guillain-Barré-Syndrom oder drohende Erschöpfung nach Extubation dar. Die Empfehlungsstärken der einzelnen Indikationen sind in ◘ Tab. 6.3 dargestellt.

Absolute und relative Kontraindikationen einer NIV sind in ◘ Tab. 6.4 aufgelistet.

❯ **Die NIV kann sowohl bei verschiedenen Ursachen einer hyperkapnischen als auch einer hypoxämischen akuten respiratorischen Insuffizienz erfolgreich angewendet werden. Kontraindikationen müssen individuell berücksichtigt werden.**

6.4.2 Vorteile

Die NIV führt zur Reduktion der Atemarbeit, kollabierte oder kaum belüftete Lungenpartien werden rekrutiert und die alveolare Ventilation verbessert. Dadurch wird ein effizienter Gasaustausch und eine Verbesserung des Sekrettransports ermöglicht (Vitacca et al. 2001). Häufig kann so eine Intubation und damit assoziierte Komplikationen (z. B. nosokomiale Pneumonien) vermieden werden, vor allem bei Patienten mit Immunsuppression oder Begleiterkrankungen (Ambrosino u. Vagheggini 2008). Weiterer Vorteil ist die Anwendbarkeit beim wachen Patienten, was gerade bei neurologischen Erkrankungen von besonderer Bedeutung ist. Außerdem ermöglicht es dem Patienten Nahrungsaufnahme und Kommunikation. Letztlich wird bei frühzeitiger Anwendung sogar eine Reduktion der Mortalitätsrate beschrieben (Bolton u. Bleetman 2008). Nicht zuletzt bietet die NIV aufgrund kürzerer Liegezeiten und weniger Komplikationen eine kosteneffiziente Behandlungsmethode (Nava u. Hill 2009).

❯ **Vorteile einer NIV sind reduzierte Atemarbeit und verbesserte alveoläre Ventilation. Sie ist auch beim wachen Patienten möglich. Oft können dadurch eine Intubation und deren Komplikationen vermieden werden, was letztlich die Sterblichkeitsrate verringert.**

6.4.3 Praktische Anwendung

Die verschiedenen Modelle beziehen je nach Machart die Nasen- bzw. Nasen-Mund-Partie, das ganze Gesicht oder als Helm den ganzen Kopf ein. Initial wird die Nasen-/Mundmaske angeraten (Westhoff et al. 2015). Auf ausreichende Dichtigkeit zur Vermeidung von Leckagen und das Auftreten

◘ Tab. 6.4 Kontraindikationen einer nicht-invasiven Beatmung

Absolute Kontraindikationen	Nicht hyperkapnisches Koma
	Aspirationsgefahr, fehlende Schutzreflexe, Überproduktion an Atemwegssekret
	Lebensbedrohliche Hypoxie, Obstruktion des oberen Respirationstrakts
	Atemstillstand, Herzkreislaufstillstand
	Gesichtstrauma, schwere Verletzung, Ödem oder Verbrennung der Atemwege
	Unbehandelter Pneumothorax
	Gastrointestinale Blutung, Ileus
Relative Kontraindikationen	Hyperkapnisch bedingtes Koma
	Unkooperativer oder agitierter Patient
	Schwere Komorbiditäten, Multiorganversagen, Schluckstörung
	Hohes Risiko eines Pneumothorax (z. B. bei chronisch obstruktiver Lungenerkrankung)
	Hämodynamisch instabil (hypotensiver Schock, nicht-kontrollierbare Arrhythmien etc.)
	Frische Operation an Gesicht, oberen Atemwegen oder oberem Gastrointestinaltrakt
	Schwangerschaft
	Progredientes schweres Atemversagen

von Druckläsionen muss unbedingt geachtet werden. Für eine entsprechende Toleranz seitens des Patienten kann unter Beachtung des Atemantriebes eine leichte Sedierung nötig sein. Der Kopf des Patienten sollte achsgerecht leicht erhöht gelagert werden, zu Beginn ist eine halbsitzende Position günstig.

Während der Anwendung von NIV ist eine kontinuierliche SpO_2-Überwachung nötig. Arterielle Blutgasanalysen sollten zu Beginn, nach 30, 60 und 120 min und jeweils 60 min nach Änderung der Beatmungseinstellungen kontrolliert werden (Westhoff et al. 2015). Die regelmäßige klinische Untersuchung beinhaltet Dyspnoeempfindung, Thoraxexkursionen, Atemhilfsmuskulatur, Atemfrequenz und eine neurologische Beurteilung, speziell der Vigilanz. Auch auf die Synchronität zwischen Atemaktivität des Patienten und Beatmung ist zu achten, eine gewisse Asynchronität ist jedoch nicht zu vermeiden und kann mittels Index kalkuliert werden (Vignaux et al. 2009). Eine NIV sollte zumindest in den ersten Stunden auf einer Intensiv- oder IMC-Station erfolgen, vor allem bei schweren Fällen (pH <7,30) oder drohenden Komplikationen, kann prinzipiell aber auch auf einer Normalstation oder bei chronischen Indikationen im häuslichen Bereich durchgeführt werden. Intubationszubehör sollte stets unverzüglich zugänglich sein. Geschultes Pflegepersonal im Hinblick auf die Bedienung der Masken und Beatmungsgeräte ist unverzichtbar. Anfangs ist der Betreuungsaufwand relativ hoch, letztlich ergeben sich jedoch im Vergleich zur invasiven Beatmung Einsparungen bei Arbeitszeit und -aufwand (Nava u. Hill 2009).

Eine NIV sollte in den ersten 24 h so konsequent wie möglich erfolgen (Bolton u. Bleetman 2008), kann aber für Kommunikation und Nahrungsaufnahme sowie bei Austrocknung der Atemwege pausiert werden. Im Verlauf wird der Patient langsam entwöhnt (Wysocki et al. 1995). Ein Flussdiagramm zum Einsatz in Notfallsituationen ist in ◘ Abb. 6.2 dargestellt.

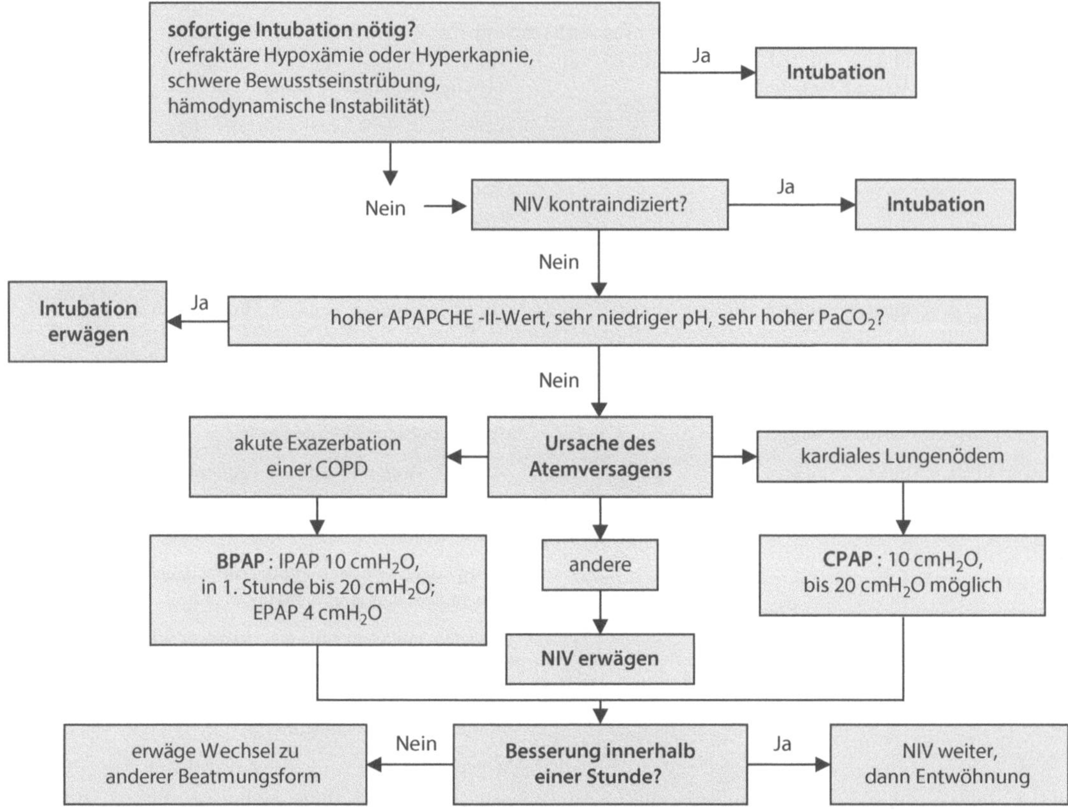

▣ **Abb. 6.2**   Einsatz der nicht-invasiven Beatmung in Notfallsituationen. (Adaptiert nach Bolton u. Bleetman 2008). APACHE = Acute Physiology and Chronic Health Evaluation; BPAP = bilevel positive airway pressure; CPAP = continuous positive airway pressure; COPD = chronic obstructive pulmonary disease; EPAP = expiratory positive airway pressure; IPAP = inspiratory positive airway pressure; NIV = non-invasive ventilation; PaCO₂ = arterieller CO_2-Partialdruck

> **Für die praktische Anwendung einer NIV stehen verschiedene Masken- und Helmmodelle zur Verfügung. Geschultes Pflegepersonal und regelmäßige Untersuchungen (klinischer Eindruck, Blutgasanalyse, Sauerstoffsättigung, etc.) sind unverzichtbar.**

6.4.4 NIV-Einsatz und Wahl des Beatmungsmodus bei verschiedenen Erkrankungen

Die Unterdruckbeatmung (NINPV), zum Beispiel in Form der eisernen Lunge, hat wegen des technischen und pflegerischen Aufwands ihre Bedeutung verloren.

Zur Wahl stehen eine Volumenvorgabe oder Druckvorgabe, jeweils optional als kontrollierte (Beatmungsgerät übernimmt gesamten Ventilationsbedarf) oder assistierte (Patient triggert selbst und Beatmung erfolgt als Druckunterstützung) Beatmung. Die Ventilation erfolgt somit entweder mittels festem Tidalvolumen oder festem Inspirationsdruck. Mittlerweile wird bei bis zu 90 % eine Druckvorgabe eingesetzt (Schonhofer u. Sortor-Leger 2002). Eine Beatmung mit Volumenvorgabe wird nur sehr selten eingesetzt (Westhoff et al. 2015).

Die CPAP-Therapie wird von einigen Autoren (Hess 2013) nicht wie in diesem Kapitel zur NIV gezählt, da sie die Inspiration des Patienten nicht aktiv unterstützt. Durch einen konstant eingestellten PEEP („positive endexpiratory pressure", positiver endexspiratorischer Druck) werden Atelektasen rekrutiert und offen gehalten. Damit erhöhen sich transpulmonaler Druck, endexspiratorisches Lungenvolumen, Lungencompliance und funktionelle Residualkapazität (Masip u. Planas 2011). Koronarperfusion, Herzauswurfleistung und Ventilations-Perfusions-Verhältnis werden ebenso verbessert (Peter et al. 2006).

Bei der Beatmung mit druckkontrollierter oder druckunterstützter Beatmung (z. B. als BPAP-Beatmung, „bilevel positive airway pressure") kommt es zum Wechsel zwischen den Druckniveaus IPAP („inspiratory positive airway pressure", positiver inspiratorischer Atemwegsdruck) und EPAP („expiratory positive airway pressure", positiver exspiratorischer Atemwegsdruck) bzw. PEEP. Dies führt zur Rekrutierung von Alveolen, verbesserter Ventilation, Entlastung der Atemmuskulatur und Entblähung der Lunge. Unter Erhalt der Spontanatmung triggert der Patient im BPAP-Modus die Inspiration, gleichzeitig wird ein dezelerierter Inspirationsflow zur Verfügung gestellt, der den IPAP konstant hält. Ist die Inspiration beendet oder sinkt der Inspirationsflow über eine voreingestellte Grenze (meist 25–30 % des Maximalwertes), wird die Druckunterstützung beendet und der Druck fällt auf den voreingestellten EPAP ab. Die inspiratorische Druckunterstützung sollte möglichst niedrig begonnen werden und kann von 8–10 bis maximal 30 cmH_2O erhöht werden, der PEEP von 3–6 auf 12 cmH_2O, um mit der niedrigst möglichen Sauerstofffraktion in der Inspirationsluft (F_iO_2) eine SpO_2 ≥92 % zu erreichen (Bolton u. Bleetman 2008) bzw. >95 % (Mas u. Masip 2014). Ein PEEP ≥8 cmH_2O wird eher schlecht toleriert, vor allem wenn gleichzeitig der IPAP erhöht werden muss, um das gleiche Ausmaß an Druckunterstützung zu gewährleisten. Ein Tidalvolumen von etwa 6 l/min, ein inspiratorischer Trigger von 3 l/min, eine maximale Inspirationszeit von 1 s und eine Atemfrequenz von <25/min sind anzustreben. Meist wird mit einem Druck von 12–18 cmH_2O über PEEP ein Tidalvolumen von 400–500 ml erreicht (Mas u. Masip 2014).

Alternative Beatmungsformen für die NIV

Bei der High-Flow-Therapie mit Nasenkanülen („high-flow nasal cannula", HFNC) fehlt wie bei CPAP die inspiratorische Druckunterstützung, jedoch wird ein Luft-Sauerstoff-Gemisch mit festgelegtem Fluss und variablen Drücken appliziert (vergleiche BPAP: variabler Fluss bei festgelegtem Druck). Diese Beatmungsform kommt bei Säuglingen und Erwachsenen mit hypoxämischem Atemversagen zum Einsatz (Lee et al. 2013).

Bei der proportionalen assistierten Beatmung („proportional assist ventilation", PAV) wird die inspiratorische Druckunterstützung durch die Lungenelastizität und den Atemwegswiderstand des Patienten reguliert, Zielvolumina oder -drücke werden nicht voreingestellt. Der Patient wird also proportional zu der von ihm geleisteten Atemarbeit unterstützt. Positive Berichte auf das Outcome bzw. Vorteile gegenüber CPAP oder BPAP fehlen noch (Lellouche u. Brochard 2009; Westhoff et al. 2015), wie auch bei der Beatmungsform NAVA („neurally adjusted ventilatory assist"). Diese wird meist zum Weaning intubierter Patienten benutzt, aber auch zur NIV. Mittels Ringelektroden auf einem Ösophaguskatheter wird die Zwerchfellaktivität per EMG registriert und zur sehr frühen Triggerung der Beatmung ausgenutzt (Bertrand et al. 2013). Sowohl PAV als auch NAVA sollen die Synchronizität zwischen Patient und Ventilator verbessern (Hess 2013).

Die Beatmungsform „adaptive pressure control- oder average volume-assured pressure support" (AVAPS) besteht aus einem Algorithmus, der das Atemzugvolumen des Patienten bei jedem Atemzug kalkuliert, automatisch die inspiratorische Druckunterstützung der Atemanstrengung des Patienten anpasst und so ein durchschnittliches Atemzugvolumen gewährleistet (Mireles-Cabodevila u. Chatburn 2009). Der Einfluss auf das Outcome ist noch unklar (Hess 2013), die Beatmungsform wurde jedoch bei COPD und hyperkapnischer Enzephalopathie schon mit Erfolg eingesetzt (Briones Claudett et al. 2013).

Die adaptive Servoventilation (ASV) bei modernen Heimbeatmungsgeräten kann zentrale Apnoen kompensieren, indem die notwendige Druckunterstützung automatisch titriert wird, um Schwankungen beim Atemantrieb auszugleichen (Dellweg et al. 2013). Sie kommt bei Schlafapnoe und Herzinsuffizienz zum Einsatz. Allerdings gibt es aktuell Hinweise auf eine unter Therapie erhöhte kardiovaskuläre Mortalität (Cowie et al. 2015).

Weitere wünschenswerte einstellbare Parameter am Beatmungsgerät sind inspiratorische Flussrate (z. B. 60 l/min), Drucktrigger (z. B. -2 cmH_2O), Flowtrigger (z. B. 5 l/s), maximale Atemfrequenz (z. B. 40/min) oder Inspirations- zu Exspirationsverhältnis.

- **COPD**

An Patienten mit COPD wurden bisher die meisten randomisiert-kontrollierten Studien (zusammengefasst in Keenan u. Mehta 2009) zur NIV durchgeführt. Metaanalysen wiesen verringerte Intubations- und Sterblichkeitsraten (Peter et al. 2002; Keenan et al. 2003; Ram et al. 2005) nach, auch bei Patienten von durchschnittlich 81,3 Jahren (Nava et al. 2011). Bei hyperkapnischem Atemversagen durch exazerbierte COPD (PaCO$_2$ ≥45 mmHg, pH <7,35) ist die NIV Therapie der ersten Wahl, die frühzeitig begonnen werden sollte und auch bei pH-Werten <7,35 versucht werden kann (Lightowler et al. 2003; Ram et al. 2005; Hess 2013). Jedoch verliert sich jeglicher Nutzen, wenn eine indizierte Intubation verzögert wird. Auch bei chronischem, stabilem hyperkapnischen Atemversagen kann sich eine Langzeit-NIV-Behandlung günstig auswirken und zum Beispiel eine nächtliche Hypoventilation verhindern und die Schlafqualität verbessern (Mas u. Masip 2014). Die Überdruck- wird der CPAP-Therapie vorgezogen (Bolton u. Bleetman 2008). Bei Patienten mit schwerer hyperkapnischer Enzephalopathie (Glasgow Coma Scale <10 Punkte) zeigte die Beatmung mit AVAPS sogar bessere Ergebnisse als mit BPAP (Briones Claudett et al. 2013). Auch bei der Entwöhnung von COPD-Patienten vom Respirator (Burns et al. 2009) und nach Extubation ist die NIV sicher und erfolgreich, insbesondere mit BPAP (Hess 2013). Neuere Studien propagieren hohe inspiratorische Beatmungsdrücke (28–30 cmH$_2$O) im kontrollierten Beatmungsmodus („high intensity" NIV) mit Erfolg (Windisch 2012).

- **Kardiales Lungenödem**

Beim hypoxämischen Atemversagen durch kardiales Lungenödem wurden Intubationsrate und Letalität durch CPAP-Therapie signifikant reduziert (Agarwal et al. 2009; Weng et al. 2010). Teilweise wurde eine schnellere Besserung unter Beatmung mit Druckunterstützung beobachtet (Ho u. Wong 2006; Mas u. Masip 2014), keine Unterschiede zwischen CPAP und NIPPV ergaben sich dagegen bei anderen Autoren (Gray et al. 2008; Ferrari et al. 2010). Trotz dieser diskrepanten Ergebnisse raten Leitlinien zum primären CPAP-Einsatz (Westhoff et al. 2015). Bei zusätzlicher Hyperkapnie sollte neben dem endexspiratorischen Druck (CPAP = EPAP) eine adäquate inspiratorische Druckunterstützung

(IPAP) eingesetzt werden (Westhoff et al. 2015). Insgesamt gibt es in der Literatur bisher keinen Nachweis der Überlegenheit einer Beatmungsmethode.

- **Obesitas-Hypoventilationssyndrom**

Beim Obesitas-Hypoventilationssyndrom verbessert eine NIV die Schlafqualität und senkt die kardiovaskuläre Morbidität und scheint ähnlich effektiv wie bei COPD, auch wenn bislang keine detaillierten Empfehlungen zu Beatmungseinstellungen existieren (Contal et al. 2013), CPAP und NIPPV werden gleichermaßen angewendet. Bei Exazerbation wird das gleiche Vorgehen wie bei exazerbierter COPD empfohlen (Carrillo et al. 2012).

- **Schlafapnoe**

Für die Schlafapnoe gilt Ähnliches, CPAP gilt als bevorzugte Therapie (Kasai et al. 2010), auch die ASV kommt zum Einsatz (Dellweg et al. 2013).

- **Immunsupprimierte Patienten**

Bei akutem Atemversagen unterschiedlicher Ätiologie (z. B. hypoxämisch bei Pneumonie) bei hämatoonkologischen immunsupprimierten Patienten konnten durch die NIV Letalität, Komplikations- und Intubationsrate reduziert werden (Hilbert et al. 2001; Bello et al. 2012; Mas u. Masip 2014). Die NIPPV-Beatmung wird bisher bevorzugt angewendet, aber auch CPAP war erfolgreich (Hilbert et al. 2000).

- **Palliative Maßnahme**

Als palliative Maßnahme kann die NIV Dyspnoe lindern, die nötige Morphindosis reduzieren sowie das Überleben bei reversiblen Ursachen des Atemversagens und die Lebensqualität verbessern (Shee u. Green 2003; Nava et al. 2013). Dies galt insbesondere bei zugrunde liegender Herzinsuffizienz, COPD und kardialem Lungenödem, weniger bei hypoxämischem Atemversagen oder Krebserkrankungen (Hess 2013). Wird in einer Patientenverfügung die Intubation, nicht aber prinzipiell eine Beatmung, abgelehnt, kann eine NIV diskutiert werden (Westhoff et al. 2015).

- **Postextubationsphase**

In der Postextubationsphase kann bei Risikopatienten (Hyperkapnie, Alter, >1 Weaning-Versagen, Herzinsuffizienz, schwacher Hustenreflex, Stridor, COPD,

Adipositas, Begleiterkrankungen) eine NIV-Therapie, zum Beispiel mittels CPAP bei Atelektasen, die Reintubationsrate senken (Nava et al. 2005; Girault et al. 2011; Nava 2013), von einigen Autoren wurde dies jedoch widerlegt (Esteban et al. 2004). Gefahr droht vor allem bei einer durch die NIV verzögerten Reintubation. In einer neueren Arbeit waren die Intubations- und Mortalitätsraten nach geplanter Extubation und sofortiger NIV niedriger im Vergleich zur reinen Sauerstoffmaske (Ornico et al. 2013). Leitlinien empfehlen präventiv den NIPV-Einsatz bei invasiver Beatmung >48 h wegen hyperkapnischem Atemversagen und Risikofaktoren für ein Extubationsversagen (Westhoff et al. 2015). Bei hypoxämischem Extubationsversagen von Nicht-COPD-Patienten sollte umgehend reintubiert werden (Westhoff et al. 2015).

- **ARDS und zystische Fibrose**

Bei hypoxämischem Atemversagen, zum Beispiel im Anfangsstadium eines ARDS und bei leichteren Fällen, kann die NIV zumindest unter kontinuierlichem Monitoring und an spezialisierten Zentren erwogen werden, vor allem bei einem PaO_2/FiO_2-Verhältnis >150 mmHg (Antonelli et al. 2007; Thille et al. 2013). Bei schwerem ARDS betrug die Intubationsrate 60–80 %, hier wird die NIV nicht empfohlen (Thille et al. 2013). Eine nötige Intubation darf keinesfalls verzögert werden. Bei hypoxischen Patienten mit Exazerbation bei zystischer Fibrose scheint die NIV mittels CPAP oder NIPPV zumindest eine Behandlungsoption zu sein (Yokoyama et al. 2010).

- **Asthmaanfall**

Beim akuten Asthmaanfall mit hyperkapnischem Atemversagen kann die NIV den Krankenhausaufenthalt verkürzen, die Lungenfunktion verbessern und den Gebrauch an Bronchodilatoren reduzieren (Gupta et al. 2010), die Studienlage ist jedoch noch nicht ausreichend.

- **Postoperative respiratorische Insuffizienz**

Eine BPAP- oder CPAP-Therapie kann bei postoperativer respiratorischer Insuffizienz als Prävention oder Behandlung eines Atemversagens angewendet werden, dadurch treten weniger Atelektasen und Pneumonien auf (Squadrone et al. 2005). Auch periinterventionell bei endoskopischen Untersuchungen kann die NIV hilfreich sein (Westhoff et al. 2015).

- **Ambulant erworbene Pneumonie**

Betreffend der ambulant erworbenen Pneumonie konnte speziell bei gleichzeitiger COPD unter NIPPV die Intubationsrate und Krankenhausaufenthaltsdauer signifikant reduziert werden (Confalonieri et al. 1999). Zusätzlich war in einigen Arbeiten die Mortalität erniedrigt (Ferrer et al. 2003). Einzelne Fallberichte empfehlen den CPAP-Gebrauch (Gachot et al. 1992). Andere Observationsstudien raten wegen der hohen Versagerquote von 30–50 % von einer NIV bei hypoxämischem Atemversagen auf dem Boden einer ambulant erworbenen Pneumonie ohne gleichzeitige COPD ab (Antonelli et al. 2001; Demoule et al. 2006a, 2006b). Insgesamt scheint ein NIV-Versuch mit NIPPV unter engmaschiger Kontrolle gerechtfertigt (Mas u. Masip 2014; Westhoff et al. 2015).

- **Thoraxtrauma**

Beim Thoraxtrauma mit Hypoxämie reduzierte eine NIV die Intubationsraten, die Behandlungsdauer auf der Intensivstation und die Mortalität (Chiumello et al. 2013). CPAP oder NIPPV können gleichermaßen verwendet werden (Westhoff et al. 2015), der Evidenzgrad ist jedoch gering.

- **Thorakorestriktive und neuromuskuläre Erkrankungen**

Bei hyperkapnischem Atemversagen durch thorakorestriktive oder neuromuskuläre Erkrankungen (Skoliose, Kyphose, posttuberkulöses Syndrom, Bronchiektasen, Muskeldystrophie Duchenne, myotone Dystrophie, Poliomyelitis, Myopathien, Phrenikusparese) wird eine druckkontrollierte Beatmung gut toleriert (Bach et al. 1997). Bei einer akut-auf-chronischen respiratorischen Insuffizienz ist außerdem eine außerklinische NIV sinnvoll (Westhoff et al. 2015).

- **Andere Erkrankungen**

Einzelne Fallberichte unterstützen eine CPAP-Therapie bei Hypothermie (Canivet et al. 1989) oder Lungenembolie (Orta et al. 1978) sowie BPAP bei einer myasthenen Krise (Rabinstein u. Wijdicks 2002; Seneviratne et al. 2008). Allerdings ist Vorsicht geboten bei akuter, rasch progredienter respiratorischer Verschlechterung bei Myasthenia gravis oder beim Guillain-Barré-Syndrom, vor allem bei gleichzeitiger bulbärer Symptomatik (Mas u. Masip 2014).

Noch keine fundierten Therapieempfehlungen gibt es für zentrale Atemregulationsstörungen durch Intoxikation, metabolische Enzephalopathien, erhöhten intrakraniellem Druck, (Meningo-)Enzephalitis, Hirnblutung, zerebrale Ischämie oder Hypoxämie.

> **Bei COPD gibt es ausreichende wissenschaftliche Evidenz zum Einsatz einer NIPPV-Beatmung, z. B. als BPAP-Modus. Beim kardialen Lungenödem wird CPAP bevorzugt, ebenso bei Schlafapnoe. Bei immunsupprimierten Patienten wird NIPPV favorisiert. Für viele andere Krankheitsentitäten (Obesitas-Hypoventilationssyndrom, Postextubationsphase, ARDS, akuter Asthmaanfall, ambulant erworbene Pneumonie, ALS, restriktive Lungenerkrankungen, Thoraxtrauma, zentrale Atemregulationsstörungen) gibt es aus der aktuellen Studienlage noch keine fundierten Empfehlungen.**

6.4.5 Prädiktoren für Erfolg und Versagen

Entscheidend für den Erfolg einer NIV sind die Beachtung der Kontraindikationen, eine adäquate Durchführung und ein frühzeitiger Beginn. Erfolgskriterien schließen eine Abnahme der Dyspnoe und der Atem- bzw. Herzfrequenz, eine Verbesserung der Vigilanz, des PaO_2 (arterieller O_2-Partialdruck)-F_iO_2-Verhältnis, des pH, des $PaCO_2$ und der SpO_2 ($\geq$85 %) sowie einen Anstieg nach 1 h ein (Nava u. Hill 2009). Günstig wirken sich fehlende Komorbiditäten und eine gute Behandlungs-Compliance aus. Versagt die NIV und ist eine Intubation nötig, wirkt sich dies negativ auf das Outcome aus (Chandra et al. 2012).

Zu den Ursachen eines Therapieversagens (◘ Tab. 6.5) gehören die Ätiologie des Atemversagens, nicht optimal sitzende Masken, mangelnde Toleranz, Atemwegsverlegung, Magenüberdehnung, Vigilanzminderung, Aspiration oder Barotrauma (Demoule et al. 2006b). Bei bestimmten Werten (pH <7,25, APACHE II >29 [„Acute Physiology and Chronic Health Evaluation"], Glasgow Coma Scale <11

◘ **Tab. 6.5** Prädiktoren für das Versagen der nicht-invasiven Beatmung (NIV), modifiziert nach (Hess 2013)

Akutes hyperkapnisches Atemversagen	Glasgow Coma Scale <11 Punkte oder Tachypnoe >35/min oder pH <7,25
	APACHE-II-Wert >29 (Acute Physiology and Chronic Health Evaluation)
	Asynchrone Atmung oder exzessiver Speichelfluss oder exzessives Leck
	Zahnloser Patient
	Starke Unruhe und Agitiertheit bzw. mangelhafte Toleranz
	Fehlende Verbesserung innerhalb der ersten 2 h nach Beginn der NIV
	Keine Verbesserung des pH oder anhaltende Tachypnoe bzw. Hyperkapnie
Akutes hypoxämisches Atemversagen	ARDS oder Pneumonie
	Alter >40 Jahre
	Systolischer Blutdruck <90 mmHg oder pH <7,25
	Geringe PaO_2/FiO_2-Ratio bzw. Ratio innerhalb der ersten Stunde nach NIV nicht >175 mmHg
	Simplified Acute Physiology Score >34

Punkte) liegt das NIV-Versagen bei 64–82 % (Hess 2013).

Bei Patienten mit hyperkapnischem Atemversagen und NIV mussten dank eines standardisierten Protokolls und hoher NIV-Toleranz im Durchschnitt nur 15 % intubiert werden (Contou et al. 2013). NIV-Versagen fand sich insbesondere bei schwerer Hypoxämie (PaO_2/FiO_2 ≤200 mmHg), Tachypnoe bzw. schwerer Azidose (pH <7,30) (Contou et al. 2013). Höhere Intubationsraten fanden sich auch bei fehlender chronischer Lungenerkrankung im Vorfeld der akuten Verschlechterung, wie zum Beispiel bei einer Pneumonie (38 %) (Contou et al. 2013), bei hypoxämischem (nicht-hyperkapnischem) Atemversagen ohne chronische Lungenerkrankung (bis 60 %) (Schettino et al. 2008) und bei Vigilanzverschlechterung (Scala et al. 2005).

■ **Komplikationen**

Auftretende Komplikationen beinhalten durch die Maske bedingte Druckläsionen im Gesicht, Reizung der Konjunktiva durch austretende Atemluft bei Leckagen, Unannehmlichkeiten wegen inadäquater Befeuchtung, hämodynamische Effekte des positiven intrathorakalen Drucks sowie Aspiration und Magenblähung. Letztere kann durch Beachtung der oberen Druckgrenzen und Anlegen einer Magensonde weitgehend vermieden werden.

■ **Abbruchkriterien**

Steigt unter NIV mit einer F_iO_2 ≥0,5 die SpO_2 nicht ≥85 % oder der PaO_2 nicht >65 mmHg bzw. bleibt bei einer FiO_2 von 100 % die SpO_2 <90 %,, oder besteht eine dauerhafte Dyspnoe bzw. Tachypnoe >40/min, CO_2-Retention, pH-Absenkung <7,35, Maskenintoleranz, Aktivierung der Atemhilfsmuskulatur, Vigilanzstörung, Agitation oder hämodynamische Instabilität (systolischer Blutdruck <90 mmHg bzw. mittlerer arterieller Blutdruck <65 mmHg trotz Vasopressoren und Volumenersatz), muss unverzüglich eine invasive Beatmung erfolgen (Wysocki et al. 1995).

❯❯ **Vor Beginn einer NIV müssen die Kontraindikationen streng geprüft werden, eine indizierte Intubation darf niemals verzögert werden.**

■ **Hintergrundinformationen**

Bereits seit 1876 gibt es die Methode der nicht-invasiven Beatmung, als Woillez die erste eiserne Lunge erfand. Aber erst in den späten 1920er-Jahren fand eine ähnliche Konstruktion von Drinker weite Verbreitung (Drinker u. Shaw 1929). Diese frühen Maschinen beruhten auf der Ausbildung eines Unterdrucks zur Thoraxexpansion und wurden vor allem bei Patienten mit Poliomyelitis angewendet, sie werden jedoch schlecht toleriert. Ab den 1950er-Jahren verloren sie an Bedeutung, nachdem effektivere Beatmungsmaschinen mit dem Prinzip der Ausbildung eines Überdrucks entwickelt wurden (Bolton u. Bleetman 2008). Vor allem in den letzten 25 Jahren stiegen wissenschaftliches und praktisches Interesse enorm, aktuelle Empfehlungen wurden kürzlich in einer S3-Leitlinie aktualisiert (Westhoff et al. 2015).

Auf einen Blick

— Die nicht-invasive Beatmung (NIV) erlangte in den letzten Jahrzehnten zunehmende klinische und wissenschaftliche Bedeutung und gilt aktuell als Therapie erster Wahl bei exazerbierter COPD, kardialem Lungenödem, Atemversagen bei immunsupprimierten Patienten und beim Weaning nach hyperkapnischem Atemversagen.

— Unter Beachtung der Indikationen und Kontraindikationen sollte eine nicht-invasive Beatmung (NIV) als NIPPV- oder CPAP-Therapie der invasiven Beatmung vorgezogen werden. Daneben existieren neuere, alternative Beatmungsformen.

— NIV kann sowohl kurz- als auch langfristig eingesetzt werden, insbesondere außerhalb von Intensivstationen.

— NIV reduziert die Atemarbeit und verbessert die alveolare Ventilation, was eine Intubation mit den damit verbundenen Komplikationen verhindern und letztlich das klinisch-funktionelle Ergebnis positiv beeinflussen kann.

— Als NIPPV bei COPD oder als CPAP-Therapie bei kardialem Lungenödem war die NIV in zahlreichen Studien sicher und effektiv.

— In der Postextubationsphase, im Rahmen eines Atemversagens bei Asthma, Pneumonie, ARDS, thorakorestriktiven oder neuromuskulären Erkrankungen können noch keine wissenschaftlich fundierten Empfehlungen angegeben werden.

- Verschiedene Masken- und Helmsysteme sowie Beatmungsgeräte, auch für den häuslichen Bereich, stehen zur Verfügung.
- NIV ermöglicht dem Patienten Kommunikation und Nahrungsaufnahme.
- Eine engmaschige klinische, insbesondere neurologische Beurteilung und Kontrolle der Sauerstoffsättigung und Blutgasanalyseparameter sind erforderlich. Prädiktoren für ein NIV-Versagen und Komplikationen müssen unbedingt beachtet werden.
- Abbruchkriterien müssen genau definiert und bei Erreichen derselben muss unverzüglich eine Intubation eingeleitet werden.

Literatur

Adams HP, Jr., del Zoppo G, Alberts MJ et al. (2007) Guidelines for the early management of adults with ischemic stroke: a guideline from the American Heart Association/American Stroke Association Stroke Council, Clinical Cardiology Council, Cardiovascular Radiology and Intervention Council, and the Atherosclerotic Peripheral Vascular Disease and Quality of Care Outcomes in Research Interdisciplinary Working Groups: the American Academy of Neurology affirms the value of this guideline as an educational tool for neurologists. Stroke 38(5): 1655–1711

Agarwal R, Aggarwal AN, Gupta D (2009) Is noninvasive pressure support ventilation as effective and safe as continuous positive airway pressure in cardiogenic pulmonary oedema? Singapore Med J 50(6): 595–603

Aizen E, Shugaev I, Lenger R (2007) Risk factors and characteristics of falls during inpatient rehabilitation of elderly patients. Arch Gerontol Geriatr 44(1): 1–12

Albers GW, Amarenco P, Easton JD et al. (2004) Antithrombotic and thrombolytic therapy for ischemic stroke: the Seventh ACCP Conference on Antithrombotic and Thrombolytic Therapy. Chest 126(3 Suppl): 483S-512S

Ambrosino N, Vagheggini G (2008) Noninvasive positive pressure ventilation in the acute care setting: where are we? Eur Respir J 31(4): 874–886

Antonelli M, Conti G, Moro ML et al. (2001) Predictors of failure of noninvasive positive pressure ventilation in patients with acute hypoxemic respiratory failure: a multi-center study. Intensive Care Med 27(11): 1718–1728

Antonelli M, Conti G, Esquinas A et al. (2007) A multiple-center survey on the use in clinical practice of noninvasive ventilation as a first-line intervention for acute respiratory distress syndrome. Crit Care Med 35(1): 18–25

Aslanyan S, Weir CJ, Diener HC et al. (2004) Pneumonia and urinary tract infection after acute ischaemic stroke: a ter-
tiary analysis of the GAIN International trial. Eur J Neurol 11(1): 49–53

AWMF (Arbeitsgemeinschaft der Wissenschaftlichen Medizinischen Fachgesellschaften e.V. (2009) Prophylaxe der venösen Thromboembolie (VTE). http://www.awmf.org

Bach JR, Ishikawa Y, Kim H (1997) Prevention of pulmonary morbidity for patients with Duchenne muscular dystrophy. Chest 112(4): 1024-1028

Bamford J, Dennis M, Sandercock P et al. (1990) The frequency, causes and timing of death within 30 days of a first stroke: the Oxfordshire Community Stroke Project. J Neurol Neurosurg Psychiatry 53(10): 824–829

Barber M, Morton JJ, Macfarlane PW et al. (2007) Elevated troponin levels are associated with sympathoadrenal activation in acute ischaemic stroke. Cerebrovasc Dis 23(4): 260–266

Battisti A, Michotte JB, Tassaux D et al. (2005) Non-invasive ventilation in the recovery room for postoperative respiratory failure: a feasibility study. Swiss Med Wkly 135(23–24): 339–343

Bayramoglu M, Karatas M, Leblebici B et al. (2003) Hemorrhagic transformation in stroke patients. Am J Phys Med Rehabil 82(1): 48–52

Bederson JB, Connolly ES, Jr., Batjer HH et al. (2009) Guidelines for the management of aneurysmal subarachnoid hemorrhage: a statement for healthcare professionals from a special writing group of the Stroke Council, American Heart Association. Stroke 40(3): 994–1025

Bello G, De Pascale G, Antonelli M (2012) Noninvasive ventilation for the immunocompromised patient: always appropriate? Curr Opin Crit Care 18(1): 54–60

Bertrand PM, Futier E, Coisel Y et al. (2013) Neurally adjusted ventilatory assist vs pressure support ventilation for non-invasive ventilation during acute respiratory failure: a crossover physiologic study. Chest 143(1): 30–36

Bhogal SK, Teasell R, Foley N et al. (2005) Heterocyclics and selective serotonin reuptake inhibitors in the treatment and prevention of poststroke depression. J Am Geriatr Soc 53(6): 1051–1057

Boeer A, Voth E, Henze T et al. (1991) Early heparin therapy in patients with spontaneous intracerebral haemorrhage. J Neurol Neurosurg Psychiatry 54(5): 466–467

Bolton R, Bleetman A (2008) Non-invasive ventilation and continuous positive pressure ventilation in emergency departments: where are we now? Emerg Med J 25(4): 190–194

Briones Claudett KH, Briones Claudett M, Chung Sang Wong M et al. (2013) Noninvasive mechanical ventilation with average volume assured pressure support (AVAPS) in patients with chronic obstructive pulmonary disease and hypercapnic encephalopathy. BMC Pulm Med 13: 12

British Thoracic Society Standards of Care Committee (2002) Non-invasive ventilation in acute respiratory failure. Thorax 57(3): 192–211

Brochard L, Mancebo J, Wysocki M et al. (1995) Noninvasive ventilation for acute exacerbations of chronic obstructive pulmonary disease. N Engl J Med 333(13): 817–822

Broderick JP, Phillips SJ, O'Fallon WM et al. (1992) Relationship of cardiac disease to stroke occurrence, recurrence, and mortality. Stroke 23(9): 1250–1256

Brott T, Broderick J, Kothari R et al. (1997) Early hemorrhage growth in patients with intracerebral hemorrhage. Stroke 28(1): 1–5

Burn J, Dennis M, Bamford J et al. (1997) Epileptic seizures after a first stroke: the Oxfordshire Community Stroke Project. BMJ 315(7122): 1582–1587

Burns KE, Adhikari NK, Keenan SP et al. (2009) Use of non-invasive ventilation to wean critically ill adults off invasive ventilation: meta-analysis and systematic review. BMJ 338: b1574

Busch M, Masuhr F (2004) Thromboprophylaxis and early antithrombotic therapy in patients with acute ischemic stroke and cerebral venous and sinus thrombosis. Eur J Med Res 9(4): 199–206

Camilo O, Goldstein LB (2004) Seizures and epilepsy after ischemic stroke. Stroke 35(7): 1769–1775

Canivet JL, Larbuisson R, Lamy M (1989) Interest of face mask – CPAP in one case of severe accidental hypothermia. Acta Anaesthesiol Belg 40(4): 281–283

Carlberg B, Asplund K, Hagg E (1991) Factors influencing admission blood pressure levels in patients with acute stroke. Stroke 22(4): 527–530

Carrillo A, Ferrer M, Gonzalez-Diaz G et al. (2012) Noninvasive ventilation in acute hypercapnic respiratory failure caused by obesity hypoventilation syndrome and chronic obstructive pulmonary disease. Am J Respir Crit Care Med 186(12): 1279–1285

Chamorro A, Horcajada JP, Obach V et al. (2005) The Early Systemic Prophylaxis of Infection After Stroke study: a randomized clinical trial. Stroke 36(7): 1495–1500

Chandra D, Stamm JA, Taylor B et al. (2012) Outcomes of noninvasive ventilation for acute exacerbations of chronic obstructive pulmonary disease in the United States, 1998-2008. Am J Respir Crit Care Med 185(2): 152–159

Chen HJ, Lee TC, Wei CP (1992) Treatment of cerebellar infarction by decompressive suboccipital craniectomy. Stroke 23(7): 957–961

Chiumello D, Coppola S, Froio S et al. (2013) Noninvasive ventilation in chest trauma: systematic review and meta-analysis. Intensive Care Med 39(7): 1171–1180

Chollet F, Tardy J, Albucher JF et al. (2011) Fluoxetine for motor recovery after acute ischaemic stroke (FLAME): a randomised placebo-controlled trial. Lancet Neurol 10(2): 123–130Christensen H, Boysen G, Christensen AF et al. (2005) Insular lesions, ECG abnormalities, and outcome in acute stroke. J Neurol Neurosurg Psychiatry 76(2): 269–271

Chua HC, Sen S, Cosgriff RF et al. (1999) Neurogenic ST depression in stroke. Clin Neurol Neurosurg 101(1): 44–48

Confalonieri M, Potena A, Carbone G et al. (1999) Acute respiratory failure in patients with severe community-acquired pneumonia. A prospective randomized evaluation of noninvasive ventilation. Am J Respir Crit Care Med 160(5 Pt 1): 1585–1591

Contal O, Adler D, Borel JC et al. (2013) Impact of different backup respiratory rates on the efficacy of noninvasive positive pressure ventilation in obesity hypoventilation syndrome: a randomized trial. Chest 143(1): 37–46

Contou D, Fragnoli C, Cordoba-Izquierdo A et al. (2013) Noninvasive ventilation for acute hypercapnic respiratory failure: intubation rate in an experienced unit. Respir Care 58(12): 2045–2052

Cowie MR, Woehrle H, Wegscheider K et al. (2015) Adaptive Servo-Ventilation for Central Sleep Apnea in Systolic Heart Failure. N Engl J Med 373(12): 1095–1105

Daniels SK, Brailey K, Foundas AL (1999) Lingual discoordination and dysphagia following acute stroke: analyses of lesion localization. Dysphagia 14(2): 85–92

Davis SM, Donnan GA (2004) Effective prophylaxis for deep venous thrombosis after stroke: both low-dose anticoagulation and stockings for most cases. Stroke 35(12): 2910

Dellweg D, Kerl J, Hoehn E et al. (2013) Randomized controlled trial of noninvasive positive pressure ventilation (NPPV) versus servoventilation in patients with CPAP-induced central sleep apnea (complex sleep apnea). Sleep 36(8): 1163–1171

Demoule A, Girou E, Richard JC et al. (2006a) Benefits and risks of success or failure of noninvasive ventilation. Intensive Care Med 32(11): 1756–1765

Demoule A, Girou E, Richard JC et al. (2006b) Increased use of noninvasive ventilation in French intensive care units. Intensive Care Med 32(11): 1747–1755

Dennis MS, Lewis SC, Warlow C (2005) Effect of timing and method of enteral tube feeding for dysphagic stroke patients (FOOD): a multicentre randomised controlled trial. Lancet 365(9461): 764–772

Deutsche Gesellschaft für Angiologie – Gesellschaft für Gefäßmedizin e.V. (DGA) (2002) Diagnostik und Therapie der Venenthrombose und der Lungenembolie. http://www.awmf.org

Deutsche Gesellschaft für Neurologie (DGN) (2008) Leitlinien der DGN – Akuttherapie des ischämischen Schlaganfalls. http://www.dgn.org

Deutsche Gesellschaft für Neurologie (DGN) (2008) Leitlinien der DGN – Hirndruck. http://www.dgn.org

Diener HC, Ringelstein EB, von Kummer R et al. (2006) Prophylaxis of thrombotic and embolic events in acute ischemic stroke with the low-molecular-weight heparin certoparin: results of the PROTECT Trial. Stroke 37(1): 139–144

Diringer MN, Zazulia AR (2004) Osmotic therapy: fact and fiction. Neurocrit Care 1(2): 219–233

Drinker P, Shaw LA (1929) An apparatus for the prolonged administration of artificial respiration: I. A design for adults and children. J Clin Invest 7(2): 229–247

Dumoulin C, Korner-Bitensky N, Tannenbaum C (2005) Urinary incontinence after stroke: does rehabilitation make a difference? A systematic review of the effectiveness of behavioral therapy. Top Stroke Rehabil 12(3): 66–76

Esteban A, Frutos-Vivar F, Ferguson ND et al. (2004) Noninvasive positive-pressure ventilation for respiratory failure after extubation. N Engl J Med 350(24): 2452–2460

Esteban A, Ferguson ND, Meade MO et al. (2008) Evolution of mechanical ventilation in response to clinical research. Am J Respir Crit Care Med 177(2): 170–177

European Stroke Organisation (ESO) Executive Committee; ESO Writing Committee (2008) Guidelines for management of ischaemic stroke and transient ischaemic attack 2008. Cerebrovasc Dis 25(5): 457–507

Ferrari G, Milan A, Groff P et al. (2010) Continuous positive airway pressure vs. pressure support ventilation in acute cardiogenic pulmonary edema: a randomized trial. J Emerg Med 39(5): 676–684

Ferrer M, Esquinas A, Leon M et al. (2003) Noninvasive ventilation in severe hypoxemic respiratory failure: a randomized clinical trial. Am J Respir Crit Care Med 168(12): 1438–1444

Finestone HM, Greene-Finestone LS, Wilson ES et al. (1995) Malnutrition in stroke patients on the rehabilitation service and at follow-up: prevalence and predictors. Arch Phys Med Rehabil 76(4): 310–316

Forster A, Young J (1995) Incidence and consequences of falls due to stroke: a systematic inquiry. BMJ 311(6997): 83–86

Fujii Y, Takeuchi S, Sasaki O et al. (1998) Multivariate analysis of predictors of hematoma enlargement in spontaneous intracerebral hemorrhage. Stroke 29(6): 1160–1166

Fure B, Bruun Wyller T, Thommessen B (2006) Electrocardiographic and troponin T changes in acute ischaemic stroke. J Intern Med 259(6): 592–597

Gachot B, Clair B, Wolff M et al. (1992) Continuous positive airway pressure by face mask or mechanical ventilation in patients with human immunodeficiency virus infection and severe Pneumocystis carinii pneumonia. Intensive Care Med 18(3): 155–159

Gerberding JL (2002) Hospital-onset infections: a patient safety issue. Ann Intern Med 137(8): 665–670

Girault C, Bubenheim M, Abroug F et al. (2011) Noninvasive ventilation and weaning in patients with chronic hypercapnic respiratory failure: a randomized multicenter trial. Am J Respir Crit Care Med 184(6): 672–679

Gray A, Goodacre S, Newby DE et al. (2008) Noninvasive ventilation in acute cardiogenic pulmonary edema. N Engl J Med 359(2): 142–151

Gray CS, Hildreth AJ, Sandercock PA et al. (2007) Glucose-potassium-insulin infusions in the management of post-stroke hyperglycaemia: the UK Glucose Insulin in Stroke Trial (GIST-UK). Lancet Neurol 6(5): 397–406

Gupta R, Connolly ES, Mayer S et al. (2004) Hemicraniectomy for massive middle cerebral artery territory infarction: a systematic review. Stroke 35(2): 539–543

Gupta D, Nath A, Agarwal R et al. (2010) A prospective randomized controlled trial on the efficacy of noninvasive ventilation in severe acute asthma. Respir Care 55(5): 536–543

Hacke W, Schwab S, Horn M et al. (1996) ‚Malignant' middle cerebral artery territory infarction: clinical course and prognostic signs. Arch Neurol 53(4): 309–315

Hackett ML, Anderson CS (2005) Predictors of depression after stroke: a systematic review of observational studies. Stroke 36(10): 2296–2301

Heo JH, Han SW, Lee SK (2005) Free radicals as triggers of brain edema formation after stroke. Free Radic Biol Med 39(1): 51–70

Hess DR (2013) Noninvasive ventilation for acute respiratory failure. Respir Care 58(6): 950–972

Hilbert G, Gruson D, Vargas F et al. (2000) Noninvasive continuous positive airway pressure in neutropenic patients with acute respiratory failure requiring intensive care unit admission. Crit Care Med 28(9): 3185–3190

Hilbert G, Gruson D, Vargas F et al. (2001) Noninvasive ventilation in immunosuppressed patients with pulmonary infiltrates, fever, and acute respiratory failure. N Engl J Med 344(7): 481–487

Ho KM, Wong K (2006) A comparison of continuous and bi-level positive airway pressure non-invasive ventilation in patients with acute cardiogenic pulmonary oedema: a meta-analysis. Crit Care 10(2): R49

Hornig CR, Rust DS, Busse O et al. (1994) Space-occupying cerebellar infarction. Clinical course and prognosis. Stroke 25(2): 372–374

Kamphuisen PW, Agnelli G, Sebastianelli M (2005) Prevention of venous thromboembolism after acute ischemic stroke. J Thromb Haemost 3(6): 1187–1194

Kasai T, Usui Y, Yoshioka T et al. (2010) Effect of flow-triggered adaptive servo-ventilation compared with continuous positive airway pressure in patients with chronic heart failure with coexisting obstructive sleep apnea and Cheyne-Stokes respiration. Circ Heart Fail 3(1): 140–148

Keenan SP, Mehta S (2009) Noninvasive ventilation for patients presenting with acute respiratory failure: the randomized controlled trials. Respir Care 54(1): 116–126

Keenan SP, Sinuff T, Cook DJ et al. (2003) Which patients with acute exacerbation of chronic obstructive pulmonary disease benefit from noninvasive positive-pressure ventilation? A systematic review of the literature. Ann Intern Med 138(11): 861–870

Kelly J, Rudd A, Lewis RR et al. (2004) Venous thromboembolism after acute ischemic stroke: a prospective study using magnetic resonance direct thrombus imaging. Stroke 35(10): 2320–2325

Kocan MJ (1999) Cardiovascular effects of acute stroke. Prog Cardiovasc Nurs 14(2): 61–67

Kollmar R, Schwab S (2012) Hypothermia and Ischemic Stroke. Curr Treat Options Neurol

Kuhnlein P, Kubler A, Raubold S et al. (2008) Palliative care and circumstances of dying in German ALS patients using non-invasive ventilation. Amyotroph Lateral Scler 9(2): 91–98

Langhorne P (1999) Measures to improve recovery in the acute phase of stroke. Cerebrovasc Dis 9 Suppl 5: 2–5

Lee JH, Rehder KJ, Williford L et al. (2013) Use of high flow nasal cannula in critically ill infants, children, and adults: a critical review of the literature. Intensive Care Med 39(2): 247–257

Lellouche F, Brochard L (2009) Advanced closed loops during mechanical ventilation (PAV, NAVA, ASV, SmartCare). Best Pract Res Clin Anaesthesiol 23(1): 81–93

Lightowler JV, Wedzicha JA, Elliott MW et al. (2003) Non-invasive positive pressure ventilation to treat respiratory failure resulting from exacerbations of chronic obstructive pulmonary disease: Cochrane systematic review and meta-analysis. BMJ 326(7382): 185

Linden T, Blomstrand C, Skoog I (2007) Depressive disorders after 20 months in elderly stroke patients: a case-control study. Stroke 38(6): 1860–1863

Lopez AD, Mathers CD, Ezzati M et al. (2006) Global and regional burden of disease and risk factors, 2001: systematic analysis of population health data. Lancet 367(9524): 1747–1757

Mackintosh SF, Goldie P, Hill K (2005) Falls incidence and factors associated with falling in older, community-dwelling, chronic stroke survivors (>1 year after stroke) and matched controls. Aging Clin Exp Res 17(2): 74–81

Mackintosh SF, Hill KD, Dodd KJ et al. (2006) Balance score and a history of falls in hospital predict recurrent falls in the 6 months following stroke rehabilitation. Arch Phys Med Rehabil 87(12): 1583–1589

Maggiore SM, Richard JC, Abroug F et al. (2010) A multicenter, randomized trial of noninvasive ventilation with helium-oxygen mixture in exacerbations of chronic obstructive lung disease. Crit Care Med 38(1): 145–151

Mariani J, Macchia A, Belziti C et al. (2011) Noninvasive ventilation in acute cardiogenic pulmonary edema: a meta-analysis of randomized controlled trials. J Card Fail 17(10): 850–859

Martino R, Foley N, Bhogal S et al. (2005) Dysphagia after stroke: incidence, diagnosis, and pulmonary complications. Stroke 36(12): 2756–2763

Mas A and Masip J (2014) Noninvasive ventilation in acute respiratory failure. Int J Chron Obstruct Pulmon Dis 9: 837–852

Masip J and Planas K (2011) Noninvasive ventilation. The ESC Textbook of Intensive and Acute Cardiac Care. Tubaro M, Danchin N et al. Oxford, Oxford University Press: 215–226

Mazzone C, Chiodo Grandi F, Sandercock P et al. (2002) Physical methods for preventing deep vein thrombosis in stroke. Cochrane Database Syst Rev(1): CD001922

Meduri GU, Conoscenti CC, Menashe P et al. (1989) Noninvasive face mask ventilation in patients with acute respiratory failure. Chest 95(4): 865–870

Meijer R, Ihnenfeldt DS, de Groot IJ et al. (2003) Prognostic factors for ambulation and activities of daily living in the subacute phase after stroke. A systematic review of the literature. Clin Rehabil 17(2): 119–129

Mireles-Cabodevila E and Chatburn RL (2009) Work of breathing in adaptive pressure control continuous mandatory ventilation. Respir Care 54(11): 1467–1472

Naff NJ, Hanley DF, Keyl PM et al. (2004) Intraventricular thrombolysis speeds blood clot resolution: results of a pilot, prospective, randomized, double-blind, controlled trial. Neurosurgery 54(3): 577–583; discussion 583–574

Nava S (2013) Behind a mask: tricks, pitfalls, and prejudices for noninvasive ventilation. Respir Care 58(8): 1367–1376

Nava S, Hill N (2009) Non-invasive ventilation in acute respiratory failure. Lancet 374(9685): 250–259

Nava S, Gregoretti C, Fanfulla F et al. (2005) Noninvasive ventilation to prevent respiratory failure after extubation in high-risk patients. Crit Care Med 33(11): 2465–2470

Nava S, Grassi M, Fanfulla F et al. (2011) Non-invasive ventilation in elderly patients with acute hypercapnic respiratory failure: a randomised controlled trial. Age Ageing 40(4): 444–450

Nava S, Ferrer M, Esquinas A et al. (2013) Palliative use of non-invasive ventilation in end-of-life patients with solid tumours: a randomised feasibility trial. Lancet Oncol 14(3): 219–227

O'Brien JT, Erkinjuntti T, Reisberg B et al. (2003) Vascular cognitive impairment. Lancet Neurol 2(2): 89–98

Olsen TS (2001) Post-stroke epilepsy. Curr Atheroscler Rep 3(4): 340–344

Oppenheimer SM, Hachinski VC (1992) The cardiac consequences of stroke. Neurol Clin 10(1): 167–176

Orlandi G, Fanucchi S, Strata G et al. (2000) Transient autonomic nervous system dysfunction during hyperacute stroke. Acta Neurol Scand 102(5): 317–321

Ornico SR, Lobo SM, Sanches HS et al. (2013) Noninvasive ventilation immediately after extubation improves weaning outcome after acute respiratory failure: a randomized controlled trial. Crit Care 17(2): R39

Orta DA, Tucker NH, 3rd, Green LE et al. (1978) Severe hypoxemia secondary to pulmonary embolization treated successfully with the use of a CPAP (continuous positive airway pressure) mask. Chest 74(5): 588–590

Paolucci S, Gandolfo C, Provinciali L et al. (2006) The Italian multicenter observational study on post-stroke depression (DESTRO). J Neurol 253(5): 556–562

Peter JV, Moran JL, Phillips-Hughes J et al. (2002) Noninvasive ventilation in acute respiratory failure–a meta-analysis update. Crit Care Med 30(3): 555–562

Peter JV, Moran JL, Phillips-Hughes J et al. (2006) Effect of non-invasive positive pressure ventilation (NIPPV) on mortality in patients with acute cardiogenic pulmonary oedema: a meta-analysis. Lancet 367(9517): 1155–1163

Plant PK, Owen JL, Elliott MW (2000) Early use of non-invasive ventilation for acute exacerbations of chronic obstructive pulmonary disease on general respiratory wards: a multicentre randomised controlled trial. Lancet 355(9219): 1931–1935

Qureshi AI, Suarez JI, Yahia AM et al. (2003) Timing of neurologic deterioration in massive middle cerebral artery infarction: a multicenter review. Crit Care Med 31(1): 272–277

Rabinstein A, Wijdicks EF (2002) BiPAP in acute respiratory failure due to myasthenic crisis may prevent intubation. Neurology 59(10): 1647–1649

Ram FS, Wellington S, Rowe B et al. (2005) Non-invasive positive pressure ventilation for treatment of respiratory failure due to severe acute exacerbations of asthma. Cochrane Database Syst Rev(3): CD004360

Reddy M, Gill SS, Rochon PA (2006) Preventing pressure ulcers: a systematic review. Jama 296(8): 974–984

Rothwell PM, Buchan A, Johnston SC (2006) Recent advances in management of transient ischaemic attacks and minor ischaemic strokes. Lancet Neurol 5(4): 323–331

Rothwell PM, Coull AJ, Silver LE et al. (2005) Population-based study of event-rate, incidence, case fatality, and mortality for all acute vascular events in all arterial territories (Oxford Vascular Study). Lancet 366(9499): 1773–1783

Rumbach L, Sablot D, Berger E et al. (2000) Status epilepticus in stroke: report on a hospital-based stroke cohort. Neurology 54(2): 350–354

Salazar J, Vaquero J, Martinez P et al. (1986) Clinical and CT scan assessment of benign versus fatal spontaneous cerebellar haematomas. Acta Neurochir (Wien) 79(2–4): 80–86

Scala R, Naldi M, Archinucci I et al. (2005) Noninvasive positive pressure ventilation in patients with acute exacerbations of COPD and varying levels of consciousness. Chest 128(3): 1657–1666

Schettino G, Altobelli N and Kacmarek RM (2008) Noninvasive positive-pressure ventilation in acute respiratory failure outside clinical trials: experience at the Massachusetts General Hospital. Crit Care Med 36(2): 441–447

Schonhofer B and Sortor-Leger S (2002) Equipment needs for noninvasive mechanical ventilation. Eur Respir J 20(4): 1029–1036

Schonhofer B, Kuhlen R, Neumann P et al. (2008) Clinical practice guideline: non-invasive mechanical ventilation as treatment of acute respiratory failure. Dtsch Arztebl Int 105(24): 424–433

Schwab S, Schwarz S, Spranger M et al. (1998) Moderate hypothermia in the treatment of patients with severe middle cerebral artery infarction. Stroke 29(12): 2461–2466

Seneviratne J, Mandrekar J, Wijdicks EF et al. (2008) Noninvasive ventilation in myasthenic crisis. Arch Neurol 65(1): 54-58

Shee CD, Green M (2003) Non-invasive ventilation and palliation: experience in a district general hospital and a review. Palliat Med 17(1): 21–26

Sherman DG, Albers GW, Bladin C et al. (2007) The efficacy and safety of enoxaparin versus unfractionated heparin for the prevention of venous thromboembolism after acute ischaemic stroke (PREVAIL Study): an open-label randomised comparison. Lancet 369(9570): 1347–1355

Squadrone V, Coha M, Cerutti E et al. (2005) Continuous positive airway pressure for treatment of postoperative hypoxemia: a randomized controlled trial. JAMA 293(5): 589–595

Staykov D, Bardutzky J, Huttner HB et al. (2011) Intraventricular fibrinolysis for intracerebral hemorrhage with severe ventricular involvement. Neurocrit Care 15(1): 194–209

Staykov D, Gupta R (2011) Hemicraniectomy in malignant middle cerebral artery infarction. Stroke 42(2): 513–516

Staykov D, Wagner I, Volbers B et al. (2011) Natural course of perihemorrhagic edema after intracerebral hemorrhage. Stroke 42(9): 2625–2629

Stroke Unit Trialists' Collaboration (2007) Organised inpatient (stroke unit) care for stroke. Cochrane Database Syst Rev(4): CD000197

Swedberg K, Cleland J, Dargie H et al. (2005) Guidelines for the diagnosis and treatment of chronic heart failure: executive summary (update 2005): The Task Force for the Diagnosis and Treatment of Chronic Heart Failure of the European Society of Cardiology. Eur Heart J 26(11): 1115–1140

Tatschl C, Stollberger C, Matz K et al. (2006) Insular involvement is associated with QT prolongation: ECG abnormalities in patients with acute stroke. Cerebrovasc Dis 21(1–2): 47–53

Teasell R, McRae M, Foley N et al. (2002) The incidence and consequences of falls in stroke patients during inpatient rehabilitation: factors associated with high risk. Arch Phys Med Rehabil 83(3): 329–333

Thille AW, Contou D, Fragnoli C et al. (2013) Non-invasive ventilation for acute hypoxemic respiratory failure: intubation rate and risk factors. Crit Care 17(6): R269

Thomas LH, Barrett J, Cross S et al. (2005) Prevention and treatment of urinary incontinence after stroke in adults. Cochrane Database Syst Rev(3): CD004462

Thomas LH, Cross S, Barrett J et al. (2008) Treatment of urinary incontinence after stroke in adults. Cochrane Database Syst Rev(1): CD004462

Thomas SA, Lincoln NB (2006) Factors relating to depression after stroke. Br J Clin Psychol 45(Pt 1): 49–61

Torbicki A, Perrier A, Konstantinides S et al. (2008) Guidelines on the diagnosis and management of acute pulmonary embolism: the Task Force for the Diagnosis and Management of Acute Pulmonary Embolism of the European Society of Cardiology (ESC). Eur Heart J 29(18): 2276–2315

Trapl M, Enderle P, Nowotny M et al. (2007) Dysphagia bedside screening for acute-stroke patients: the Gugging Swallowing Screen. Stroke 38(11): 2948–2952

Vahedi K, Hofmeijer J, Juettler E et al. (2007) Early decompressive surgery in malignant infarction of the middle cerebral artery: a pooled analysis of three randomised controlled trials. Lancet Neurol 6(3): 215–222

Van de Meent H, Geurts AC, Van Limbeek J (2003) Pharmacologic treatment of poststroke depression: a systematic review of the literature. Top Stroke Rehabil 10(1): 79–92

Vanpee D, Delaunois L, Lheureux P et al. (2002) Survey of non-invasive ventilation for acute exacerbation of chronic obstructive pulmonary disease patients in emergency departments in Belgium. Eur J Emerg Med 9(3): 217–224

Vassallo M, Vignaraja R, Sharma JC et al. (2004) The effect of changing practice on fall prevention in a rehabilitative hospital: the Hospital Injury Prevention Study. J Am Geriatr Soc 52(3): 335–339

Vespa PM, O'Phelan K, Shah M et al. (2003) Acute seizures after intracerebral hemorrhage: a factor in progressive midline shift and outcome. Neurology 60(9): 1441–1446

Vignaux L, Vargas F, Roeseler J et al. (2009) Patient-ventilator asynchrony during non-invasive ventilation for acute respiratory failure: a multicenter study. Intensive Care Med 35(5): 840–846

Vitacca M, Ambrosino N, Clini E et al. (2001) Physiological response to pressure support ventilation delivered before and after extubation in patients not capable of totally spontaneous autonomous breathing. Am J Respir Crit Care Med 164(4): 638–641

Vital FM, Saconato H, Ladeira MT et al. (2008) Non-invasive positive pressure ventilation (CPAP or bilevel NPPV) for cardiogenic pulmonary edema. Cochrane Database Syst Rev(3): CD005351

Weimar C, Mieck T, Buchthal J et al. (2005) Neurologic worsening during the acute phase of ischemic stroke. Arch Neurol 62(3): 393–397

Weimar C, Roth MP, Zillessen G et al. (2002) Complications following acute ischemic stroke. Eur Neurol 48(3): 133–140

Weng CL, Zhao YT, Liu QH et al. (2010) Meta-analysis: Noninvasive ventilation in acute cardiogenic pulmonary edema. Ann Intern Med 152(9): 590–600

Westhoff M, Schonhofer B, Neumann P et al. (2015) [Noninvasive Mechanical Ventilation in Acute Respiratory Failure]. Pneumologie 69(12): 719–756

Wijdicks EF, Diringer MN (1998) Middle cerebral artery territory infarction and early brain swelling: progression and effect of age on outcome. Mayo Clin Proc 73(9): 829–836

Wijdicks EF, Scott JP (1997) Pulmonary embolism associated with acute stroke. Mayo Clin Proc 72(4): 297–300Windisch W (2012) Noninvasive positive pressure ventilation in COPD. Breathe 8: 115–122

Winn HR, Richardson AE, Jane JA (1977) The long-term prognosis in untreated cerebral aneurysms: I. The incidence of late hemorrhage in cerebral aneurysm: a 10–year evaluation of 364 patients. Ann Neurol 1(4): 358–370

Wysocki M, Tric L, Wolff MA et al. (1995) Noninvasive pressure support ventilation in patients with acute respiratory failure. A randomized comparison with conventional therapy. Chest 107(3): 761–768

Yokoyama T, Kondoh Y, Taniguchi H et al. (2010) Noninvasive ventilation in acute exacerbation of idiopathic pulmonary fibrosis. Intern Med 49(15): 1509–1514

Medikamentöse und operative Sekundärprophylaxe

R. Kollmar

7.1   Diagnostik – 95

7.2   Thrombozytenfunktionshemmer – 95

7.3   Orale Antikoagulation und Vorhofflimmern – 97
7.3.1   Direkte orale Antikoagulanzien – 99
7.3.2   Beginn der oralen Antikoagulation bei Patienten mit Vorhofflimmern nach ischämischem und hämorrhagischem Schlaganfall – 101

7.4   Karotisstenosen – 103

7.5   Intrakranielle Stenosen – 104

7.6   Arterieller Hypertonus und Statintherapie – 104
7.6.1   Arterieller Hypertonus – 104
7.6.2   Statintherapie – 104

Literatur – 105

© Springer-Verlag GmbH Deutschland 2017
C. Fiedler, M. Köhrmann, R. Kollmar (Hrsg.), *Pflegewissen Stroke Unit*, Fachwissen Pflege,
DOI 10.1007/978-3-662-53625-4_7

In Kürze: Die Sekundärprophylaxe bzw. Sekundärprävention stellt eine wesentliche therapeutische Maßnahme während der Schlaganfallbehandlung auf einer Schlaganfallstation dar. Unter ihr versteht man therapeutische und diagnostische Ansätze, um frühe Reinfarkte nach einem ischämischen Insult bzw. Komplikationen nach Hirnblutungen zu verhindern. Während des Aufenthalts auf einer Schlaganfallstation werden die Patienten in regelmäßigen Abständen vom Pflegeteam und dem diensthabenden Arzt neurologisch untersucht, um klinische Veränderungen festzustellen und umgehend therapeutische Maßnahmen einzuleiten. Außerdem befindet sich der Patient an einem Monitor, an dem Vitalparameter wie Blutdruck, Herzfrequenz, Atemfrequenz, Sauerstoffsättigung und der Herzrhythmus mittels 12-Kanal-EEG aufgezeichnet und ausgewertet werden. Neben der neuroradiologischen Bildgebung mit kranialem CT, MRT und gegebenenfalls angiografischer Darstellung (▶ Kap. 5 unter „Neuroradiologische Diagnostik") gehören Herzuntersuchungen mit transthorakaler oder transösophagealer Echokardiografie, EKG, Langzeit-EKG sowie Ultraschall der extrakraniellen und intrakraniellen Gefäße zum Standardprogramm. Auch sollte insbesondere bei jüngeren Patienten oder bei besonderen Konstellationen eine erweiterte Gerinnungsdiagnostik durchgeführt werden.

Fallbeispiel

Ein 54-jähriger Patient wird mit einer akuten, transienten Symptomatik mit Hemiparese rechts und Aphasie in der neurologischen Klinik eingewiesen. Das kraniale CT zeigt einen Normalbefund (◘ Abb. 7.1). In der Ultraschalluntersuchung zeigt sich eine ACI-Stenose von 60 %. Zur weiteren Überwachung und Diagnostik wird der Patient auf der Schlaganfallstation des Hauses aufgenommen.

Die ersten 12 h des Aufenthalts gestalten sich normal, es kommt zu keiner weiteren neurologischen Symptomatik. Am Abend des zweiten Tages entwickelt der Patient plötzlich eine hochgradige Hemisymptomatik der rechten Seite. Das kraniale CT ist wiederum normal, in der Ultraschalluntersuchung der ACI-Stenose der rechten Seite wird nun ein frischer Thrombus festgestellt. Die transkranielle Untersuchung zeigt Mikroembolien. Darunter versteht man das Streuen kleiner Blutgerinnsel ins Gehirn, die mit der Ultraschalluntersuchung als

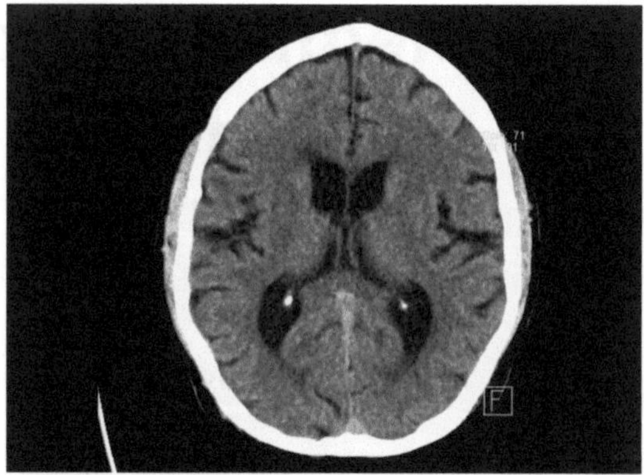

◘ **Abb. 7.1** Normalbefund in der kranialen Computertomografie bei Aufnahme

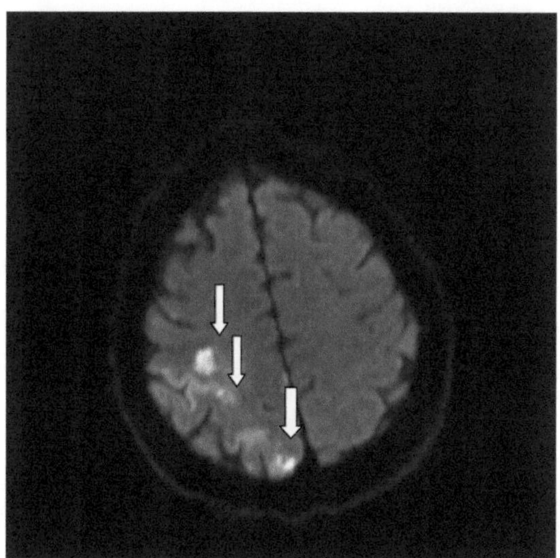

◘ **Abb. 7.2** Diffusionsgewichtete Sequenz im kranialen MRT. Im Versorgungsbereich der A. cerebri media und posterior rechts finden sich kleine ischämische Areale (Pfeile)

spezielle Signale aufgenommen werden können. Im kranialen MRT finden sich passend zu neurologischer Symptomatik und Detektion der Mikroembolien kleine diffusionsgestörte Areale, die kleinen ischämischen Arealen entsprechen (◘ Abb. 7.2). Der Patient wird daraufhin notfallmäßig in der Gefäßchirurgie vorgestellt. Innerhalb von 2 h kommt es zu einer Operation der Karotisstenose in Vollnarkose. Am Folgetag wird der Patient nahezu neurologisch asymptomatisch wiederum in der Schlaganfallstation des Hauses aufgenommen. Nach 4 Tagen wird der Patient mit nur geringem Defizit in die Rehabilitationsbehandlung entlassen.

Das Fallbeispiel zeigt, wie wichtig die Überwachung und Erfassung von Ursachen eines Schlaganfalls auf der Schlaganfallstation ist. Ohne eine sofortige Diagnostik und Therapie hätte der Patient wahrscheinlich eine schwere Behinderung davongetragen.

7.1 Diagnostik

Patienten mit akuten Schlaganfallsymptomen benötigen eine Reihe diagnostischer Maßnahmen, um eine adäquate Akutbehandlung durchführen zu können, die Ursache des Schlaganfalls festzustellen und das Risiko eines erneuten Schlaganfalls oder einer Verschlechterung der klinischen Behinderung zu minimieren. Mindestens müssen

- kraniale Bildgebung (CT oder MRT),
- EKG und
- Basislaboruntersuchung.

durchgeführt werden. Das Ausmaß der weiteren Diagnostik richtet sich nach vorbekannten Befunden, Alter des Patienten und Verlauf.

- **Mögliche Diagnostik auf einer Schlaganfallstation**
- Kraniale Bildgebung mit CT oder MRT, ggf. Angiografie (insbesondere bei intrazerebraler Blutung und Subarachnoidalblutung)
- Kardiale Diagnostik: EKG, Langzeit-EKG, Herzecho transthorakal oder transösophageal)
- Ultraschall der extrakraniellen und intrakraniellen Gefäße (ECD und TCD)
- Blutuntersuchungen
- Vaskulitisdiagnostik, Gerinnungsdiagnostik:
  - Akute-Phase-Proteine (BSG, CRP)
  - Leukozyten, Thrombozyten
  - Autoantikörper gegen das Zytoplasma neutrophiler Leukozyten mit der Antigendifferenzierung in pANCA und cANCA
  - Doppelstrang-DNA-Antikörper, SSA- und SSB-Autoantikörper, Rheumaserologie
  - APC-Resistenz, bei positivem Befund Testung auf eine heterozygote oder homozygote Faktor-V-Leiden- und Prothrombin-G20210A-Mutation
  - Antithrombin-, Protein-C- und/oder Protein-S-Inhibitoren-Mangel

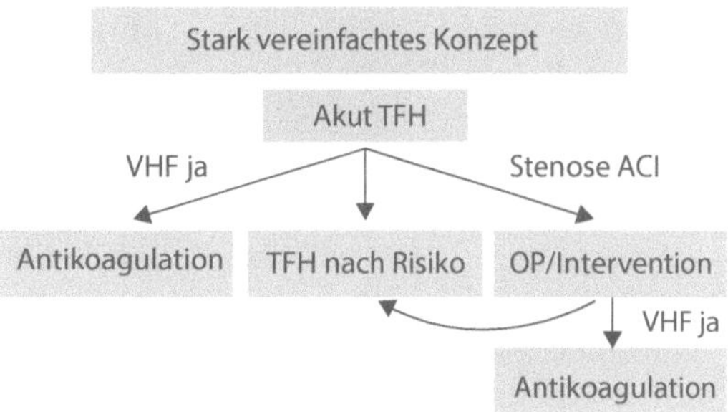

◨ Abb. 7.3 Sekundärprophylaxe beim ischämischen Schlaganfall

- Antiphospholipid-Antikörper (Lupus-Antikoagulans-AK, Anticardiolipin-AK, Anti-β_2-Glykoprotein-I-AK)

Somit kommt der Ursachensuche und damit der frühen Behandlung eventueller Risikofaktoren eine wesentliche Bedeutung in der Sekundärprophylaxe zu. Zur frühen Sekundärprophylaxe gehören die Gabe von Thrombozytenfunktionshemmern sowie bei Vorhofflimmern oder kardialen Emboliequellen, wie künstlichen Herzklappen, die Antikoagulation. Bei extrakraniellen Stenosen wird entweder eine konservative Therapie mit Thrombozytenfunktionshemmern oder ggf. auch eine Stentversorgung bzw. Karotisendarteriektomie (◨ Abb. 7.3) durchgeführt. Die Einstellung des Blutdrucks sollte in feststehenden Grenzwerten erfolgen. Zu nahezu jeder Sekundärprophylaxe gehört die Gabe eines Cholesterinsenkers. Bei motorischen Defiziten und bettlägerigen Patienten sollte eine Thromboseprophylaxe angestrebt werden. In den ▸ Kap. 11–18 zur Physiotherapie werden weitere Möglichkeiten zur Sekundärprophylaxe vorgestellt.

7.2 Thrombozytenfunktionshemmer

Bei ischämischen Schlaganfällen kommt der Beeinflussung des Gerinnungssystems eine wesentliche Bedeutung in der Akuttherapie und Sekundärprophylaxe zu. Dabei stellen Thrombozytenfunktionshemmer die wesentliche Basistherapie nach einem nicht-kardioembolischen ischämischen Schlaganfall oder einer transitorischen ischämischen Attacke (TIA) dar. So senkt beispielsweise Aspirin das Risiko eines erneuten Schlaganfalls um 15 %.

Für die Therapie nach Schlaganfall sind bisher vor allem die in großen Studien getesteten Substanzen wie Acetylsalicylsäure (ASS), Ticlopidin, Dipyridamol, Clopidogrel und Kombinationspräparate wie Aspirin und Dipyridamol bzw. Aspirin und Clopidogrel untersucht. Einen neuen Ansatz stellt die Gabe von GP2B/3A-Antagonisten dar. In der praktischen Anwendung spielen aber Ticlopidin wegen Leukopenien und die oralen GP2B/3A-Antagonisten wegen erhöhter Blutungsrate keine Rolle mehr. Diese werden deshalb im weiteren Verlauf nicht weiter besprochen. Entsprechend den aktuellen Leitlinien der DGN bzw. der Deutschen Schlaganfall-Gesellschaft von 2015 sind bei Patienten mit fokaler zerebraler Ischämie Thrombozytenfunktionshemmer in der Sekundärprophylaxe wirksam.

Dies gilt für Aspirin (50–150 mg), die Kombination aus Aspirin (2-mal 25 mg) und retardierten Dipyridamol (2-mal 200 mg) sowie Clopidogrel (75 mg). Aktuell sollten alle Patienten nach TIA oder ischämischem Schlaganfall ASS in einer Dosis zwischen 50 und 150 mg einmal pro Tag erhalten. Bei Patienten, die keine systemische Thrombolyse oder Thrombektomie erhalten haben, sollte Aspirin direkt nach der initialen MRT oder CT angesetzt werden. Alle anderen erhalten Thrombozytenaggregationshemmer (TAH) je nach Ergebnis des Folge-CTs oder MRTs nach Lyse oder Thrombektomie.

Klinische Studien deuteten zwar darauf hin, dass Clopidogrel und die Kombination aus Aspirin und Dipyridamol Vorteile gegenüber Aspirin alleine bringt. Dieser Vorteil konnte jedoch nicht zweifelsfrei bewiesen werden. Aktuelle Daten weisen darauf hin, dass in der Akutphase eines Schlaganfalls Patienten für eine kurzzeitige Gabe der Kombination aus Aspirin 100 mg und Clopidogrel 75 mg profitieren. Die Dauer der Kombinationstherapie sollte allerdings nur wenige Wochen betragen und die Indikation aufgrund der schwachen Datenlage sehr genau geprüft werden. Nach eigenen Erfahrungen macht die Kombinationsgabe insbesondere bei klinisch fluktuierenden Symptomen Sinn, wie z. B. bei einem Thalamus- oder Capsula-interna-Infarkt.

> **Wesentliche Präparate für die Routinebehandlung nach ischämischem Schlaganfall stellen dar:**
> - Acetylsalicylsäure (Aspirin) 100 mg
> - 25 mg Aspirin und 200 mg retardierten Dipyridamol (Aggrenox)
> - Clopidogrel 75 mg

Bei Patienten mit Kontraindikation gegen oder Unverträglichkeit von Aspirin wird Clopidogrel 75 mg empfohlen. Die Kombination von retardierten Dipyridamol und Aspirin ist in der Sekundärprävention des Schlaganfalls genauso wirksam wie eine Monotherapie von Clopidogrel. Bezüglich der Dosis ist wesentlich, dass Aspirin in einer Dosierung von über 150 mg zu einem erhöhten Blutungsrisiko führt. Die Kombination aus Aspirin und Clopidogrel sollte nicht routinemäßig verwendet werden. Es kommt zwar zu einer erhöhten Wirksamkeit hinsichtlich der Verhinderung ischämischer Schlaganfälle, aber auch zu vermehrten Blutungskomplikationen, sodass die Nebenwirkungen den Nutzen überwiegen.

Patienten, die unter Aspirin ein Magen- oder Duodenalulkus entwickeln, wird nach einer Karenzzeit die Fortsetzung der Aspiringabe in Kombination mit einem Protonenpumpenhemmer empfohlen. Falls es unter der Einnahme von Aspirin zu einem erneuten Schlaganfall oder einer TIA kommen sollte, sollten natürlich eventuelle Risikofaktoren erneut untersucht werden. Ergibt sich hierbei eine kardiogene Emboliequelle (beispielsweise Vorhofflimmern), sollte eine orale Antikoagulation durchgeführt werden. Wenn sich das Rezidivrisiko nicht verändert hat, kann zum einen eine Prophylaxe mit Aspirin fortgesetzt werden. Zum anderen ist es aber auch möglich (auch wenn sich das Rezidivrisiko erhöht hat), Aspirin auf eine Kombination aus retardierten Dipyridamol und auf Aspirin umzustellen.

Praktisches Vorgehen zur Gabe von Thrombozytenaggregationshemmern
- Patienten mit ischämischem Schlaganfall oder TIA sollten Acetylsalicylsäure 100 mg/Tag erhalten.
- Patienten mit peripherer AVK können Clopidogrel statt Aspirin erhalten.
- Bei Therapieversagern unter Acetylsalicylsäure sollte die Schlaganfallursache reevaluiert werden.

> ▬ In der Akutphase ist bei ausgewählten Patienten eine Kombinationstherapie aus Aspirin 100 mg und Clopidogrel 75 mg möglich.

7.3　Orale Antikoagulation und Vorhofflimmern

Vorhofflimmern (VHF) gehört zu den häufigsten supraventrikulären Herzrhythmusstörungen. In Deutschland sind aktuell ca. 1 Mio. Menschen erkrankt, in Europa 5–6 Mio. Aufgrund der steigenden Lebenserwartung wird sich die Prävalenz in den nächsten 30 Jahren verdoppeln. Das Lebenszeitrisiko von Vorhofflimmern der über 40-Jährigen beträgt 25 %. Vorhofflimmern erhöht die Morbidität und Mortalität insbesondere über thrombembolische Komplikationen. Unter Vorhofflimmern ist das Schlaganfallrisiko 4- bis 5-fach erhöht. Insgesamt stellt Vorhofflimmern die Ursache von mindestens ca. 15 % aller Schlaganfälle dar. Neben dem Schlaganfallrisiko beklagen 68 % der Patienten mit Vorhofflimmern eine Einschränkung der Lebensqualität. Aus therapeutischer Sicht ist es für die Sekundärprophylaxe und ebenfalls Primärprophylaxe egal, ob ein Vorhofflimmern intermittierend oder permanent ist. Anamnestisch findet sich beim Patient häufig ein Herzstolpern, es kann zu Synkopen kommen, zu einer Herzinsuffizienz, KHK und Müdigkeit. Bei einer körperlichen Untersuchung ist gelegentlich ein unregelmäßiger Puls zu tasten. Bei der Schlaganfallabklärung zeigen sich häufig ältere Infarkte in mehreren Stromgebieten, die nicht einem Versorgungsgebiet alleine zuzuordnen sind.

> ❯ **Häufig ist Vorhofflimmern für den Patienten nicht festzustellen. Nur ein Teil der Patienten bemerkt einen unregelmäßigen Pulsschlag. Ohne EKG kann VHF nicht diagnostiziert werden!**

Zur kardiologischen Diagnostik gehören die klinische Untersuchung sowie die apparative Diagnostik mit transthorakaler und ggf. transösophagealer Echokardiografie. Des Weiteren sollte ein Routine-EKG, Langzeit-EKG und ein Monitoring am Überwachungsmonitor durchgeführt werden. In besonderen Fälle ist auch eine erweiterte Vorhofflimmerdetektion mit einem Ereignisrekorder sinnvoll. Dabei kann der Herzrhythmus über Monate auf VHF untersucht werden.

Durch Vorhofflimmern bedingte Schlaganfälle sind typischerweise schwerer als Schlaganfälle anderer Ursache. Der Anteil an durch Vorhofflimmern assoziierter Schlaganfälle steigt mit dem Alter. So leiden über 30 % aller Frauen im Alter von über 80 Jahren an einem Vorhofflimmern. Das Schlaganfallrisiko ist insgesamt unabhängig vom Typ des Vorhofflimmerns bei der Aufnahme. So zeigte sich, dass sowohl bei einem erstmals entdeckten als auch bei einem paroxysmalen und persistierenden bzw. permanenten Vorhofflimmern die jährliche Rate eines ischämischen Schlaganfalls zwischen 1,2 und 1,9 % liegt. Das Schlaganfallrisiko bei Vorhofflimmern steigt mit dem Alter an. Das Risiko bei 50-Jährigen liegt bei 1,5 %, bei 80-Jährigen bei nahezu 20 %.

Mit bestimmten Scores wie dem $CHADS_2$-Score und dem CHA_2DS_2-VASc-Score lässt sich das Schlaganfallrisiko bei Vorhofflimmern berechnen (❏ Abb. 7.4). So beträgt beispielsweise das jährliche Schlaganfallrisiko im $CHADS_2$-Score bei einer Summe von 4 Punkten 8,5 %. Gegenüber dem $CHADS_2$-Score werden zusätzliche Punkte für evtl. bestehende Gefäßerkrankungen und weibliches Geschlecht vergeben. Darüber hinaus wird eine genauere Differenzierung des Lebensalters möglich: Ab 65 Jahren wird ein Punkt, ab 75 Jahren ein weiterer Punkt vergeben. Bei Frauen unter 65 Jahren ohne weitere Risikofaktoren stellt das weibliche Geschlecht kein eigenständiger Risikofaktor dar (Score = 0 Punkte).

In der Echokardiografie ist ein besonders wichtiger Befund für die Einschätzung eines möglichen Vorhofflimmerns die Größe des linken Vorhofs. So zeigt sich bei einem unauffälligen Echo ein Schlaganfallrisiko pro Jahr von 1,5 %. Bei einem vergrößerten linken Vorhof steigt dieses auf 8,8 %, bei linksventrikulärer Dysfunktion auf 12,6 % und bei einem vergrößerten linken Vorhof sowie linksventrikulärer Dysfunktion auf 20 %.

Aus randomisierten Studien geht hervor, dass die orale Antikoagulation (mit Marcumar oder direkten oralen Antikoagulanzien) der Gabe von Placebo überlegen ist. Auch lässt sich feststellen, dass die orale Antikoagulation der Gabe von Thrombozytenfunktionshemmern überlegen ist. Somit erscheint klar, dass Patienten mit Vorhofflimmern

Abb. 7.4 $CHADS_2$-Score und CHA_2DS_2-VASc-Score

$CHADS_2 \rightarrow CHA_2\,DS_2\,VASc$

CHADS2 Risikofaktor	Score	CHA2DS2-VASc Risikofaktor	Score
Chronische Herzinsuffizienz	1	Chronische Herzinsuffizienz oder linksventrikuläre Dysfunktion ≤40 %	1
Hypertonie	1	Hypertonie	1
Alter >75 Jahre	1	Alter ≥75 Jahre	2
Diabetes mellitus	1	Diabetes mellitus	1
Schlaganfall oder TIA	2	Schlaganfall/TIA/Thrombembolie	2
		Vaskuläre Erkrankung	1
		Alter 65–74 Jahre	1
		Weibliches Geschlecht	1

im Allgemeinen eine Indikation zur oralen Antikoagulation haben. In Deutschland erhalten aber trotzdem immer noch 30–40 % aller Patienten mit Vorhofflimmern keine therapeutische Antikoagulation. Die Gründe für die Unter- und Nichtbehandlung liegen in der Angst vor Komplikationen (z. B. irrationales Erleben von Nebenwirkungen), einem höheren Lebensalter, vermeintlicher Sturzgefahr, Magengeschwüren, der Meinung, dass paroxysmales Vorhofflimmern weniger gefährlich sei als persistierendes oder permanentes sowie Art und Ort der Behandlung nach dem qualifizierten Ereignis (Schlaganfallstation). Des Weiteren lehnen häufig die Patienten die Therapie inkl. häufiger Arztbesuche und Blutabnahme ab. Bei Therapie mit Marcumar ist das Blutungsrisiko erhöht. Dies ist insbesondere zu Therapiebeginn der Fall. Außerdem steigt das Blutungsrisiko mit einem erhöhten $CHADS_2$-Score an (**Abb. 7.4**). Initial wird sogar von einer prothrombogenen Wirkung berichtet. Marcumar ist plazentagängig und teratogen. Darüber hinaus sind in sehr seltenen Fällen Cumarinnekrosen möglich. Auch ist für die Marcumartherapie ein sehr enges therapeutisches Fenster gegeben. Für Vorhofflimmern ist eine INR von 2–3 indiziert. Aus Studien ist bekannt, dass sich zwei Drittel der Patienten außerhalb dieses Fensters befinden und somit die gerinnungshemmende Wirkung zu gering ist, also mit einem erhöhten Risiko für ischämische Schlaganfälle, bzw.

zu hoch ist mit einem entsprechend erhöhten Risiko für Blutungen.

Eine besondere Bedeutung für die Schlaganfalltherapie kommt der oralen Antikoagulation im Alter zu. Ältere Patienten haben ein höheres Risiko für mit Vorhofflimmern assoziierte Infarkte. Die spezielle Angst vor Antikoagulation besteht dabei in Stürzen, in der Compliance und intrazerebralen Blutungen. Wesentlich für die Indikation der Marcumarisierung ist allerdings, dass das Infarktrisiko eines unbehandelten Vorhofflimmerns bei 20 % pro Jahr besteht. Demgegenüber steht ein Risiko einer relevanten intrazerebralen Blutung unter Marcumartherapie von im Durchschnitt mindestens 1,8 %. Des Weiteren besteht selbstverständlich auch für ältere Patienten ein erhöhtes Risiko intrazerebraler Blutungen ohne orale Antikoagulation.

Wie sieht es nun mit erhöhter Blutungsneigung im Alter aus? Hier legen neuere Studien klar dar, dass mit oraler Antikoagulation zwar die Rate intrazerebraler Blutungen ansteigt, bei über 80-Jährigen ist jedoch die Rate von Blutungen ohne und mit oraler Antikoagulation gleich. Immer wieder wird berichtet, dass Patienten statt Marcumar nur Aspirin einnehmen. In Studien konnte gezeigt werden, dass die Rate von Hirninfarkten, Hirnblutungen und arteriellen Embolien als Komplikation bei Aspirin 3,8 % im Jahr beträgt. Diese beträgt allerdings bei Warfarin (Marcumargabe) nur 1,8 % im Jahr, sodass Antikoagulation bei Patienten über 75 Jahren mit

Vorhofflimmern sicher und effektiv ist. Neueren Daten zufolge sind sogenannte direkte orale Antikoagulanzien (DOACs) Warfarin bzw. Marcumar auch bei älteren Patienten überlegen (siehe ► Abschn. 7.3.1).

Aktuelle Studien zeigen zudem, dass auch die Kombinationstherapie aus Clopidogrel und Aspirin der oralen Antikoagulation unterlegen ist.

Die orale Antikoagulation ist bei Patienten über 75 Jahren also die Standardtherapie bei Vorhofflimmern. Einschränkungen ergeben sich lediglich bei wenigen Patienten. Zu nennen sind hier Patienten mit

- psychiatrischer Vorerkrankung und Antipsychotika,
- Alkoholerkrankungen/-missbrauch,
- schlechter Compliance,
- schwerer Parkinson-Erkrankung (posturale Instabilität),
- fortgeschrittener Alzheimer-Erkrankung und
- ausgeprägter zerebraler Amyloidangiopathie.

7.3.1 Direkte orale Antikoagulanzien

Seit einigen Jahren sind in Deutschland direkte orale Antikoagulanzien erhältlich. Eine Gruppe stellen

dabei die direkten Thrombininhibitoren (Dabigatran) dar. Zu den Faktor-Xa-Inhibitoren zählen Rivaroxaban, Edoxaban und Apixaban(◘ Abb. 7.5).

Die genannten Substanzen sind zugelassen für die Primär- und Sekundärprophylaxe bei Vorhofflimmern. Im Vergleich zu Vitamin-K-Antagonisten haben sie hinsichtlich ihrer Anwendung folgende Vorteile:

- Aufgrund ihrer kurzen Halbwertszeit schneller Wirkungseintritt
- Schnelles Abklingen der Wirkung
- Fehlende Wechselwirkungen mit Nahrungsmitteln
- Notwendigkeit regelmäßigen Monitorings der blutverdünnenden Wirkung

Bei allen Substanzen ist ein regelmäßiges Überwachen der Nierenfunktion notwendig, da sie – wenn auch in unterschiedlichem Maß – über die Niere eliminiert werden (◘ Tab. 7.1).

Die genannten Substanzen sind in klinischen Studien mindestens genauso wirksam und sicher wie Vitamin-K-Antagonisten (VKA). Sowohl in den zur Zulassung durchgeführten Studien als auch in Metaanalysen konnten bestätigt werden, dass die

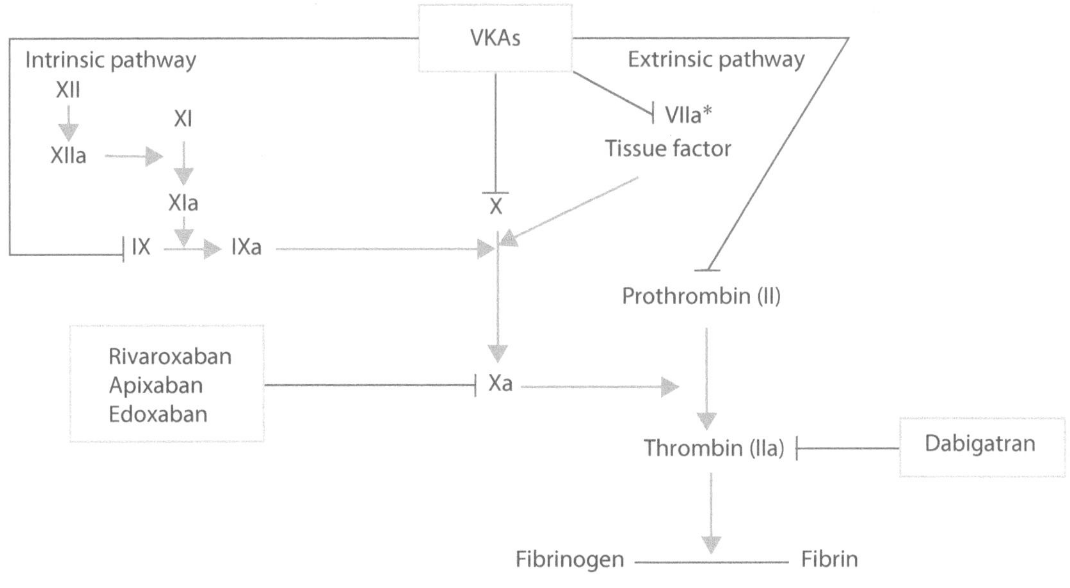

◘ **Abb. 7.5** Orale Antikoagulanzien

◘ Tab. 7.1 Charakteristika der DOACs

	Apixaban	Edoxaban	Rivaroxaban	Dabigatran
Handelsname	Eliquis	Lixiana	Xarelto	Pradaxa
Tagesdosis	2,5 mg 2×/Tag 5 mg 2×/Tag	30 mg 1×/Tag 60 mg 1×/Tag	10 mg 1×/Tag 15 mg 1×/Tag	110 mg 2×/Tag 150 mg 2×/Tag
Wirkmechanismus	Direkter Faktor-Xa-Inhibitor	Direkter Faktor-Xa-Inhibitor	Direkter Faktor-Xa-Inhibitor	Direkter Thrombininhibitor
Orale Bioverfügbarkeit	~50 %	62 %	80–100 %	~6,5 %
Pro-Drug	Nein	Nein	Nein	Ja
Effekt von Nahrung	Nein	Nein	Ja (mit Nahrung aufzunehmen)	Nein
Renale Clearance	~27 %	49 %	~33 %	85 %
T_{max}	3–4 h	1–2 h	2–4 h	0,5–2 h
Halbwertszeit ($t_{1/2}$)	12 h	6–11 h	5–9 h (jüngere Patienten) 11–13 h (ältere Patienten	12–17 h

genannten DOACs das Risiko für lebensbedrohliche Blutungen, hier sind insbesondere Hirnblutungen gemeint, im Vergleich zu Vitamin-K-Antagonisten vermindern bei mindestens gleicher oder gar besserer Wirksamkeit in der Vermeidung von zerebralen Ischämien. Die Rate von lebensbedrohlichen Hirnblutungen wird um durchschnittlich 50 % im Vergleich zu VKA gesenkt.

Aufgrund unterschiedlich schwer betroffenen Patientengruppen in den zur Zulassung geführten Studien ist ein direkter Vergleich der unterschiedlichen DOACs nicht möglich. Vor- und Nachteile der jeweiligen Substanzen sollten jedoch dezidiert mit dem Patienten bzw. den Angehörigen besprochen werden.

Aufgrund der Neueinführung der Substanzen sind drei Aspekte beim Einsatz von DOACs besonders zu beachten:
- Einsatz bei älteren Patienten
- Einsatz bei Patienten mit Niereninsuffizienz
- Medikamenteninteraktionen

Ältere Patienten   Daten klinischer Studien und Anwendungsbeobachtungen sowie Register belegen, dass die DOACs im Vergleich zu VKA ebenfalls überlegen sind. Bei Patienten über 75 Jahre ist die Dosis der DOACs anzupassen. So können folgende Dosen verabreicht werden (◘ Tab. 7.1):
- Apixaban 5 mg 2×/Tag bzw. 2,5 mg 2×/Tag, wenn Alter >80 Jahre, Körpergewicht <60 kg, Kreatinin >1,5 mg/dl
- Dabigatran 110 mg 2×/Tag, Rivaroxaban 20 mg 1×/Tag, Edoxaban 60 mg 1×/Tag

Einsatz bei Patienten mit Niereninsuffizienz   Da alle DOACs zumindest teilweise renal eliminiert werden, ist die Dosis bei niereninsuffizienten Patienten wie in ◘ Tab. 7.2 anzupassen. Die renale Eliminationsrate beträgt bei Dabigatran 80 %, Edoxaban 50 %, Rivaroxaban 33 % und Apixaban 27 %. Die Dosis der DOACs ist der Kreatinin-Clearance anzupassen. Patienten mit schwerer Beeinträchtigung der Nierenfunktion sollten keine DOACs erhalten. Des Weiteren sollte die Kreatinin-Clearance in klinischen Situationen überprüft werden, in denen mit einer Verschlechterung der Nierenfunktion zu rechnen ist (z. B. bei einer Hypovolämie, Dehydration oder fallbestimmter Co-Medikation). Außerdem sollte mindestens einmal jährlich bei Patienten über 75 Jahren oder bei Patienten mit eingeschränkter Nierenfunktion die Kreatinin-Clearance bestimmt werden.

◘ Tab. 7.2 DOACs bei Patienten mit chronischer Niereninsuffizienz. CrCl = Kreatinin-Clearance

	Apixaban	Edoxaban	Rivaroxaban	Dabigatran
Fraktion renal ausgeschieden der absorbierten Dosis	27 %	50 %	35 %	80 %
Zugelassen für Kreatinin-Clearance	≥15 ml/min	≥15 ml/min	≥15 ml/min	≥30 ml/min
Dosis bei chronischer Niereninsuffizienz	CrCl 15–29 ml/min: 2× 2,5 mg/Tag; wenn zwei der drei Punkte positiv sind: – Kreatinin ≥1,5 mg/dl – Alter ≥80 Jahre – Gewicht <60 kg: 2× 2,5 mg/Tag	30 mg/Tag, wenn CrCl 15–49 ml/min	15 mg/Tag, wenn CrCl 15–49 ml/min	Wenn CrCl 30–49 ml/min: 110 mg wie in Leitlinien
Nicht empfohlen bei	CrCl <15 ml/min	CrCl <15 ml/min	CrCl <15 ml/min	CrCl <30 ml/min

Medikamenteninteraktionen bei DOACs Siehe ◘ Tab. 7.3

> **Die direkten oralen Antikoagulanzien (DOACs) sind für die meisten Patienten mit Vorhofflimmern sicherer und wirksamer als Marcumar. Insbesondere die Rate schwerwiegender intrazerebraler Blutungen ist für beide Medikamente verringert. Bei DOACs ist insbesondere auf die Nierenfunktion und Medikamenteninteraktionen zu achten.**

7.3.2 Beginn der oralen Antikoagulation bei Patienten mit Vorhofflimmern nach ischämischem und hämorrhagischem Schlaganfall

■ **Patienten mit ischämischem Schlaganfall oder TIA**

Wenn diese Patienten als Ursache ein VHF aufweisen, ist eine orale Antikoagulation indiziert. In der klinischen Praxis hat sich das in ◘ Tab. 7.4 dargestellte Vorgehen sowohl für VKA als auch DOACs bewährt. In klinischen Studien ist es allerdings bisher nicht überprüft. In der kranialen Bildgebung sollte zuvor (eine sekundäre) Hirnblutung ausgeschlossen sein.

■ **Patienten mit hämorrhagischem Schlaganfall**

Patienten mit VHF und Hirnblutung haben ebenfalls ein deutlich erhöhtes Schlaganfallrisiko. Im Verlauf ist hier eine suffiziente Sekundärprophylaxe indiziert. Die klinische Datenlage ist hierfür allerdings sehr übersichtlich. Bei sekundären Blutungen ist die Beseitigung der Blutungsquelle interdisziplinär zu erörtern (z. B. bei Gefäßmalformationen). Bei primären, Loco-typico-Blutungen oder VKA-assoziierten Blutungen sind prinzipiell zwei Behandlungsmöglichkeiten sinnvoll: Wiederansetzen der oralen Anitkoagulation oder ein sogenannter Vorhofohrverschluss.

Der interventionelle Vorhofohrverschluss ist ein neuartiges Therapieverfahren für Patienten mit Vorhofflimmern, bei denen eine Therapie mit Gerinnungshemmern zur Prophylaxe von Schlaganfällen nicht möglich ist. Dabei wird durch Katheter-gestütztes Einbringen eines „Schirmchen"-Systems das Vorhofohr, in dem sich bei Patienten mit Vorhofflimmern häufig Blutgerinnsel bilden, verschlossen. Aus den Daten bisher vorliegender Studien kann dieses Verfahren als erfolgversprechend bewertet werden, ist jedoch

☐ Tab. 7.3 Medikamenteninteraktionen DOACs

	Via	Apixaban	Edoxaban	Rivaroxaban	Dabigatran
Antiarrhythmikum					
Amiodaron	P-gp-Kompetition	Keine Daten	+40 %	Geringer Effekt	+12–60 %
Digoxin	P-gp-Kompetition	Keine Daten	Kein Effekt	Kein Effekt	Kein Effekt
Diltiazem	P-gp-Kompetition und schwache CYP3A4-Inhibition	+40 %	Kein Effekt	Geringer Effekt	Kein Effekt
Verapamil	P-gp-Kompetition und CYP3A4-Inhibition	Keine Daten	+53 %	Geringer Effekt	+12–180 %
Statin					
Atorvastatin	P-gp-Kompetition und CYP3A4-Inhibition	Keine Daten	Kein Effekt	Kein Effekt	+18 %
Fungostatika					
Fluconazol	CYP3A4-Inhibition	Keine Daten	Keine Daten	+42 % (bei systemischer Gabe)	Keine Daten
Itraconazol, Ketokonazol	P-gp- und BCRP-Kompetition und CYP3A4-Inhibition	Bis zu +160 %	+87–95 %	+100 %	+140–150 %
Immunsuppressiva					
Cyclosporin, Tacrolimus	P-gp-Kompetition	Keine Daten	+73 %	Keine Daten	Nicht empfohlen
Antiepileptika					
Carbamazepin, Phenobarbital, Phenytoin	P-gp/BCRP-Kompetition und CYP3A4/CYP2-Inhibition	–54 %	–35 %	Bis zu –50 %	–66 %

☐ Tab. 7.4 1-3-6-12-Tages-Regel (Adaptiert nach Heidbuchel et al. 2015)

Beginn der oralen Antikoagulation nach Schlaganfall (in Tagen)	Schwere der klinischen Symptomatik
1	Transitorisch-ischämische Attacke
3	Milder Schlaganfall
6	Mittlerer Schlaganfall
12–14	Schwerer Schlaganfall

nicht routinemäßig beim Großteil der hier besprochenen Patientengruppe einzusetzen.

Entsprechend sollten die Patienten im Allgemeinen wieder antikoaguliert werden. Aus aktuellen retrospektiven Studien zeigt sich, dass eine Wiederaufnahme der oralen Anitkoagulation sicherer und effektiver in der Prävention von Schlaganfällen ist als die Nichtwiederaufnahme. Als Zeitraum für die Wiederaufnahme scheinen Zeiträume ab der dritten Woche nach hämorrhagischem Schlaganfall sinnvoll.

7.4   Karotisstenosen

Symptomatische Stenosen führen zu 21 % aller ischämischen Schlaganfälle in Deutschland. Dies entspricht ca. 30.000 ischämischen Schlaganfällen pro Jahr. Das Ausmaß der Karotisstenose lässt sich untersuchen durch Ultraschall für Karotisabgangsstenosen bzw. indirekte Messmethoden im Ultraschall sowie neuroradiologische Untersuchungsmethoden wie CT-Angiografie, MR-Angiografie und konventioneller Angiografie. Bei symptomatischen Karotisstenosen steigt das Rezidivrisiko mit dem Stenoseausmaß. Patienten mit einer ACI-Stenose von über 70 % haben beispielsweise ein Schlaganfallrisiko von 26 % im Gegensatz zu Patienten mit einem Stenosegrad von 30–49 % mit einer Fünf-Jahres-Schlaganfallrate von 18,2 %. Das Rezidivrisiko bei symptomatischen Karotisstenosen ist vor allem in den ersten Wochen höher als bei anderen Schlaganfallursachen. Entsprechend sollte auch ggf. eine frühere Operation erfolgen. Als Therapie bietet sich zum einen die konservative Therapie mit Medikamenten, zum anderen auch die Karotisendarteriektomie (TEA) und die Stenteinlage an. Die TEA gehört zu den wissenschaftlich am besten evaluierten Operationen. Diese kann als Thrombenarteriektomie oder Eversionsarteriektomie jeweils mit und ohne Shunt durchgeführt werden (◘ Abb. 7.6). Dabei ist die Operation in Voll- oder auch in Regionalanästhesie möglich. Auch Patienten mit TEA profitieren wesentlich von einer Operation, wenn es eine Stenose von über 70 % gibt. Dabei ist der Nutzen noch abhängig, vor allem bei Frauen, von der Zeit nach dem Indexereignis. So zeigt sich nach 4 Wochen für Frauen kein Effekt einer operativen Therapie mehr, wohingegen der Effekt bei Männern, wenn auch gering, weiter anhält.

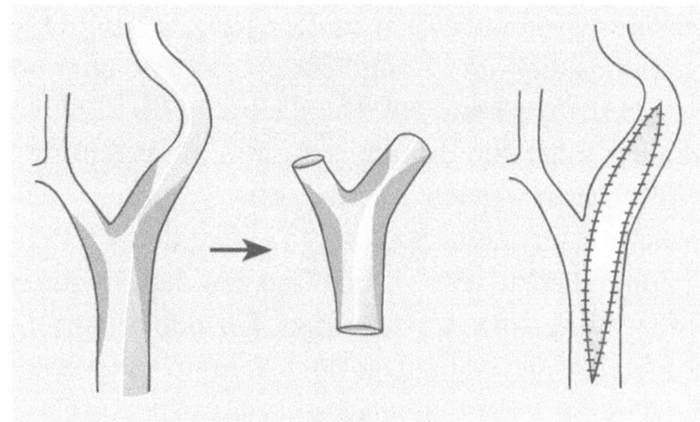

◘ **Abb. 7.6**   Thrombenarteriektomie oder Eversionsarteriektomie mit und ohne Shunt. (Aus: Kniemeyer 2011. Springer, Berlin Heidelberg)

Alternativ zur Operation kann eine endovaskuläre Therapie mit stentgestützter Angioplastie (CAS) durchgeführt werden. Hierfür gibt es verschiedene Träger-, Stent- und Protektionssysteme.

Der Vorteil einer Stenteinlage gegenüber einer offenen Operation besteht in der geringen Invasivität, keine Vollnarkosenotwendigkeit, kurzen Gefäßverschlusszeiten, ggf. ist eine Stentanlage bei chirurgisch nicht angehbarer Läsion die einzige Möglichkeit der Behandlung. Des Weiteren bestehen ein geringes Hämatomrisiko, weniger Wundinfektion und die sehr niedrige Gefahr von Hirnnervenausfällen. Die Nachteile scheinen jedoch möglicherweise die Vorteile zu überwiegen. Es gibt ein eventuell höheres Embolierisiko und das Risiko eines Gefäßverschlusses durch Dissektion, Spasmus oder Stentthrombose. Insbesondere bei älteren Patienten kann es schwierig sein, überhaupt mit dem Führungsdraht an die Stenose heranzukommen. Es gibt zudem das Risiko einer Angiografie durch Gabe von Kontrastmittel. Darüber hinaus kann es zu Komplikationen durch die Punktion in der Leiste kommen. Zu nennen sind hierbei Blutungen, Infektionen und die Entwicklung von Aneurysmata bis hin zur operativen Behandlungsnotwendigkeit.

In mehreren randomisierten Studien wurde die Stentanlage der offenen Operation gegenübergestellt. Dabei zeigt sich im Wesentlichen, dass die offene Operation der Stentanlage bis auf wenige individuelle Ausnahmen unterlegen ist. Entsprechend empfehlen die DGN und die DSG bei hochgradigen symptomatischen Karotisstenosen die offene Operation (CIA). Dabei nimmt der Nutzen der Operation mit

Stenosegrad über 70 % zu. Der Nutzen einer Operation ist bei einer Komplikationsrate von über 6 % nicht mehr vorhanden. Der Zeitraum bis zur Operation sollte mit Thrombozytenfunktionshemmern überbrückt werden. Aspirin soll vor, während und nach der Operation weitergegeben werden, und Clopidogrel sollte spätestens 5 Tage vor der Operation durch Aspirin ersetzt werden. Für den Stent zeigt sich, dass die Stentanlage noch kein Routineverfahren ist. Sie hat im Vergleich zur operativen Therapie in Bezug auf das Risiko während der Prozedur selber bei der Behandlung einer symptomatischen Karotisstenose ein leicht erhöhtes Kurzzeitrisiko (30 Tage). Die Langzeitergebnisse sind insgesamt bezüglich des Schlaganfalls vergleichbar. Aus Studien zeigt sich, dass die Re-Stenoserate beim Stenting höher ist. Vor, während und nach der Stentanlage sollte eine Embolieprophylaxe mit Clopidogrel plus Aspirin für 1–3 Monate erfolgen.

7.5   Intrakranielle Stenosen

Bis zu 10 % aller Hirninfarkte werden durch intrakranielle Stenosen verursacht. Dabei steigt das Risiko, einen Schlaganfall zu erleiden, mit dem Stenosegrad. Besonders gefährdet sind dabei Frauen, Patienten mit hochgradigen Stenosen und Patienten innerhalb eines kurzen Zeitraumes (unter 14 Tage) nach Ereignis.

Bezüglich der Sekundärprophylaxe wurde die Gabe von Warfarin gegen Aspirin untersucht. Dabei zeigt sich eine erhöhte Rate für ischämischen Infarkt, intrazerebrale Blutung und vaskulären Tod, die bedingt ist durch eine erhöhte Rate schwerwiegender Blutungen. Somit ist Aspirin Marcumar vorzuziehen.

Eine Möglichkeit, intrakranielle Stenosen zu behandeln, besteht in der interventionellen Therapie mit einer Ballondilatation oder einer Stentangioplastie. Hier ist die Studienlage zwar übersichtlich, aber eindeutig. Patienten, die eine asymptomatische oder symptomatische intrakranielle Stenose aufweisen, werden konservativ, also medikamentös behandelt. Hier ist prinzipiell auch anfänglich eine Kombination aus Aspirin 100 mg und Clopidogrel 75 mg möglich. Allerdings sollte entsprechend Verträglichkeit und Wirksamkeit nach einem bestimmten Zeitraum – beispielsweise 3 Monaten – eine Monotherapie weiterbenutzt werden. Sollte es in der Akutphase

zu einer deutlichen Verschlechterung oder eine wesentlichen Fluktuation der klinischen Symptome kommen, sollte an einem Hirngefäßzentrum über eine interventionelle Therapie nachgedacht werden. Nach Stentimplantation in Zentren mit entsprechender neuroradiologischer Erfahrung sollte die Gabe von 75 mg Clopidogrel und 100 mg Aspirin über einen Zeitraum von 1–3 Monaten erfolgen.

7.6   Arterieller Hypertonus und Statintherapie

7.6.1   Arterieller Hypertonus

Der arterielle Hypertonus ist einer der Hauptrisikofaktoren für einen erstmaligen Schlaganfall sowie einen Rezidivschlaganfall. Die klinischen Daten bestätigen eindeutig, dass eine suffiziente antihypertensive Therapie das Schlaganfallrisiko sowohl in der Primär- als auch Sekundärprophylaxe reduziert. Da der Blutdruck nicht auf einen exakten Wert titriert werden kann, wird ein Zielkorridor empfohlen: Der Therapiekorridor des Zielblutdrucks sollte dabei zwischen 120/70 und 140/90 mmHg unter Berücksichtigung der Komorbiditäten und unerwünschten Wirkungen liegen (DGN-Leitlinie 2015).

Welche Substanzklasse in der Sekundärprävention nach Schlaganfall am effektivsten ist, bleibt strittig. Der optimale Blutdruck besteht zwischen 120 und 140 mmHg systolisch. Bei Patienten mit fokaler zerebraler Ischämie und KHK sollte der diastolische Blutdruckwert unabhängig vom Ausgangswert zwischen 70 und 100 mmHg liegen. Patienten mit Verdacht auf ein obstruktives Schlafapnoesyndrom (OSAS) sollten in einem Schlaflabor weiterdiagnostiziert werden. Sollte ein OSAS vorliegen, kann und sollte es beispielsweise mit einer CPAP-Maske und Gewichtsreduktion behandelt werden.

7.6.2   Statintherapie

Patienten mit ischämischem Schlaganfall oder TIA sollen entsprechend der aktuellen Leitlinie der DGN mit einem Statin behandelt werden. Durch den Einsatz von Statinen lässt sich das Schlaganfallrisiko signifikant reduzieren.

Bei Patienten mit ischämischen TIA/Schlaganfällen (mod. Rankin <3) ohne KHK mit LDL-C-Werten zwischen 100 und 190 mg/dl sind 80 mg Atorvastatin pro Tag zur Reduktion eines Rezidivs und der kardio-vaskulären Morbidität wirksam. Wahrscheinlich ist aber die Senkung des LDL-Cholesterins wichtiger als der Einsatz eines bestimmten Statins. Es wird deshalb empfohlen, den LDL-C-Wert mit einem Statin auf unter 100 mg/dl zu senken. Der Nutzen dieser Behandlung ist am deutlichsten, wenn eine Reduktion des Ausgangs-LDL-C-Werts von ≥50 % erreicht wird. Die Einnahme von Statinen in der Akutphase des Schlaganfalls auch bei normalen Cholesterinwerten ist Gegenstand aktueller Diskussionen. Für den Einsatz auch in niedriger Dosierung spricht eine gewisse gefäßschützende Wirkung, dagegen mögliche Nebenwirkungen, widersprüchliche Daten und normale Cholesterinwerte.

Auf einen Blick

- Ohne EKG kann Vorhofflimmern nicht diagnostiziert werden!
- Die neuen oralen Antikoagulanzien Dabigatra und Rivaroxaban sind für die meisten Patienten mit Vorhofflimmern sicherer und wirksamer als Marcumar.
- Insbesondere die Rate schwerwiegender intrazerebraler Blutungen ist für beide Medikamente verringert.

Literatur

Chimowitz MI, Lynn MJ, Derdeyn CP, Turan TN, Fiorella D, Lane BF, Janis LS, Lutsep HL, Barnwell SL, Waters MF, Hoh BL, Hourihane JM, Levy EI, Alexandrov AV, Harrigan MR, Chiu D, Klucznik RP, Clark JM, McDougall CG, Johnson MD, Pride GL Jr, Torbey MT, Zaidat OO, Rumboldt Z, Cloft HJ; SAMMPRIS Trial Investigators (2011) Stenting versus aggressive medical therapy for intracranial arterial stenosis. N Engl J Med. Sep 15;365(11): 993–1003. Epub 2011 Sep 7. Erratum in: N Engl J Med; Jul 5;367(1):93

DGN-Leitlinie (2015) Sekundärprophylaxe ischämischer Schlaganfall und transitorische ischämische Attacke (Teil 1). http://www.dgn.org/leitlinien/3024-ll-23-ll-sekundaerprophylaxe-ischaemischer-schlaganfall-und-transitorische-ischaemische-attacke

Diener HC, Hajjar K, Frank B, Perrey M (2012) New anticoagulants for stroke prevention in atrial fibrillation. Herz; Jun;37(4):370–377

Eckstein HH (2012) Evidence-based management of carotid stenosis: recommendations from international guidelines. J Cardiovasc Surg (Torino). Feb;53(1 Suppl 1):3–13. Review

Heidbuchel H, Verhamme P, Alings M, Antz M, Diener HC, Hacke W, Oldgren J, Sinnaeve P, Camm AJ, Kirchhof P (2015) Updated European Heart Rhythm Association. Practical Guide on the use of non-vitamin K antagonist anticoagulants in patients with non-valvular atrial fibrillation. Europace Oct;17(10): 1467–1507

Kniemeyer H-W (2011) Zerebrale Durchblutungsstörungen. In: Luther B (Hrsg.) Kompaktwissen Gefäßchirurgie, 2. Aufl. Springer, Berlin Heidelberg

Laufs U, Hoppe UC, Rosenkranz S, Kirchhof P, Böhm M, Diener HC, Endres M, Grond M, Hacke W, Meinertz T, Ringelstein EB, Röther J, Dichgans M (2010) Cardiac workup after cerebral ischemia. Consensus paper of the Working Group on Heart and Brain of the German Cardiac Society and German Stroke Society. Nervenarzt; Apr;81(4): 444–462

Ringleb P, Schellinger PD, Hacke W; Europäische Schlaganfallorganisation (2008) European Stroke Organisation 2008 guidelines for managing acute cerebral infarction or transient ischemic attack. Part 1. Nervenarzt; Aug;79(8):936–957

Schellinger PD, Ringleb P, Hacke W (2008) European Stroke Organisation 2008 guidelines for managing acute cerebral infarction or transient ischemic attack: part 2. Nervenarzt; Oct;79(10):1180–1184, 1186–1188, 1190–1201

Intrazerebrale Blutung – Ursachen, Diagnostik, Therapie

D. Staykov

8.1   Epidemiologie und Ätiologie – 108

8.2   Prognose und prognostische Faktoren – 108

8.3   Diagnostik – 109

8.4   Pathophysiologie – 109

8.5   Behandlung der intrazerebralen Blutung – 110
8.5.1   Therapieziele – 110
8.5.2   Allgemeine Therapieprinzipien – 110
8.5.3   Spezifische Therapieansätze – 111

Literatur – 114

© Springer-Verlag GmbH Deutschland 2017
C. Fiedler, M. Köhrmann, R. Kollmar (Hrsg.), *Pflegewissen Stroke Unit*, Fachwissen Pflege,
DOI 10.1007/978-3-662-53625-4_8

In Kürze: Die intrazerebrale Blutung (ICB) macht nur ca. 10–15 % aller Schlaganfälle aus, ist aber für rund ein Viertel der schweren Schlaganfälle verantwortlich. Dies verdeutlicht die schlechte Prognose dieser Erkrankung, die mit einer erheblich höheren Mortalität und Morbidität im Vergleich zum ischämischen Schlaganfall vergesellschaftet ist. Trotz jahrzehntelanger intensiver Forschung mangelt es nach wie vor an einer durch solide Evidenz gestützten Therapie der ICB. In den vergangenen Jahren konnten jedoch viele Erkenntnisse bezüglich der pathophysiologischen Mechanismen dieser Schlaganfallform gewonnen werden, welche bei der Entwicklung neuer Behandlungsstrategien hilfreich sind.

8.1 Epidemiologie und Ätiologie

Die spontane (nichttraumatische) ICB ist für etwa 10–15 % aller Schlaganfälle verantwortlich (Qureshi et al. 2001; Labovitz et al. 2005). Mit einer Inzidenz von 10–30 pro 100.000 betrifft die ICB weltweit ca. 2 Mio. Patienten jährlich (Qureshi et al. 2009). Während ICB bei Kaukasiern und Schwarzafrikanern ungefähr gleich häufig auftreten, ist die Inzidenz bei Ost- und Südostasiaten ungefähr doppelt so hoch (van Asch et al. 2010). Ältere Menschen haben ein höheres Risiko, eine ICB zu erleiden. Mit jeder zusätzlichen Lebensdekade verdoppelt sich die Inzidenz intrazerebraler Blutungen. So beträgt sie bis zum 45. Lebensjahr lediglich 1–9/100.000, zwischen dem 55. und 64. Lebensjahr bereits 36.5/100.000 und jenseits des 85. Lebensjahres 196/100.000 (van Asch et al. 2010). Angesichts der aktuellen demografischen Trends bei den entwickelten Industrienationen mit einer alternden Bevölkerung wird für die nähere Zukunft sowohl eine zunehmende Häufigkeit der ICB als auch ein Zuwachs ihrer gesundheitsökonomischen Bedeutung erwartet.

Abhängig von der zugrunde liegenden Ursache werden die spontanen intrazerebralen Blutungen in primäre und sekundäre ICB eingeteilt (Qureshi et al. 2001). Primäre ICB machen 70–90 % aller ICB aus und entstehen meist durch die Ruptur kleiner arterieller Gefäße, oft geschädigt durch chronischen Hypertonus, der den wichtigsten Risikofaktor für spontane ICB darstellt (Brott et al. 1986; Thrift et al. 1995). Typische Lokalisationen für solche

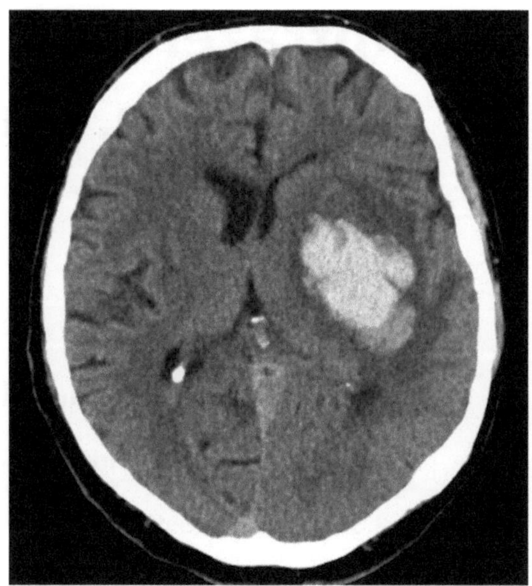

hypertensiven Blutungen sind die Basalganglien (28–42 % der Fälle; ◘ Abb. 8.1) und der Thalamus (10–26 %). Weniger häufig sind primäre lobäre ICB sowie Kleinhirn- und Hirnstammblutungen (Thrift et al. 1995). Sekundäre ICB sind mit Gefäßmissbildungen, Aneurysmata, Tumoren, Amyloidangiopathie (v. a. im höheren Alter), Drogenabusus oder Gerinnungsstörungen, auch im Rahmen einer oralen Antikoagulation, assoziiert. Sekundäre Einblutungen in primär ischämisch geschädigte Areale sind ebenfalls möglich (Thrift et al. 1995). Solche Blutungen sind entsprechend ihrer variablen Ätiologie häufig atypisch lokalisiert.

8.2 Prognose und prognostische Faktoren

Trotz der Fortschritte in der Behandlung des Schlaganfalls und der Entwicklung der Neuro-Intensivmedizin in den vergangenen Jahrzehnten, bleibt die ICB nach wie vor die schwerste Schlaganfallform, welche mit den höchsten Mortalitäts- und Behinderungsraten einhergeht. Wie eine neue Analyse der WHO-Daten zur globalen Last an Morbidität und Mortalität gezeigt hat, verursacht die ICB trotz ihrer verhältnismäßig geringen Inzidenz die mit Abstand höchste Morbidität und Mortalität im Vergleich zu allen anderen Erkrankungen auf neurologischem Fachgebiet (Chin u. Vora 2014). Die Mortalität der ICB erreicht je nach Studie bis zu 35–52 % innerhalb der ersten 30 Tage nach dem Blutungsereignis. Nach 6 Monaten sind lediglich ca. 20 % der betroffenen Patienten im Alltag unabhängig (Daverat et al. 1991; Broderick et al. 2007). Entsprechend der Ergebnisse einer großen neueren Meta-Analyse hat sich die mediane 1-Monats-Mortalität nach ICB innerhalb der vergangenen 30 Jahre nicht verbessert (van Asch et al. 2010).

Trotz dieser enttäuschenden Zahlen und der immer noch fehlenden effektiven und spezifischen therapeutischen Strategie, hat die klinische Forschung inzwischen einen bedeutenden Beitrag zur Identifikation der wichtigsten prognostischen Faktoren der ICB geleistet. Ein hohes Alter und ein niedriger Score nach der Glasgow Coma Skala (GCS) bei Aufnahme sind die am häufigsten berichteten unabhängigen negativen prognostischen Prädiktoren bei ICB (Daverat et al. 1991; Broderick et al. 1993; Tuhrim et al. 1995). Andere wichtige Faktoren, welche mit einer höheren Mortalität und einem schlechteren funktionellen Outcome assoziiert wurden, sind ein höheres ICB-Volumen (Broderick et al. 1993), Blutungswachstum (Davis et al. 2006), das Vorliegen einer Ventrikelblutung (Steiner et al. 2006) und eines Hydrozephalus (Diringer et al. 1998). Während GCS und Alter eher allumfassende Marker der Schwere des Schlaganfalls und der Komorbidität des Patienten darstellen, trägt die genauere Kenntnis und die Quantifizierung anderer spezifischer prognostischer Faktoren dazu bei, die Rolle unterschiedlicher pathophysiologischer Mechanismen der ICB besser zu verstehen.

8.3 Diagnostik

In Abhängigkeit von Lokalisation und Ausdehnung der Hirnparenchymläsion stellt sich die ICB mit einer entsprechenden plötzlich auftretenden fokal-neurologischen Symptomatik dar. Häufig (in ca. 50 % der Fälle) besteht dazu eine Vigilanzminderung. Viele Patienten erleiden innerhalb einiger Stunden nach dem Akutereignis eine sekundäre Verschlechterung.

Diese kann entweder im Rahmen einer Nachblutung oder bei Vorliegen einer Ventrikelblutung mit akutem Hydrozephalus zustande kommen. Typische Symptome des Hydrozephalus sind eine progrediente Vigilanzminderung, Kopfschmerzen, Übelkeit und Erbrechen.

Alleine nach der klinischen Symptomatik kann nicht zwischen ischämischem Schlaganfall und ICB unterschieden werden. Daher ist die Bildgebung in der Akutsituation essentiell für die Diagnose der ICB. Zur Diagnose ist die Computertomografie (CT) hervorragend geeignet. Mit Hilfe der etwas aufwändigeren Magnetresonanztomografie (MRT) kann die Diagnose ebenso gut gestellt werden. Die MRT kann zusätzliche Informationen bezüglich der zugrunde liegenden Blutungsursache liefern. Insbesondere bei jüngeren Patienten, bei atypischer ICB-Lokalisation oder bei fehlender Hypertonus-Anamnese sollte eine Gefäßdarstellung zum Ausschluss einer vaskulären Malformation oder eines Aneurysmas durchgeführt werden.

8.4 Pathophysiologie

Der primäre Schädigungsmechanismus der ICB ist die mechanische Disruption des Hirngewebes durch die Einblutung, welche zur Schädigung sowohl von Nerven- als auch von Gliazellen führt (Qureshi et al. 2001). Die mechanische Deformation des umgebenden Gewebes durch den raumfordernden Effekt des Hämatoms führt zur Reduktion des Blutflusses, Depolarisation und Störungen des Energiestoffwechsels bis hin zur Nekrose, abhängig von der Schwere der Blutung (Qureshi et al. 2003; Lusardi et al. 2004; Qureshi et al. 2009). Nach Überschreiten eines bestimmten Blutvolumens (ab ca. 50–60 ml) spielen möglicherweise auch andere Mechanismen eine wichtige Rolle, wie z. B. die Kompression und Verschiebung entfernter Hirnstrukturen (bis zur Herniation), oder der globale Anstieg des intrakraniellen Drucks.

Nach dieser initialen Schädigung kann das Wachstum des Hämatoms im Rahmen einer Nachblutung zur sekundären Verschlechterung des klinischen Zustands führen (Zazulia et al. 1999). Bis zu zwei Drittel der Patienten mit ICB erleiden ein Blutungswachstum innerhalb 24 h nach dem initialen

Ereignis. Bei ca. einem Drittel der Patienten beträgt der Umfang dieses Wachstums mehr als 33 % des ursprünglichen Blutungsvolumens (Brott et al. 1997; Davis et al. 2006). Möglicherweise kann ein Großteil dieser Patienten anhand des sog. „spot sign", eines Kontrastmittelaustritts innerhalb des Hämatoms in der CT-Angiografie, frühzeitig identifiziert werden (Almandoz et al. 2010). Dieses Phänomen, welches ein Indiz für eine aktive Blutung ist, wurde in mehreren Studien als negativer prognostischer Prädiktor identifiziert.

Durch die Freisetzung von Blutabbauprodukten und Gerinnungsfaktoren in das umliegende Hirngewebe wird eine sekundäre Schädigungskaskade ausgelöst, welche hauptsächlich durch Thrombin-, Eisentoxizität, Schädigung der Bluthirnschranke und entzündliche Prozesse zur Entstehung eines Umgebungsödems um die Blutung führt (Xi et al. 2006). Durch die Schwellung des perihämorrhagischen Hirngewebes kommt eine zusätzliche Raumforderung zustande, welche mehrere Tage, im Durchschnitt etwa eine Woche nach der Blutung ihr höchstes Ausmaß erreicht (Staykov et al. 2011b). Die Rolle des perifokalen Ödems als prognostischer Prädiktor ist noch nicht ausreichend untersucht, inzwischen häufen sich jedoch die Hinweise, dass das Ödemwachstum in den ersten Tagen nach Symptombeginn mit der Krankenhausmortalität und einem schlechteren klinischen Outcome korreliert (Staykov et al. 2011; Volbers et al. 2015; Urday et al. 2016; Yang et al. 2015).

Das Vorliegen einer zusätzlichen Ventrikelblutung (intraventrikuläres Hämatom, IVH) führt zu einer erheblich schlechteren Prognose und einer bis zu fünffach erhöhten Mortalität im Vergleich zur ICB alleine (Bhattathiri et al. 2006; Steiner et al. 2006). Dieser Effekt lässt sich durch verschiedene Pathomechanismen erklären. Zunächst kann eine Verlegung des dritten oder vierten Ventrikels zu einem akuten obstruktiven Hydrozephalus führen. Diese lebensbedrohliche Komplikation verschlechtert die Prognose um ein Vielfaches (Diringer et al. 1998). Darüber hinaus kommt es infolge der IVH zur Kompression und Schädigung ventrikelnaher Strukturen (Wang et al. 2002; Staykov et al. 2011a). Durch die Freisetzung von Blut und Blutabbauprodukten in die äußeren Liquorräume kommt es schließlich mit gewisser zeitlicher Verzögerung zu

einer entzündlichen Reaktion der weichen Hirnhäute („Arachnoiditis"), welche zu einer Fibrose der Pacchioni-Granulationen und somit zu einer Störung der Liquorresorption mit einem entsprechenden kommunizierenden Hydrozephalus führen kann (Staykov et al. 2009). Ca. 30–60 % der Patienten mit schweren Ventrikelblutungen müssen aufgrund dieser Komplikation mit einem ventrikulo-peritonealen Shunt versorgt werden (Staykov et al. 2010b).

8.5 Behandlung der intrazerebralen Blutung

8.5.1 Therapieziele

Angesichts der geschilderten Pathomechanismen der ICB können die folgenden Therapieziele definiert werden:

Therapieziele
1. Begrenzung des Blutungswachstums
2. Volumenreduktion der ICB bzw. Hämatomevakuation und Vermeidung sekundärer Schäden durch den raumfordernden Effekt der Blutung und durch die verspätete Freisetzung von Blutabbauprodukten
3. Reduktion des perihämorrhagischen Ödemwachstums nach ICB
4. Spezifische Therapie der IVH und des Hydrozephalus nach ICB.

8.5.2 Allgemeine Therapieprinzipien

❯ Jede ICB sollte unabhängig von der Schwere der neurologischen Symptomatik als lebensbedrohlicher Notfall behandelt werden.

Zur Basisversorgung solcher Patienten gehören daher neben der Sicherung der Vitalfunktionen ein engmaschiges umfangreiches Monitoring aller Vitalparameter, die frühzeitige Intubation zur Sicherung der Atemwege bei respiratorischer Verschlechterung, die Korrektur entgleister Blutzucker- und

Blutdruckwerte, des Weiteren die regelmäßige klinische Überwachung. Diese Therapie ist am besten im Setting einer neurologischen Intensivstation gewährleistet.

8.5.3 Spezifische Therapieansätze

■ **Begrenzung des Blutungswachstums**

Hämostase Die Rationale der Hämostase in der Akutphase der ICB wird mit einer Optimierung der Gerinnung zur Vermeidung des frühen Hämatomwachstums begründet. Für diesen Zweck wurde in den vergangenen Jahren die frühe intravenöse Gabe (innerhalb 4 h nach Symptombeginn) von rekombinantem aktiviertem Faktor VII (rFVIIa) , einem Gerinnungsfaktor, der in der Behandlung der Hämophilie Verwendung findet, im Rahmen groß angelegter klinischer Studien getestet. Während die Phase-II-Studie (Mayer et al. 2005) eine signifikante Reduktion der Nachblutung im Vergleich zu Placebo und sogar eine geringere Mortalität und besseres Outcome in der mit rFVIIa behandelten Gruppe zeigte, war das Ergebnis der größeren Phase-III-Studie (FAST) leider enttäuschend – hier konnte der positive Effekt auf das Outcome bei nach wie vor nachweisbarer Reduktion des Hämatomwachstums nicht mehr nachgewiesen werden (Mayer et al. 2008). Obwohl nachfolgende Subgruppenanalysen gezeigt haben, dass manche Patienten von der Gabe von rFVIIa profitieren können (Mayer et al. 2009), kann vorerst keine Empfehlung für die Anwendung dieser Therapie in der klinischen Routine ausgesprochen werden.

Im Gegensatz dazu gilt bei ICB unter oraler Antikoagulation die Empfehlung für eine schnelle Normalisierung der INR mit Vitamin K und FFP-Infusionen, oder mit der Gabe von Gerinnungsfaktorkonzentraten (Hemphill et al. 2015). Eine große retrospektive Analyse aus Deutschland hat gezeigt, dass die schnelle Behandlung bis zu einem INR-Wert unterhalb 1,3 zusammen mit einem gut kontrollierten Blutdruck essenziell für die Prognose ist (Kuramatsu et al. 2015). Die Erfahrungen mit der Behandlung von Patienten, die unter der Einnahme von Thrombininhibitoren (z. B. Dabigatran) eine ICB erleiden, sind noch nicht ausreichend, um konkrete Empfehlungen aussprechen zu können. Erste tierexperimentelle Studien deuten jedoch darauf hin, dass auch hier Gerinnungsfaktorkonzentrate geeignet sind (Zhou et al. 2011). Inzwischen ist für Dabigatran ein spezifischer Antagonist als Antidot am Markt verfügbar: Idarucizumab, ein Antikörperfragment, das die Wirkung von Dabigatran innerhalb weniger Minuten nach der i.v. Gabe komplett aufhebt (Pollack et al. 2015).

Aggressives Blutdruckmanagement Da ein erhöhter Blutdruck in der Frühphase nach ICB mit vermehrtem Blutungswachstum und schlechtem Outcome assoziiert worden ist (Staykov et al. 2010), scheint der therapeutische Ansatz, den Blutdruck zu senken, um somit das Blutungswachstum zu begrenzen, durchaus sinnvoll. Zudem ist die Blutdrucksenkung als einfache Therapie überall anwendbar und nicht auf spezialisierte Zentren begrenzt, was die Attraktivität dieser Behandlungsoption weiter steigert. Inzwischen scheint es auch ausreichend belegt zu sein, dass das perihämorrhagische Gewebe trotz des reduzierten Blutflusses eine erhaltene Autoregulation hat und auch niedrigere Blutdrücke ohne die Gefahr einer ischämischen Schädigung tolerieren kann (Powers et al. 2001; Kim-Han et al. 2006).

Die vor einigen Jahren abgeschlossene Phase-II-Studie INTERACT (Anderson et al. 2008) konnte an insgesamt 404 eingeschlossenen Patienten mit ICB demonstrieren, dass eine Blutdrucksenkung auf systolische Werte unter 140 mmHg sicher ist. Im Therapiearm konnte ein Trend zum geringeren Blutungswachstum im Vergleich zur Kontrollgruppe beobachtet werden. Inzwischen wurde die INTERACT-2-Studie abgeschlossen und publiziert (Anderson et al. 2013). Dies war eine multizentrische, randomisierte, kontrollierte Studie, die an 2839 Patienten mit spontaner ICB und erhöhtem arteriellen Blutdruck (150–200 mmHg systolisch) innerhalb 6 h nach Symptomeintritt zwei unterschiedliche Blutdruckmanagementstrategien verglich. In der Gruppe mit intensiver Blutdrucksenkung wurde ein systolischer Blutdruck <140 mmHg innerhalb 1 h nach Randomisierung angestrebt. In der Kontrollgruppe wurde entsprechend der Leitlinienempfehlungen (Zielblutdruck <180 mmHg) behandelt. Der primäre Endpunkt der Studie verglich den Anteil der Patienten, die 90 Tage nach dem

Blutungsereignis tot oder schwer behindert waren (mRS 3–6). Dies war der Fall bei 52 % der Patienten in der Gruppe mit intensiver Blutdrucksenkung verglichen mit 55,6 % in der Kontrollgruppe (p=0.06). Obwohl hier ein starker Trend zu sehen ist, war dieses Ergebnis nicht statistisch signifikant. Eine andere prädefinierte Analyse – die ordinale Annalyse des mRS – ergab jedoch einen knapp signifikanten Vorteil für die intensive Blutdrucksenkung. Entgegen der Ergebnisse der Phase-II-Studie konnte hier kein Unterschied im Ausmaß des Blutungswachstums zwischen den zwei Therapiearmen beobachtet werden. Ein sehr wichtiger Aspekt dieser Studie war der wiederholte Nachweis der Sicherheit des intensiven Blutdruckmanagementregimes. In keinem Sicherheitsendpunkt wurden hier signifikante Unterschiede gesehen, insbesondere bezüglich ischämischer Schlaganfälle. Zusammenfassend lässt sich über diese Studie sagen, dass mit einer intensiven Blutdrucksenkung keine erhöhten negativen Auswirkungen und in der Summe ein starker Trend zur Verbesserung des klinischen Outcomes nach ICB zu erreichen war.

Inzwischen wurden zahlreiche Subanalysen aus INTERACT II veröffentlich. Eine, die sich etwas detaillierter mit der Bedeutung der Blutdruckvariabilität für das klinische Outcome befasst hat, fand heraus, dass sowohl hohe Blutdruckspitzen als auch eine höhere Blutdruckvariabilität mit einem schlechten Outcome assoziiert sind. Dies bedeutet, dass sich der positive Effekt der intensiven Blutdrucksenkung möglicherweise durch eine kontinuierlich strikte Blutdruckkontrolle noch weiter optimieren lässt (Manning et al. 2014). Die Ergebnisse von INTERACT 2 führten zur Änderung der Leitlinien der European Stroke Organization (ESO) – in der aktuellen Version wird die intensive Blutdrucksenkung (<140 mmHg systolisch) in der Akutphase der Blutung als sichere Therapieoption empfohlen (Steiner et al. 2014). Eine kürzlich erschienene große retrospektive Analyse aus Deutschland, die sich auf Antikoagulanzien-assoziierte ICBs konzentrierte, deutet ebenfalls auf eine mögliche negative Auswirkung höherer Blutdruckwerte innerhalb der ersten Stunden nach dem Blutungsereignis (Kuramatsu et al. 2015) auf Mortalität und Outcome, sodass die oben genannten Empfehlungen auch ohne Daten besserer Qualität für diese Patientengruppe genau so gerechtfertigt erscheinen.

▪ Hämatomevakuation

Operation   Die operative Entfernung des intrazerebralen Blutes scheint die intuitivste Therapieoption der ICB zu sein, da durch die schnelle Evakuation des Hämatoms zum einen die Kompression des umgebenden Hirngewebes frühzeitig entlastet werden kann, zum anderen auch die Freisetzung von Blutabbauprodukten und die daraus hervorgehende Umgebungsreaktion des perihämorrhagischen Hirngewebes minimiert werden sollte. In der klinischen Realität konnte jedoch bisher nicht ausreichend belegt werden, dass die operative Behandlung der ICB einen Vorteil hinsichtlich Mortalität und klinischen Outcomes bringt. Die größte Studie, im Rahmen welcher diese Therapieoption an über 1000 Patienten randomisiert kontrolliert untersucht wurde (STICH-Studie (Mendelow et al. 2005), zeigte keinen Vorteil für die frühe Operation im Vergleich zum initial konservativen Management. Diese Studie wies jedoch entscheidende methodische Schwächen auf, weswegen die Ergebnisse mit großer Vorsicht interpretiert werden sollten. Subgruppenanalysen von STICH zeigten, dass bestimmte Patienten, nämlich solche mit lobären, oberflächennahen Blutungen (<1 cm von der Kortexoberfläche entfernt) von einer Operation profitieren könnten. Die momentan noch laufende STICH-II-Studie soll den Effekt der Operation bei genau dieser Patientengruppe untersuchen. Das operative Vorgehen bei ICB-Patienten bleibt somit nach wie vor eine individuelle Entscheidung, die auf keiner soliden Evidenz gestützt ist.

Minimal invasive Evakuation   Vor dem Hintergrund, dass eine offene Operation am Gehirn möglicherweise durch den Zugangsweg zum Hämatom Schaden anrichtet und daher einen möglichen Vorteil der Hämatomausräumung zunichtemacht, erscheinen minimal invasive Operationstechniken in der Behandlung der ICB attraktiv. Bisher existieren mehrere, meist kleinere Studien, welche stereotaktische oder endoskopische minimal invasive Operationsverfahren untersucht haben (Auer et al. 1989; Hattori et al. 2004; Wang et al. 2009; Zhou et al. 2012). Diese Daten erscheinen sehr optimistisch, können derzeit allerdings nur als Grundlage für weitere Studien dienen und erlauben keine Empfehlung für die klinische Routine.

■ **Antiödematöse Therapie**

Osmotherapie Die Osmotherapie zur Behandlung des perihämorrhagischen Ödems basiert auf der intravenösen Gabe von osmotisch aktiven Substanzen, welche einen Übertritt von Wasser aus dem Hirngewebe in das Blut bewirken sollen und somit zu einer Abnahme der Schwellung im Areal um die Hirnblutung führen sollen. Osmotherapeutika, die in der klinischen Routine Verwendung finden, sind z. B. Mannitol, Glycerol, hypertone NaCl-Lösungen. Bisher liegen keine systematischen Untersuchungen zu dieser Therapieoption bei Patienten mit ICB vor. Es gibt Hinweise aus kleinen klinischen Studien, dass die Gabe hypertoner NaCl-Lösung zu einer Reduktion des perifokalen Ödems nach ICB führen kann (Wagner et al. 2011). Eine neue Post-hoc Subanalyse der Daten aus der INTERACT-2-Studie zeigte keine überzeugenden Signale hinsichtlich des Effekts von Mannitol auf das klinische Outcome nach ICB (Wang et al. 2015).

Hypothermie Beim Einsatz der Hypothermie als antiödematöse Therapie nach ICB macht man sich die verschiedenen Wirkmechanismen der Kühlung zunutze. Die Hypothermie bewirkt eine Reduktion der Metabolismusrate und des Energiebedarfs im Gehirn, sie führt zu einer Reduktion des zerebralen Blutflusses, des Weiteren der Bildung freier Radikale und hat einen antiinflammatorischen Effekt (MacLellan et al. 2006; Kawanishi et al. 2008; Fingas et al. 2009). Diese Mechanismen führen möglicherweise zur Reduktion des perifokalen Ödems nach ICB, da bei dessen Pathogenese inflammatorische Prozesse eine wesentliche Rolle spielen. Der klinische Einsatz der milden Hypothermie (35°C für eine Dauer von 10 Tagen) bei Patienten mit großen ICB wurde bisher von einer Arbeitsgruppe berichtet (Kollmar et al. 2010; Staykov et al. 2013). Hier wurden jedoch eine deutliche Reduktion der Ödembildung und eine geringe Mortalität im Verhältnis zur Blutungsgröße beschrieben. Diese viel versprechende Therapieoption ist derzeit Gegenstand weiterführender Untersuchungen (Kollmar et al. 2012; Rincon et al. 2014).

■ **Spezifische Behandlung der Ventrikelblutung**

Intraventrikuläre Fibrinolyse Wenn die zusätzliche IVH zu einer Verlegung des Liquorabflusses durch den III. und IV. Ventrikel geführt hat, besteht die lebensbedrohliche Komplikation eines akuten obstruktiven Hydrozephalus. In diesem Fall ist die sofortige Anlage einer externen Ventrikeldrainage (EVD) notwendig. Die alleinige EVD-Anlage ist in solchen Fällen jedoch nicht ausreichend, da das geronnene Blut im Ventrikelsystem sehr häufig zu einer Verstopfung der Drainage führen kann (Adams u. Diringer 1998). Obwohl der Ansatz auf den ersten Blick paradox erscheint, eine Blutung mit Fibrinolytika zu behandeln, wurde das Konzept der intraventrikulären Fibrinolyse (IVF) bei IVH tierexperimentell bereits in den 1980er-Jahren und in der Klinik seit den frühen 1990er-Jahren erfolgreich getestet (Staykov et al. 2010a). Die Rationale dieser Therapie besteht in der Auflösung des Ventrikelhämatoms durch niedrig dosierte Gabe fibrinolytischer Substanzen (wie z. B. rt-PA oder Urokinase) über die EVD zu einem Zeitpunkt, zu dem die initiale Blutungsquelle bereits versiegt und konsolidiert ist. So soll einerseits die Funktionalität der EVD erhalten bleiben und zum anderen das verflüssigte Hämatom schnell aus den Liquorräumen drainiert werden. Die bisher vorliegenden Daten aus mehreren kleinen Studien lassen vermuten, dass die IVF sowohl die Mortalität nach ICB mit Ventrikeleinbruch senken kann, als auch möglicherweise das funktionelle Outcome solcher Patienten verbessert (Staykov et al. 2010). Eine groß angelegte klinische Phase-III-Studie (CLEAR III) hat die Effektivität dieser Therapie im randomisiert-kontrollierten Design geprüft. Die Studie wurde Ende 2014 nach Rekrutierung von 500 Patienten abgeschlossen. Erste Ergebnisse wurden 2016 auf der International Stroke Conference in Los Angeles, USA, vorgestellt. Hierbei zeigte sich mit der Therapie eine absolute Reduktion der Mortalität um 10 %. Was das funktionelle Outcome betrifft, konnte kein signifikanter

Unterschied gezeigt werden. Es gab allerdings Subgruppen von Patienten, die auch diesbezüglich profitiert haben. Die Veröffentlichung der Studiendaten steht noch aus, nach diesem ersten Bericht ist es jedoch wahrscheinlicher, dass zunächst weitere Studien folgen und keine Empfehlungen für die klinische Routine getroffen werden können.

Lumbale Drainage   Nach einer ICB mit IVH muss häufig eine EVD angelegt werden, um entweder bei einer Obstruktion des Liquorabflusses, oder bei Bestehen einer Liquorresorptionsstörung den Liquor ableiten zu können. Patienten, bei denen entweder initial oder im Verlauf (z. B. nach intraventrikulärer Fibrinolyse) der III. und IV. Ventrikel frei von Blut sind und somit die Ventrikel (innere Liquorräume) mit dem Subarachnoidalraum (äußere Liquorräume) miteinander kommunizieren, kann diese Liquorableitung nicht nur über die EVD, sondern auch über den lumbalen Subarachnoidalraum erfolgen. In solchen Fällen bietet sich die lumbale Drainage (LD) als weniger invasive Alternative zur längeren Liquorableitung an. Dadurch wird einerseits die EVD-Liegedauer verkürzt, des Weiteren ist ein Wechsel am Bett ohne Herbeiführung neuer Hirnläsionen möglich. Eine kleine prospektive Studie hat sogar gezeigt, dass die Kombination aus IVF und nachfolgender LD möglicherweise zu einer deutlichen Reduktion der Notwendigkeit eines Shunts nach ICB mit schwerer IVH führt (Staykov et al. 2009). Dabei scheint die schnellere Entfernung von Blutabbauprodukten aus dem Subarachnoidalraum, dem Kompartiment, wo die Liquorresorption stattfindet, von entscheidender Bedeutung für die Verminderung des Schadens an den Pacchioni-Granulationen zu sein.

Auf einen Blick

- Die intrazerebrale Blutung (ICB) ist die schwerste Form des Schlaganfalls, die mit einer hohen Mortalitäts- und Behinderungsrate einhergeht.
- Durch die höhere Inzidenz der ICB im Alter und den demografischen Wandel in der Gesellschaft wird die ICB künftig an Bedeutung zunehmen.
- Hauptursache der spontanen ICB ist der arterielle Hypertonus. Solche Blutungen sind typischerweise in den Basalganglien oder im Thalamus lokalisiert.

- Klinisch stellt sich die ICB mit einer plötzlich auftretenden fokal-neurologischen Symptomatik dar. Häufig ist eine Vigilanzminderung oder sekundäre Verschlechterung.
- Die Bildgebung (CT oder MRT) ist für die Diagnose der ICB essentiell.
- Negative prognostische Prädiktoren bei der ICB sind:
  - Hohes Alter
  - Niedriger GCS Score
  - Hohes Blutvolumen
  - Nachblutung
  - Ventrikelblutung und Hydrozephalus
- Die wichtigsten Pathomechanismen der ICB sind:
  - Parenchymdisruption, Kompression durch das Hämatom
  - Blutungswachstum, zusätzliche Disruption und Kompression, Herniation
  - Ventrikelblutung, obstruktiver Hydrozephalus, sekundäre Schädigung
  - Verzögert – perihämorrhagisches Ödem, zusätzliche Raumforderung
- Zur Therapie der ICB existiert derzeit keine Grad-I-Evidenz. Folgende wichtige Therapieansätze sind Gegenstand der aktuellen Forschung in groß angelegten klinischen Studien:
  - Blutdruckmanagement
  - Operation, minimal invasive Hämatomausräumung
  - Intraventikuläre Fibrinolyse

Literatur

Adams RE, Diringer MN (1998) Response to external ventricular drainage in spontaneous intracerebral hemorrhage with hydrocephalus. Neurology 50(2): 519–523

Almandoz JE, Yoo AJ et al. (2010) The spot sign score in primary intracerebral hemorrhage identifies patients at highest risk of in-hospital mortality and poor outcome among survivors. Stroke 41(1): 54–60

Anderson CS, Huang Y et al. (2008) Intensive blood pressure reduction in acute cerebral hemorrhage trial (INTERACT): a randomized pilot trial. Lancet Neurol 7(5):391–399

Anderson CS, Heeley E et al. (2013) Rapid blood pressure lowering in patients with acute intracerebral hemorrhage. NEJM 368(25):2355–2365

Asch CJ van, Luitse MJ et al. (2010) Incidence, case fatality, and functional outcome of intracerebral haemorrhage over time, according to age, sex, and ethnic origin: a systematic review and meta-analysis. Lancet Neurol

Auer LM, Deinsberger W et al. (1989) Endoscopic surgery versus medical treatment for spontaneous intracerebral hematoma: a randomized study. J Neurosurg 70(4): 530–535

Bhattathiri PS, Gregson B et al. (2006) Intraventricular hemorrhage and hydrocephalus after spontaneous intracerebral hemorrhage: results from the STICH trial. Acta Neurochir Suppl 96: 65–68

Broderick J, Connolly S et al. (2007) Guidelines for the management of spontaneous intracerebral hemorrhage in adults: 2007 update: a guideline from the American Heart Association/American Stroke Association Stroke Council, High Blood Pressure Research Council, and the Quality of Care and Outcomes in Research Interdisciplinary Working Group. Stroke 38(6): 2001–2023

Broderick JP, Brott TG et al. (1993) Volume of intracerebral hemorrhage. A powerful and easy-to-use predictor of 30-day mortality. Stroke 24(7): 987–993

Brott T, Broderick J et al. (1997) Early hemorrhage growth in patients with intracerebral hemorrhage. Stroke 28(1): 1–5

Brott T, Thalinger K et al. (1986) Hypertension as a risk factor for spontaneous intracerebral hemorrhage. Stroke 17(6): 1078–1083

Chin JH, Vora N (2014) The global burden of neurologic diseases. Neurology 83:349–351

Daverat P, Castel JP et al. (1991) Death and functional outcome after spontaneous intracerebral hemorrhage. A prospective study of 166 cases using multivariate analysis. Stroke 22(1): 1–6

Davis SM, Broderick J et al. (2006) Hematoma growth is a determinant of mortality and poor outcome after intracerebral hemorrhage. Neurology 66(8): 1175–1181

Diringer MN, Edwards DF et al. (1998) Hydrocephalus: a previously unrecognized predictor of poor outcome from supratentorial intracerebral hemorrhage. Stroke 29(7): 1352–1357

Fingas M, Penner M et al. (2009) Treatment of intracerebral hemorrhage in rats with 12 h, 3 days and 6 days of selective brain hypothermia. Exp Neurol 219(1): 156–162

Hattori N, Katayama Y et al. (2004) Impact of stereotactic hematoma evacuation on activities of daily living during the chronic period following spontaneous putaminal hemorrhage: a randomized study. J Neurosurg 101(3): 417–420

Hemphill JC, Greenberg SM et al. (2015) Guidelines for the management of spontaneous intracerebral hemorrhage: a guideline for healthcare professionals from the American Heart Association/ American Stroke Association. Stroke 46:2032–2060

Kawanishi M, Kawai N et al. (2008) Effect of delayed mild brain hypothermia on edema formation after intracerebral hemorrhage in rats. J Stroke Cerebrovasc Dis 17(4): 187–195

Kim-Han JS, Kopp SJ et al. (2006) Perihematomal mitochondrial dysfunction after intracerebral hemorrhage. Stroke 37(10): 2457–2462

Kollmar R, Juettler E et al. (2012) Cooling in intracerebral hemorrhage (CINCH) trial: protocol of a randomized German-Austrian clinical trial. Int J Stroke 7(2): 168–172

Kollmar R, Staykov D et al. (2010) Hypothermia reduces perihemorrhagic edema after intracerebral hemorrhage. Stroke 41(8): 1684–1689

Kuramatsu JB, Gerner ST et al. (2015) Anticoagulant reversal, blood pressure levels, and anticoagulant resumption in patients with anticoagulation-related intracerebral hemorrhage. JAMA 313:824–836

Labovitz DL, Halim A et al. (2005) The incidence of deep and lobar intracerebral hemorrhage in whites, blacks, and Hispanics. Neurology 65(4): 518–522

Lusardi TA, Wolf JA et al. (2004) Effect of acute calcium influx after mechanical stretch injury in vitro on the viability of hippocampal neurons. J Neurotrauma 21(1): 61–72

MacLellan CL, Davies LM et al. (2006) The influence of hypothermia on outcome after intracerebral hemorrhage in rats. Stroke 37(5): 1266–1270

Manning L, Hirakawa Y et al. (2014) Blood pressure variability and outcome after acute intracerebral hemorrhage: a post-hoc analysis of INTERACT2, a randomized, controlled trial. Lancet Neurol 13: 364–373

Mayer SA, Brun NC et al. (2005) Recombinant activated factor VII for acute intracerebral hemorrhage. N Engl J Med 352(8): 777–785

Mayer SA, Brun NC et al. (2008) Efficacy and safety of recombinant activated factor VII for acute intracerebral hemorrhage. N Engl J Med 358(20): 2127–2137

Mayer SA, Davis SM et al. (2009) Can a subset of intracerebral hemorrhage patients benefit from hemostatic therapy with recombinant activated factor VII? Stroke 40(3): 833–840

Mendelow AD, Gregson BA et al. (2005) Early surgery versus initial conservative treatment in patients with spontaneous supratentorial intracerebral haematomas in the International Surgical Trial in Intracerebral Haemorrhage (STICH): a randomised trial. Lancet 365(9457): 387–397

Pollack CV, Reilly PA et al. (2015) Idarucizumab for dabigatran reversal. NEJM 373(6):511–520

Powers WJ, Zazulia AR et al. (2001) Autoregulation of cerebral blood flow surrounding acute (6 to 22 hours) intracerebral hemorrhage. Neurology 57(1): 18–24

Qureshi AI, Ling GS et al. (2001) Quantitative analysis of injured, necrotic, and apoptotic cells in a new experimental model of intracerebral hemorrhage. Crit Care Med 29(1): 152–157

Qureshi AI, Mendelow AD et al. (2009) Intracerebral haemorrhage. Lancet 373(9675): 1632–1644

Qureshi AI, Suri MF et al. (2003) Apoptosis as a form of cell death in intracerebral hemorrhage. Neurosurgery 52(5): 1041–7; discussion 1047–1048

Qureshi AI, Tuhrim S et al. (2001) Spontaneous intracerebral hemorrhage. N Engl J Med 344(19): 1450–1460

Rincon F, Friedman DP et al. (2014) Targeted temperature management after intracerebral hemorrhage (TTM-ICH): methodology of a prospective randomized clinical trial. Int J Stroke 9(5):646–651

Staykov D, Huttner HB et al. (2009) Intraventricular fibrinolysis and lumbar drainage for ventricular hemorrhage. Stroke 40(10): 3275–3280

Staykov D, Bardutzky J et al. (2010a) Intraventricular fibrinolysis for intracerebral hemorrhage with severe ventricular involvement. Neurocrit Care

Staykov D, Huttner HB et al. (2010b) Novel approaches to the treatment of intracerebral haemorrhage. Int J Stroke 5(6): 457–465

Staykov D, Volbers B et al. (2011a) Prognostic significance of third ventricle blood volume in intracerebral haemorrhage with severe ventricular involvement. J Neurol Neurosurg Psychiatry

Staykov D, Wagner I et al. (2011b) Natural course of perihemorrhagic edema after intracerebral hemorrhage. Stroke

Staykov D, Wagner I et al. (2013) Mild prolonged hypothermiaa for large intracerebral hemorrhage. Neurocrit Care 18(2):178–183

Steiner T, Diringer MN et al. (2006) Dynamics of intraventricular hemorrhage in patients with spontaneous intracerebral hemorrhage: risk factors, clinical impact, and effect of hemostatic therapy with recombinant activated factor VII. Neurosurgery 59 (4):767–73; discussion 773–774

Steiner T, Al-Shahi SR et al. (2014) European Stroke Organisation (ESO) guidelines for the managernt of spontaneous intracerebral hemorrhage. Int J Stroke 9(7):840-55

Thrift AG, Donnan GA et al. (1995) Epidemiology of intracerebral hemorrhage. Epidemiol Rev 17(2): 361–381

Tuhrim S, Horowitz DR et al. (1995) Validation and comparison of models predicting survival following intracerebral hemorrhage. Crit Care Med 23(5): 950–954

Urday S, Beslow LA et al. (2016) Rate of perihematomal edema expansion predicts outcome after intracerebral hemorrhage. Crit Care Med DOI 10.1097/CCM000000000001553

Volbers B, Willfarth W et al. (2015) Impact of perihemorrhagic edema on short-term outcome after intracerebral hemorrhage. Neurocrit Care DOI 10.1007/s12028-015-0185-y

Wagner I, Hauer EM et al. (2011) Effects of continuous hypertonic saline infusion on perihemorrhagic edema evolution. Stroke 42(6): 1540–1545

Wang WZ, Jiang B et al. (2009) Minimally invasive craniopuncture therapy vs. conservative treatment for spontaneous intracerebral hemorrhage: results from a randomized clinical trial in China. Int J Stroke 4(1): 11–16

Wang YC, Lin CW et al. (2002) Tissue plasminogen activator for the treatment of intraventricular hematoma: the dose-effect relationship. J Neurol Sci 202(1–2): 35–41

Wang X, Armin H et al. (2015) Mannitol and outcome in intracerebral hemorrhage: Propensity score and multivariable intensive blood pressure reduction in acute intracerebral hemorrhage trial 2 results. Stroke 46(10):2762-7

Xi G, Keep RF et al. (2006) Mechanisms of brain injury after intracerebral haemorrhage. Lancet Neurol 5(1): 53–63

Yang J, Arima H et al. (2015) Prognostic significance of perihematomal edema in acute intracerebral hemorrhage: pooled analysis from the intensive blood pressure reduction in acute cerebral hemorrhage trial studies. Stroke 46: 1009–1013

Zazulia AR, Diringer MN et al. (1999) Progression of mass effect after intracerebral hemorrhage. Stroke 30(6): 1167–1173

Zhou W, Schwarting S et al. (2011) Hemostatic therapy in experimental intracerebral hemorrhage associated with the direct thrombin inhibitor Dabigatran. Stroke 42(12):3594–3599

Zhou X, Chen J et al. (2012) Minimally invasive surgery for spontaneous supratentorial intracerebral hemorrhage: a meta-analysis of randomized controlled trials. Stroke 43(11):2923–2930

Neuropsychologische Störungen nach einem Schlaganfall

Th. Schenk

9.1 Psychische Beeinträchtigungen als Folge eines Schlaganfalls – 118

9.2 Gedächtnisstörungen – 118

9.3 Neglect – 121

9.4 Anosognosie – 124

9.5 Schlussbemerkungen – 125

Literatur – 126

© Springer-Verlag GmbH Deutschland 2017
C. Fiedler, M. Köhrmann, R. Kollmar (Hrsg.), *Pflegewissen Stroke Unit*, Fachwissen Pflege,
DOI 10.1007/978-3-662-53625-4_9

In Kürze: Neuropsychologische Störungen gehen häufig bei der Untersuchung der Schlaganfallpatienten in der Akutphase etwas unter. Sie sind oft subtil und fallen im Umgang mit dem Patienten nicht immer auf. Angehörige bemerken jedoch häufig, dass sich der Patient verändert hat, können aber die Veränderung oft nur schwer einordnen. Tatsächlich können diese subtil erscheinenden Veränderungen für die Zukunft des Patienten weitreichende Folgen haben. Sie können den Rehabilitationsprozess beeinträchtigen, die berufliche Wiedereingliederung verhindern, die Selbstständigkeit des Patienten beschränken und damit zu einer erheblichen Belastung für Patienten und deren Angehörigen werden. Drei neuropsychologische Störungen, die nach Schlaganfall recht häufig auftreten und das Leben der betroffenen Patienten und ihrer Angehörigen beeinträchtigen können, werden in diesem Kapitel vorgestellt: die amnestische Störung, bei welcher der Patient neue Information nicht oder nur erschwert aufnehmen kann, der Neglect, eine Störung, die dazu führt, dass Patienten Informationen von ihrer linken Seite nicht mehr wahrnehmen, und die Anosognosie, eine mangelnde Einsicht in die eigene Erkrankung und deren Konsequenz. Ein besseres Verständnis dieser Störungen erleichtert den Umgang mit betroffenen Patienten und deren Angehörigen und stellt sicher, dass die Patienten die Versorgung erhalten, welche für eine gelungene Wiedereingliederung in ihren Alltag erforderlich ist.

9.1 Psychische Beeinträchtigungen als Folge eines Schlaganfalls

Der Schlaganfall kann neben den bekannten Störungen im Bereich von Wahrnehmung und Motorik auch viele psychische Funktionen beeinträchtigen. Häufig sind es insbesondere diese psychischen Funktionsstörungen, wie beispielsweise Sprach-, Gedächtnisstörungen oder Wesensveränderungen, die die Wiedereingliederung der Patienten in ihren früheren Alltag erschweren und den Umgang mit ihren Angehörigen belasten. Neuropsychologische Störungen umfassen einen weiten Bereich und schließen Störungen der Erinnerungsfähigkeit, des Konzentrationsvermögens und des Problemlösens genauso ein wie Wahrnehmungsdefizite und Störung in der Handlungsplanung. In diesem Kapitel werden wir uns auf drei Störungen konzentrieren: die amnestische Störung, den Neglect und die Anosognosie (oder mangelnde Krankheitseinsicht). Diese Störungen wurden ausgewählt, weil sie im Rahmen eines Schlaganfalls häufig auftreten und von großer klinischer Bedeutung sind. Den Sprachstörungen, die ebenfalls häufig und relevant sind, ist ein eigenes Kapitel (▶ Kap. 16) gewidmet. Sie werden aus diesem Grund hier nicht besprochen. Es ist zu betonen, dass die hier besprochenen Störungen nur eine kleine Auswahl der nach Schlaganfall zu beobachtenden neuropsychologischen Störungen darstellen. Eine umfassende Darstellung findet sich in Goldenbergs (2007) sowie Karnath und Thiers (2012) Lehrbuch.

9.2 Gedächtnisstörungen

Gedächtnisstörungen gehören mit zu den häufigsten neuropsychologischen Folgen des Schlaganfalls. Bei 60 % aller Patienten sind die Gedächtnisleistungen nach dem Schlaganfall deutlich eingeschränkt (Nys et al. 2007). Art und Schweregrad der Gedächtnisstörungen können jedoch von Patient zu Patient stark variieren. Eine komplette Amnesie, also ein vollständiges Unvermögen neue Informationen über einen längeren Zeitraum zu speichern, findet sich hingegen nur selten. Im Fallbeispiel findet sich zur Illustration ein Gespräch mit einem Patienten, der eine nahezu komplette Amnesie nach bilateralem Posteriorinfarkt aufweist. Bei einseitigen Infarkten sind die Gedächtnisstörungen hingegen meist unvollständig und können beispielsweise nur sprachlich-dargebotenes Material (wie Geschichten oder Wortlisten) oder visuell-räumliche Informationen (Gesichter, Wege etc.) betreffen. Welche Informationen stärker betroffen sind, hängt hierbei von der Seite der Hirnschädigung ab. Schädigungen der linken Hirnhemisphäre führen eher zu verbalen Gedächtnisproblemen (Probleme mit sprachlichem Material), rechtshemisphärische Läsionen hingegen eher zu Problemen mit visuell-räumlichen Informationen (Vilkki 1987).

Fallbeispiel

Patient KL erlitt einen bilateralen Posteriorinfarkt mit Gesichtsfeldausfällen in den beiden oberen

Quadranten und einer ausgeprägten anterograden Amnesie (Gedächtnisstörung für neue Lerninhalte). Die Erstuntersuchung fand in Erlangen im Frühjahr 2011 statt.

U (Untersucher): Können Sie mir sagen, welches Datum wir heute haben?

KL: Ja, ich glaub' Juli.

U: Wissen Sie an welchem Ort Sie sich befinden?

KL: In der Klinik in Bayreuth.

U: Warum sind Sie denn in der Klinik?

KL: Ja, ich kann mir nichts mehr merken – Woher kommt denn das?

U: Sie haben einen Schlaganfall erlitten und als Folge dieses Schlaganfalls ist Ihr Gedächtnis nun gestört.

U: Einen Schlaganfall? Ja, so was. Das hat mir bislang ja noch keiner gesagt.

U: Sie haben nun Probleme mit dem Gedächtnis, gibt es denn Probleme in anderen Bereichen?

KL: Ja, es schaut immer so aus, als ob meine Lider nicht ganz auf sind. Da (zeigt auf den oberen Teil des rechten Auges) ist ein Strich und oberhalb dieses Strichs ist alles undeutlich, ein Mischmasch. Wenn ich geradeaus schaue, sehe ich Ihre Augen, aber alles drüber ist undeutlich. Sagen Sie, woher kommt denn das? Kann es sein, dass dies vererbt ist.

U: Die Schwierigkeiten beim Sehen sind vermutlich auch eine Folge Ihres Schlaganfalls.

KL: Ein Schlaganfall – ja, habe ich einen Schlaganfall gehabt?

U: Ja, Sie haben vor wenigen Wochen einen Schlaganfall erlitten und dieser Schlaganfall ist vermutlich auch verantwortlich für Ihre Schwierigkeiten beim Sehen.

KL: Ja, das ist wie ein Strich vor meinen Augen. Wenn ich Sie jetzt anschaue, dann sehe ich Ihre Augen, aber alles drüber ist undeutlich. Das ist wie ein Schatten, der von oben kommt. Das ist auch neu.

U: Was hat sich denn sonst seit dem Schlaganfall bei Ihnen verändert?

KL: Das Sehen. Das ist wie ein Schatten, der von oben herunterkommt. Hab' ich das denn geerbt?

U: Nein, die Sehprobleme sind wahrscheinlich auch eine Folge Ihres Schlaganfalls.

KL: Ja, der Schlaganfall. Das hat man mir schon gesagt, dass ich einen Schlaganfall gehabt hab'.

U: Wer hat Ihnen gesagt, dass Sie einen Schlaganfall erlitten haben?

KL: Ja, Sie, als Sie mich vor zwei Tagen untersucht haben.

Kommentar: KL kann sich selbst Information von großer Relevanz nicht auf Anhieb merken. Er muss wiederholt nachfragen, wie seine Gedächtnisstörung und Sehprobleme zustande kamen. Nach mehrfacher Wiederholung merkt er sich jedoch, dass er einen Schlaganfall erlitten hat, hat aber vergessen, dass er diese Information vor wenigen Minuten vom Untersucher mitgeteilt bekommen hat, und vermutet stattdessen, dass ihm diese Information schon vor einigen Tagen vom Untersucher mitgeteilt wurde. Tatsächlich war vor dem hier geschilderten Gespräch jedoch noch kein Kontakt zwischen Untersucher und Patient erfolgt.

Auch wenn die vollständige Amnesie eher selten ist, so lassen sich an ihrem Beispiel doch am besten die Kennzeichen und möglichen Auswirkungen von Gedächtnisstörungen veranschaulichen, die in abgeschwächter Form auch bei inkompletten Amnesien zu beobachten sind. Der bekannteste Fall eines Patienten mit Amnesie ist der Fall HM (Corkin 2002). HM wurde 1953 im Alter von 27 Jahren von Dr. Scoville operiert. Zur Behandlung einer schweren Epilepsie wurden HM beidseits die medialen Anteile des Temporallappens entfernt. In der Folge zeigte sich, dass HM praktisch keine neuen Informationen mehr aufnehmen konnte. Er begrüßte auch jene Menschen als Fremde, denen er schon vielfach begegnet war, vergaß den Inhalt eines Gespräch wenige Minuten, nachdem es beendet war, und konnte sich schon kurz nach Beendigung eines Mahls nicht mehr an die vertilgten Speisen erinnern. In seiner eigenen Wohnung und dessen näherer Umgebung fand er sich auch nach mehreren Wochen noch nicht zurecht. In späteren Jahren verschätzte er sich beim Datum und seinem eigenen Alter manchmal um Jahrzehnte. HM war für den Rest seines langen Lebens auf fremde Hilfe angewiesen und verstarb 2008 im Alter von 81 Jahren. Eine umfassende Darstellung dieses Falles ist dem Buch „Permanent present tense: the unforgettable life of the amnesic patient, H.M." zu entnehmen, das 2013 von Suzanne Corkin veröffentlicht wurde.

Es waren jedoch auch bei HM nicht alle Bereiche des Gedächtnisses und Lernens betroffen. Er konnte kurze Zahlenfolgen unmittelbar nach ihrer Darbietung korrekt wiedergeben, neue motorische

Fertigkeiten erwerben und die Lösung neuer Probleme lernen. Auch konnte er sich an viele Ereignisse aus seiner Zeit vor der Operation erinnern. Hierbei zeigte sich, dass er länger zurückliegende Ereignisse besser erinnern konnte als Ereignisse, die erst 1–2 Jahre vor der Operation stattgefunden hatten.

Diese Kombination gestörter und erhaltener Leistungen ist typisch für amnestische Störungen. Hierbei fällt auf, dass Informationen, die bewusst abgerufen werden (Geschichten, die Erinnerung an ein Gesicht oder einen Termin), nicht erinnert werden können. Hingegen können Kenntnisse, welche sich lediglich in einem veränderten Verhalten auswirken (z. B. die Fähigkeit ein Fahrrad zu fahren), ohne dass ein bewusster Abruf der erworbenen Kenntnisse erforderlich ist, sehr wohl auch von amnestischen Patienten neu erworben werden. Amnestische Patienten können auch wenige Informationen für kurze Zeit behalten (erhaltenes Kurzzeitgedächtnis) und wirken daher im laufenden Gespräch häufig unauffällig. Typisch ist auch, dass zwar neue Informationen nicht oder nur erschwert ins Gedächtnis aufgenommen werden können, aber Informationen, die bereits vor dem hirnschädigenden Ereignis (z. B. dem Schlaganfall) im Gedächtnis vorlagen, sehr wohl noch erinnert werden können. Diese Diskrepanz zwischen eingeschränkter Lernfähigkeit (anterograde Amnesie) bei gut erhaltener Fähigkeit länger zurückliegender Ereignisse korrekt zu erinnern ist auch im Rahmen der Demenz zu beobachten. Das umgekehrte Muster, d. h. eingeschränktes Erinnerungsvermögen (retrograde Amnesie) bei erhaltener Lernfähigkeit für neue Informationen findet sich hingegen kaum. Ein weiteres typisches Kennzeichen der amnestischen Störung ist die mangelnde Einsicht in die Störung (Anosognosie). Patienten mit Amnesie sind sich ihrer Gedächtnisstörung meist nicht oder nicht vollständig bewusst.

Aus diesen Kennzeichen der amnestischen Störung lassen sich auch Hinweise für die Diagnose und Behandlung der Störung herleiten. Patienten mit amnestischen Problemen fallen auf Station häufig dadurch auf, dass sie immer wieder die gleichen Fragen stellen, Pflegekräfte miteinander verwechseln, den Namen von Stationspersonal vergessen oder ihr Zimmer auf Station nicht mehr finden. Der Verdacht auf eine amnestische Störung lässt

sich im Fall einer schweren Störung leicht prüfen, indem man die Patienten nach Namen, Geburtsdatum, Familienstand, Beruf, aktuellem Datum, aktuellem Aufenthaltsort und Grund des Aufenthalts befragt. Patienten mit sehr ausgeprägter retrograder Amnesie mögen Schwierigkeiten bei den Fragen zu Person und Beruf haben. Sehr viel häufiger ist es jedoch, dass diese Fragen korrekt beantwortet werden, hingegen Schwierigkeiten bei Fragen zum aktuellen Datum, Ort und Situation auftreten. Auch wenn diese Orientierungsfragen korrekt beantwortet werden, kann dennoch eine inkomplette Gedächtnisstörung vorliegen. Aufgrund der mangelnden Krankheitseinsicht können von den Patienten selbst keine zuverlässigen Angaben zu ihren Gedächtnisleistungen erwartet werden. Angehörige können hingegen häufig zuverlässige Hinweise auf das Vorliegen einer inkompletten Gedächtnisstörung liefern. Den Angehörigen mag auffallen, dass der Patient sich nicht mehr an einen früheren Besuch erinnert oder eine Information vergessen hat, welche beim letzten Besuch mitgeteilt wurde.

> **Um eine angemessene Versorgung der Patienten nach ihrem Krankenhausaufenthalt zu gewährleisten, ist es wichtig, dass Gedächtnisstörungen nicht unbeachtet bleiben. Insbesondere bei milden Gedächtnisstörungen besteht die Gefahr, dass diese auf Station unterschätzt oder übersehen werden.**

Hierbei ist zu bedenken, dass auf der Station eines Akutkrankenhauses die Anforderungen an die Gedächtnis- und Lernleistungen des Patienten relativ gering sind. Der Patient wird von Personal und Angehörigen umsorgt, zu Untersuchungsterminen gebracht und zur Einnahme von Medikamenten und Speisen aufgefordert. Aus diesem Grund können weniger ausgeprägte Gedächtnisstörungen auf Station leicht übersehen werden. Zuhause oder im Beruf können jedoch auch inkomplette Amnesien zu signifikanten Problemen führen. Patienten vergessen Termine, nehmen ihre Medikamente nicht ein oder vergessen den Herd in der Küche auszuschalten. Im Zweifelsfall sollte daher eine neuropsychologische Untersuchung durchgeführt werden, bevor der Patient in seinen häuslichen oder beruflichen Alltag entlassen wird.

Die Möglichkeiten zur Behandlung amnestischer Störungen sind begrenzt. Der Versuch, die Gedächtnisleistungen amnestischer Patienten durch Training substantiell zu verbessern, gilt derzeit als aussichtslos. Vielversprechender scheint es hingegen, den Patienten den Umgang mit externen Gedächtnishilfen wie Planern, Smartphones etc. beizubringen (Wilson 2005). Eine Begrenzung dieser Verfahren besteht jedoch darin, dass den Patienten häufig die Einsicht in ihre Erkrankung fehlt und sie daher nicht wissen, dass und wann sie die externen Hilfen einzusetzen haben. Diese Einsicht kann am ehesten im Rahmen von Gruppentherapien mit anderen amnestischen Patienten gewonnen werden. In diesen Gruppensitzungen erhalten die Patienten Rückmeldung über eigene Probleme und können die Auswirkungen der amnestischen Störung bei anderen Patienten beobachten.

Zusammenfassend ist zu sagen, dass amnestische Störungen mit einer ungünstigen Prognose verknüpft sind. Tröstlich ist hierbei allenfalls die Erkenntnis, dass unser Leben mehr von alten Gewohnheiten und Routinen geprägt ist, als wir dies häufig wahrhaben wollen, und daher auch amnestische Patienten in ihrem alten häuslichen Umfeld häufig besser zurecht kommen, als dies aufgrund neuropsychologischer Testergebnisse erwartet wird.

9.3　Neglect

Patienten mit Neglect vernachlässigen typischerweise die linke Hälfte ihrer Umwelt, die linke Hälfte ihres Körpers und die linke Hälfte von Gegenständen. Diese Vernachlässigung kann dazu führen, dass am Morgen nur die rechte Gesichtshälfte rasiert wird, Makeup nur rechts aufgetragen wird, der Schuh am linken Bein nicht angezogen wird, das Essen von der linken Seite des Teller liegen bleibt, beim Lesen Sätze und Wörter nur halb gelesen werden und die Patienten mit ihrem Rollstuhl links gegen Hindernisse, Türrahmen und andere Passanten fahren. Neglect tritt meist nach Läsion der rechten Hirnhemisphäre auf und führt dann zu einer linksseitigen Vernachlässigung. Häufig zu beobachten ist der Neglect im Rahmen eines Media- oder Anteriorinfarkts. Neglect ist vorwiegend in der Akutphase nach dem Schlaganfall zu beobachten und betrifft, wie oben bereits illustriert, die meisten Alltagsbereiche. Bei ca. 30 % der Patienten verschwindet der Neglect jedoch nicht nach der Akutphase. Karnath und Kollegen (2011) konnten zeigen, dass insbesondere bei temporalen und subkortikalen Hirnläsionen ein chronifizierter Neglect zu erwarten ist. Es ist daher wichtig, dass diese Störung erkannt wird und Patienten einer spezifischen Behandlung zugeführt werden (Karnath 2006).

Bevor mit der Darstellung des Neglects begonnen werden kann, sind noch zwei Vorbemerkungen notwendig. Erstens, der Neglect kann nach rechts- und linkshemisphärischer Läsion auftreten. Bei rechtshemisphärischer Läsion wird der linke Raumbereich vernachlässigt. Bei linkshemisphärischer Läsion ist es der rechte Raumbereich. Tatsächlich ist jedoch der linksseitige Neglect nach rechtshemisphärischer Läsion häufiger, schwerer und auch persistierender. Aus diesem Grund beschränke ich mich hier auf die Darstellung des linksseitigen Neglects nach Schädigung der rechten Hirnhälfte. Zweitens, stellt sich häufig die berechtigte Frage auf welches Referenzsystem sich die Begriffe „rechts" und „links" eigentlich beziehen. Vernachlässigt ein Neglect-Patient alle Informationen aus seinem linken Gesichtsfeld (also links von seiner gegenwärtigen Blickrichtung) oder alle Informationen links von seiner Körpermitte oder die linke Seite von einzelnen Objekten? Häufig sind alle drei Referenzsysteme relevant. Betroffene Patienten neigen dazu, die linke Seite von Gegenständen, Informationen aus dem Raumbereich links von ihrer Körpermitte und Informationen aus dem linken Gesichtsfeld zu vernachlässigen. Befindet sich die Information in Bezug auf alle drei Referenzsysteme auf der linken Seite, so ist die Vernachlässigung meist besonders ausgeprägt. Nach diesen Vorbemerkungen können wir uns nun den Kennzeichen und damit der Diagnose des Neglects zuwenden.

Die Diagnose des Neglects gelingt mit einfachen Untersuchungen, die auch im Patientenzimmer ausgeführt werden können (Wilson et al. 1987). Man kann dem Patienten ein Blatt mit Symbolen vorlegen und ihn bitten, alle Symbole durchzustreichen. Patienten mit Neglect werden Symbole auf der linken Seite überwiegend vernachlässigen und daher nicht durchstreichen (◘ Abb. 9.1a). Auch die Kennzeichnung der Linienmitte ist bei Patienten mit Neglect häufig gestört.

Legt man ihnen horizontale Linien vor und bittet sie dann die Linienmitte mit einem senkrechten Strich zu kennzeichnen, so findet sich dieser Strich meist deutlich rechts von der Mitte (◘ Abb. 9.1b). Ähnliche Vernachlässigungen der linken Seite findet man auch beim Kopieren von Zeichnungen (◘ Abb. 9.1c) und beim Lesen.

Es kann nun leicht der Eindruck entstehen, dass der Neglect eine Art halbseitige Blindheit ist, ähnlich der Hemianopsie, die typischerweise nach

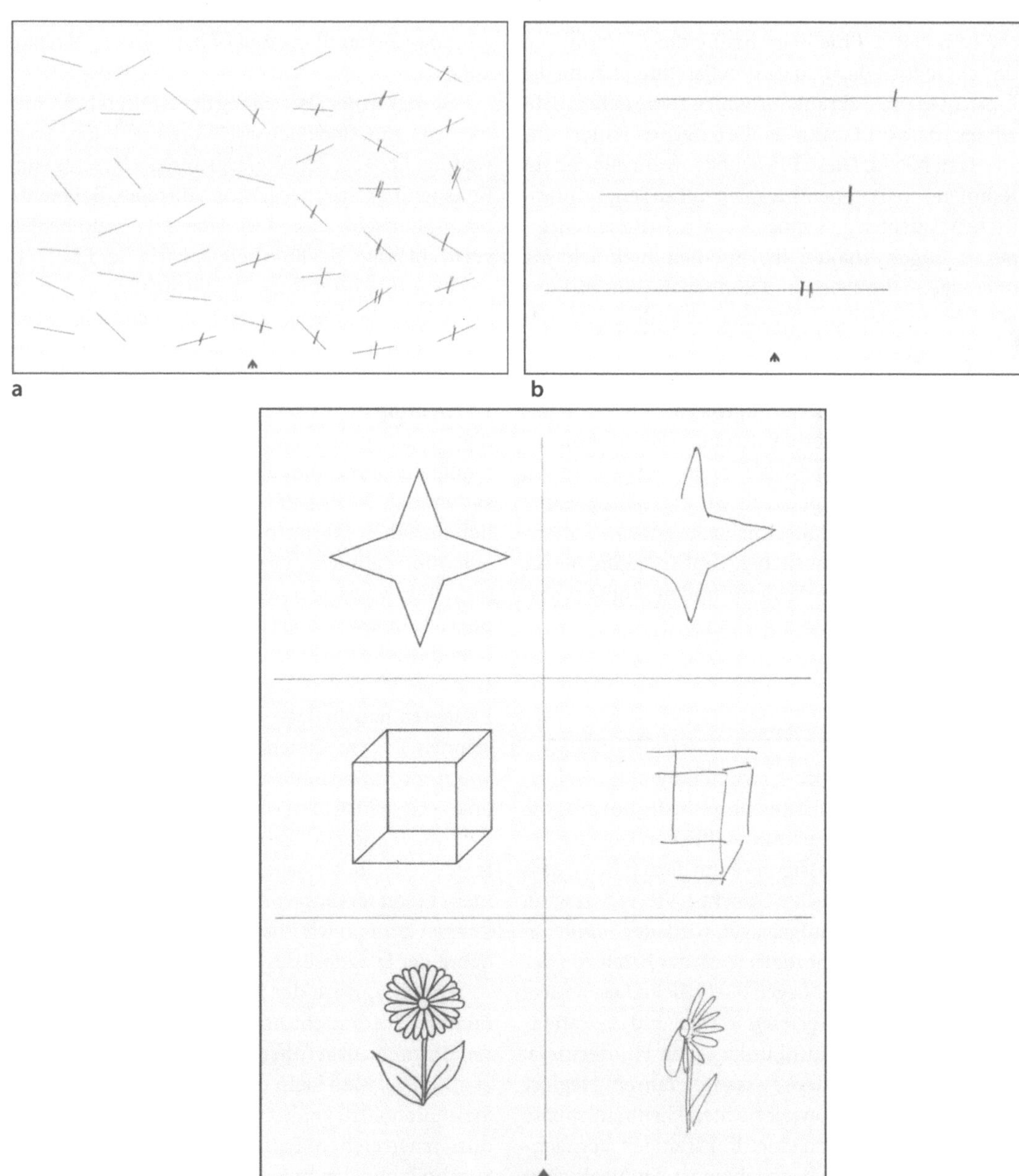

◘ **Abb. 9.1**   Illustration typischer Fehler von Patienten mit linksseitigem Neglect (nach rechtshemisphärischem Insult). **a** Durchstreichaufgabe; **b** Linienhalbierungstest; **c** Abzeichnen von Bildvorlagen

Posteriorinfarkt zu beobachten ist. Tatsächlich lässt sich der Neglect jedoch in der Theorie, wenn auch nicht immer, in der Praxis klar von der Hemianopsie unterscheiden. Der wichtigste Unterschied hierbei ist, dass die Hemianopsie eine reine Sehstörung ist, wohingegen sich beim Neglect die Vernachlässigung der linken Seite auch im akustischen, somatosensorischen und motorischen Bereich findet (Jacobs et al. 2012; Kerkhoff et al. 2015). Dies kann man am leichtesten anhand des Extinktionsphänomens demonstrieren. Zur Untersuchung dieses Phänomens steht der Untersucher typischerweise dem Patienten gegenüber und hält seine Hände in etwa auf Augenhöhe des Patienten in die Höhe. Der Patient kann, ohne seine Augen zu bewegen, beide Hände sehen. Der Patient soll nun angeben, ob sich die Finger des Untersuchers auf seiner linken, rechten oder auf beiden Seiten bewegen. Typischerweise entdecken Neglect-Patienten zuverlässig Fingerbewegungen auf ihrer rechten und linken Seite. Wenn aber die Finger auf beiden Seiten gleichzeitig bewegt werden, sehen die Patienten mit Extinktion nur die Bewegung auf ihrer rechten Seite. Hierbei zeigt sich schon ein erster Unterschied zur Hemianopsie. Bei einem Patienten mit Hemianopsie ist es gleichgültig, ob nur die Finger auf seiner linken Seite oder gleichzeitig auch noch die Finger auf der rechten Seite bewegt werden. In jedem Fall werden Fingerbewegungen auf der linken Seite nicht wahrgenommen.

> **Bei einem Patienten mit Neglect und Extinktion wird die Information auf der linken Seite jedoch nur „gelöscht", wenn der Patient durch Informationen auf seiner rechten Seite abgelenkt wird. Dies zeigt, dass beim Neglect eine Störung der Aufmerksamkeit und keine reine Sehstörung vorliegt.**

Das Extinktonsphänomen findet sich häufig bei Neglect-Patienten auch im akustischen, somatosensorischen und motorischen Bereich. Akustisch wird es geprüft, indem der Untersucher hinter den Patienten tritt und neben dem linken bzw. rechten Ohr des Patienten gedämpfte Schnippbewegungen durchführt. Erneut wird das Geräusch auf der linken Seite nur dann nicht wahrgenommen, wenn gleichzeitig neben dem rechten Ohr eine Schnippbewegung ausgeführt wird. Bei der somatosensorischen Prüfung

werden Körperteile rechts und links der Körpermitte leicht berührt. Hierbei muss zuvor geprüft werden, ob der Patient an dem entsprechenden Körperteil isolierte Berührungen wahrnehmen kann. Bei Vorliegen ausgeprägter Sensibilitätsstörungen, die beim Neglect-Patienten nicht selten zu beobachten sind, kann die somatosensorische Extinktionsprüfung nicht eindeutig interpretiert werden. Ähnliches gilt auch für die motorische Extinktionsprüfung. Da viele Patienten mit Neglect eine Schwäche oder Lähmung der linken Extremitäten aufweisen, lässt sich die motorische Extinktionsprüfung häufig nicht durchführen. Andernfalls wird der Patient aufgefordert, repetitive Bewegungen mit der rechten, linken oder mit beiden Händen gleichzeitig auszuführen. Bei Vorliegen einer motorischen Extinktion nehmen die Bewegungen der linken Hand in Frequenz und Amplitude ab, sobald die Bewegung der rechten Hand einsetzt.

Die obige Darstellung macht deutlich, dass sich der Neglect auf viele verschiedene Bereiche auswirkt. In der klinischen Realität ist das Bild meist noch komplexer, da Neglect-spezifische Symptome häufig von anderen neuropsychologischen und neurologischen Störungen begleitet werden. Viele Patienten mit Neglect sind in ihrer Wachheit reduziert, haben Konzentrationsstörungen, die sich nicht nur auf die linke Seite beschränken, und ihre linke Körperhälfte ist häufig gelähmt und in der Sensibilität reduziert. Es ist daher nicht verwunderlich, dass Neglect-Patienten Hilfe bei vielen Alltagsverrichtungen (Körperpflege, Essen, Mobilität etc.) brauchen und intensive Physio- und Ergotherapie benötigen. Aufgrund der Vernachlässigung ihrer betroffenen linken Seite ist es für die Patienten jedoch sehr schwierig, die Anweisungen und Vorschläge der Therapeuten in Therapie und Alltag umzusetzen. Für den Erfolg von Rehabilitationsmaßnahmen ist es daher kritisch, dass der Neglect frühzeitig behandelt wird.

Therapeuten können hierbei unter einer Vielzahl verschiedener Ansätze wählen (Kerkhoff u. Schenk 2012). Traditionell im Vordergrund standen Ansätze, bei denen durch Übungen und explizite Anweisungen die Patienten aufgefordert wurden, die Aufmerksamkeit ihrer linken Seite zuzuwenden. Patienten mit Neglect haben jedoch in aller Regel keine oder eine mangelnde Einsicht in ihre Vernachlässigungsstörung. Die Konsequenz ist, dass Patienten in der

Therapiesitzung häufig besser werden, aber diese Fortschritte im Alltag keine Spuren hinterlassen. In den letzten Jahren wurden daher zunehmend Behandlungsansätze erprobt, welche auch ohne Einsicht der Patienten in die Störung zu Fortschritten führen können. Als besonders viel versprechend gilt hierbei die Prismentherapie (Rossetti et al. 1998). Patienten tragen eine Prismenbrille, die dazu führt, dass Objekte rechts von ihrem tatsächlichen Ort wahrgenommen werden. Nach ca. 100 Zeigebewegungen haben sich die Patienten an diese Verschiebung angepasst und zeigen nun zuverlässig auf den tatsächlichen Ort des Objekts und damit links von dem wahrgenommenen Ort. Diese Neuausrichtung nach links bleibt auch nach Abnahme der Prismenbrille bestehen und führt dazu, dass sich Neglect-Symptome zurückbilden. Mehrfache Durchführung dieser Therapie führt zu signifikanten Verbesserungen, die auch noch mehrere Wochen nach Beendigung der Therapie nachgewiesen werden können.

Zusammenfassend lässt sich festhalten, dass der Neglect eine neuropsychologische Störung ist, die sich häufig in der Akutphase nach einem Schlaganfall beobachten lässt. Bei ca. einem Drittel der Patienten lässt sich der Neglect auch noch nach der Akutphase beobachten. Der Neglect wirkt sich auf fast alle relevanten Aufgaben des Alltags aus und behindert die erfolgreiche neurologische Rehabilitation der Patienten. Eine frühzeitige, spezifische Behandlung ist daher erforderlich und dank neuer Behandlungsverfahren auch möglich.

9.4   Anosognosie

Die Anosognosie oder mangelnde Einsicht in die Erkrankung ist – wie wir bereits bei der Beschreibung der amnestischen Störung und des Neglects gesehen haben – ein häufiger Begleiter neuropsychologischer Störungen. Angehörige und Personal finden dieses Unvermögen der Patienten, die Folgen ihres Schlaganfalls zu realisieren, unverständlich, verwirrend und frustrierend. Die Beobachtung, dass Patienten selbst offenkundige Ausfälle wie eine Lähmung nicht wahrnehmen, führt nicht selten zu der Vermutung auf Seiten von Angehörigen oder Personal, dass der Patient entweder geistig verwirrt ist oder die

Wahrheit seiner trostlosen Situation nicht anerkennen möchte. Die naheliegende Lösung scheint daher darin zu bestehen, den betroffenen Patienten mit der Realität seiner Behinderung zu konfrontieren.

Ist dies jedoch die beste Verfahrensweise und stimmt es, dass die Anosognosie Ausdruck einer allgemeinen Verwirrtheit oder die Tendenz zur Leugnung unliebsamer Realitäten widerspiegelt? Diese Fragen möchte ich in diesem Abschnitt besprechen. Die Anosognosie findet sich bei einer Reihe verschiedener Störungen wie z. B. der Halbseitenlähmung, Halbseitenblindheit, Amnesie, bei Sprachstörungen und beim Neglect. Zuerst beschrieben wurde die Anosognosie 1885. Von Monakow (1885) berichtete den Fall eines Patienten mit kortikaler Blindheit und Aphasie. Erstaunlicherweise war sich der Patient seiner Blindheit nicht bewusst, sondern vermutete, dass er sich in einer dunklen Grube oder einem Keller befände. Ein ähnlicher Fall wurde später von Anton beschrieben, dessen Name seither mit der Anosognosie für kortikale Blindheit verbunden ist (Anton-Syndrom; Anton 1886). Erst Babinski (1914) gab der mangelnden Krankheitseinsicht ihren heutigen Namen: Anosognosie.

Das Fehlen dieser Krankheitseinsicht lässt sich bei manchen Störungen leichter erklären als bei anderen. Im Fall der Amnesie erscheint es nahezu unvermeidlich, dass die Patienten sich ihrer Gedächtnisstörung nicht voll bewusst sind. Wir bemerken das Versagen unseres Gedächtnisses meist dann, wenn wir uns beispielsweise noch daran erinnern können, dass wir uns mit Herrn Müller unterhalten haben, aber den Inhalt des Gesprächs nicht mehr abrufen können. Solche Diskrepanzen treten für amnestische Patienten jedoch meist nicht auf. Amnestische Patienten vergessen in entsprechenden Fällen nicht nur den Inhalt des Gesprächs, sondern auch die Tatsache, dass dieses Gespräch jemals stattgefunden hat. Das Versagen des Gedächtnisses wird daher nicht bemerkt und folglich entsteht auch keine Einsicht in die Gedächtnisstörung. Ein ähnliches Modell könnte auch erklären, warum Patienten mit Neglect nicht bemerken, dass sie die Informationen von ihrer linken Seite vernachlässigen, und warum Patienten mit Sprachverständnisschwächen die Fehler in ihrem eigenen Sprechen nicht bemerken. In all diesen Fällen fehlen den Patienten die kognitiven Voraussetzungen, um die störungsbedingten

Fehler zu bemerken, und folglich entsteht auch keine Krankheitseinsicht.

Dieses Modell scheint jedoch ungeeignet, um die mangelnde Einsicht in das Vorliegen einer Lähmung oder Blindheit zu erklären. Die Lähmung oder Blindheit sollte es dem Patienten doch nicht unmöglich machen zu erkennen, dass der Arm nicht mehr bewegt wird und keine visuellen Reize mehr wahrgenommen werden. Es sind insbesondere diese Fälle, welche nicht nur bei Angehörigen, sondern auch Forschern in diesem Bereich zu der Vermutung geführt haben, dass der Anosognosie ein allgemeiner Verwirrtheitszustand oder eine Verleugnung der unliebsamen Wahrheit einer schweren Störung zugrunde liegt. Tatsächlich ist diese Erklärung aber kaum damit vereinbar, dass Patienten häufig eine Störung (z. B. eine diskrete Sprachstörung oder eine Hemiparese) wahrnehmen und eine andere Störung (z. B. die kortikale Blindheit) nicht bemerken (Bisiach, Vallar, Perani, Papagno u. Berti 1986; Breier et al. 1995). Auch ist mit einem solchen psychologischen Modell kaum zu erklären, warum die Anosognosie weit häufiger nach rechts- als nach linkshemisphärischer Läsion auftritt (Breier et al. 1995; Starkstein et al. 1992). Diese Befunde sprechen eher dafür, dass die Anosognosie eine direkte Folge spezifischer Hirnläsionen ist. Im Fall der Hemiparese wurde beispielsweise gezeigt, dass Läsionen der hinteren Insel mit einer Anosognosie verknüpft sind (Karnath et al. 2005). Heilman (2014) gibt einen Überblick über mögliche Erklärungsansätze für diese Störung.

Auch wenn im Einzelfall nicht immer klar ist, woher die mangelnde Einsicht rührt, ist klar, dass Leugnung und Verwirrtheit im Allgemeinen keine ausreichende Erklärung liefern und die Konfrontation des Patienten mit den objektiv festgestellten Störungen daher in der Regel nicht zielführend ist (siehe Schrijnemaekers et al. 2014). Eine Auseinandersetzung mit der mangelnden Einsicht lässt sich jedoch nicht völlig vermeiden, da ohne Einsicht in die Erkrankung die Patienten nur schwer zur Therapie ihrer Störungen zu motivieren sind.

> **Eine ausreichende Krankheitseinsicht stellt auch die Voraussetzung für die emotionale Akzeptanz der Behinderung dar und damit die Voraussetzung für eine erfolgreiche Anpassung an die neue Situation.**

Statt Konfrontation ist es viel versprechender, dem Patienten im Rahmen der Rehabilitationsmaßnahmen Gelegenheit zu geben, die noch bestehenden Kapazitäten und Grenzen zu erfahren. Die therapeutischen Bemühungen dienen damit nicht nur der Reduktion der Parese, Sprachstörung oder Sehstörung, sondern tragen auch dazu bei, dem Patienten die Konsequenzen seiner Störung besser zu vermitteln (Prigatano et al. 1994). Es ist daher sicherlich auch kein Zufall, dass die Anosognosie in der Akutphase nach dem Schlaganfall besonders häufig und ausgeprägt ist. In dieser Situation verbringen die Patienten häufig noch die meiste Zeit im Bett und haben damit wenig Gelegenheit, die Folgen ihrer Symptome zu erfahren. Eine frühe Mobilisation der Patienten verbessert damit nicht nur den Erholungsprozess, sondern fördert auch die Einsicht.

9.5 Schlussbemerkungen

Wir haben in diesem Kapitel drei neuropsychologische Störungen kennengelernt: die amnestische Störung, den Neglect und die Anosognosie. Diese stehen stellvertretend für viele andere neuropsychologische Störungen. Gemeinsam ist den neuropsychologischen Störungen, dass diese häufig nicht diagnostiziert oder in ihrer Auswirkung unterschätzt werden. Dies kann zu erheblichen Fehleinschätzungen bei der Organisation der Nachbetreuung führen. Unbehandelt wirken sich neuropsychologische Störungen ungünstig auf den Rehabilitationsprozess, die berufliche und häusliche Wiedereingliederung und das Zusammenleben von Patienten mit ihren Angehörigen aus. Durch eine erhöhte Sensitivität für diese Störungen können Mitarbeiter von Schlaganfallstationen dazu beitragen, dass geeignete Rehabilitationsangebote und Nachversorgungsangebote angebahnt werden, Patienten und Angehörige über die Komplikationen dieser Störungen angemessen aufgeklärt werden und im Alltag besser mit den Störungen umgehen können. Das Verständnis für neuropsychologische Störungen kann damit einen wesentlichen Beitrag zur verbesserten Lebensqualität von Patienten und deren Angehörigen leisten.

Auf einen Blick

- Amnestische Störung finden sich bei 60 % aller Patienten nach Schlaganfall.
- Nach unilateralen Infarkten finden sich meist inkomplette Gedächtnisstörungen.
- Bei linkshemisphärischer Läsion sind meist sprachliche Inhalte betroffen.
- Bei rechtshemisphärischer Läsion sind meist visuell-räumliche Inhalte betroffen.
- Es wird zwischen einer Lernstörung für neue Inhalte (anterograde Amnesie) und einer Erinnerungsstörung für alte Inhalte (retrograde Amnesie) unterschieden.
- Meist findet sich bei amnestischen Patienten eine ausgeprägte anterograde kombiniert mit einer leichten retrograden Amnesie.
- Amnestische Patienten können wenige Informationen für einige Sekunden behalten.
- Amnestische Patienten können durch häufige Wiederholung neue motorische Fertigkeiten und neue Routinen erwerben.
- Bei der Behandlung der amnestischen Störung wird den Patienten der Umgang mit externen Gedächtnishilfen vermittelt.
- Beim Neglect vernachlässigen Patienten ihre linke oder rechte Hälfte.
- Aus der vernachlässigten Hälfte werden meist weder visuelle, akustische noch taktile Informationen wahrgenommen.
- Auch Bewegungen der betroffenen Körperhälfte oder Bewegungen in die betroffene Raumhälfte werden vernachlässigt.
- Neglect tritt meist nach rechtshemisphärischer Läsion auf und betrifft dann die linke Raum- und Körperhälfte.
- Neglect ist häufig nach Media- oder Anteriorinfarkt zu beobachten.
- Die Neglect-Störung führt zu Behinderungen in vielen Alltagsbereichen, z. B. bei der Körperpflege, bei Transfers, bei der Fortbewegung und beim Essen.
- Neglect ist häufig in der Akutphase zu beobachten, 30 % der betroffenen Patienten entwickeln jedoch eine chronische Form.

- Für die Behandlung des Neglects stehen inzwischen eine Reihe von Behandlungen zur Verfügung.
- Anosognosie bezeichnet die mangelnde Einsicht in die eigene Erkrankung. Sie findet sich häufiger bei Patienten mit Hemiparese, Hemianopsie, Amnesie, Aphasie und Neglect.
- Die Anosognosie betrifft nicht immer alle Störungen eines Patienten.
- Die Anosognosie tritt häufiger nach rechtshemisphärischer Läsion auf.
- Die Anosognosie ist daher vermutlich weder auf eine allgemeine Verwirrtheit noch auf eine Verdrängung oder Leugnung des Krankheitszustandes zurückzuführen.
- Die konfrontative Aufklärung über die vorliegende Störung ist daher meist nicht zielführend.
- Es ist besser, den Patienten selbst im Rahmen der physio- oder ergotherapeutischen Behandlung die Folgen seiner Störung zu beobachten.

Literatur

Anton G (1886) Blindheit nach beiderseitiger Gehirnerkrankung mit Verlust der Orientierung im Raum. Mittheilungen des Vereines der Ärzte im Steiermark 33: 41–46

Babinski MU (1914) Contribution à l'étude des troubles mentaux dans l'hémiplégie organique cérébrale (anosognosie). Revue Neurologique 27: 845–847

Bisiach E, Vallar G, Perani D, Papagno C, Berti A (1986) Unawareness of disease following lesions of the right hemisphere: anosognosia for hemiplegia and anosognosia for hemianopia. Neuropsychologia 24(4): 471–482

Breier JI, Adair JC, Gold M, Fennell EB, Gilmore RL, Heilman KM (1995) Dissociation of anosognosia for hemiplegia and aphasia during left-hemisphere anesthesia. Neurology 45(1): 65–67

Corkin S (2002) What's new with the amnesic patient HM? Nature Reviews Neuroscience 3(2): 153–160

Goldenberg G (2007) Neuropsychologie: Grundlagen, Klinik, Rehabilitation. 4. Aufl. Urban & Fischer, München

Heilman KM (2014) Possible mechanisms of anosognosia of hemiplegia. Cortex 61: 30–42

Jacobs S, Brozzoli C, Farnè A (2012) Neglect: a multisensory deficit? Neuropsychologia 50: 1029–1044

Karnath HO (2012) Neglect. In: Karnath HO, Thier P (Hrsg.) Neuropsychologie. 3. Aufl. Springer, Berlin. pp. 279–292

Karnath HO, Thier P (2012) Neuropsychologie. 3. Aufl. Springer, Berlin

Karnath HO, Baier B, Nagele T (2005) Awareness of the functioning of one's own limbs mediated by the insular cortex? Journal of Neuroscience 25(31): 7134–7138

Karnath HO, Rennig J, Johannsen L, Rorden C (2011) The anatomy of underlying acute versus chronic spatial neglect: a longitudinal study. Brain 134: 903–912

Kerkhoff G, Schenk T (2012) Rehabilitation of neglect: An update. Neuropsychologia 50: 1072–1079

Kerkhoff G, Kalmbach D, Rosenthal A (2015) Wege aus einer halbierten Welt. Zeit und Gehirn 11: 72–76

Monakow A von (1885) Experimentelle und pathologische-anatomische Untersuchungen über die Beziehungen der sog. Sehsphäre zu den infracorticalen Opticuscentren und zum N. opticus. Archive der Psychiatrie 16: 151–199

Nys GMS, van Zandvoort MJE, de Kort PLM, Jansen BPW, de Haan EHF, Kappelle LJ (2007) Cognitive disorders in acute stroke: Prevalence and clinical determinants. Cerebrovascular Diseases 23(5–6): 408–416

Prigatano GP, Klonoff PS, O'Brien KP, Altman IM, Amin K, Chiapello D et al. (1994) Productivity after neuropsychologically oriented milieu rehabilitation. Journal of Head Trauma Rehabilitation 9: 91–102

Rossetti Y, Rode G, Pisella L, Farne A, Li L, Boisson D et al. (1998) Prism adaptation to a rightward optical deviation rehabilitates left hemispatial neglect. Nature 395(6698): 166–169

Schrijnemaekers AC, Smeets SMJ, Ponds R, van Heugten CM, Rasquin S (2014) Treatment of Unawareness of Deficits in Patients With Acquired Brain Injury: A Systematic Review. Journal of Head Trauma Rehabilitation 29(5): 9–30

Starkstein SE, Fedoroff JP, Price TR, Leiguarda R, Robinson RG (1992) Anosognosia in patients with cerebrovascular lesions. A study of causative factors. Stroke 23(10): 1446–1453

Vilkki J (1987) Incidental and deliberate memory for words and faces after focal cerebral-lesions. Neuropsychologia, 25(1B): 221–230

Wilson BA (2005) The effective treatment of memory-related disabilities. In: Halligan PW, Wade DT (Hrsg.) Effectiveness of rehabilitation for cognitive deficits (pp. 143–154). OUP, Oxford

Wilson BA, Cockburn J, Halligan PW (1987) Behavioural inattention test. Pearson Assessment, London

Pflege auf der Stroke Unit

Kapitel 10 Pflegerische Überwachung – 131
S. Bäuerlein, N. Spönlein

Kapitel 11 Ganzheitlich rehabilitierende Prozesspflege nach den AEDL – 141
M. Lorenz

Kapitel 12 Bobath – Lagerung und Transfer – 151
M. Lorenz, N. Spönlein

Kapitel 13 Basale Stimulation – Orientierung und Wahrnehmung – 161
C. Joa-Lausen

Kapitel 14 Kinästhetik – Bewegungsförderung – 171
K. Clauss

Kapitel 15 Sturz und Sturzprophylaxe – 179
Ch. Fiedler, Ch. Piltz

Kapitel 16 Logopädie – Der Sprech-, Sprach-, Schluckpatient auf der Stroke Unit – 191
C. Winterholler

Kapitel 17 Affolter-Modell – Pflegerisches Führen – 205
J. Söll

Kapitel 18 F.O.T.T. – Therapie des Facio-Oralen Trakts – 215
R. Nusser-Müller-Busch

Kapitel 19   Ernährung von Schlaganfallpatienten – 227
R. Ronniger, B. Rohr

Kapitel 20   Pflege geriatrischer Patienten mit einem Schlaganfall – 243
Ch. J. G. Lang

Pflegerische Überwachung

S. Bäuerlein, N. Spönlein

10.1   Monitoring – 132

10.1.1   EKG-Überwachung und Atemfrequenz – 132

10.1.2 SpO_2 (Saturation of Peripheral Oxygen)-Überwachung – 133

10.1.3   Blutdrucküberwachung – 133

10.2   Sonstige Überwachungsparameter – 134

10.2.1   Temperaturüberwachung – 134

10.2.2   Blutzuckerüberwachung – 134

10.2.3   Vigilanzkontrolle – 135

10.2.4   Pupillenreaktionskontrolle – 135

10.2.5   Neurologischer Pflegebefund – 135

10.2.6   24-h-Bilanz – 136

10.2.7   Zentrale Venendruckmessung (ZVD-Messung) – 136

10.3   Pflegerische Schwerpunkte – 136

10.3.1   Ernährung – 136

10.3.2   Sprache und Kommunikation – 137

10.3.3   Bewegung, Dekubitus und Sturz – 138

10.3.4   Schmerzen – 138

10.3.5   Orientierung – 139

10.3.6   Psychische Betreuung – 139

10.4   Spezielle Überwachung – 139

10.4.1   Lyse – 139

Literatur – 140

© Springer-Verlag GmbH Deutschland 2017
C. Fiedler, M. Köhrmann, R. Kollmar (Hrsg.), *Pflegewissen Stroke Unit*, Fachwissen Pflege,
DOI 10.1007/978-3-662-53625-4_10

In Kürze: Der pflegerischen Überwachung auf der Stroke Unit kommt eine sehr große Bedeutung zu. Das Pflegepersonal ist dabei die Berufsgruppe, die den Patienten kontinuierlich betreut und die höchste Präsenz am Patientenbett hat. Zur pflegerischen Überwachung zählen das Erkennen von neurologischen Defiziten und die gegebenenfalls auftretende Verschlechterung der bestehenden Symptomatik sowie das Feststellen von pathologischen Veränderungen des Allgemeinzustandes. Des Weiteren überwachen die Pflegenden das kontinuierliche Monitoring und reagieren bei Auffälligkeiten der Vitalparameter. Grundlage ist die ganzheitliche rehabilitierende Prozesspflege (▶ Kap. 11). Um für den Patienten in der Akutphase die bestmögliche Versorgung zu erreichen und ihn auf den weiterführenden Rehabilitationsprozess vorzubereiten, ist die professionelle Pflege im interdisziplinären Team unabdingbar.

Fallbeispiel

Herr K., 72 Jahre alt, wird mit Verdacht auf Mediaischämie rechts im 1,5-h-Zeitfenster in die Notfallaufnahme eingeliefert. Er hat eine hochgradige Hemiparese links (▶ Kap. 3 unter „Ausgewählte Funktionen des Gehirns und klinische Syndrome"), eine Dysarthrie (▶ Kap. 16) und eine Blickwendung nach rechts. Bei der neurologischen Untersuchung zeigt sich ein Neglect und es besteht der Verdacht auf eine Dysphagie (▶ Kap. 16). Nach entsprechender Diagnostik erhielt Herr K. eine gewichtsadaptierte Lysetherapie mit rtpa/Actilyse (▶ Abschn. 10.4). Bei Übernahme auf die Stroke Unit zeigte sich bereits eine beginnende Rückbildung der Symptomatik.

10.1 Monitoring

Bei Ankunft auf der Stroke Unit wird Herr K. an einen der Monitorüberwachungsplätze angeschlossen. Das Monitoring findet kontinuierlich statt, alle 4 h werden die Vitalparameter in der Tageskurve aufgezeichnet. Die Alarmgrenzen werden vom Arzt in der Tageskurve dokumentiert, das Einstellen und Kontrollieren liegt in der Verantwortung der zuständigen Pflegekraft. Bei Abweichungen der Vitalparameter von den Alarmgrenzen muss das ärztliche Personal informiert werden und gegebenenfalls entsprechend reagiert oder die Grenzen angepasst werden. Das Monitoring besteht aus verschiedenen Komponenten (◻ Abb. 10.1).

10.1.1 EKG-Überwachung und Atemfrequenz

Herzrhythmusstörungen können eine Ursache für thromboembolische Infarkte der hirnversorgenden Gefäße darstellen. Eine konstante Darstellung und eventuelle frühzeitige Erkennung von

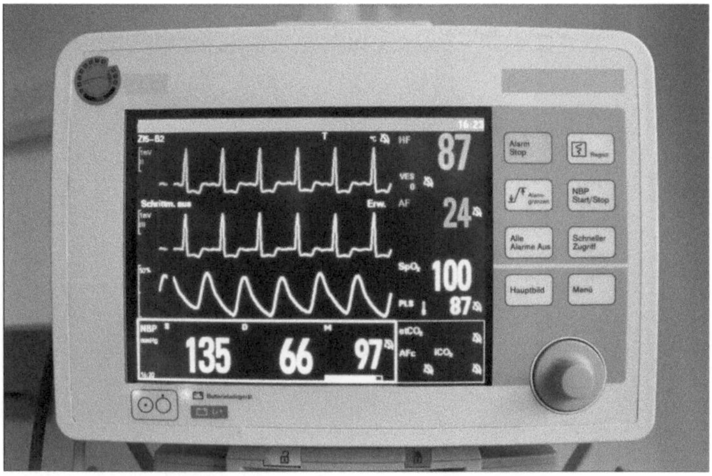

◻ **Abb. 10.1** Monitor

pathologischen Veränderungen des Herzrhythmus ist deshalb sehr wichtig. Es können verschiedene Extremitätenableitungen am Monitor eingestellt werden, die der genaueren Diagnostik dienen (▶ Kap. 5 unter „Kardiologische Diagnostik").

Die Patienten werden, nach Reinigung der Haut von Schweiß oder Hautfett und gegebenenfalls nötiger Entfernung von störender Körperbehaarung im Applikationsbereich, mit Klebeelektroden versorgt, an denen das 5-polige Elektrodenkabel angebracht wird. Die EKG-Analyse unterliegt dem Zuständigkeitsbereich der Ärzte.

Das Anbringen des EKG-Kabels muss an bestimmten Punkten erfolgen, um eine störungsfreie Übertragung zum Monitor zu gewährleisten. Dies erfolgt nach Angaben des Herstellers, in der Regel folgendermaßen:

- Die erste Elektrode wird unterhalb der Klavikula auf der rechten Mediaklavikularlinie angebracht und das rote Kabel angeschlossen.
- Die zweite Elektrode wird unterhalb der Klavikula auf der linken Mediaklavikularlinie angebracht und das gelbe Kabel angeschlossen.
- Die dritte Elektrode wird auf der linken Seite unterhalb der letzten tastbaren Rippe auf der Mediaklavikularlinie angebracht und das grüne Kabel angeschlossen.
- Die vierte Elektrode wird auf der rechten Seite unterhalb der letzten tastbaren Rippe auf der Mediaklavikularlinie angebracht und das schwarze Kabel angeschlossen.
- Die fünfte Elektrode wird über dem 4. Interkostalraum, links neben dem Brustbein angebracht und das weiße Kabel angeschlossen.

Die Atemfrequenz gibt Auskunft über die Anzahl der Atemzüge pro Minute. Diese leitet sich ebenfalls über die EKG-Klebeelektroden ab. Sie gibt z. B. Auskunft über pathologische Abweichungen, die negative Auswirkungen auf die Sauerstoffversorgung des Körpers haben können und auf Schmerzen etc. hindeuten könnten. Die Atemfrequenz dient ebenfalls als Unterstützung bei der Krankenbeobachtung des Patienten (Dyspnoe, spastische Atmung etc.; ▶ Kap. 5 unter „Basisdiagnostik").

10.1.2 SpO$_2$ (Saturation of Peripheral Oxygen)-Überwachung

Die Sauerstoffsättigung dient zur Kontrolle des Sauerstoffgehaltes im Blut und gibt Auskunft über die respiratorische Situation des Patienten. Eventuelle Therapien wie O$_2$-Gabe etc. können initiiert werden.

Anhand eines Fingerclips oder Klebesensors, der nach Anweisung des Herstellers anzubringen ist, wird die Sauerstoffsättigung im arteriellen Blutstrom nichtinvasiv ermittelt.

Die Normwerte der ermittelten Sauerstoffsättigung liegen zwischen 97–100 %. Als behandlungsbedürftig gelten Werte von etwa 90 % und weniger. Werte unterhalb 85 % sind kritisch.

Die SpO$_2$-Überwachung kann zudem zur Diagnose einer Schlafapnoe dienen, die häufig bei Patienten mit akutem Schlaganfall auftritt. Diese kann vorbestehend und bisher unerkannt oder neu aufgetreten sein. Die Schlafapnoe führt im Allgemeinen zu einer ungünstigeren Prognose und einer erhöhten Mortalität beim Patienten (▶ Kap. 5 unter „Basisdiagnostik").

> Lackierte Fingernägel, kalte Hände, Bewegungsartefakte etc. können zu falschen Messergebnissen führen.

10.1.3 Blutdrucküberwachung

Die Blutdruckmessung gibt Auskunft über die Herz-Kreislauf-Situation des Patienten. Eine engmaschige Blutdrucküberwachung auf einer Stroke Unit ist deshalb besonders von Belang, da Abweichungen in der Akutphase schnell erkannt werden müssen, um aktuellen Komplikationen vorzubeugen.

Laut Leitlinien der Deutschen Schlaganfall-Gesellschaft (DSG) sollten hypertensive Blutdruckwerte bei Patienten mit Schlaganfällen in der Akutphase nicht behandelt werden, solange keine kritischen Blutdruckgrenzen überschritten werden. Die Blutdruckwerte sollten in den ersten Tagen nach dem Schlaganfall im leicht hypertensiven Bereich gehalten werden. In Abhängigkeit von der

Schlaganfallursache kann mit einer Blutdrucknormalisierung nach wenigen Tagen begonnen werden. Eine arterielle Hypotonie sollte vermieden werden (Leitlinien von DGN u. DSG 2008, Akuttherapie des ischämischen Schlaganfalls).

Blutdruckwerte sollten gegebenenfalls medikamentös und durch Gesundheitsberatung normwertig eingestellt werden, um Langzeitfolgen durch Gefäßschäden, wie z. B. Reinfarkt, zu verhindern.

Zwei Arten von Blutdruckmessung werden unterschieden:

1. Die nichtinvasive Blutdruckmessung erfolgt per Oberarmmanschette. Das Zeitintervall kann am Monitor individuell eingestellt werden. Dieses liegt in der Regel zwischen 30–60 min. Auf mögliche Fehlerquellen, wie z. B. falsche Auswahl bei der Manschettengröße, falsches Anbringen oder das Anlegen der Manschette über dicker Kleidung, muss geachtet werden.
2. Die invasive Blutdruckmessung erfolgt bei Patienten, die eine kontinuierliche Blutdrucküberwachung benötigen. Die Drucksonde liegt in der Regel in der A. radialis, A. brachialis oder A. femoralis, selten erfolgt die Punktion weniger gut zugänglicher Arterien. Ein weiterer Vorteil der invasiven Blutdruckmessung ist die problemlose Gewinnung von arteriellen Blutgasproben. Die arterielle Drucksonde muss offensichtlich gekennzeichnet werden, um interarterielle Injektionen zu vermeiden! Dies geschieht durch farbliche Kennzeichnung wie rote Verschlussstöpsel (▶ Kap. 5 unter „Basisdiagnostik").

Bei Herrn K. wurde während der Lysetherapie ein 15-minütiges Messintervall eingestellt, um hypertone Werte >160 mmHg zu senken und die damit verbundene Blutungsgefahr zu minimieren. Auch 24 h nach der Lysetherapie empfiehlt sich eine engmaschige Kontrolle.

> **Bei intravenöser Gabe von Antihypertonika empfiehlt sich eine invasive Blutdruckmessung, allenfalls jedoch ein engmaschig eingestelltes Zeitintervall bei nichtinvasiver Blutdruckmessung, um ein zu schnelles oder zu starkes Absinken des Blutdrucks zu verhindern.**

10.2 Sonstige Überwachungsparameter

Es werden noch weitere Parameter in der Tageskurve des Patienten dokumentiert:

10.2.1 Temperaturüberwachung

Laut Leitlinien der DSG sollte die Körpertemperatur regelmäßig kontrolliert und Erhöhungen über 37,5 °C behandelt werden (Leitlinien von DGN u. DSG 2008, Akuttherapie des ischämischen Schlaganfalls). Deswegen ist die Temperaturüberwachung ein weiterer relevanter Parameter auf der Stroke Unit. Das Senken wird durch physikalische Maßnahmen, wie z. B. Wadenwickel, und Antipyretika (Paracetamol, Metamizol) angestrebt (▶ Kap. 5 unter „Basisdiagnostik").

10.2.2 Blutzuckerüberwachung

Auf der Stroke Unit befinden sich häufig Patienten mit Diabetes mellitus, da dieser ein großer Risikofaktor für Hirninfarkte ist. Ein bis dahin nicht diagnostizierter Diabetes kann durch die vierstündlichen (bei Bedarf noch häufigeren) Kontrollen ermittelt werden. Wichtig ist, den Blutzucker <200 mg% zu halten und gegebenenfalls mit Altinsulin nach Arztanordnung zu senken. Im weiteren Verlauf sollte eine langfristige Blutzuckereinstellung in Kombination von Ernährungs-, Gesundheitsberatung (Auswirkungen von Bewegungsmangel) und falls nötig eine medikamentöse Therapie stattfinden. Die Reinigung der Punktionsstelle vor der Blutzuckermessung verhindert eine Ermittlung falscher Werte (▶ Kap. 5 unter „Basisdiagnostik").

> **Bei der Lysetherapie müssen die Pflegenden ein besonderes Augenmerk auf einen optimalen Blutzuckerspiegel (siehe**

Insulinschema der Tageskurve) haben, da auch dieser das Outcome des Patienten beeinflussen kann.

10.2.3 Vigilanzkontrolle

Die Vigilanz ist die Wachheit/Aufmerksamkeit eines jeden Menschen. Sie umschreibt auch die Fähigkeit des Organismus, auf auftretende Ereignisse adäquat zu reagieren. In der Nacht ist die Vigilanz physiologisch herabgesetzt, der Mensch ist jedoch jederzeit erweckbar. Bei neurologischen Patienten treten jedoch häufig pathologische Bewusstseinsstörungen auf. Die Pflegekräfte überwachen und dokumentieren im 4-h-Rhythmus den Grad der Vigilanz, bei schwer betroffenen oder kritischen Patienten muss die Überprüfung häufiger stattfinden.

Es werden folgende Abstufungen unterschieden:
- Wach/erweckbar: Der Patient reagiert adäquat auf äußere Reize wie z. B. Ansprache.
- Somnolenz: Der Patient ist schläfrig, benommen, hat vermehrtes Schlafbedürfnis, ohne dass eine physiologische Ursache wie z. B. Schlafmangel zugrunde liegt. Der Patient ist jedoch durch akustische Reize erweckbar. Er hat eventuell ein eingeschränktes Reaktionsvermögen und eine Konzentrationsstörung.
- Sopor: Der Patient ist in einem schlafähnlichen Zustand und nur noch durch Schmerzreize erweckbar. Es erfolgen gezielte Abwehrbewegungen, Kommunikation ist nicht mehr möglich.
- Koma: Der Patient befindet sich in einer tiefen Bewusstlosigkeit. Es erfolgen so gut wie keine Reaktionen auf die Außenwelt mehr. Allenfalls können noch ungezielte Abwehrbewegungen auf Schmerzreize ausgelöst werden.

> **Eine Verschlechterung der Vigilanz jeglicher Art kann auf ein pathologisches Ereignis im Gehirn hinweisen, wie z. B. Hirnödem, Hirnblutung, Hyponatriämie etc.**

10.2.4 Pupillenreaktionskontrolle

Der Pupillenreflex ist die Anpassung der Pupille an die gegebenen Lichtverhältnisse. In der Neurologie dient sie dem Zweck, frühzeitig pathologische Prozesse im Gehirn zu erkennen. Physiologisch sind die Pupillen isocor (Gleichheit der Pupillenweite beider Augen) und reagieren prompt auf Lichteinfall. Außerdem sollte darauf geachtet werden, ob beide Pupillen kreisrund und nicht etwa entrundet sind. Vorbestehende Anomalien müssen in der Pflegeanamnese erfragt werden. Die vierstündliche Dokumentation wird folgendermaßen durchgeführt:
- Pupillengröße: w = weit, n = normalweit, e = eng
- Pupillenreflex: + = positiv, (+) = verzögert, - = negativ
- Pupillenform: entr. = entrundet
- Pupillendifferenz: wird mit kleiner = < und größer = > dargestellt

> **Bei auffälliger Veränderung der Pupillenreaktion jeglicher Art kann dies über diverse Prozesse im Gehirn Aufschluss geben, wie z. B. über eine intrakranielle Raumforderung, Mittelhirnschädigung etc.!**

10.2.5 Neurologischer Pflegebefund

Der Neurostatus (■ Abb. 10.2) ist ein wichtiges Instrument, um die neurologischen Funktionseinschränkungen des Patienten genau zu erfassen und Veränderungen sofort zu erkennen! Ein weiteres Ziel ist die Beurteilung der Wirksamkeit therapeutischer Maßnahmen. Wichtig ist hierbei, dass er objektiv gezielte Parameter abfragt und somit ein vergleichbares Bild des Patienten während seines Verlaufs darstellt. Die Beurteilungen durch die Pflegenden sollen vergleichbar sein.

Er wird mindestens einmal pro Schicht ermittelt und gibt konkrete Auskunft über die Orientierung (▶ Abschn. 10.3.5), über Paresen und Sensibilitätsstörungen, Sprach- und Sprechstörungen, Seheinschränkungen und neuropsychologische Einschränkungen (Neglect).

Neurologischer Pflegebefund

Orientierung	4-fach	zur Person	zur Situation	zum Ort	zur Zeit	desorientiert
Nacht						
Früh						
Spät						

Faciale Parese	Nein	Ja (re / li)		Dysarthrie	Nein	Ja
Nacht				Nacht		
Früh				Früh		
Spät				Spät		

Sprachproduktion	keine Einschränkung	wenig Worte	nur Ja/Nein	keine Sprachproduktion	Sprachverständnis	befolgt Aufforderungen immer	teilweise	nie
Nacht					Nacht			
Früh					Früh			
Spät					Spät			

Nichtbeachtung (Neglect)	Nein	Ja (re / li)		Hemianopsie	keine Gesichtsfeldeinschränkung	Partielle Hemianopsie (re / li)	Komplette Hemianopsie (re / li)
Nacht				Nacht			
Früh				Früh			
Spät				Spät			

Motorik Arme	Kein Absinken	Absinken (re / li)	Anheben gegen Schwerkraft möglich (re / li)	Kein Anheben gegen Schwerkraft möglich (re / li)	Keine Bewegung möglich (re / li)
Nacht					
Früh					
Spät					

Motorik Beine	Kein Absinken	Absinken (re / li)	Anheben gegen Schwerkraft möglich (re / li)	Kein Anheben gegen Schwerkraft möglich (re / li)	Keine Bewegung möglich (re / li)
Nacht					
Früh					
Spät					

Sensibilitätsstörungen	Kein Defizit	Arm (re / li)	Bein (re / li)	Gesicht (re / li)
Nacht				
Früh				
Spät				

Abb. 10.2   Neurologischer Pflegebefund

10.2.6 24-h-Bilanz

Da es sein kann, dass die Patienten an Vorerkrankungen, wie z. B. einer Herz- und Niereninsuffizienz, oder an aktuell aufgetretenen Komplikationen, wie z. B. Ödemen, leiden, wird in diesen Fällen eine 24-h-Bilanzierung durchgeführt. Somit kann zeitnah mit entsprechenden Therapien einer Positiv- oder Negativbilanz entgegengewirkt und Folgeschäden reduziert werden.

10.2.7 Zentrale Venendruckmessung (ZVD-Messung)

Bei manchen Patienten bedarf es einer genaueren Überwachung der Herz-Kreislauf-Situation. Hierfür eignet sich hervorragend die ZVD-Messung. Diese erfolgt ebenfalls nach Arztanordnung und wird in der Regel einmal pro Schicht in der Tageskurve dokumentiert.

Auf mögliche Fehlerquellen wie z. B. falsche Ermittlung des Nullpunkts, nicht ausreichend flache Lage des Patienten bei der Messung etc. muss geachtet werden.

10.3 Pflegerische Schwerpunkte

10.3.1 Ernährung

Ein Symptom des Schlaganfalls kann eine Dysphagie sein. Die Erkennung und entsprechende Maßnahmen sind von immenser Bedeutung, da Komplikationen wie Aspiration und eine daraus resultierende Pneumonie entstehen können. Das Pflegepersonal hat hierbei eine hohe Verantwortung: Bei jedem Patienten muss vor der ersten oralen Flüssigkeits- bzw. Nahrungsaufnahme ein Schluckversuch durchgeführt und bewertet werden. Dies gilt natürlich auch, falls sich ein Patient im Laufe seines Aufenthaltes verschlechtert (▶ Kap. 16 unter „Schluckscreening"). Hierfür eignet sich das Standardisierte Schluckassessment (SSA) nach L. Perry für akute Schlaganfallpatienten hervorragend.

> **Ist ein Schluckversuch nicht eindeutig positiv, darf der Patient keine orale Flüssigkeits- und Nahrungszufuhr erhalten, bis weitere Einschätzung und Diagnostik durch die Logopädie erfolgt sind (▶ Kap. 16 unter „Logopädische Diagnostik und Therapie").**

Bei eingeschränktem Schluckversuch gibt es verschiedene Ernährungsformen, die nach dem hausinternen Standard und in Zusammenarbeit mit der Logopädie erfolgen (▶ Kap. 19 unter „Orale Kost").

Liegt ein negativer Schluckversuch vor, empfiehlt sich die enterale Ernährung über Magensonde oder perkutane endoskopische Gastrostomie (PEG) (▶ Kap. 19 unter „Enterale Ernährung" und ▶ Kap. 19 unter „Medikamentengabe"). Eine parenterale Ernährung im Rahmen einer Infusionstherapie sollte nur in Ausnahmefällen angestrebt werden (▶ Kap.19 unter „Parenterale Ernährung")

Während der Überwachung und Unterstützung der oralen Nahrungsaufnahme kommt dem Pflegepersonal eine große Bedeutung zu. Es sollte einige Punkte beim Esstraining beachten:

- Ruhige Atmosphäre schaffen und Störfaktoren minimieren.
- Ausreichend Zeit für therapeutisches Essen nehmen.
- „Langer Nacken" (Kopf nach vorne gerade unten).
- Körperhaltung des Patienten: Rumpfaufrichtung- und Rumpfvorlage und nach vorne gekipptes Becken.
- Die Pflegekraft befindet sich unterhalb der Augenhöhe des Patienten und ihm direkt gegenüber (Blickrichtung und Nackenstellung des Patienten kann durch die Position des Pflegenden beeinflusst werden).
- Füße stehen stabil, wenn Patient im Stuhl sitzt.

- Unterarme können abliegen.
- Patientenblick auf seine Hände.
- Bei wahrnehmungseingeschränkten Patienten mit einem „taktilen Hallo" beginnen: Hand des Patienten zum Gesicht führen und abwechselnd Wangen kurz (wenige Sekunden) mit seiner Handinnenfläche berühren lassen. Evtl. auch Ober- und Unterlippe des Patienten mit dessen Zeigefinger berühren lassen.
- Essensregeln der Logopädie beachten.
- Kontakt zur/zum Speise/Getränk, also Becher oder Besteck Patient in die Hand geben und ggf. Hilfe beim zum Mund führen: fördert Erkennen der Nahrung und gerade Kopfstellung. Passives Eingeben vermeiden.
- Spezielles Besteck und/oder Becher verwenden.
- Währenddessen auf Nachschlucken und Aspirationszeichen achten.
- Bei Aspiration taktile Hustenhilfe geben.
- Anschließend aspirationsschützende Lagerung und Mundhygiene. So findet beispielsweise bei bestehender fazialer Parese nach dem Essen eine Kontrolle der Wangentasche auf verbliebene Nahrungsreste statt, um Aspirationen vorzubeugen.
- Dokumentation der Essens- und Trinkmenge.

10.3.2 Sprache und Kommunikation

Durch einen Schlaganfall kann es zu einer Dysarthrie oder Aphasie kommen. Der Patient hat aufgrund dessen häufig Probleme, seine Wünsche und Bedürfnisse zu äußern oder Aufforderungen zu verstehen. Diagnostik und Therapie der erworbenen Kommunikationsstörung liegen vordergründig im Verantwortungsbereich der Logopädie (▶ Kap. 16). Jedoch sind die Pflegenden im Pflegealltag ständig mit kommunikationseingeschränkten Patienten konfrontiert. Die enge Zusammenarbeit und regelmäßige Interaktion zwischen Logopädie und Pflegepersonal ist von besonderer Bedeutung, da der Patient wiedererlangte Fähigkeiten aus der Therapie im Stationsalltag anwenden und vertiefen kann. Der Patient sollte trotz Einschränkung einfühlsam zur aktiven Kommunikation motiviert werden. Dabei ist es wichtig, folgende Verhaltensregeln zu beachten:

- Ja/Nein-Fragen stellen.
- Ruhige und geduldige Umgangsform pflegen.
- Kommunikationshandbuch verwenden (Äußerung von Bedürfnissen und Nachfragen anhand von schematischen Darstellungen, z. B. Schmerzen, Hunger etc.).
- Kurze und klare Anweisungen geben.
- Nicht zu viele Informationen auf einmal vermitteln.
- Patienten ausreichend Zeit zum Antworten geben.
- Mimik und Gestik zur Kommunikationsunterstützung nutzen.
- Augenkontakt mit Patienten halten.
- Nachfragen stellen, um Missverständnisse zu vermeiden.

Ist der Patient stark in seiner Vigilanz eingeschränkt, ist es wichtig, beim Umgang nicht über ihn, sondern mit ihm zu sprechen! Zeichen der Kommunikation und Interaktion seinerseits finden über die nonverbale Ebene statt. Gestik, Mimik, Muskeltonus, Herz-/Atemfrequenz und Blutdruck können Aufschluss über sein Befinden geben. Bei der Pflege von wahrnehmungseingeschränkten Patienten sind die Grundlagen der basalen Stimulation (▶ Kap. 13), Kinästhetik (▶ Kap. 14) und Bobath (▶ Kap. 12) zu beachten.

10.3.3 Bewegung, Dekubitus und Sturz

Ein Schlaganfall verursacht häufig massive Bewegungseinschränkungen. Um die Patienten bestmöglich zu pflegen und eine optimale interdisziplinäre Versorgung zu gewährleisten, wird nach dem 24-h-Bobath-Konzept gearbeitet, auf das in ▶ Kap. 12 ausführlich eingegangen wird. Die Dokumentation von Positionswechseln und Mobilisation im Bett bzw. Frühmobilisation in den Sitzstuhl (unter Berücksichtigung der Rumpfstabilität) erfolgt in den kliniküblichen Bewegungsplänen.

Der Dekubitus ist eine ernst zu nehmende Komplikation. Schlaganfallpatienten haben aufgrund ihrer Erkrankung Mobilitätseinschränkungen und Sensibilitätsstörungen und somit ein erhöhtes Risiko, einen Dekubitus zu erwerben. Außerdem können eine aktuelle Mangelernährung (aufgrund

von Dysphagie, Vigilanzminderung, reduziertem Allgemeinzustand) und neu aufgetretene Harn-/Stuhlinkontinenz das Dekubitusrisiko erhöhen. Als Grundlage zur Dekubitusprophylaxe dient der Expertenstandard Dekubitusprophylaxe in der Pflege, der im Jahre 2010 neu überarbeitet wurde. Die korrekte Verwendung eines renommierten Assessmentinstruments (z. B. Braden-Skala) ist essenziell zur Einschätzung und Erfassung des Dekubitusrisikos. Die daraus resultierende Durchführung entsprechender Maßnahmen führt zur Vermeidung, auf jeden Fall jedoch zur Risikominimierung. Die Dokumentation der Dekubitusprophylaxe erfolgt in der Tageskurve.

Schlaganfallpatienten sind aufgrund ihrer Symptomatik, wie z. B. Hemiparese, Neglect, Pusher-Symptomatik etc., häufig stark sturzgefährdet, was weitreichende Folgen für den Patienten haben kann. Deshalb benötigen diese Patienten eine spezielle pflegerische Überwachung diesbezüglich, um Stürze und damit verbundene Folgeschäden unbedingt zu vermeiden (▶ Kap. 15).

10.3.4 Schmerzen

Der ischämische Hirninfarkt verursacht prinzipiell eher selten Schmerzen. Es können jedoch Schmerzen durch einhergehende Komplikationen, wie z. B. durch eine Fehlstellung des Hüftgelenks oder eine subluxierte Schulter, entstehen. Auch Schmerzen anderer Genese, wie z. B. Kopf- oder Bauchschmerzen etc., müssen behandelt werden. Die Schmerzen werden anhand eines passenden Assessmentinstrumentes, wie z.B. der Numerischen Rating-Skala, erfasst. Dies sollte mindestens einmal pro Schicht, bei bestehenden Schmerzen in engmaschigeren Zeitabständen, erfolgen bzw. die Entwicklung dieser überprüft werden. Die medikamentöse Schmerztherapie erfolgt nach Arztanordnung, physikalische Maßnahmen wie z. B. Wärmepackungen oder Kühlpacks (unter Berücksichtigung von Sensibilitätsstörungen) können alternativ erfolgen.

> **Akut auftretende Kopfschmerzen können auf ein pathologisches Geschehen im Gehirn hindeuten.**

10.3.5 Orientierung

Patienten auf der Stroke Unit können aufgrund ihrer aktuellen Erkrankung oder auch durch sonstige Vorerkrankungen in ihrer Orientierung eingeschränkt sein. Diese Patienten bedürfen besonderer psychischer Betreuung, um ihnen ihre Ängste zu nehmen und ihnen den Aufenthalt im Krankenhaus so angenehm wie möglich zu gestalten. Die Orientierung wird anhand folgender Komponenten überprüft:

- Zur Person: Name des Patienten erfragen.
- Zur Zeit: aktuelles Datum/Monat/Jahr erfragen.
- Zum Ort: aktuellen Aufenthaltsort des Patienten erfragen (Stadt/Krankenhaus).
- Zur Situation: aktuelle Situation des Patienten erfragen (Grund für Krankenhausaufenthalt).

Dies wird im neurologischen Pflegebefund erfasst (■ Abb. 10.2) und im Pflegebericht dokumentiert.

10.3.6 Psychische Betreuung

Ein Schlaganfall ist ein einschneidendes Ereignis für den Patienten. Er wird aus dem Leben gerissen und muss sich je nach Schweregrad des Handicaps neu orientieren und sich mit Veränderungen im zukünftigen Alltag auseinandersetzen. Der Schlaganfall hat häufig nicht nur körperliche, sondern auch kognitive Veränderungen zur Folge, was für die Betroffenen und deren Angehörigen eine große Umstellung erfordert. Viele Patienten entwickeln nach dem Schlaganfall eine sogenannte Post-Stroke-Depression, die dann auch behandlungsbedürftig ist. Die Symptome sind Traurigkeit, Angst, fehlende Zukunftsperspektive, Antriebslosigkeit etc. Es ist daher besonders wichtig, sich in dieser Situation Zeit für den Patienten und seine Angehörigen zu nehmen, einfühlsam auf diese einzugehen und ausführliche Gespräche zu führen, um Sicherheit zu vermitteln. Eine Kontaktherstellung mit der Klinikseelsorge kann hilfreich sein, ebenso die Kontaktvermittlung zu Selbsthilfegruppen im weiteren Rehabilitationsverlauf. In schweren Fällen ist es sinnvoll, einen psychologischen Facharzt hinzuzuziehen.

10.4 Spezielle Überwachung

10.4.1 Lyse

Die Lysetherapie ist die erste Akuttherapie, die in Deutschland für den Schlaganfall zugelassen ist (▶ Kap. 6). Herr K. aus dem Fallbeispiel zu Beginn des Kapitels hat eine Lysetherapie erhalten und von dieser profitiert. Während, und 24 h nach der Lysetherapie, sollte bei der Krankenbeobachtung von Herrn K. ein spezielles Augenmerk auf folgende Schwerpunkte gelegt werden:

- Bilden sich Hämatome?
- Entstehen Blutungen aus Nase, Urogenitaltrakt, Mundhöhle, Einstichstellen etc.?
- Tritt eine Tachykardie auf?
- Entwickelt der Patient hypertone oder hypotone Blutdruckwerte?
- Ist die Sauerstoffsättigung im Normbereich?
- Müssen hyperglykämische Blutzuckerwerte gesenkt werden?
- Leidet der Patient an Übelkeit und/oder Erbrechen oder Singultus?
- Entwickelt der Patient eine allergische Reaktion (Quincke-Ödem = Schwellung von Haut/Schleimhaut)?
- Verschlechtert oder verändert sich die neurologische Symptomatik?
- Verschlechtert sich die Vigilanz?
- Hat der Patient Schmerzen?
- Entwickelt der Patient eine Pupillendifferenz?
- Tritt Unruhe auf?

> **Bei Auffälligkeiten jeglicher Art müssen die ärztlichen Kollegen sofort verständigt werden. Die Lysetherapie muss nach Anordnung gegebenenfalls abgebrochen bzw. weitere Maßnahmen eingeleitet werden. 2–6 h nach Lysetherapie dürfen keine invasiven pflegerischen Maßnahmen wie z. B. Anlage eines Dauerkatheters erfolgen.**

Auf einen Blick

— Die Arbeit auf einer Stroke Unit erfordert ein umfangreiches pflegerisches Fachwissen.

- Ständige Fort- und Weiterbildung sind unabdingbar, um eine optimale Betreuung für die neurologischen Patienten zu gewährleisten. Deshalb ist es wichtig, dass das Pflegeteam nach und nach an der Weiterbildung „Spezielle Pflege auf Stroke Units" teilnimmt. Es empfiehlt sich außerdem, Fachkräfte im Team zu beschäftigen, die die Fachweiterbildung Rehabilitation oder Intensiv absolviert haben.
- Um die Patienten bestmöglich zu pflegen und eine optimale interdisziplinäre Versorgung zu gewährleisten, wird nach dem 24-h-Bobath-Konzept gearbeitet.
- Ein Schlaganfall ist ein einschneidendes Ereignis für den Patienten. Er wird aus dem Leben gerissen und muss sich je nach Schweregrad des Handicaps neu orientieren und sich mit Veränderungen im zukünftigen Alltag auseinandersetzen. Es ist daher besonders wichtig, sich in dieser Situation Zeit für den Patienten und seine Angehörigen zu nehmen.

Literatur

Leitlinien der Deutschen Gesellschaft für Neurologie (DGN) und der Deutschen Schlaganfall-Gesellschaft (DSG) 2008, Akuttherapie des ischämischen Schlaganfalls: http://www.dgn.org

Ganzheitlich rehabilitierende Prozesspflege nach den AEDL

M. Lorenz

11.1   AEDL-Konzept von Krohwinkel – 142

11.2   AEDL-Strukturierungsmodell nach Krohwinkel – 143

11.3   Bedeutung von AEDL beim Schlaganfallpatienten – 144

Literatur – 149

© Springer-Verlag GmbH Deutschland 2017
C. Fiedler, M. Köhrmann, R. Kollmar (Hrsg.), *Pflegewissen Stroke Unit*, Fachwissen Pflege,
DOI 10.1007/978-3-662-53625-4_11

In Kürze: Das Pflegekonzept von Monika Krohwinkel ist 1993 in Deutschland entstanden und kann als Weiterentwicklung der Theorien von Henderson, Roper, Logan und Tierney angesehen werden (Rennen-Allhoff 2003). Krohwinkels Konzept beruht auf den 13 Aktivitäten und existentiellen Erfahrungen des Lebens, kurz AEDL, und ist somit ein Bedürfnismodell. Das Rahmenkonzept von Krohwinkel besteht aus den vier Schlüsselkonzepten des pflegerischen Paradigmas, die wiederum aus der Analyse der Modelle von Rogers, Orem und Roper entstanden sind.

11.1   AEDL-Konzept von Krohwinkel

Die vier Schlüsselkonzepte aus Krohwinkels Sicht (2008):

- Person
- Umgebung
- Gesundheit und Wohlbefinden
- Pflegerischer Handlungsprozess (Pflegeprozess)

Der Mensch steht im Mittelpunkt als Pflegebedürftiger und als Pflegender. Anders als bei Juchli und Roper spielen die existenziellen Erfahrungen der am Pflegeprozess beteiligten Personen eine Rolle. Sie können Maßnahmen hemmen oder unterstützen.

> **Das Pflegekonzept von Krohwinkel stellt mit seinen AEDL eine Grundlage zur Erstellung einer Pflegeanamnese sowie einer Pflegeplanung dar, der Pflegeprozess kann in allen seinen Teilen durchgeführt werden.**

- **Person**

Die Person ist zu betrachten als

» einheitliches integrales Ganzes, das mehr und anders ist als die Summe seiner Teile, mit einer eigenen Identität und Integrität (Rogers 1970).

Aus Krohwinkels Sicht ist hier vor allem der pflegebedürftige Mensch (also der Patient), jedoch auch der Pflegende gemeint.

- **Umgebung**

Pflege ist nicht nur eine reine Dienstleistung. In der ganzheitlichen Betrachtung ist die Umgebung ein existenzieller Baustein jedes Individuums. Umgebung erfordert Anpassung und kann Ressourcen bieten. Umgebung bietet Interaktion sowie Beschäftigung und kann erfahren werden.

In Krohwinkels Konzept (2008, S. 30) gehören zu Umgebung folgende Faktoren:

- Ökologische
- Physikalische
- Materielle
- Gesellschaftliche

Des Weiteren wird die häusliche Umgebung betrachtet. Pflegepersonen beraten, vermitteln und informieren oft interdisziplinär. Beispielsweise um die häusliche Situation an eine Behinderung nach einem Schlaganfall anzupassen, indem geeignete Hilfsmittel oder ein ambulanter Pflegedienst organisiert werden.

- **Gesundheit**

Krohwinkel (2008, S. 30) hat die Annahme, dass aus einer ganzheitlichen Betrachtungsweise heraus Krankheit und Gesundheit als dynamische Prozesse zu definieren sind. Somit verschwimmen die Grenzen zwischen Krankheit und Gesundheit. Ressourcen und Defizite können gleichermaßen erfasst werden. Die Zielsetzung des pflegerischen Handelns ist die vom Patienten gewünschte Unabhängigkeit und das Wohlbefinden.

- **Der pflegerische Handlungsprozess**

» Der Pflegeprozess sieht vor, dass Anfangs die Bedürfnisse und Probleme, sowie die Fähigkeiten (Ressourcen) eines Patienten erfasst werden. Dabei müssen Bedürfnisse ganzheitlich gesehen werden, eine fragmentierte Betrachtung schließt sich aus. Das heißt, dass sowohl physisch-funktionale als auch willentlich-rationale und kulturelle oder soziale Bedürfnisse zusammen betrachtet werden müssen (Krohwinkel 2008, S. 30). Pflege soll die Fähigkeiten der pflegebedürftigen Person oder ihrer Angehörigen erhalten oder die Wiedererlangung fördern. Um die Unabhängigkeit und das Wohlbefinden des Gepflegten zu erreichen (Fickus 2007, S. 125–127).

11.2 AEDL-Strukturierungsmodell nach Krohwinkel

Die ersten elf AEDL-Bereiche (= Aktivitäten und existentielle Erfahrungen des Lebens) erinnern sehr stark an die ADL („activity of daily living") von Roper und Henderson.

AEDL-Strukturierungsmodell (Krohwinkel 2008, S. 32)

1. Kommunizieren
2. Sich bewegen
3. Vitale Funktionen des Lebens aufrecht erhalten
4. Sich pflegen
5. Essen und trinken
6. Ausscheiden
7. Sich kleiden
8. Ruhen und schlafen
9. Sich beschäftigen
10. Sich als Mann oder Frau fühlen und verhalten
11. Für eine sichere Umgebung sorgen
12. Soziale Bereiche des Lebens sichern
13. Mit existentiellen Erfahrungen des Lebens umgehen

Krohwinkel hat zwei weitere Punkte in ihr Modell aufgenommen. Das AEDL „Soziale Bereiche des Lebens sichern" und „Mit existentiellen Erfahrungen des Lebens umgehen."

— Das AEDL „Soziale Bereiche sichern" wurde im Hinblick auf eine Betreuung der Patienten, nach der Entlassung aus der Klinik, im häuslichen Umfeld entwickelt. Insbesondere wird hier an die Anleitung und Beratung von Angehörigen oder der Laienpflege gedacht.

— Das AEDL „Existentielle Erfahrungen des Lebens" muss von zwei Seiten beleuchtet werden: die Existenz gefährdenden und die Existenz fördernden Erfahrungen im Leben.

■ **Beispiele**

Siehe ◻ Tab. 11.1.

Die Struktur dieses Modells, oder eine ähnliche, dürfte den Pflegenden bekannt sein. Sie bildet seit

◻ **Tab. 11.1** Beispiele für existenzfördernde und/oder gefährdende Erfahrungen. Aus: Krohwinkel 2008, S. 33. Mit freundlicher Genehmigung des Huber-Verlags

Die Existenz gefährdende Erfahrungen	Die Existenz fördernde Erfahrungen	Erfahrungen welche die Existenz fördern oder gefährden
Verlust von Unabhängigkeit	Wiedergewinnung von Unabhängigkeit	Kulturgebundene Erfahrungen wie Weltanschauungen, Glauben, Religionsausübung
Sorge/Angst	Zuversicht/Freude	Lebensgeschichtliche Erfahrungen
Misstrauen	Vertrauen	
Trennung	Integration	
Isolation	Sicherheit	
Ungewissheit	Hoffnung	
Hoffnungslosigkeit	Wohlbefinden	
Schmerzen		
Sterben		

langem die Grundlage einer nach Bedürfnissen/Problemen und Ressourcen/Fähigkeiten angelegten Pflegeanamnese und Pflegeplanung.

Im Weiteren werden die wichtigsten Aspekte des AEDL-Strukturierungsmodells anhand von Fallbeispielen erläutert.

11.3 Bedeutung von AEDL beim Schlaganfallpatienten

Die erste Empfehlung der DGN-Leitlinie (Leitlinie der Deutschen Gesellschaft für Neurologie (DGN) und der Deutschen Schlaganfall-Gesellschaft (DSG) zur Akuttherapie des ischämischen Schlaganfalls (http://www.dgn.org u. http://www.dsg-info. de) postuliert:

> » Der Schlaganfall ist als medizinischer Notfall anzusehen. Schlaganfallpatienten sollten in Schlaganfallstationen behandelt werden.

Das Konzept „time is brain", welches die Leitlinie zur Akuttherapie des ischämischen Schlaganfalls der DGN verfolgt, macht eine Sache sofort deutlich: Die Behandlung des Schlaganfalls ist eine, durch rasche Diagnostik und die Zusammenarbeit eines interdisziplinären Teams meist beherrschbare Erkrankung.

In der Regel ist die Liegezeit eines Schlaganfallpatienten auf einer Stroke Unit nicht länger als 72–96 h Eine Priorisierung in den AEDL ist daher unabdingbar.

Der Schlaganfallpatient ist in seinen relevanten AEDL zu unterstützen und zu fördern. Diese sind nachfolgend genauer erläutert.

■ AEDL „Kommunizieren"

Oftmals ist es für den Schlaganfallpatienten schwer, mit seiner Umwelt in gleicher Weise wie vor dem Ereignis in Kontakt zu treten. Dysarthrien, Aphasien, Blindheit und Einschränkungen des Geruchssinns und des Hörvermögens können die Kommunikation schwer beeinträchtigen. Dies führt bei den Patienten nicht selten zu Schamgefühl und Unsicherheit. Auf lange Sicht können diese Beeinträchtigungen sogar zum kompletten sozialen Rückzug führen.

Eine grundlegende Voraussetzung für Kommunikation ist das Bewusstsein.

■ Dysarthrie

Die Dysarthrie ist eine Sprechstörung unterschiedlicher Ursache und Ausprägung. Die schwerste Form der Dysarthrie ist die Anarthrie (=Maximalform der Sprechstörung).

Mögliche Pflegeprobleme:
- Der Patient kann sich seiner Umwelt nicht adäquat mitteilen.
- Bedürfnisse werden vom Pflegepersonal nicht verstanden.
- Der Patient schämt sich für seine Aussprache, zieht sich zurück, spricht gar nicht mehr.

Mögliche Ressourcen/Fähigkeiten:
- Der Patient kann sich nonverbal mitteilen.
- Der Patient kann mit Kommunikationstafeln umgehen.

Mögliche Ziele:
- Der Patient versucht zu sprechen.
- Er kann seine Bedürfnisse mitteilen.

Mögliche Interventionen:
- Nicht Verstandenes sollte nachgefragt werden.
- Verstandenes wird positiv bestätigt, um den Patienten weiter zum Sprechen zu motivieren.
- Grundlegende Bedürfnisse wie Essen, Trinken und Ausscheidung werden häufig nachgefragt.
- Der Patient bekommt mehr Zeit zur Artikulation.

■ Aphasie

Eine Aphasie ist eine Sprachstörung. Das heißt, im Gegensatz zur Dysarthrie ist nicht das Sprechen, sondern die Sprache gestört.

Mögliche Pflegeprobleme:
- Der Patient kann sich seiner Umwelt nicht adäquat mitteilen.
- Der Patient versteht seine Umwelt nicht mehr.
- Bedürfnisse werden vom Pflegepersonal nicht verstanden.

Mögliche Ressourcen/Fähigkeiten:
- Der Patient kann sich nonverbal mitteilen.

Der Patient kann mit Kommunikationstafeln umgehen.

Mögliche Ziele:

- Der Patient versteht seine Umwelt.
- Er kann seine Bedürfnisse mitteilen.

Mögliche Interventionen:

- Der Patient benötigt Zeit vom Zuhörer.
- Eine ruhige Umgebung ist wichtig.
- Nonverbale Kommunikation kann unterstützend sein.
- Kurz gefasste Sätze können besser verstanden werden (evtl. Ja-/Nein-Fragen).
- Nicht Verstandenes sollte nachgefragt werden.
- Verstandenes sollte positiv bestätigt werden, um den Patienten weiter zum Sprechen zu motivieren.
- „Geben Sie nicht auf" (Lutz 1996)

- **AEDL „Sich Bewegen"**

Sich bewegen zu können stellt für die meisten Menschen eine Selbstverständlichkeit dar, umso einschneidender ist das Erlebnis, von einem Moment auf den anderen die Kontrolle über Teile seines Körpers zu verlieren.

Einhergehend mit einer Parese oder Plegie ist immer die Einschränkung oder der Verlust von Selbstständigkeit in vielen Lebenslagen. Angefangen bei der Körperpflege bis hin zum Einkauf sind Halbseitengelähmte auf Hilfe angewiesen, sei es durch Hilfspersonen oder Hilfsmittel.

Mögliche Pflegeprobleme:

- Durch Immobilität hervorgerufene Probleme:
    - Dekubitalgeschwüre
    - Schmerzen
    - Pneumonie
    - Wahrnehmungsstörung (Raum)
    - Tiefe Beinvenenthrombose durch fehlende Muskelpumpe
- Durch Lähmung hervorgerufene Probleme:
    - Sturzgefahr
    - Gleichgewichtsstörungen (fehlende Rumpfkontrolle)
    - Falsches Einsetzen der gesunden Körperhälfte (Spastik)
    - Subluxierte Schulter
    - Der Patient fühlt sich nicht sicher

Mögliche Ressourcen/Fähigkeiten:

- Soweit es sich um eine Hemiparese oder -plegie handelt, kann der Patient seine gesunde Körperhälfte mit einsetzen.

Mögliche Ziele:

- Die Haut des Patienten ist intakt.
- Der Patient kann Schmerzen äußern.
- Er kann seine Umwelt und seinen Körper wahrnehmen.
- Die Mobilisation wird sicher durchgeführt.
- Das Schultergelenk wird besonders geschützt.
- Der Patient hat Vertrauen in die therapeutische Bewegung.

Mögliche Interventionen:

- Mobilisation:
    - Die Mobilisation sollte immer nach einem therapeutischen Konzept erfolgen. Besonders gut eignet sich hierbei das Konzept von Bobath (▶ Kap. 12), da es sowohl die Ressourcen als auch die betroffenen Extremitäten des Patienten gezielt mit einbezieht.
    - Frühmobilisation sollte so früh wie möglich erfolgen. Oft sprechen medizinische Aspekte gegen eine frühe aktive Mobilisation, z. B. bei Hirnblutungen, desolater Kreislaufsituation, Bewusstseinsstörungen etc.
    - Bei der Mobilisation können Patienten schnell überfordert werden, es ist wichtig grundlegend zu erfassen, wozu der Patient in der Lage ist (z. B. Rumpfkontrolle beim Sitz … ?).
    - Mobilisation sollte immer in enger Absprache mit den Physiotherapeuten geschehen.
    - Beim Bewegen des Patienten ist besonders auf die Gelenke der betroffenen Seite zu achten.
- Lagerung:
    - Bei der Lagerung eines Patienten hat sich das Bobath-Konzept als sehr geeignet gezeigt. Das Konzept ermöglicht es, die Körperwahrnehmung des Patienten zu verbessern.

- Bei der Lagerung sind folgende Kriterien zu beachten: bequem, sicher (Falltendenzen?), schmerzfrei (Gelenkstellung), widerstandsfrei (keine Überdehnung), zeigt die Körpergrenzen auf.
- Eine Lagerung sollte tonusregulierend sein.
- Eine begrenzende Lagerung kann dem Patienten Sicherheit vermitteln.

- **AEDL „Vitale Funktionen des Lebens aufrecht erhalten"**

Die regelmäßige Kontrolle des neurologischen Status sowie der Vitalfunktionen während der Akutphase wird in den Leitlinien zur Schlaganfallbehandlung nachdrücklich gefordert.

Näheres dazu kann in ▶ Kap. 10 nachgelesen werden.

- **AEDL „Sich pflegen"**

Mögliche Pflegeprobleme:
- Patienten können aufgrund von Wahrnehmungsstörungen oder Lähmungen in ihrer Körperpflege stark eingeschränkt sein, da sie bestimmte Bereiche ihres Körpers nicht erreichen oder wahrnehmen können.
- Patienten mit einer fazialen Parese können in den Backentaschen unbemerkt Speisereste oder Speichel ansammeln.
- Patienten mit einer Ataxie können sich mit Pflegeutensilien (Kamm, Rasierer etc.) verletzen.
- Die Temperatur des Waschwassers kann aufgrund von Sensibilitätsstörungen nicht überprüft werden und zu Verbrühungen führen.

Mögliche Ressourcen:
- Patienten können die nichtbetroffenen Körperpartien selbstständig waschen.

Mögliche Ziele:
- Der Patient ist erfrischt und fühlt sich wohl.
- Der Mundraum ist frei von Speiseresten.
- Der Patient spürt bei der Waschung seine Körpergrenzen und kann entspannen/aktiviert werden.

Mögliche Interventionen:
- Patienten mit einer fazialen Parese sind auf die Unterstützung bei der Mundpflege

angewiesen. Das heißt, dass mehrmals am Tag, zumindest aber nach den Mahlzeiten, eine Mundpflege vom Pflegepersonal durchgeführt werden sollte. Dies ist besonders bei einer einhergehenden Schluckstörung wichtig, um eine Aspirationspneumonie zu vermeiden.
- Patienten mit einer Halbseitenlähmung sind auf die Unterstützung beim Waschen und Anziehen angewiesen. Dies sollte nach den Prinzipien des Bobath-Konzeptes und der Basalen Stimulation (▶ Kap. 12 u. 13) durchgeführt werden, um die Wahrnehmung zu unterstützen und erhaltene Fähigkeiten zu wahren.

- **AEDL „Essen und trinken"**

Ausführliche Grundlagen können Sie in ▶ Kap. 19 nachlesen.

Mögliche Pflegeprobleme:
- Aufgrund von Schluckstörungen kann die orale Nahrungs- und Flüssigkeitsaufnahme stark eingeschränkt bis unmöglich sein.
- Der Patient kann auch nach dem Essen, bei falscher Positionierung, noch (still) aspirieren.
- Es verbleiben Essensreste im Mundraum.

Mögliche Ressourcen:
- Der Patient kann passierte oder breiige Kost zu sich nehmen.

Mögliche Ziele:
- Der Patient verschluckt sich nicht.
- Es stehen Ruhe und ausreichend Zeit zur Einnahme der Mahlzeiten zur Verfügung.
- Der Patient nimmt ausreichend Energie zu sich.
- Die angebotene Nahrung ist appetitlich und schmackhaft.
- Der Mundraum ist nach Aufnahme der Mahlzeit sauber.

Mögliche Interventionen:
- Mit einem geeigneten Assessment (z. B. ASPI-Schnelltest) werden Schluckstörungen festgestellt.
- Eine eingehende Schluckuntersuchung durch Logopäden ist anzuraten, sie verfügen über die geeigneten Instrumente (z. B. Endoskop) um

auch eine stille Aspiration auszuschließen (▶ Kap. 16).

- Bei einer vorhandenen Schluckstörung ist auf eine geeignete Nahrung zu achten, spezielle Dysphagiekost ermöglicht es den Patienten, je nach Schweregrad der Störung zu essen.
- Flüssigkeiten können angedickt werden und sind so leichter zu schlucken.
- Das Essen sollte appetitlich angerichtet werden und möglichst abwechslungsreich sein.
- Der Patient sollte während des Essens nicht gestört oder abgelenkt werden.
- Der Patient sollte während des Essens aufrecht sitzen.
- Nach dem Essen ist auf eine Oberkörperhochlagerung zu achten.
- Evtl. ist nach dem Essen eine Mundpflege durchzuführen.

- **AEDL „Ausscheiden"**

Bei Patienten mit Hirnblutungen ist der intrakranielle Druck gering zu halten. Um eine physiologische Ausscheidung zu gewährleisten, ist an die Einnahme von Laxanzien zu denken.

Eine Bilanzierung überwacht den Flüssigkeitshaushalt und Stoffwechsel des Schlaganfallpatienten. Aufgrund von Immobilität ist der Patient schon für Ödeme prädestiniert.

Dies gilt es zu vermeiden. Hierbei ist an geeignete physiotherapeutische Maßnahmen wie zum Beispiel das Ausstreichen von Extremitäten oder Lymphdrainage zu denken. Eine Hochlagerung der betroffenen Gliedmaßen kann dies ergänzen.

- **AEDL „Sich kleiden"**

Häufig ist es für Schlaganfallpatienten aufgrund der medizinischen Versorgung (Infusionen, Katheter etc.) nur schwer möglich eigene Kleidung zu tragen.

- Aufgrund von Lähmungen können Schlaganfallpatienten manche Kleidungstücke nicht selbstständig anziehen.
- Wahrnehmungsstörungen können dazu führen, dass eine Körperhälfte gar nicht wahrgenommen wird, der Patient kleidet sich nur zur Hälfte.
- Manche Patienten können mit den Kleidungsstücken gar nichts anfangen bzw. kleiden sich in einer falschen Reihenfolge.

Mögliche Ressourcen:
- Der Patient kann mit der gesunden Seite die betroffene Seite alleine anziehen.

Mögliche Ziele:
- Der Körper wird als Ganzes wahrgenommen und gekleidet.
- Der Patient zieht sich die Kleidungsstücke in der richtigen Reihenfolge an.

Mögliche Interventionen:
- Beim Anziehen kann Wahrnehmung gefördert werden, so sollte beispielsweise immer mit der betroffenen Körperseite zuerst in ein Kleidungsstück geschlupft werden.
- Apraktischen Patienten kann dadurch geholfen werden, die Kleidungsstücke in der richtigen Reihenfolge anzuordnen.

- **AEDL „Ruhen und Schlafen"**

Mögliche Pflegeprobleme:
- Bewusstseinsgestörte Patienten befinden sich oftmals in ihrer eigenen Welt und verlieren schnell ihren Tag-Nacht-Rhythmus.
- Therapien und Untersuchungen erfordern aber, dass die Patienten tagsüber wach sind und sich aktiv an den Übungen beteiligen können.

Mögliche Ressourcen:
- Der Patient hat Rituale, die ihm das Einschlafen erleichtern.

Mögliche Ziele:
- Der Patient hat einen geregelten Tag-Nacht-Rhythmus.
- Er ist ausgeruht und hat Energie, um an Therapien und Übungen teilzunehmen.
- Der Patient kann zur Nacht möglichst ungestört ruhen.
- Einschlafrituale werden, so weit möglich, gewährt.

Mögliche Interventionen:
- Durch eine entspannte und wahrnehmungsfördernde Lagerung des Patienten zur Nachtruhe, kann ein erholsamer Schlaf gefördert werden.
- Störungen in der Nacht sollten auf ein Minimum reduziert werden.

- Alarme von Monitoringsystemen sind für eine Nachtruhe anzupassen.
- Der Tagesablauf der Patienten wird mit Therapeuten besprochen, sodass auch tagsüber Ruhepausen geplant werden können.

AEDL „Mit existentiellen Erfahrungen des Lebens umgehen"

Dieses AEDL dürfte wohl dasjenige sein, welches jeden Schlaganfallpatienten trifft, völlig unabhängig von der Schwere der Symptomatik, und auch bis in die Familie des Betroffenen reichen kann.

Fallbeispiel

Ein Familienvater wird mit einer Schlaganfallsymptomatik in die Klinik eingewiesen. Dieser Patient sowie seine Familie werden mit einem Schlag mit sehr vielen Ungewissheiten konfrontiert. Angefangen von der Arbeitssituation des Mannes, über gesellschaftliche Folgen bis zur Ungewissheit, ob die Erkrankung ein zweites Mal zuschlagen könnte.

Somit ist verständlich, dass nach der Theorie von Monika Krohwinkel alle anderen AEDL auf eben diesem fußen.

Krohwinkel unterteilt die existentiellen Erfahrungen nochmals in „Die Existenz fördernde Erfahrungen" sowie „Die Existenz gefährdende Erfahrungen". Zu den die Existenz fördernden Erfahrungen zählt Krohwinkel (2008, S. 233) u. a. folgende Beispiele auf:

- „Unabhängig sein
- Wertschätzung
- Achtung
- Respekt erfahren
- Sicher sein
- Vertrauen
- Zuwendung/Liebe erfahren
- Hoffen
- Glauben
- […]"

Hingegen zählt Krohwinkel (ebd., S. 233) folgende Beispiele zu den die Existenz gefährdenden Erfahrungen:

- „Unter Abhängigkeit leiden
- Geringschätzung erleben
- Nichtachtung

- Sich sorgen
- Angst haben/in Angst sein
- Isoliert sein, einsam sein
- Hoffnung verlieren
- Trennung/Verlust erfahren"

Demnach muss man davon ausgehen, dass die übrigen AEDL durch das AEDL „Mit existentiellen Erfahrungen des Lebens umgehen" verstärkt oder abgeschwächt werden können.

Umso wichtiger ist es, auf diesen Punkt in einer Pflegeanamnese einzugehen und zu hinterfragen, welche Erfahrungen der Patient bislang gesammelt hat. Insbesondere vorangegangene Krankenhausaufenthalte können sich beträchtlich auf einen erneuten Aufenthalt auswirken. Hat der Patient schlechte Erfahrungen gesammelt, wird er sich an diese erinnern und womöglich auf den jetzigen Aufenthalt projizieren.

An dieser Stelle ist es wichtig, dass das Pflegepersonal mit der nötigen Feinfühligkeit an den Patienten und seine Angehörigen herantritt.

Man sollte ein Verständnis für die Situation des Patienten aufbringen. Eine besondere Herausforderung an das Pflegepersonal ist dabei der Spagat zwischen den notwendigen medizinischen Maßnahmen als auch die Rücksichtnahme auf mögliche Ängste des Patienten oder seiner Angehörigen.

Sehr hilfreich könnte die enge Einbindung der Angehörigen sein, dazu zählt in erster Linie, dass diese jederzeit umfassend informiert sind.

Auf einen Blick

Monika Krohwinkel betrachtet die fördernde Prozesspflege als System und stellt dabei folgende fördernde Kategorien fest:

- Sichtbarkeit: Für die fördernde Prozesspflege ist es wichtig, dass Ressourcen, Bedürfnisse und Probleme sichtbar gemacht werden und zwar sowohl vom Patienten als auch der Bezugsperson und der Pflegekraft. Nur so können die Auswirkungen der Pflegehandlungen sichtbar gemacht werden. Nur durch eine gründliche Anamnese und Pflegeplanung können Ressourcen und Bedürfnisse des Patienten festgestellt und dem gesamten Pflegeteam transparent gemacht werden. Eine besondere Herausforderung an das Pflegepersonal stellen dabei die kurzen Liegedauern auf einer Stroke Unit.

- Ganzheitlichkeit: Die Wichtigkeit der einzelnen AEDL sowie deren Zusammenhänge und Wechselwirkungen müssen vom Pflegepersonal erfasst werden können. Durch eine präzise Dokumentation, bei den Übergaben sowie während täglicher interdisziplinärer Teambesprechungen, müssen Veränderungen festgestellt werden können. Der Austausch im behandelnden Team ist ein wichtiges Forum, um die Zeiten am Patienten der einzelnen Berufsgruppen durch den interdisziplinären Ansatz gleichmäßiger aufzuteilen.
- Kongruenz: Die Pflegekraft muss sich darüber im Klaren sein, dass die Pflegehandlung und die persönliche Einstellung vom Patienten erfasst werden und sich positiv auswirken können, wenn beides übereinstimmt. Bewusstseinsgetrübte Schlaganfallpatienten nehmen die Einstellung der Pflegeperson über die Pflegemaßnahmen wahr. Sie spüren z. B. die Qualität, mit der sie berührt werden.
- Kontinuität: Der Pflegeprozess wird kontinuierlich durchgeführt. Für die Stroke Unit bedeutet der Pflegeprozess eine besondere Herausforderung. Kurze Liegezeiten, ein hohes Aufkommen an Diagnostik, ein hohes Maß an Therapiezeiten sowie die raschen Veränderungen der Patienten können den Pflegeprozess nur im interdisziplinären Team gelingen lassen.
- Unabhängigkeit und Wohlbefinden: Die Pflegemaßnahmen zielen immer auf das Erreichen weitestgehender Unabhängigkeit in den AEDL ab. Die Annäherung an Unabhängigkeit ist bei vielen Schlaganfallpatienten, gerade in der Akutphase, ein weit entferntes Ziel.

Literatur

Deutsche Schlaganfall-Gesellschaft (DSG) zur Akuttherapie des ischämischen Schlaganfalls: http://www.dsg-info.de

Fickus P (2007) Grundlagen beruflicher Pflege. Thieme, Stuttgart

Krohwinkel M (2008) Rehabilitierende Prozesspflege am Beispiel von Apoplexiekranken. Huber, Bern

Leitlinie der Deutschen Gesellschaft für Neurologie (DGN): http://www.dgn.org

Lutz L (1996) Das Schweigen verstehen, 2. Aufl. Springer, Berlin Heidelberg

Rennen-Allhoff B (2003) Handbuch Pflegewissenschaft, Juventa, Weinheim

Bobath – Lagerung und Transfer

M. Lorenz, N. Spönlein

12.1 Geschichte und Entwicklung des Bobath-Konzepts – 152

12.2 Anwendung und Effekte des Bobath-Konzepts – 153

12.3 Bobath in der Praxis – 154

12.3.1 Lagerung – 154

12.4 Fortbildungen zum Bobath-Konzept – 158

Literatur – 158

© Springer-Verlag GmbH Deutschland 2017
C. Fiedler, M. Köhrmann, R. Kollmar (Hrsg.), *Pflegewissen Stroke Unit*, Fachwissen Pflege,
DOI 10.1007/978-3-662-53625-4_12

In Kürze: Das Bobath-Konzept hat eine wichtige Bedeutung für die Pflege und Rehabilitation von Patienten mit ZNS-Erkrankungen. Das Konzept wird in der Physiotherapie, Ergotherapie, Logopädie und schließlich auch in der Pflege angewandt und ist in der Aus- sowie Weiterbildung immer wieder Gegenstand. Dabei umfasst es Lagerungen und Transfers genauso wie Ess-, Wasch- und Anziehtraining. Durch eine ganzheitliche Sichtweise steht der Patient somit immer im Mittelpunkt.

12.1 Geschichte und Entwicklung des Bobath-Konzepts

Das Bobath-Konzept wurde gemeinsam von Berta und Karel Bobath entwickelt. Schon früh wurde Berta mit den verschiedenen Formen des Tanzes und der Gymnastik vertraut gemacht. In der Berliner Anna-Herrmann-Schule erlernte sie Entspannungs- sowie Bewegungstechniken und war dort anschließend selbst als Gymnastiklehrerin tätig, bevor sie wegen ihrer jüdischen Abstammung vor Kriegsbeginn, gemeinsam mit ihrem späteren Mann, nach London auswandern musste. In London arbeitete Berta Bobath in verschiedenen Krankenhäusern und behandelte Patienten durch pflegerische Gymnastik. 1950 bestand sie ihr Examen zur Physiotherapeutin.

Das Schlüsselerlebnis hatte Berta Bobath, als sie einen erwachsenen Patienten mit einer Hemiplegie behandelte, sie begann nicht auf traditionelle Weise, sondern bewegte den Patienten und beobachtete dabei, wie er darauf reagierte. Sie versuchte den spastischen Arm des Patienten in die Streckung zu bringen, der Patient hielt jedoch den Widerstand. Sie merkte, dass der Patient beim aktiven und passiven Bewegen und sensomotorische Erfahrungen (Erlernen von Bewegungen durch Empfinden), also sog. „sensory awareness", machte. Eine wichtige Beobachtung war ferner, dass die Handstellung sich ändert, wenn die Schulter bewegt wird. Dadurch konnten mit proximalen Bewegungen distale Körperpartien beeinflusst werden. Ab diesem Zeitpunkt erkannte sie, dass die Spastizität durch verschiedene Bewegungen und Positionen beeinflusset werden kann. Durch mehrfaches Wiederholen der Übungen lernt das Gehirn umzudenken, die gesunden Hirnregionen lernen die Aufgaben der erkrankten Regionen neu

und führen diese aus. Diese Erfahrung wurde später auf die Behandlung von Kindern mit Zerebralparesen übertragen und blieb bei der Weiterentwicklung der Behandlungstechniken von großer Bedeutung.

Heute ist es eine feststehende Tatsache,

» dass sich […] das Nervensystem kontinuierlich selbst umorganisiert und dass synaptische Verbindungen ständig neu aufgebaut werden, umgebaut und auch abgebaut werden können (Schmidt et al. 2012, S. 38).

Karel Bobath, der zu dieser Zeit als Neurologe tätig war, war beeindruckt von den Ergebnissen seiner Ehefrau. Er begann, den neurophysiologischen Hintergrund ihrer Behandlungen zu erforschen. Er fand heraus, dass tonische Reflexe eine wichtige Bedeutung haben. Neben der Entdeckung, dass der Muskeltonus beeinflusst werden kann, war es für die Bobaths von großer Bedeutung, dass die Persönlichkeit und der Körper als Ganzes gesehen werden. Jeder Patient wird individuell nach seinen speziellen Beeinträchtigungen und Fähigkeiten pflegerisch und therapeutisch behandelt. Von Bedeutung ist der ständige Austausch zwischen dem Patienten und dem Behandelnden über die durchgeführten Bewegungen. Eine wichtige Fähigkeit ist, bei der körperlichen Interaktion die Impulse der Bewegungen zu spüren und darauf entsprechend reagieren zu können. Dies sollten Therapeuten beherrschen. Es muss eine ständige Interaktion zwischen Befund und Behandlung geben und die aktuellen Maßnahmen daraus einhergehen. Mit diesen Entdeckungen und Beobachtungen waren die Grundprinzipien des Bobath-Konzeptes entstanden.

Das Grundkonzept hat Berta Bobath folgendermaßen definiert:

» Beim hemiplegischen Patienten sind die Muskeln nicht gelähmt und das Defizit muskulärer Aktivität kann durch Hinführen in normalere funktionelle Muster ausgeglichen werden. Dies ist noch immer das Konzept der Behandlung und wird sich wohl auch nicht ändern (Bobath 1998, Einführung).

1943 begann die Behandlung an Kinder mit Zerebralparesen. Das Konzept wurde in den 1960er-Jahren auf die Therapie bei Erwachsenen ausgedehnt.

Dem Ehepaar Bobath wurde klar:

» Wir suchen das Hauptproblem, d. h. einen gemeinsamen Nenner für seine zahlreichen Probleme. Dann wissen wir auch, was zu hemmen und was zu bahnen ist, was unterstützt und was vermieden werden muss (Biewald 2004, S. 13).

Das Ehepaar verstarb im Jahr 1991, das von ihnen entwickelte Pflegekonzept ist heute noch in Verwendung und wird, auf Basis dieser Fragestellung, stetig weiterentwickelt.

> **Es ist immer zu berücksichtigen, dass es sich hierbei um ein Konzept und keine Methode handelt, so dass, wie bei Konzepten üblich, keine strikte Vorgehensweise angewandt wird, sondern lediglich Leitlinien an die Hand gegeben werden, mit denen individuell auf die einzelnen Patienten eingegangen wird.**

12.2 Anwendung und Effekte des Bobath-Konzepts

Heute, gut 50 Jahre nach der Entwicklung, hat das Bobath-Konzept weiterhin eine wichtige Bedeutung für die Pflege und Rehabilitation von Patienten mit ZNS-Erkrankungen. In den verschiedensten Ausbildungen der Pflegeberufe, Physiotherapeuten, Ergotherapeuten und Logopäden, wird das Bobath-Konzept gelehrt. Die Entwicklung des Bobath-Konzeptes ist mittlerweile fortgeschritten – ein ausdrücklicher Wunsch von Berta Bobath war:

» So viel wir gelernt und verändert haben – und das wird auch in Zukunft geschehen – das Grundkonzept unserer Behandlung bleibt bestehen und darf nicht verändert werden (von Arentsschild 2004, S. 9).

Durch neue Erkenntnissen aus dem Bereich der Pflege, Psychologie, Neurophysiologie und Bewegungswissenschaften ergaben sich Veränderungen, z. B. stand früher die Regulation des Muskeltonus im Vordergrund. Mittlerweile ist bekannt, dass ein gewisser Muskeltonus benötigt wird, denn ein zu niedriger oder zu hoher Muskeltonus ist bei der Behandlung hinderlich. Heute setzen die Bobath-Therapeuten vermehrt auf die normale Bewegung und regulieren den Muskeltonus über die Stellung der Schlüsselpunkte und der Unterstützungsfläche bei Mobilisation und Lagerung (vgl. Meyer 2011, S. 191–197).

Die „Schlüsselpunkte" der Bewegung sind:
- „Der Körperschwerpunkt im Bereich des Sternums
- Die Schultern und Hüften als proximale Schlüsselpunkte
- Die Hände und Füße als distale Schlüsselpunkte
- Der Kopf, der die meisten Bewegungen einleitet." (Meyer 2011, S. 192)

Die Grundprinzipien des Bobath-Konzeptes haben sich im Laufe der Zeit nie verändert, sondern die Behandlungsschwerpunkte haben sich verlagert. Heute legen Pflegende mehr Wert darauf, dass die Patienten durch eine Aktivierung schnell eine größtmögliche Selbstständigkeit erlangen. Gelenke werden geschützt, der Tonus reguliert und ein unkontrollierter Tonusaufbau wird vermieden (vgl. Friedhoff u. Schieberle 2007, S. 7).

Im Bereich der Pflege hat die „Bobath Initiative für Kranken- und Altenpflege e.V. (BIKA)" dem Bobath-Konzept, unter Berücksichtigung der Grundprinzipen, eine neue Definition gegeben:

- **„Therapeutisch aktivierende Pflege"**
Darunter wird heute verstanden:

» Therapeutisch aktivierende Pflege bezieht sich auf Menschen mit Pflegebedarf und bildet die Grundlage für die Entwicklung von körperlichen, geistigen, emotionalen und sozialen Fähigkeiten. Sie bezieht die vorhandenen Fähigkeiten und Fertigkeiten ein, und stellt sie in einen sinnvollen Kontext. Die therapeutische aktivierende Pflege ist gekennzeichnet durch einen Beziehungsprozess mit zielgerichteten Maßnahmen und Aktivitäten. Interventionen im Rahmen der therapeutischen aktivierenden Pflege sowie Zielsetzung derselben werden gemeinsam mit Patienten, dem Team und den Angehörigen geplant, durchgeführt und im Prozess evaluiert (BIKA 2009).

Grundsätzlich ist das Bobath-Konzept ein flexibler Entwurf, der eine solide Basis hat und somit Platz für andere Therapiemethoden bietet.

> **Im Mittelpunkt steht immer der Patient.**

12.3 Bobath in der Praxis

12.3.1 Lagerung

In der akuten Phase eines Schlaganfalls sind hinsichtlich der Lagerung vor allem die Wahrnehmung und Tonusregulierung zu berücksichtigen.

Die Lagerung nach Bobath soll dem Patienten Sicherheit und Haltungshintergrund geben, die Bewegung erleichtern, das Wohlbefinden fördern, den Muskeltonus regulieren, eine Dekubitusprophylaxe ermöglichen und bequem für den Patienten sein. Nicht zuletzt vermittelt eine begrenzende und tonusregulierende Lagerung Sicherheit.

> **Wichtig ist, bereits den Weg in die Lagerung hinein unter den Aspekten des Bobath-Konzepts zu gestalten und nicht nur die endgültige Positionierung des Patienten zu betrachten. Bei jeder Bewegung wird die Neuroplastizität angeregt, egal ob es zum Vorteil oder zum Nachteil des Patienten ist. Das Erlernen nachteiliger Kompensationsmuster gilt es dabei ebenso zu vermeiden, wie die positiven Anteile zu fördern.**

- **90-Grad-Lagerung nach Bobath auf die weniger betroffene Seite**

Als ausführliches Beispiel soll hier die 90-Grad-Lagerung in Text und Bild beschrieben werden.

Die 90-Grad-Lagerung auf die weniger betroffene Seite dient hauptsachlich dazu, dass der Muskeltonus durch viel Unterstützungsfläche reguliert wird. Der Patient erhält auf der betroffenen Seite mehr Stabilität, ihm werden dadurch Ruhepausen verschafft und der Patient kann dadurch entspannen.

Erklärung und Darstellung Es muss genügend Raum zur Verfügung stehen, um eine Drehung auf eine Körperseite zu ermöglichen. Das heißt, der Patient wird an den Rand der gegenüberliegenden Seite des Bettes bewegt, zu der er gedreht werden soll. Um dem Schultergelenk die größtmögliche Bewegungsfreiheit zu gewähren, wird der Arm der weniger betroffenen Seite (der nachher unten liegen soll) entweder gerade ausgestreckt in Außenrotation oder, sofern es der Patient zulässt, im Ellbogengelenk 90° abgewinkelt auf dem Bett abgelegt. Der betroffene Arm wird auf dem Oberbauch abgelegt. Der Kopf des Patienten wird in Lagerungsrichtung gedreht. Für die Drehung des Patienten ist es erforderlich, die Beine anzustellen. Die Beine müssen nach der Drehung auf einer erhöhten Unterlage zum Liegen kommen (z. B. Kissen, Decke o. Ä.).

Im Anschluss kann der Patient en bloc auf die Seite gedreht werden. Nach der Drehung wird kontrolliert, dass der Kopf korrekt auf einem kleinen Kissen zum Liegen gekommen ist. Sofern das Becken zu mittig im Bett liegt, kann anschließend das Becken durch Zug nach hinten in seiner Position korrigiert werden. Um die Wirbelsäule achsengerecht zu lagern, muss ggf. auch der Schultergürtel nachjustiert werden.

Nachdem der Patient auf die weniger betroffene Seite bewegt wurde, wird mit einem in der Länge nach zusammengerollten Handtuch der Rücken und das Becken stabilisiert. Das Zurückrollen wird dadurch verhindert (◻ Abb. 12.1).

Ein Zipfel der Decke unter den Bauch gelegt, gibt Stabilität und verhindert ein nach vorne Fallen. Das obere Bein und der Arm werden auf einer Decke oder einem Kissen abgelegt, die unten liegende Schulter ist frei beweglich, der Kopf wird durch ein Kopfkissen gut in der Halswirbelsäule gestützt (◻ Abb. 12.2).

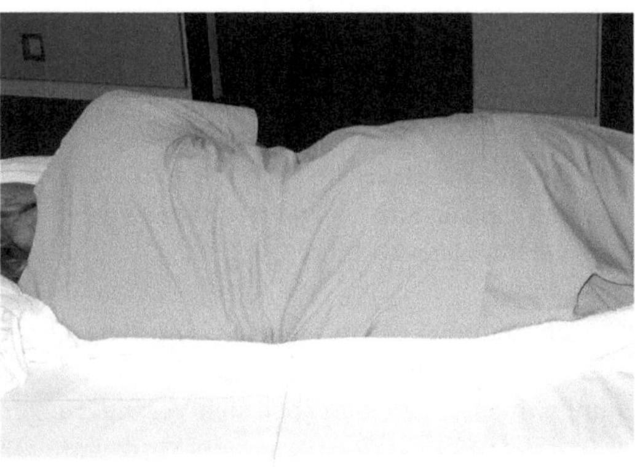

◻ **Abb. 12.1**   90-Grad-Lagerung nach Bobath I

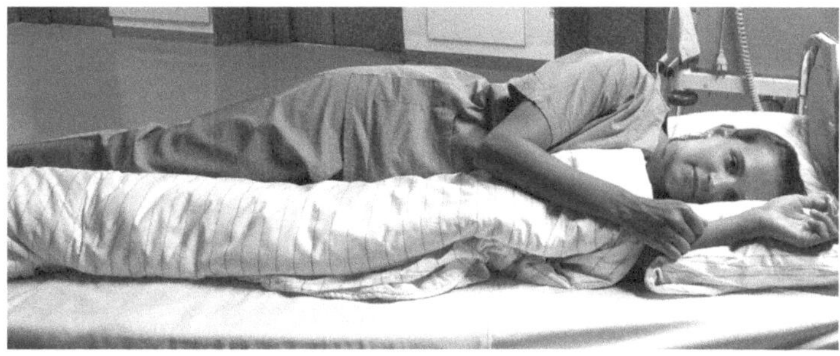

Abb. 12.2 90-Grad-Lagerung nach Bobath II

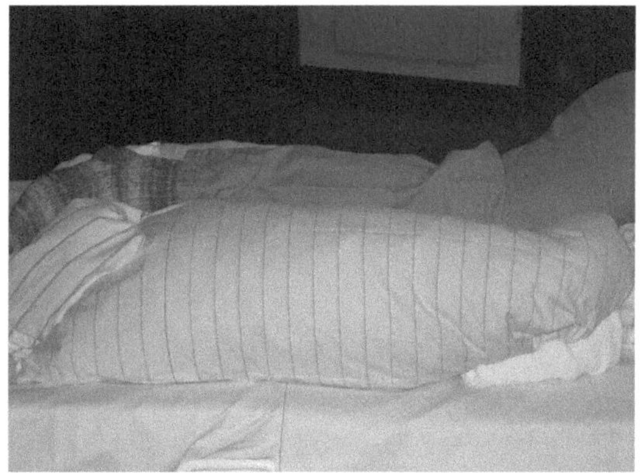

Abb. 12.3 90-Grad-Lagerung nach Bobath III

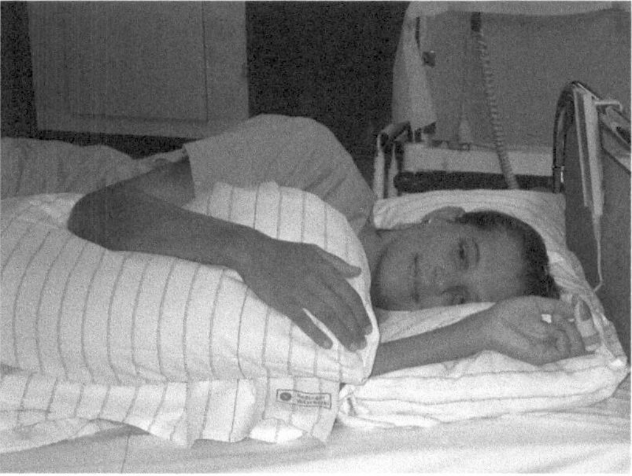

Abb. 12.4 90-Grad-Lagerung nach Bobath IV

Das Lagerungsmaterial wird nah an dem Patienten angebracht, das untere Bein wird etwas in Streckung gebracht, das oben liegende Bein wird gebeugt und gut unterlagert, um das Gewicht vom Oberschenkel abzufangen. So vergrößert sich die Unterstützungsfläche durch das unterlagerte Kissen und der Muskeltonus reguliert sich (**Abb. 12.3**).

Der obere Arm wird in der Höhe nahe des Rumpfes mit einem Kissen unterlagert, dabei ist darauf zu achten, dass der Oberarm nicht in Abduktion gerät, sondern das Ellbogengelenk etwa auf gleicher Höhe mit der Schulter zum Liegen kommt (Schlüsselpunkte!). Vorher muss auf die richtige Position der Schulter geachtet werden, der Schultergürtel sollte im Verhältnis zum Becken symmetrisch stehen. Der Kopf muss in der Halswirbelsäule gut unterlagert sein, um Gewicht abgeben zu können (**Abb. 12.4**).

Die untere Hand sollte durch ein Kissen oder ein Handtuch unterlagert werden, um sich ablegen zu können (**Abb. 12.5**).

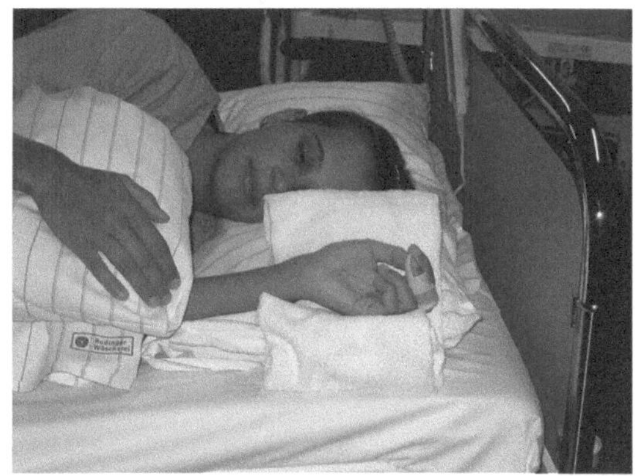

Abb. 12.5 90-Grad-Lagerung nach Bobath V

Das oben liegende Knie kann zusätzlich durch ein Handtuch gestützt werden, um ein Herabfallen des Knies zu vermeiden. Bei Bedarf kann das gesamte Bett in die schiefe Ebene fußtiefwärts gebracht werden, z. B. bei Sondenkostgabe. Das Kopfteil sollte keinesfalls hochgestellt werden, da es sonst ein Einknicken im Rumpfbereich verursacht (**Abb. 12.6**).

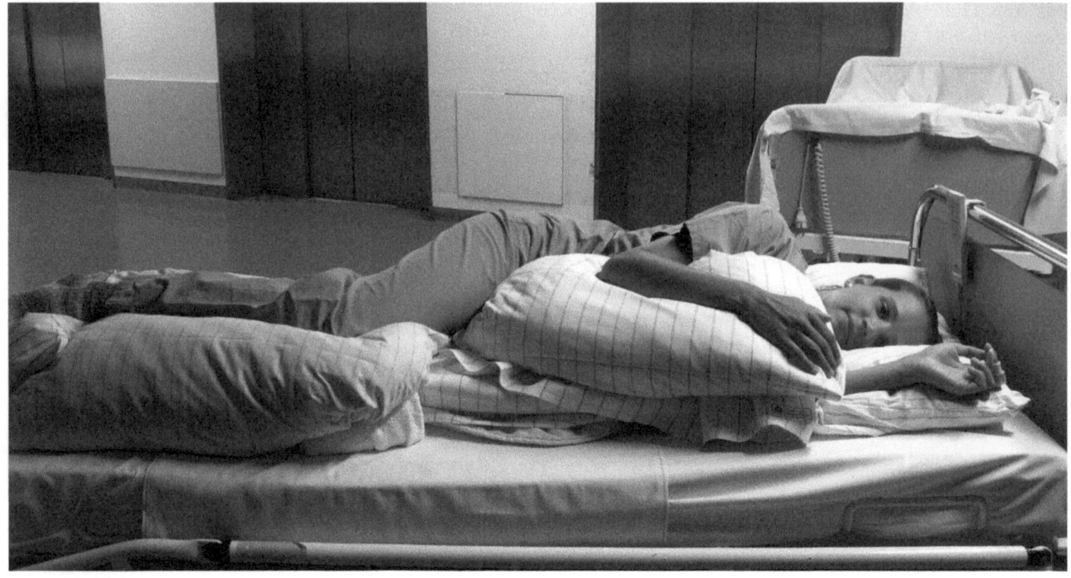

◘ Abb. 12.6   90-Grad-Lagerung nach Bobath

Diese Art von Lagerungen sind nur eine Möglichkeit, wie die 90-Grad-Lagerung aussehen könnte. Es sind jedoch immer die Individualität des Patienten, seine Fähigkeiten und Probleme zu berücksichtigen.

■ Stabiler Sitz

Der stabile Sitz ist eine Möglichkeit, den Patienten selbst ohne ausreichende Rumpfkontrolle in eine aufrechte Sitzposition zu bringen.

Dabei gilt es folgende Punkte zu berücksichtigen:

- Der Patient muss vorbereitend auf die Gegebenheiten des Bettes positioniert werden. Dabei gilt es insbesondere, auf Beugung im Hüftbereich zu achten, da diese meist zu tief sitzt.
- Um ein Heruntergleiten des Patienten zu vermeiden, ist geeignetes Lagerungsmaterial (z. B. eine gefaltete Decke) unter den Oberschenkeln und Knien des Patienten unterzulegen.
- Beachten Sie, dass ein eventuelles Hohlkreuz mit Lagerungsmaterial auszufüllen ist.
- Vor allem der betroffene Arm muss mit einem Kissen unterlagert werden.
- Um dem Patienten Sicherheit während des Aufrichtens zu vermitteln, ist an den Fußsohlen ein weiches Widerlager anzubringen.

- Stellen Sie abwechselnd das Fuß- und Kopfteil ein, bis der Patient aufrecht wie in einem Sessel zum Sitzen kommt.
- Um den aufrechten Sitz zu unterstützen, können Sie das Bett in eine schiefe Ebene bringen.
- Abschließend sind die Schultern leicht von der Unterlage anzuheben, um einer möglichen Faltenbildung entgegenzuwirken.
- Korrigieren Sie die Bein- und Armstellung in eine physiologische Stellung.

■ Rückenlagerung

Grundsätzlich ist in der Rückenlagerung zu beachten, dass der gesamte Körper achsengerecht, d. h. die Schlüsselpunkte im rechten Winkel zueinander, steht.

- Besonderes Augenmerk gilt der Lagerung des Kopfes, dieser sollte möglichst leicht angebeugt abgelegt werden. Bei fehlendem Tonus im HWS-Bereich kann eine Stabilisierung mittels Handtuchrollen vorgenommen werden, um ein Abkippen des Kopfes zu einer Seite zu vermeiden.
- Die Schultern werden soweit unterlagert, bis die Schlüsselpunkte „Schulter" und „Sternum"

auf gleicher Höhe stehen. So kann das Gewicht gut abgegeben werden.

- Die Lendenwirbelsäule muss auf der Unterstützungsfläche abgelegt werden können. Ein vorhandenes Hohlkreuz muss mit Handtüchern unterlagert werden.
- Die Knie werden in leichter Innenrotation und leicht angewinkelt abgelegt. Hohlräume werden unterlagert.
- Fersen müssen nicht frei liegen.
- Zur Stabilisierung der Sprunggelenke wird Lagerungsmaterial unter den Fußsohlen angebracht. Dies vermittelt dem Patienten zusätzliche Begrenzung und fördert dessen Wahrnehmung.
- Die Arme werden rumpfnah am Oberkörper abgelegt und können durch Mikrolagerungen in ihrer Position stets verändert werden.
- Das Kopfteil kann in dieser Lagerung bis auf 30 ° gestellt werden.

- **Transfer**

In diesem Abschnitt wird der Transfer als Übergang von einem Sitzmöbel zum anderen verstanden.

Wie bei allen Bewegungsabläufen, die das Bobath-Konzept beschreibt, ist beim Transfer auf ein physiologisches Bewegungsmuster zu achten. Unterstützend kann dabei die Aktivierung der Propriozeptoren wirken, um dem Patienten die Lage im Raum zu vermitteln.

Erhöhter Tonus erschwert den Transfer grundsätzlich. Deshalb gilt es zu beachten, dass sich der Patient während des Transfers stets sicher fühlen kann, was oft nur durch die Zuhilfenahme einer zweiten Pflegeperson gewährleistet wird.

Tiefer Transfer   Schwer betroffene Patienten sind oftmals besser über den tiefen Transfer zu bewegen, da hierbei weniger Haltungstonus aufgebaut werden muss. Die Gewichte des Patienten werden über die Gelenke gestapelt und es muss lediglich eine schrittweise Richtungsänderung mit dem Patienten vorgenommen werden.

Dabei gilt:

- Der Patient sitzt an der Bettkante.
- Der Schwerpunkt muss nach vorne gebracht werden, bis er sich in etwa über dem Fußballen

befindet. Dabei ist zu überprüfen, ob der Patient seine komplette Fußfläche auf dem Boden abstellen kann und die Füße hüftbreit leicht nach hinten versetzt stehen.

- Die Schlüsselpunkte sind gebeugt.
- Der Patient verlagert den Schwerpunkt nach vorne zur entgegengesetzten Seite des angestrebten Sitzmöbels.
- Die Pflegeperson sichert das dem Sitzmöbel zugewandte Bein durch eine Stabilisierung des Knies.
- Sobald sich das Gesäß von der Unterlage hebt, kann die Pflegeperson mit einem Griff an der Hüfte die Richtung vorgeben und bei Bedarf in mehreren Schritten das neue Sitzmöbel erreichen.
- Die Anhebung des Gesäßes vom Patienten wird nicht durch Hochheben der Pflegeperson erreicht, sondern in erster Linie durch die Schwerpunktverlagerung des Patienten und zusätzlich der Verlagerung des Schwerpunktes der Pflegeperson nach hinten unten.
- Es ist darauf zu achten, dass das Standbein nachgestellt werden muss.
- Beim Hinsetzten ist darauf zu achten, dass dies dosiert geschieht, ein Einknicken in der Hüfte des Patienten kann diesen Vorgang einleiten, und ist durch eine langsame Verlagerung des Schwerpunktes zu steuern.

Transfer über den Stand   Voraussetzung für einen hohen Transfer ist eine gute Rumpfstabilität und eine vorhandene Gehfähigkeit, die mehrere kleine Schritte zulässt. Außerdem wird ausreichend Platz im Patientenzimmer benötigt.

- Der Patient sitzt an der Bettkante.
- Die Füße sind in Schrittstellung, wobei das weniger betroffene Bein vorne steht.
- Der Patient beugt den Oberkörper so weit, bis die Schultern über den Knien stehen.
- Der Patient wird dabei unterstützt, das Gewicht auf die Füße zu bringen und damit das Gesäß zu heben.
- Durch eine Aufrichtung des Beckens wird der Stand endgültig eingeleitet.
- In kleinen Schritten erfolgt die Drehung zum angestrebten Sitzmöbel.

- Ein Verdrehen von Sprunggelenk und Knien soll vermieden werden.
- Ein Knicken des Beckens leitet das Hinsetzen ein.

12.4 Fortbildungen zum Bobath-Konzept

Das Bobath-Konzept kann nicht erlernt werden, indem man sich ein Buch kauft und es liest. Bobath ist ein Konzept und umfasst Lagerungen, Transfers, Esstraining und Wasch- und Anziehtraining. Bei Interesse am Bobath-Konzept ist es ratsam, einen zweiwöchigen Grundkurs zu besuchen. In diesem werden die Grundlagen von Lagerungen, Transfers von Patienten sowie das Wasch- und Anziehtraining gelehrt. Bei den Aufbaukursen wird intensiver auf die Details eingegangen und das vollständige Bobath-Konzept gelehrt.

Die Bobath-Kurse werden in vielen Krankenhäusern im Rahmen der innerbetrieblichen Fortbildungen angeboten. Folgende Organisationen bieten diese Kurse deutschlandweit an:

- VeBID – Verein der Bobath Instruktorinnen (IBITA) Deutschland und Österreich e.V. (Bereich Physiotherapie), gegründet 1996 mit derzeit 58 Mitgliedern, http://www.vebid.de
- Bika e.V. – Bobath-Initiative für Kranken- & Altenpflege (Bereich der Pflege), gegründet 1994, http://www.bika.de
- IBITA – Internationale Organisation der Lehrer, (Bereich der Physiotherapie) Unterricht des Bobath-Konzepts, gegründet 1984 in Jerusalem mit derzeit 260 Mitgliedern in 27 Ländern, http://www.ibita.org

Auf einen Blick

- Lagerung: Lagerung sollte zum einen die Möglichkeit zum Ausruhen, Schlafen, Entspannen und zum anderen eine kontrollierte, physiologische und dennoch begrenzte Aktivität der vorhandenen Bewegungen unterstützen.
  - Kriterien: bequem; sicher → besteht in Seitenlagen eine Falltendenz nach vorne oder hinten? – Patient soll sich sicher fühlen: Angst fördert Hypertonus; schmerzfrei → Gelenke nie endgradig lagern, auf physiologische Null- und Funktionsstellung achten! Möglichen Subluxationen vorbeugen! (Auf plegische Schulter achten); widerstandsfrei → Nervensystem, Muskulatur und Weichteilstrukturen dürfen nicht überdehnt werden.
- Transfer: Der Transfer bewirkt immer eine Verkleinerung der Unterstützungsfläche.
  - Kriterien: rückenschonendes Bewegen und Haltung der Hilfsperson; maximale Sicherheit für den Patienten gewährleisten; angepasste Hilfestellung (Raum und Zeit für Patientenreaktion und -aktivität geben); Durchführung unter Tonuskontrolle („alignment"); selektive Bewegungsabläufe facilitieren, wozu ein angepasstes Tempo notwendig ist. Beispiel: Patient hat große Probleme bei der Verarbeitung des Inputs bzw. er bekommt zu wenig Rückmeldung über seine Extero- und Propriozeptoren, dann ist eine lange Vorbereitung und detailliertes Arbeiten an der Haltungsanpassung nötig. Das Zerlegen des komplexen Bewegungsablaufes in kleinere Sequenzen ist dabei von Vorteil.
- Vorbereiten – Beschleunigen – Rotation um Körperlängsachse – Bremsen – Anpassung an die neue Position (Raum und Zeit geben).
  - Möglichkeiten sind abhängig von: Konstitutionsrelation von Patient und Hilfsperson; Aktivitätsgrad des Patienten; Compliance des Patienten; Ort.
- Grundprinzipien:
  - Konstitution des Patienten beachten
  - Gewicht nach vorne bringen (Flexion des Oberkörpers)
  - Knieschub nach vorn (je tiefer die Ausgangsstellung, desto mehr Schub)

Literatur

Arentsschild R von (2004) Berta Bobath – ihr Weg zum NDT-Konzept. In: Biewald F (Hrsg.) Das Bobath-Konzept, Wurzeln, Entwicklung, neue Aspekte. Urban & Fischer, München

Biewald F (2004) Das Bobath-Konzept, Wurzeln, Entwicklung, neue Aspekte. Urban & Fischer, München

Bobath B (1998) Die Hemiplegie Erwachsener, 6. Aufl. Thieme, Stuttgart

Bobath Initiative für Kranken- und Altenpflege e.V. (BIKA). Die Schwester Der Pfleger 48. Jahrg. 01/09

Friedhoff M, Schieberle D (2007) Praxis des Bobath-Konzepts, Grundlagen – Handlings – Fallbeispiele. Thieme, Stuttgart

Meyer I (2011) Das Bobath-Konzept heute – viel Lärm um nichts? In: intensiv; 19, S. 191–197

Schmidt R et al. (2012) Pflege in der Rehabilitation. Kohlhammer, Stuttgart

Basale Stimulation – Orientierung und Wahrnehmung

C. Joa-Lausen

13.1 Definition und Einführung – 162

13.2 Gleichgewicht von Haltung, Kompetenz und Technik – 162

13.3 Ziele der Basalen Stimulation – 163

13.4 Wahrnehmung – 165

13.5 Berührungen – 166
13.5.1 Initialberührung – 167

13.6 Basale stimulierende Ganzkörperwaschung – 168

13.7 Atemstimulierende Einreibung (ASE) – 168

Literatur – 170

© Springer-Verlag GmbH Deutschland 2017
C. Fiedler, M. Köhrmann, R. Kollmar (Hrsg.), *Pflegewissen Stroke Unit*, Fachwissen Pflege,
DOI 10.1007/978-3-662-53625-4_13

In Kürze: Im folgenden Kapitel werden Sie eingeladen, sich gedanklich auf ein Konzept einzulassen, das sich ressourcenorientiert der Patienten auf einer Stroke Unit annimmt und in einer prozesshaften Beziehung die Selbstbestimmung des Gegenübers fördert. Sie werden keine detaillierten Vorgehensbeschreibungen im Umgang mit den Patienten in Ihrem Arbeitsumfeld lesen und keine Patentrezepte erhalten. Das Kapitel enthält die wichtigsten Eckpfeiler des Konzeptes und einige Angebote für die Patientengruppe der Stroke Unit.

13.1   Definition und Einführung

Basale Stimulation (von lat. „basal" = grundlegend und voraussetzungslos und „stimulatio" = Anreiz, Anregung) ist ein bestehendes Konzept aus der Pädagogik. Entwickelt vom Sonderpädagogen Prof. Dr. Fröhlich für den Umgang mit mehrfachbehinderten Kindern. In den 1980er-Jahren hat Prof. Bienstein die Basale Stimulation in die Pflege wahrnehmungsbeeinträchtigter Menschen integriert.

In einem Positionspapier von 2008 ist folgende Definition der Basalen Stimulation veröffentlicht:

> » Basale Stimulation ist ein Konzept zur Förderung von Menschen in krisenhaften Lebenssituationen, in denen ihre Austausch- und Regulationskompetenzen deutlich vermindert, eingeschränkt oder dauerhaft behindert sind [….] Basale Stimulation versteht sich […] als eine Orientierung in unklaren Wahrnehmungs-, Kommunikations- und Bewegungssituationen, als Stressreduzierung für Menschen in belastenden Grenzsituationen, als Begleitung von Menschen in ihrem Sterben, als psychotherapeutisch orientierte Begleitung in schwierigen Wahrnehmungs- und Kommunikationsphasen. (http://www.basale-stimulation.de/fileadmin/Redaktion/pdf/Haltung_Kompetenz_Technik_PE.pdf)

Viele Patienten beschreiben schwere Krankheiten als eine Zäsur im Leben. Ein Zeitpunkt an dem alles anders wurde. Zunächst sehr lebensbedrohlich und mit existenziellen Ängsten, nahe der Grenze zwischen Leben und Tod, der Unfähigkeit zu kommunizieren und für sein eigenes Leben zu sorgen, später mit mannigfaltigen Variationen an Krankheitserleben.

13.2   Gleichgewicht von Haltung, Kompetenz und Technik

In einer offenen Haltung gegenüber den Patienten wirkt die pflegerische Kompetenz ganzheitlich und wird unterstützt durch besondere Techniken aus der Basalen Stimulation. Der Patient profitiert aus einem Gleichgewicht aus Haltung, Kompetenz und Technik (❏ Abb. 13.1).

Die Haltung ist geprägt von gegenseitigem Respekt und dem Kerngedanken des gemeinsamen Handelns. In einer partnerschaftlichen Grundhaltung werden Ziele (▶ Abschn. 13.3) aus der Sicht des Betroffenen gewählt. Die Zielerreichung bedarf keines Leistungsdrucks des Pflegenden, sondern zeigt sich in Form von voraussetzungslosen Angeboten, die jederzeit abgelehnt werden können. Ein Beispiel hierfür wäre die Durchführung der Ganzkörperwäsche im Sinne der Basalen Stimulation. Die innere Haltung der Pflegenden ist es hierbei ein Angebot zu geben, das dem Patient ermöglicht, das Körpergefühl der gesunden Körperhälfte mit auf

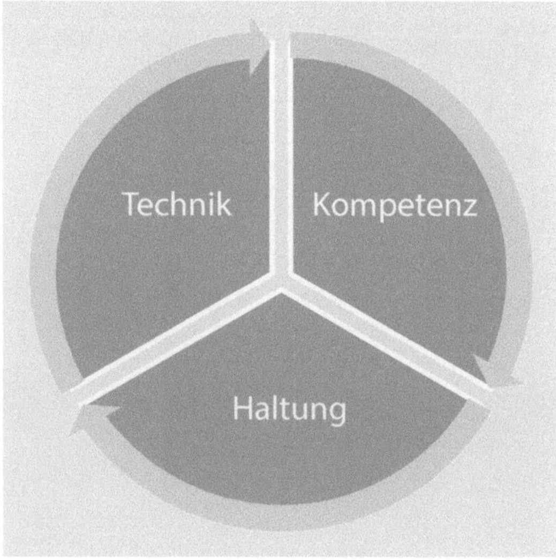

❏ **Abb. 13.1**   Gleichgewicht aus Haltung, Kompetenz und Technik

die erkrankte Seite zu nehmen. Äußert der Betroffene bei der Durchführung Unwillen oder lehnt die Waschung ab, ist die Waschung anzupassen und der Wille des Gegenübers anzunehmen. Die Pflegekraft erkennt die Bedürfnisse des zu Pflegenden an, sieht den Betroffenen als gleichwertigen Partner und sucht mit ihm nach Möglichkeiten das pflegerische Tun anzupassen. In diesem Fall könnte eine andere Tageszeit für die Waschung gewählt oder auch die äußeren Umstände wie das Beachten der Raumtemperatur verbessert werden.

Um im Sinne der Basalen Stimulation zu pflegen, bedarf es zur inneren Haltung dem Menschen gegenüber auch unterschiedlicher Kompetenzen, die den meisten Pflegenden bekannt vorkommen werden. Es sind Kernkompetenzen ihres täglichen Tuns angepasst auf die Individualität des Patienten.

Die Fähigkeit zur Informationssammlung mithilfe der biographischen Anamnese macht sich eine Sammlung von individuellen Besonderheiten wie Schlafgewohnheiten, Umgang mit Schmerzen oder Lieblingsspeisen, etc. zum Ziel. Durch die enthaltenen Daten ist eine patientenorientierte Pflege gewährleistet. Die Motivation zum Mitwirken wird gesteigert, denn der Betroffene erkennt Gewohnheiten wieder. Dies zeigt ihm Wertschätzung und steigert sein Wohlbefinden. Lehnt ein Patient eine Ganzkörperwäsche ab, sollte z. B. in Erfahrung gebracht werden, ob es sich um einen Frühaufsteher oder Langschläfer handelt. Letztere würden sicherlich am frühen Morgen um einiges abwehrender handeln als zum späten Vormittag. Dies differenziert zu beobachten und zu erfragen bei den Betroffenen oder den Angehörigen ist eine weitere Kompetenz der Pflegenden. Aufmerksame Pflegende sehen die Kommunikationsmöglichkeiten eines z. B. aphasischen Menschen, auch die versteckten wie das „Fäusteln".

Gerade der straffe Behandlungsplan von Menschen auf Stroke Units, bedarf einer angepassten Planung, um den Patienten die Möglichkeit von Regeneration und Anpassen der bestehenden Lebensgewohnheiten an die neue Lebensrealität in der Klinik zu geben. In der Pflege nach Basaler Stimulation ist eine weitere wichtige Fähigkeit ein Augenmerk auf die Ressourcen des Betroffenen zu legen. So kann ganz individuell der Pflegebedarf ermittelt werden. Bei dem oben erwähnten Menschen, der mit Unwohlsein auf das Waschen reagiert, könnte so eine

Unterforderung von ihm zum Ausdruck gebracht werden. Eventuell ist der Betroffene schon in der Lage, am Waschbecken gewaschen zu werden oder sich selbst geführt zu waschen und reagiert auf die Unterforderung mit Ablehnung. Alle Informationen und Beobachtungen dienen dazu, eine Pflegeplanung für den Betroffenen zu erstellen, die eine kontinuierliche, individuelle und patientenorientierte Pflege ermöglichen.

In der Technik sind Tätigkeiten, wie Waschen, Positionieren, Zähneputzen oder die Ernährungssituation gestalten, zu finden. Hier spielt ebenso mit hinein, wie wir begrüßen, berühren, unsere Kommunikation führen und die Bedürfnisse des Betroffenen in seine Pflege integrieren.

» Technik, als Wort stammt aus dem Griechischen und bedeutet so etwas wie Kunst, Kunstfertigkeit. Technik muss also nicht etwas dem Menschen Entgegengesetztes sein, sondern ist eine Art und Weise mit gutem Werkzeug Probleme anzugehen und möglichst zu lösen. (http://www.basale-stimulation. de/fileadmin/Redaktion/pdf/ Haltung_Kompetenz_Technik_PE.pdf)

13.3 Ziele der Basalen Stimulation

Die verschiedensten „Werkzeuge" sind kreativ und individuell auf den Patienten bezogen in die Pflege zu integrieren. Um eine reine Fixierung auf diese technischen Anteile des Konzeptes zu verhindern, erfolgt die Planung der Tätigkeiten nach den zentralen Zielen der Basalen Stimulation. Diese Orientierung an den Bedürfnissen des Patienten, den eigenen Zielen aus der Sicht des Betroffenen, ist die Möglichkeit auf die spezielle Ausgangssituation des Patienten einzugehen. Hilfreich sind u. a. hier die oben erwähnten Kompetenzen der Beobachtung und Erfassung der Lebenssituation wie auch der Lebensgewohnheiten des Patienten.

Mögliche Aktivitäten für den Patienten werden durch die individuelle Reflexion der zentralen Ziele erfasst und individuell an den Patienten angepasst. So entsteht ein Priorisieren des pflegerischen Handelns. Die zentralen Ziele der Basalen Stimulation sind demnach nicht von oben nach unten abzugleichen, sondern die Auswahl erfolgt anhand der Bedürfnisse und Ressourcen des zu Pflegenden.

■ Leben erhalten und Entwicklung erfahren

Das Ziel „Leben erhalten und Entwicklung erfahren" beinhaltet beim plötzlich auftretenden Krankheitsbild der Apoplexie zu Anfang meist die Erhaltung der Grundfunktionen wie Atmen und des Herz-Kreislauf-Systems, aber auch die Möglichkeit sich zu bewegen oder zu ernähren. Die Sichtweise der Betroffenen zur Erkrankung entwickelt sich in ihrem Krankheitserleben, auch wenn es zum Sterben hin ist.

■ Das eigene Leben spüren

Menschen, die sich nicht selbstständig bewegen können, spüren sich immer weniger. Für sie ist ein Ziel, „das eigene Leben zu spüren". Der gesunde Mensch kann sich kontinuierlich durch seine Sinne von seinem Sein überzeugen. Dies gelingt einem Menschen mit Halbseitenlähmung nur ungenügend. Sich selbst spüren ist eine Grundvoraussetzung, um Fortschritte zu erleben und sich geborgen zu fühlen. Daher wird eines der wichtigsten Ziele sein, die nicht spürbare Seite durch unterschiedliche Techniken spürbar zu machen wie die Ganzkörperwaschung bei Hemiplegie (s. unten). Das begrenzende Positionieren hilft den Körper des Betroffenen im Gesamten spürbar zu machen. Hierzu wird der Patient z. B. in eine Bettdecke fest gewickelt (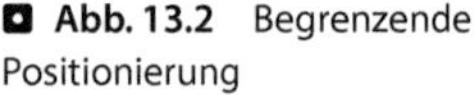 Abb. 13.2).

■ Sicherheit erleben und Vertrauen aufbauen

Wie von einem Schlag getroffen, verändert sich alles für Menschen mit dem Krankheitsbild der Apoplexie. Die Sicherheit, das eigene Leben managen zu können, geht verloren. Daher kann auch ein Ziel sein, „Sicherheit zu erleben und Vertrauen aufzubauen". Wichtig ist es hierbei, in Interaktion zu gehen, das Gegenüber wahrzunehmen, z. B. entsprechend zu begrüßen und ein achtsamer Umgang, wie in der Initialberührung beschrieben. Die Kontinuität der Umsetzung von Maßnahmen aus der Pflegeplanung gibt ebenso Sicherheit.

■ Einen eigenen Rhythmus entwickeln

Jeder Mensch nimmt seine Krankheit unterschiedlich wahr, hat einen individuellen Verarbeitungsrhythmus. In der Erkrankung gilt es, „den eigenen Rhythmus zu entwickeln". Der biographische Tagesrhythmus wie auch der individuelle Rhythmus von Wachen und Schlafen, von Aktivität und Erholung darf unterstützt und so weit als möglich beachtet werden. Gut einwirken können wir zu bestimmten Krankheitsphasen u. a. auf den Atemrhythmus mit der Atemstimulierenden Einreibung.

■ Sein Leben gestalten

Im Erleben der Erkrankung und der dazugehörigen Bewegungslosigkeit, der Bettlägerigkeit und des veränderten Umfeldes hilft es persönliche Gegenstände, Pflegeutensilien, Kleidung, Fotos, Gerüche, etc. in

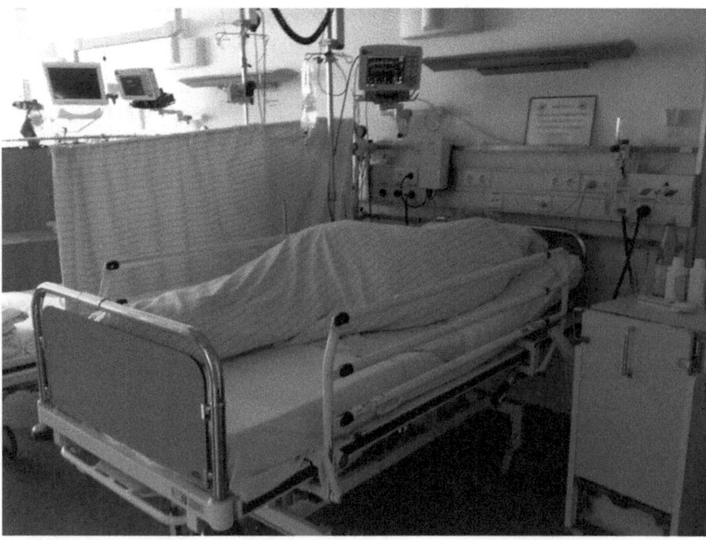

◘ Abb. 13.2 Begrenzende Positionierung

die Pflege und das Umfeld zu integrieren. Dieses Ziel nennt sich „sein Leben gestalten". Hier ist u. a. die biographische Anamnese sehr hilfreich.

▪ Außenwelt erfahren

In der Bewegungslosigkeit fällt es schwer die Außenwelt zu begreifen, zu ertasten, zu erleben. Hier kann ein Ziel sein „die Außenwelt zu erfahren". Hier bieten viele Pflegesituationen Handlungsspielraum und die Möglichkeit, die Außenwelt erfahrbar zu machen. So ist es vor dem Zähneputzen sehr hilfreich, die Zahnbürste erspüren zu lassen und vor allem ins Blickfeld des zu Pflegenden zu bringen. Ebenso ist die Außenwelt z. B. erfahrbar, wenn der Blick auf das Fenster gerichtet wird. Dieser Perspektivenwechsel alleine kann den Betroffenen sehr bereichern.

▪ Beziehung aufnehmen und Begegnung gestalten

Krankheitsbedingt sind bei schwer betroffenen Menschen mit Apoplexie die Kommunikation und die Fähigkeit, Beziehungen aufzubauen, eingeschränkt. Die Umsetzung des dazugehörigen Zieles „Beziehung aufnehmen und Begegnung gestalten" hilft den Betroffenen, die Begegnungen zu erleben, und bietet Angehörigen Hilfe, in Beziehung zu gehen.

In unserem pflegerischen Tun steckt eine Fülle von Aktivitäten, die zum alltäglichen Tun gehören. Durch die Erkrankung kann der Sinnzusammenhang zwischen diesen Aktivitäten verloren gehen. Sinn und Bedeutung geben und erfahren, erfolgt z. B. beim bewussten Spüren von Wasser vor dem Waschen durch ein Eintauchen der Hände in das Waschwasser oder beim Ertasten der Zahnbürste vor dem Zähneputzen.

Die Aufgabe der Pflegenden ist es hier, Impulse zur Orientierung zu geben. Was folgt als Nächstes für mich, wie geht es weiter? Zudem finden alte Gewohnheiten ihre Umsetzung in die neue Realität.

▪ Autonomie und Verantwortung leben

„Autonomie und Verantwortung leben" – bei diesem Ziel geht es um die Unterstützung des Patienten, seine Verantwortung leben zu können. Wahrzunehmen, wenn z. B. Nahrungsmittel oder eine Positionierung abgelehnt werden. Gemeinsam gilt es Alternativen auszuhandeln oder zu finden.

▪ Welt entdecken und sich entwickeln

Die Entwicklung des Gegenübers zu spiegeln, Fortschritte zu kommunizieren, bestätigt den Patienten in seinem Mitwirken. Diese Verstärker unterstützen und motivieren. Der Patient wird mutiger und zuversichtlicher in die Zukunft schauen. Das dazugehörige Ziel nennt sich „die Welt entdecken und sich entwickeln." Sehr hilfreich, um adäquat spiegeln zu können, ist eine kontinuierliche Betreuung des Patienten im Verlauf, also Bezugspflege als Pflegesystem.

Gerade die kontinuierliche Betreuung eines Betroffenen über einen möglichst langen Erkrankungszeitraum macht vielerlei besser beobachtbar und auch besser unterstützbar. Die Fähigkeiten des zu Pflegenden sind sichtbarer und somit auch effektiver zu unterstützen. Dies ermöglicht dem Gegenüber, den Gesamtkontext der Erkrankung und in seinem Familiensystem zu erkennen und ihm entsprechende Angebote zu liefern.

Die Ziele werden immer wieder dem aktuellen Befinden angeglichen. Ist es z. B. zu Anfang der Erkrankung Sicherheit erlebbar zu machen, bedarf es zu einem späteren Zeitpunkt eher eines anderen Zieles sein Leben zu gestalten.

Neben der biographischen Anamnese, der genauen Beobachtung, der individuellen Zieleauswahl und somit der Pflegeplanung ist es für unser pflegerisches Tun in der Basalen Stimulation wichtig sich in das Empfinden des betroffenen Menschen einzufühlen.

13.4 Wahrnehmung

Ein Mensch mit Apoplexie ist durch die Erkrankung in seiner Wahrnehmung gestört. Der Organismus kann nur bedingt mit allen Sinnesorganen Informationen in Form von Reizen aufnehmen und verarbeiten.

Grundsätzlich ist es so, um wahrnehmen zu können bedarf es Bewegung und Kommunikation.

> **Praxistipp**
>
> Legen Sie bei verbundenen Augen einen Gegenstand auf die flache Hand. Sie erkennen mit zunehmender Dauer, wie sich Wahrnehmung zu diesem Gegenstand verändert und immer undifferenzierter wird.

In unserer Entwicklung erfahren wir, wie die Wahrnehmung dazu beiträgt zu lernen, zu bewegen und zu kommunizieren. Bewegung macht wie in dem Beispiel des Gegenstandes auf der ausgestreckten Hand erst Wahrnehmung möglich.

Schon intrauterin nimmt das Ungeborene im geschützten Raum der Gebärmutter viel wahr. Sein Körperbild, seine Körperarchitektur wird abgespeichert. Es erfährt durch das umspülende Fruchtwasser und Eigenbewegungen seine Körperform und seine Körpergrenzen, außerdem wie durch die zunehmende räumliche Enge und Begrenzung seine Körperform abgespeichert wird. Je tiefer ein Mensch in seiner Wahrnehmung beeinträchtigt ist, umso intensiver ist auf die basalen, grundlegenden Wahrnehmungskanäle zurückzugreifen. Die somatische, vibratorische und vestibuläre Wahrnehmung entwickelt sich bereits in frühen Schwangerschaftswochen intrauterin. Bei einem schwer wahrnehmungsbeeinträchtigten Menschen sind diese Wahrnehmungsformen am ehesten zu erreichen. Wahrnehmungsangebote können je nach Wachheit des Betroffenen auf oraler Ebene, auditiv, taktil-haptisch oder visuell angeboten werden (◨ Abb. 13.3).

In diesem Kapitel möchte ich speziell auf die somatische Wahrnehmung eingehen. Aus neurophysiologischer Sicht erleben wir sie als Empfindungen der Körperoberfläche und aus dem Körperinneren, auch Propriozeption (die Stellung der Gelenke und Muskeln zusammen im Zusammenspiel mit Bewegung und Kraft) genannt. Hier werden verschiedene Rezeptoren angesprochen.

Die Haut ist unser größtes Organ. Sie schafft eine Abgrenzung, aber auch eine Kontaktaufnahme zur Umgebung. Die Möglichkeit der Kontaktaufnahme über die Haut ist z. B. eine gute Ressource zum Begrüßen und Verabschieden der wahrnehmungsbeeinträchtigten Betroffenen.

> **Praxistipp**
>
> Achten Sie bei Ihrem pflegerischen Tun hin und wieder auf die Berührungsqualität. Sie werden feststellen, wie vielschichtig und häufig Berührung geschieht. Waschungen können so z. B. therapeutische Wirkung in sich tragen, auf der anderen Seite aber auch nur der Säuberung dienen.

13.5 Berührungen

In unserem beruflichen Alltag finden unzählige Berührungen statt. Pflegerische Tätigkeiten gelten als berührungslegitimiert. Menschen sind Berührungswesen von Anfang an und wir durchlaufen verschiedene Lernprozesse dabei. Von der liebenden, fürsorglichen Berührung der Eltern, über die Berührung von Objekten als Kleinkind, über die eher berührungsunwillige Zeit der Pubertät bis zur Ausprägung der ganz individuellen Berührungsbiographie des Erwachsenen, die durch Schicksalsschläge wieder ganz durcheinander gebracht werden kann.

◨ **Abb. 13.3**   Entwicklung der embryonalen Wahrnehmung nach Fröhlich

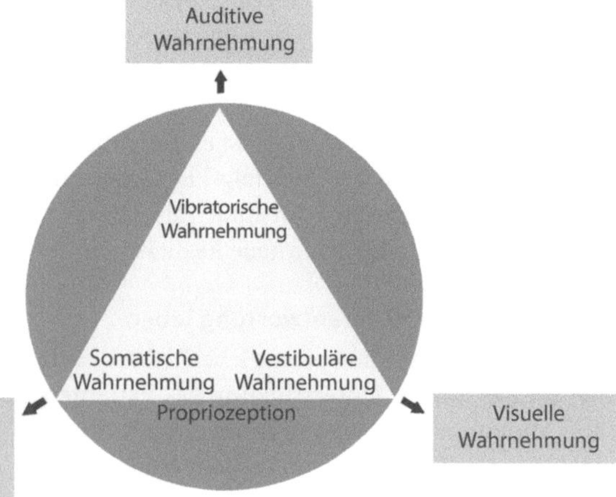

Die Art wie Menschen berühren, sagt viel über den Berührenden aus. Die Stimmungslage oder unsere Charaktereigenschaften können über einen Händedruck weitergegeben werden. Professionell Berührende erkennen den Berührungsbedarf des anvertrauten Menschen und passen ihn an. Zu achten ist dabei auf die innere Haltung und die eigene Gemütsverfassung, die durch Berührung übertragbar ist. Eine klare und ausdrucksstarke Berührungsqualität ist gerade bei wahrnehmungsbeeinträchtigten Menschen notwendig. Hierzu ist es sinnvoll, verschiedene Berührungsqualitäten selbst im Rahmen einer stationsinternen Fortbildung zu erfahren. Dabei werden Alltagsberührungen am Arbeitskollegen getestet und Berührungsqualität wie punktuell, flächig, ruckartig, streichend oder mit Druck etc. ausprobiert und reflektiert. Das Ganze kann am Rücken stattfinden und bietet eine gute Möglichkeit selbst ins Spüren zu gehen und eine Rückmeldung über die eigene Berührungsqualität durch den Kollegen zu erlangen. Eine weitere Variation ist es in einer bestimmten Intention zu berühren, z. B. dem Auftrag gemäß mit der inneren Haltung „unter Stress" oder in voller Aufmerksamkeit für das Gegenüber wohlwollend zu berühren.

Berührung kann bei Menschen mit Apoplexie Orientierung und Sicherheit vermitteln. Wichtig ist, dass der Betroffene nicht von mehreren Pflegenden gleichzeitig berührt wird. Es wird immer ein Anfang und das Ende der Handlung signalisiert (▶ Abschn. 13.5.1). Die Berührung erfolgt kontinuierlich – ohne Beziehungsabbruch. Dies bedarf einer guten Vorbereitung der pflegerischen Handlung. Nur so wird vermieden, dass die Sequenz unterbrochen wird, um z. B. Mundpflegeartikel zu holen. Zu einer professionellen Berührung gehört das verbale Ankündigen der Berührung. Pflegerische Tätigkeiten wie z. B. das Absaugen, die Mundpflege oder die Pupillenkontrolle werden verbal und nonverbal angekündigt.

Die Ankündigung der Handlung erfolgt immer in der gleicher Art und ist im Team über die Pflegeplanung kommuniziert.

Beispiel für das Anbahnen einer Pupillenkontrolle (◘ Abb. 13.4): Mit der Daumenfläche streicht die Pflegekraft im angepasstem Tempo über die obere Augenbraue und dann an den unteren Augen, insgesamt 3-mal in Folge. Dabei verbalisiert sie: „Herr xy, ich schaue Ihnen jetzt mit einem hellen Licht in Ihr rechtes Auge."

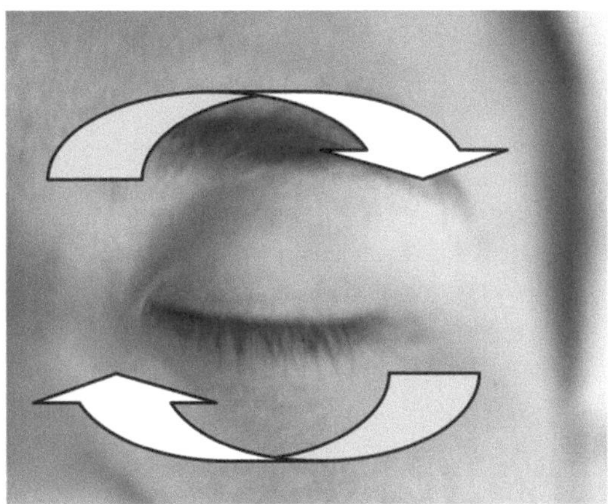

◘ **Abb. 13.4** Anbahnen einer Pupillenkontrolle

13.5.1 Initialberührung

Bei der Initialberührung handelt es sich um eine ritualisierte Begrüßung und Verabschiedung an einer festgelegten Körperstelle, wie Hand, Oberarm oder Schulter. Sie wird immer zu Beginn und am Ende einer pflegerischen Verrichtung am Patienten durchgeführt. Es gilt die geeignete Stelle für die Initialberührung zu finden. Dabei ist eine wichtige Frage: Wie ist die momentane Wahrnehmungsfähigkeit des Patienten?

Je weiter ein Mensch in seiner Wahrnehmung beeinträchtigt ist, umso rumpfnäher erfolgt die Initialberührung. Bei einem bewusstlosen Menschen ist die rechte obere Thoraxhälfte, nicht zu nah an der Brust (Beachte: Intimsphäre), zu wählen. Ist der Patient erweckbar, ist z. B. eventuell die rechte Hand der richtige Ort.

Die Durchführung erfolgt immer an der gleichen Stelle, die durch die Beobachtung der Wahrnehmungsfähigkeit und der Reaktion auf die Berührung festgestellt wurde. Mit der flächig aufgelegten Hand wird leichter Druck ausgeübt und der betroffene Mensch mit Namen angesprochen. Diese Berührung wird 20–30 s beibehalten und zur Verabschiedung wiederholt. Wichtig ist dabei sich auf die Sichtebene des Betroffenen zu begeben und Sichtkontakt herzustellen. So werden ein Anfang und ein Ende signalisiert. Der Patient bekommt die Möglichkeit, Sicherheit und Vertrauen aufzubauen. Eine Beziehung kann so aufgenommen und Begegnung gestaltet werden.

> **Praxistipp**
>
> Wurde z. B. die rechte Schulter als Ort der Initialberührung festgelegt, wird dieser Ort auf einem Schild schriftlich fixiert und am Patientenplatz gut sichtbar angebracht. So erfolgt eine visuelle Erinnerung und jedem Betreuenden ist das Begrüßungs- und Verabschiedungsritual präsent.

13.6 Basale stimulierende Ganzkörperwaschung

Basale stimulierende Ganzkörperwaschungen bei hemiplegischen Patienten gibt Pflegenden eine weitere Möglichkeit, dem Betroffenen sein Leben spürbar zu machen, ihn somatisch zu erreichen. Das Waschen dient hierbei nicht der Reinigung, sondern der Körper- und Bewegungserfahrung. Gewaschen wird nur von einer Person und in Absprache mit dem Team. So ist gewährleistet, dass die Kollegen auf aktuelle Geschehen, z. B. Klingeln von Patienten, reagieren können. Einmal mit dem Erfahrbarmachen des Körpers begonnen, bleibt die Pflegekraft am Patienten. Sie hält soweit möglich Körperkontakt, arbeitet ruhig und rhythmisch. Gewaschen wird zuerst die nicht-betroffene Seite beim hemiplegischen Menschen, um das entwickelte Körpergefühl mit auf die betroffene Seite zu übertragen. Somit wird das Empfinden einer körperlichen Symmetrie, die Gleichheit beider Körperteile, gefördert. Es wird mit der Hand der nicht-betroffenen Seite begonnen, über den Arm, Schulter und Brust, dann über die betroffene Schulter zu den Fingerspitzen hinweg. Dazu wird mit zwei Waschhandschuhen umschließend in fester, flächiger und modellierender Berührungsqualität gewaschen. Finger und Zehen werden einzeln ausmodelliert. Die Pflegekraft steht an der betroffenen Seite des Patienten, gut sichtbar, sodass der Betroffene die Aktivität auch visuell verfolgen und die Wahrnehmung um das Sehen ergänzt werden kann. In der gleichen Art wird flächig umschließend abgetrocknet.

Weitere Möglichkeiten sind beruhigend oder anregend zu waschen. Ebenfalls wird mit der nicht-betroffenen Seite begonnen – beruhigend mit körperwarmem Wasser in der Haarwuchsrichtung, belebend mit einer Wassertemperatur unter 34 °C entgegen der Haarwuchsrichtung (◘ Abb. 13.5).

> **⊗ Nachdem bei den Ganzkörperwaschungen in der Basalen Stimulation immer Finger und Zehen einzeln nachmodelliert werden, besteht die erhöhte Gefahr Spastiken auszulösen. Die Reizung des Fußgewölbes, der Fußballen, der Kniekehlen, Ellbeugen und Handinnenflächen kann diese ebenso auslösen.**

Ausstreichungen im Sinne der Basalen Stimulation erfolgen mit der gleichen Berührungsqualität, Reihenfolge und Intention wie bei den Waschungen. Hier verwendet die Pflegekraft die aus der Biographie bekannte persönliche Körperlotion. Ausstreichungen bieten eine gute Möglichkeit, die Angehörigen anzuleiten und ihr Tun in die Pflege zu integrieren. Hierbei können auch nur Beine oder nur Arme ausgestrichen und spürbar gemacht werden. Wichtig ist das Körpergefühl der gesunden Seite mit auf die kranke Seite zu nehmen.

13.7 Atemstimulierende Einreibung (ASE)

Bei der Atemstimulierenden Einreibung (ASE) erfolgt ein rhythmisches, mit unterschiedlichem Händedruck arbeitendes Angebot am Rücken des Patienten zur Atemtherapie. Vereinzelt wird die ASE an der Brust (Beachte: Intimsphäre) durchgeführt. Die Ziele der ASE sind unterschiedlich und daher vielfältig. Zu nennen ist der Beziehungsaufbau, die psychische Stabilisierung und Bewältigung („den Rücken stärken"), Orientierung, Stressminderung, präoperative Vorbereitung, Beruhigung, Einschlafförderung, Atemunterstützung, Rhythmisierung der Atmung, Pneumonieprophylaxe und Beatmungsentwöhnung (Weaning). Demnach kann das Ziel für den Betroffenen z. B. sein, die Atmung zu vertiefen, dann kann die Pneumonieprophylaxe z. B. dreimal täglich durchgeführt werden, oder es könnte auch eine Therapie bei Einschlafstörungen am Abend sein.

Nach der Information des zu Behandelnden erfolgt die Positionierung so, dass der Rücken gut zugänglich ist, demnach sitzend oder in

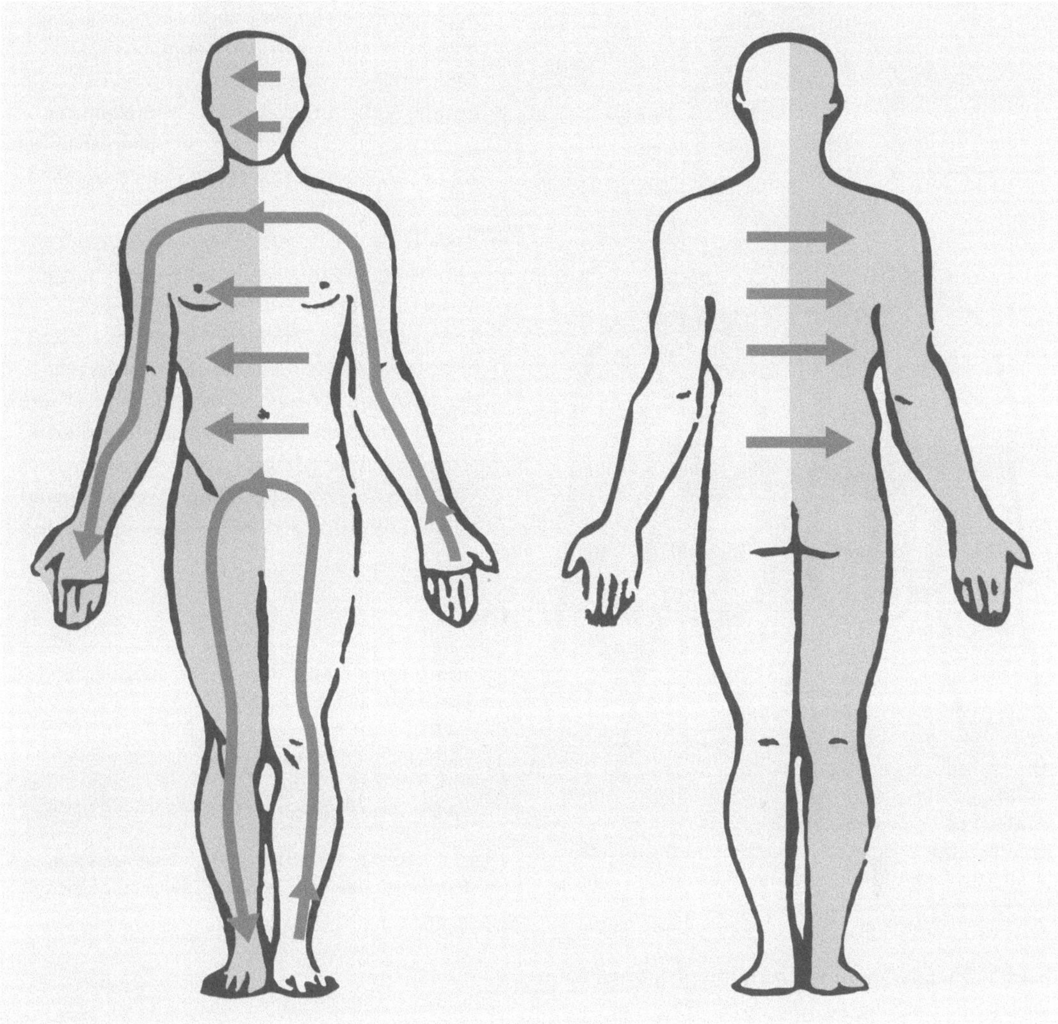

◘ Abb. 13.5   Ganzkörperwaschung bei Hemiplegie

135 °-Positionierung. Die ASE beginnt durch die Kontaktaufnahmen am Rücken mit flächigen Ausstreichungen und dem gleichmäßigen Verteilen idealerweise einer Wasser-in-Öl-Emulsion. Das Tempo ist angepasst an die eigene Atemfrequenz oder die des Patienten, je nach Intention. Während der gesamten Einreibung hält die Pflegekraft den Hautkontakt zum Patienten. Angesetzt wird mit beiden Händen rechts und links vom Nacken. Die Hände liegen immer flächig und geschlossen auf. Die ASE beginnt mit einer Ausatmung des Patienten und erfolgt in der Regel in einem Verhältnis 1:2. Bei der Ausatmung arbeiten wir mit unterstützendem Druck über

Daumen, Zeigefinger und Handfläche ein paar Zentimeter an der Wirbelsäule entlang nach unten, dann seitwärts in Richtung Brustkorb. Die einreibenden Hände bewegen sich dezent nach außen und werden gleichzeitig und synchron zur Atmung bewegt. Während der Einatmung erfolgt der Schluss des imaginären Kreises mit weniger Druck zur Wirbelsäule zurück. Die Einreibung erfolgt ein bis mehrmals täglich und je nach Indikation zwischen 3–10 min. Die Tageszeit der Durchführung orientiert sich an der Zielsetzung, z. B. abends bei Einschlafstörungen oder zur Orientierung bei geplanter Mobilisation am Morgen davor. Zum Abschluss wird der Rücken wie

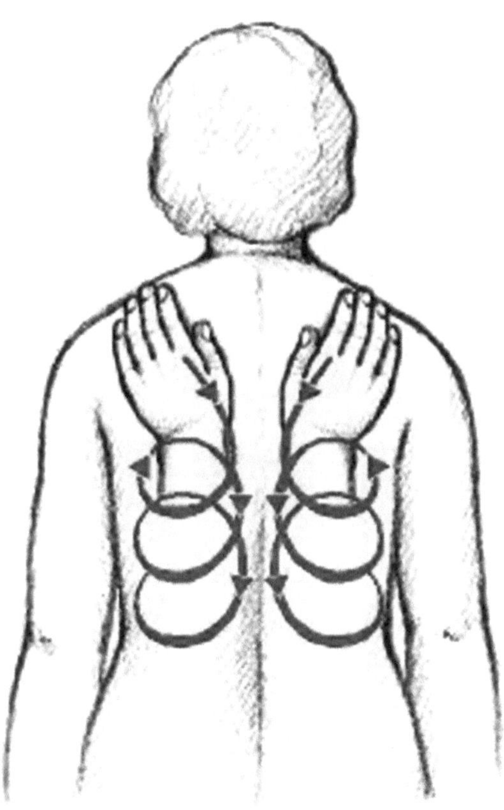

Abb. 13.6   Atemstimulierende Einreibung (ASE). Aus: Heuwinkel-Otter, Nümann-Dulke, Matscheko (Hrsg) (2006) Menschen pflegen, Band 2. Springer, Berlin

beim vorbereiteten Eincremen mit gleichmäßigem Druck nochmals ausgestrichen (◘ Abb. 13.6).

Auf einen Blick

Für den Einsatz des Konzeptes der Basalen Stimulation auf eine Stroke Unit spricht:

- Es ist das wertneutrale Abholen in der aktuellen wahrnehmungsbeeinträchtigten Krisensituation. Der Patient bekommt Angebote, die er selbstbestimmt annehmen darf oder ablehnen kann. Die bestehenden Wünsche und Bedürfnisse des Patienten fließen ebenso wie seine Biographie und seine Fähigkeiten in eine individuelle zielorientierte Pflegeplanung ein.
- Um das Konzept weitreichender zu verinnerlichen, empfiehlt es sich, an einem Grundkurs Basale Stimulation in der Pflege teilzunehmen. Er ermöglicht die Reflexion und den Austausch zum

Konzept. Es erfolgt ein Überdenken der eigenen Haltung mit Hilfe von Wahrnehmungs- und Selbsterfahrungsübungen.

- Fangen wir an, uns selbst zu reflektieren, uns selbst ernst und wahrzunehmen, dann erkennen wir unser Gegenüber in seiner Individualität intensiver.
- Ich lade Sie ein, bewusst die Momente nach einem Arbeitstag festzuhalten, in denen Beziehung in der Haltung des Konzeptes der Basalen Stimulation zum Patienten stattgefunden hat, und Sie werden zufriedener nach Hause gehen. In den Minuten, in denen wir ressourcenorientierte Angebote geben, nehmen wir den Patienten in seiner Individualität wahr. Diese Anteile unseres Tuns sind es, die uns Bestätigung schenken und unsere Profession als Pflegende kennzeichnen.

Literatur

Bienstein C, Fröhlich A (2010) Basale Stimulation in der Pflege. Die Grundlagen, 6. Aufl. Huber, Bern

Heuwinkel-Otter A, Nümann-Dulke A, Matscheko N (Hrsg) (2006) Menschen pflegen, Band 2. Springer, Berlin

Nydahl P, Bartoszek G (Hrsg.) (2008) Basale Stimulation: Neue Wege in der Pflege Schwerstkranker. 5. Aufl. Elsevier, München

http://www.basale-stimulation.de/fileadmin/Redaktion/pdf/Haltung_Kompetenz_Technik_PE.pdf, entnommen am 02.01.2012; 15.43 Uhr

Kinästhetik – Bewegungsförderung

K. Clauss

14.1 Die Diagnose Schlaganfall – 172

14.2 Bewegung steckt in jeder Pflegehandlung – 172

14.3 Grundlagen der Bewegungsförderung – 172

14.4 Kinästhetische Prinzipien – 173
14.4.1 Interaktion – 173
14.4.2 Funktionale Anatomie – 174
14.4.3 Menschliche Bewegung – 174
14.4.4 Menschliche Funktion – 175
14.4.5 Anstrengung – 175

14.5 Umgebung – 176

Literatur – 178

© Springer-Verlag GmbH Deutschland 2017
C. Fiedler, M. Köhrmann, R. Kollmar (Hrsg.), *Pflegewissen Stroke Unit*, Fachwissen Pflege,
DOI 10.1007/978-3-662 53625-4_14

In Kürze: Kinaesthetics nach Hatch/Maietta ist ein erfahrungsbezogenes Lernkonzept, welches hilft, die eigene Bewegung bewusst wahrzunehmen und als Ressource für die eigene Gesundheitsentwicklung zu nutzen. Das kinästhetische Handlungskonzept bietet Pflegenden die Möglichkeit, bewegungseingeschränkten Menschen, wie nach Schlaganfall, nach den Prinzipien der gehenden Fortbewegung zu mobilisieren und sie in ihrer Selbstpflegefähigkeit zu fördern. Sowohl Abläufe aus der Grundpflege als auch pflegetherapeutische Interventionen bieten sich dazu an.

14.1   Die Diagnose Schlaganfall

Ein Schlaganfall betrifft Menschen in unterschiedlicher Art und Weise, je nachdem welche Region des Gehirns betroffen ist. Viele der neurologischen Patienten sehen sich von einem Augenblick zum anderen in ihrer Bewegung eingeschränkt oder sind unfähig sich zu bewegen. Je nach Ausprägung des Krankheitsbildes haben sie Sensibilitätsstörungen, Koordinationsprobleme, Gleichgewichtsstörungen, Tremor oder Sehstörungen. Diese Menschen können vorübergehend pflegeabhängig werden.

Strenge Bettruhe kann nach einem Schlaganfall mehr schaden als nutzen. Es kann zum ungewünschten Muskelabbau kommen und der Kreislauf geschwächt werden. Die frühzeitige Mobilisation hilft den Patienten, weniger Sekundärproblematiken zu entwickeln, und kann dazu beitragen, dass sich Patienten schneller erholen und ihren Alltag früher wieder bewältigen können.

Fallbeispiel

Die Patientin Frau Schmid hat infolge eines Schlaganfalls eine ausgeprägte Halbseitenlähmung. Sie kann sich aufgrund ihres schlaffen Muskeltonus und der fehlenden Wahrnehmung ihrer linken Körperhälfte nicht selbstständig im Bett bewegen. Im Sitzen kann sie das Gleichgewicht nicht halten. Die Patientin kann sich mit einfachen Wörtern wie „Durst" oder „Schmerz" verständlich machen. Auffällig ist, dass sie verbalen Aufforderungen nur verzögert nachkommen kann.

14.2   Bewegung steckt in jeder Pflegehandlung

Die Fähigkeit, sich in der eigenen Umgebung frei bewegen zu können, ist für das Wohlbefinden und die Gesundheit eines Menschen von größter Wichtigkeit.

Ist die Beweglichkeit eines Menschen durch einen Schlaganfall, wie im Beispiel von Frau Schmid eingeschränkt, hat dies zahlreiche Folgen auf die Psyche des Betroffenen, aber vor allem auf die Gesunderhaltung seines Körpers. Da die Pflegenden auf einer Stroke Unit tagtäglich im Kontakt mit dem Patienten sind, nehmen sie eine wichtige Rolle in der Motivation und Förderung des Patienten ein. Dafür sollten die Pflegenden Maßnahmen ergreifen, um weitere Bewegungseinschränkungen zu vermeiden und die Mobilität zu fördern. Auf welche Weise das geschehen kann, wird anhand des Beispiels von Frau Schmid nach den kinästhetischen Prinzipien gezeigt.

14.3   Grundlagen der Bewegungsförderung

Professionelle Bewegungsförderung im Rahmen der täglichen Pflege hat zum Ziel, körperliche und psychische Funktionen wie auch Funktionen des Sozialverhaltens zu unterstützen. Dazu gehören:

- Schaffen einer Vertrauensbasis
- Schmerzen lindern
- Prophylaxen von Dekubitus, Kontrakturen und Stürzen
- Vermeiden von Pflegeabhängigkeit
- Förderung der Selbstpflegefähigkeiten
- Aufzeigen von Perspektiven
- Verbessern der Lebensqualität.

Die Basis für den gemeinsamen Lernprozess zwischen Patient und Pflegeperson ist eine gleichberechtigte vertrauensvolle Beziehung, die Patienten in ihrer Gesundheitsentwicklung unterstützen.

Die Übermittlung von leicht verständlichen und klaren Bewegungsinformationen erfolgt über verschiedene Sinnessysteme. Welches Sinnsystem in der Informationsübermittlung für eine Mobilisation überwiegt, ist abhängig von der Bewegungs- und Wahrnehmungsfähigkeit des Patienten.

> Die direkteste und genaueste Art, Bewegungsinformationen zu übermitteln, erfolgt über das taktil kinästhetische Sinnsystem. Die Verständigung über sprachliche Anleitung ist oft ungenau und dauert länger.

14.4 Kinästhetische Prinzipien

In der kinästhetischen Bewegungslehre wird menschliche Bewegung in sechs Prinzipien gegliedert, welche die Ganzheit menschlicher Bewegung aus verschiedenen Blickwinkeln beschreibt.

Prinzipien der kinästhetischen Bewegungslehre

1. Interaktion
2. Funktionale Anatomie
3. Menschliche Bewegung
4. Menschliche Funktion
5. Anstrengung
6. Umgebung

14.4.1 Interaktion

Die meisten Pflegehandlungen wie z. B. Unterstützung bei der Körperpflege oder der Nahrungsaufnahme sind mit Bewegung verbunden. Es gibt viele Gelegenheiten, Schlaganfallpatienten im Pflegealltag in ihrer Bewegung zu fördern. Die Art und Weise der Interaktion und die Qualität der pflegerischen Beziehungsgestaltung sind entscheidend für die Bewegungsförderung. Ein Negativ-Beispiel kann das verdeutlichen: Werden Menschen bei Bewegungsabläufen gehoben, nimmt man ihnen die Möglichkeit, die eigene Bewegung selbst zu kontrollieren – damit behindert man sie mehr, als dass man ihnen hilft, wieder selbst in Bewegung zu kommen.

> Der Austausch über Berührung und Bewegung ist besonders wichtig, wenn der Patient Teil- oder Gesamtbewegungen für eine Funktion nicht ausführen kann.

Anleitung für die Praxis

Für die alltägliche Versorgung der Patientin Frau Schmid bedeutet das konkret:

- Selbstkontrolle fördern: Pflegepersonen können visuell sowie taktil wahrnehmen, welche Teilschritte oder Teilbewegungen die Patientin selbst durchführen kann. Die Bewegungsunterstützung sollte sich an der Bewegungsfähigkeit der Patientin orientieren um die Entwicklung von Selbstkontrolle zu fördern.
- Auf der gelähmten Seite arbeiten: Pflegepersonen arbeiten möglichst auf der gelähmten Seite, um bei Frau Schmid die Wahrnehmung dieser Körperseite zu fördern.
- Qualität der Berührung: Dabei geben Pflegepersonen der Patientin großflächigen Berührungskontakt auf der gelähmten Körperseite und wenig wechselnde Kontakte, um der Patientin die Möglichkeit zu geben, ihre gelähmte Seite wieder wahrzunehmen und ihr die Orientierung zu erleichtern.
- Kontinuität schaffen: Der Berührungskontakt, um Impulse zur Bewegung zu geben, soll am gleichen Ort sein und trotzdem nicht starr werden, sondern beweglich bleiben, z. B. der Handkontakt am Bein, um die Bewegung kopfwärts einzuleiten, bleibt dort und wechselt nicht zu anderen Körperteilen.
- Alle Körperteile einbeziehen: Vor allem die Arme und Beine der gelähmten Körperseite brauchen Unterstützung während des Bewegungsablaufes. Als Pflegekraft stellen Sie sicher, dass alle Körperteile in der Bewegung integriert sind und nicht wegfallen.
- Reduzierung der Reize und Informationen: Frau Schmid wird sehr schnell unsicher, wenn viele Eindrücke auf sie zukommen. Um ihr die Orientierung zu erleichtern, geben Sie ihr als Pflegeperson klare, einfache und wenige Informationen, sowohl verbal und taktil.

Langsame und rhythmische Bewegungen: Bei allen Abläufen ist auf ein rhythmisches, langsames Vorgehen zu achten, damit die Patientin die taktilen und verbalen Informationen verarbeiten kann.

14.4.2 Funktionale Anatomie

Der menschliche Körper und seine Anatomie sind Instrumente für Bewegung. Für eine problemlose Bewegungsausführung braucht ein Mensch stabile, gesunde Knochen, frei bewegliche Gelenke, eine gleichmäßig ausgebildete Muskulatur und einen vitalen Muskeltonus.

Bei Schädigung des zentralen Nervensystems kann es infolge der motorischen und sensiblen Ausfälle zu einer Veränderung im Muskeltonus kommen (schlaffer Muskeltonus). Der Muskel ist nicht mehr fähig, die motorische Aktivität genau zu modulieren und zu kontrollieren.

Frau Schmid ist aufgrund der begrenzten Muskelarbeit und der Muskeltonusveränderung gefährdet, Kontrakturen zu entwickeln. Die Gelenke auf der gelähmten Körperseite sind auf regelmäßige Bewegung angewiesen, damit Durchblutung, Ernährung und Entschlackung stattfinden können. Still liegende Gelenke verkümmern und die Beweglichkeit nimmt ab.

- **Anleitung für die Praxis**

Für die alltäglichen Bewegungshandlungen mit Frau Schmid bedeutet dies:

- Training der gelähmten Extremitäten: Hand, Finger, Zehen und Sprunggelenk müssen regelmäßig in den Bewegungshandlungen bewegt werden, damit ihre Funktionsfähigkeit erhalten bleibt.
- Achtung Luxationsgefahr: Der Schulter auf der gelähmten Seite fehlt die Muskelspannung. An dieser Schulter darf nicht gezogen werden, um eine Luxation zu verhindern.
- Bewegung unterstützen: Alle Lagewechsel werden in natürlicher Bewegung unterstützt mittels kontinuierlicher Be- und Entlastung.
- Gelähmte Körperregionen integrieren: Die Pflegekraft unterstützt die Patientin dabei, die von der Lähmung betroffene Körperregion in die Ganzkörperbewegung zu integrieren
- Ausgleich des Muskeltonus: Nach jedem Positionswechsel von Frau Schmid soll der Muskeltonus auf beiden Körperseiten ausgeglichen werden, um einer einseitigen Muskeltonuserhöhung entgegen zu wirken.
- Gelenke nicht überlasten: Der Muskeltonus auf der gelähmten Seite ist erniedrigt, deshalb sollen Gelenkstellungen in liegender oder sitzender Position nicht überlastet werden. Eine gute Orientierungsmöglichkeit ist die Lagerung in Neutralstellung.

14.4.3 Menschliche Bewegung

Jeder Mensch hat ein variables Repertoire für unterschiedliche Bewegungsaktivitäten.

Normalerweise hat jede kleinste Bewegung Auswirkungen auf beide Körperseiten, damit der Körper im Gleichgewicht bleibt: Wenn z. B. der rechte Arm bewegt wird, muss die linke Seite ausgleichen. Frau Schmid aus unserem Beispiel ist aber von einem Augenblick zum anderen in ihrer Bewegung eingeschränkt. Da sie mit ihrer linken Körperseite nicht mehr ausgleichen kann, müssen neue Bewegungsmuster entwickelt werden. Nur so ist zu verhindern, dass die Patientin aus dem Gleichgewicht kommt.

Bewegungsgewohnheiten zu verändern, ist ein längerer, bei lang andauernder Bewegungseinschränkung wie der von Frau Schmid aber auch notwendiger Lernprozess. Frau Schmid ist auf die Hilfe von Fachpersonal angewiesen, um ihre normalen Bewegungsgewohnheiten auf das Krankheitsbild hin zu verändern und Unterstützung beim Lernen neuer Bewegungsmuster zu erhalten. Die neue Art und Weise der Bewegung kann dann als alltagstauglich angesehen werden, wenn sie unter verschiedenen Bedingungen effektiv ausgeführt werden kann.

- **Anleitung für die Praxis**

Für die alltäglichen Bewegungshandlungen mit Frau Schmid folgt daraus:

- Regelmäßigkeit: Regelmäßiges passives Durchbewegen der betroffenen Seite stimuliert die Körperwahrnehmung. (Propriozeption)
- Bewegungsabläufe einleiten: Das Anbahnen von Bewegungsabläufen erleichtert der Patientin die aktive Teilnahme an der Bewegungsausführung. Beispiel Standfestigkeit des Beines verbessern:
  - Stellen Sie ein Bein auf und streichen Sie mit der Hand vom Oberschenkel über das Knie bis zu den Zehen.
  - Ziehen Sie Gewicht vom Becken weg auf den Fuß und halten Sie die Spannung einen

Moment, bevor Sie das Gewicht wieder weich auf das Becken zurücksinken lassen.
- Wiederholen Sie die Übung 2- bis 3-mal.
- Gelähmte Seite unterstützen: Es ist wichtig, die gelähmte Seite zu unterstützen, damit Frau Schmid die gesunde Seite selbst bewegen kann. Bevor die Patientin beispielsweise aufgefordert wird, das gesunde Bein aufzustellen, ist es für sie hilfreich, wenn Sie als Pflegeperson das Bein der gelähmten Seite schon aufgestellt haben. So kann Frau Schmid ihren Körper wieder als eine Einheit wahrnehmen.
- Großflächigen Berührungskontakt: Für die Patientin ist es schwierig, Bewegungen zur gelähmten Seite zu machen. Es fühlt sich für sie an, als würde sie ins Leere gehen. Deshalb braucht sie für diese Bewegung großflächigen Berührungskontakt und viel Unterstützung seitens der Pflegeperson. Trotzdem ist es wichtig, sie zur gelähmten Seite hin zu bewegen, damit ihre Körperwahrnehmung wieder stimuliert wird.

14.4.4 Menschliche Funktion

Gesundheit in den Bereichen Körper, Psyche und Soziales ist abhängig von der Körperbewegung. Erfolgen Bewegungsausführungen in vielen unterschiedlichen Positionen, wird der Bewegungsapparat eines Menschen aktiviert, die vorhandenen Bewegungsfähigkeiten werden erhalten, das Körperbewusstsein verbessert sich und die Selbstkontrolle für Bewegung bleibt erhalten bzw. wird erlernt.

Frau Schmid hat aufgrund ihrer gelähmten Körperseite Gleichgewichtsstörungen in höheren Positionen, wie z. B. beim aufrechten Sitzen. Da sie Alltagsfunktionen nicht mehr selbstständig ausführen kann, muss sie zuerst lernen, Positionen zentriert halten zu können, um dann Teilbewegungen und schließlich eine kleine Alltagsfunktion in der Position auszuführen.

So ist es beispielsweise schwierig für einen Menschen, der weder stehen noch sitzen kann, seinen eigenen Arm zu waschen. Er muss erst lernen zu sitzen; dann im nächsten Schritt lernen, den Arm frei zu bewegen, ihn an verschiedene Orte seines Körpers zu bringen, um zuletzt mit dem Waschlappen seinen Arm waschen zu können. Jeder einzelne Handlungsschritt muss trainiert werden.

- **Anleitung für die Praxis**

Für die alltäglichen Bewegungshandlungen mit Frau Schmid lässt sich folgern:
- Das selbstständige Sitzen wird bei jeder Mobilisation geübt.
- Die Patientin hat noch Schwierigkeiten, stabil im Rollstuhl zu sitzen, sie sollte durch Hilfsmittel (Kissen oder Bettdecken) gut abgestützt werden. Zudem kann die Stütz- und Haltefunktion des Oberkörpers erleichtert werden, wenn die Beine in einer leichten Außenrotation positioniert werden.
- Begonnen wird mit einfachen Bewegungshandlungen im Sitzen, wie die Hand zum Kopf oder an die Schulter führen.
- Wenn bei den einfachen Bewegungshandlungen keine Überforderung der Patientin zu erkennen ist, kann ihr einen Waschlappen in die Hand gegeben und einfache Waschübungen am Arm mit ihr ausgeführt werden.
- Es ist darauf zu achten, dass Frau Schmid nicht aus dem Gleichgewicht kommt. Wenn doch, muss die Stabilität nachkorrigiert werden.
- Diese Vorgehensweise kann auf alle Alltagshandlungen übertragen werden.

14.4.5 Anstrengung

Bewegung ist Auf- und Abbau von Körperspannung. Das Zusammenspiel von Ziehen (Zugwirkung) und Drücken (Druckwirkung) bildet ein Spannungsnetz im ganzen Körper. Je präziser diese beiden Qualitäten in der Bewegung zusammenspielen, umso weniger Anstrengung ist nötig.

Die gelähmte Seite von Frau Schmid kann keine diagonale Körperspannung aufbauen. Pflegende müssen Frau Schmid unterstützen, ihre Körperspannung kontinuierlich auf- und abzubauen, damit sie Kontrolle in ihrer Bewegung erfahren kann. Ein Ungleichgewicht zwischen Zug- und Druckwirkung würde Frau Schmid aus dem Gleichgewicht bringen. Körperspannung entsteht durch Druckverstärkung (Belastung) und dem Wegziehen von Körperregionen (Entlastung).

■ **Anleitung für die Praxis**

Für die alltäglichen Bewegungshandlungen mit Frau Schmid bedeutet das:

- Damit die Patientin sich sicher fühlt, sollten alle Bewegungen mit Druckverstärkung (Belastung) eingeleitet werden. Das Wegziehen von Körperregionen (Entlastung) sollte nur soweit unterstützt werden, dass der Körper der Patientin im Gleichgewicht bleibt.
- Der Körper der Pflegeperson sollte immer in entsprechender Zug- und Druckrichtung stehen.
- Sie als Pflegekraft stehen auf der betroffenen Seite, damit Sie rechtzeitig die Haltefunktion übernehmen können.
- Auf der gelähmten Körperseite wird die Druckverstärkung und Druckveränderung durch Sie als Pflegeperson reguliert.
- Hilfestellungen bei Druckveränderungen erfolgen immer nacheinander, nie gleichzeitig, denn gleichzeitige Zug- und Druckwirkung macht Bewegung unmöglich.
- Die fehlende Stütz- und Haltefunktion ergänzen Sie als Pflegekraft in allen Lagewechseln.

■ **Übung „Brücke"**

Mit geeigneten Übungen wie z. B. der „Brücke" kann Rumpfkontrolle, Stütz- und Haltefunktion in den Beinen und die Hüftstreckung im Bett schonend trainiert werden.

Anleitung:
- Die Pflegeperson steht auf der gelähmten Seite.
- Die Patientin liegt in der Rückenlage
- Sie stellt Frau Schmids gelähmtes Bein auf.
- Frau Schmid stellt ihr gesundes Bein selbst auf.
- Die Pflegeperson baut kontinuierlichen Druck am Bein auf, damit das Gewicht vom Becken auf den Fuß verlagert wird, und übernimmt die Haltefunktion des Beines.
- Frau Schmid wird gebeten, ihr Becken zu heben.
- Wichtig für die Pflegeperson: Nur so wenig Unterstützung wie möglich geben, aber gerade so viel wie nötig, damit die Patientin das Becken hochhalten kann.

14.5 Umgebung

Alles, was Menschen tun, tun sie in Bezug zu ihrer Umgebung. Sie ist ein wichtiges Kriterium für Bewegung und kann je nach Beschaffenheit das Erlernen von Bewegungsausführungen unterstützen oder behindern.

Frau Schmid ist in ihrer motorischen und geistigen Fähigkeit nur teilweise in der Lage, ihre Umgebung ihren Bedürfnissen anzupassen. Die Anpassung und Gestaltung der Umgebung durch Pflegepersonen ist ein wichtiges und wirkungsvolles Instrument, einem Schlaganfallpatienten bei der Unterstützung seiner Selbstständigkeit und bei der Wiedererlangung der Gesundheit zu helfen.

■ **Lagerungsuntergrund**

Eine weiche, anschmiegsame und nachgiebige Umgebung bremst Bewegung und verwässert die Eigenwahrnehmung. Insofern sollte bei der Auswahl des Lagerungssystems (Matratzen) darauf geachtet werden, dass die Patienten genügend Halt auf der Matratze finden. Dieses ist wichtig, damit sie bei der Durchführung von Bewegung Unterstützung finden und das Körperschema der Patienten nicht negativ beeinflusst wird.

❯ **Körperwahrnehmung wird durch festen Untergrund erfahrbar gemacht.**

■ **Anleitung für die Praxis**

Für die alltäglichen Bewegungshandlungen mit Frau Schmid kann man daraus ableiten:

- Das Bewegungstraining mit der Patientin erfordert eine ruhige Umgebung.
- Die Auswahl eines festen Untergrunds im Bett (Auswahl der Matratze) erleichtert die Bewegung und fördert die Eigenwahrnehmung.
- Eine Weichlagerungsmatratze zur Dekubitusprophylaxe vergrößert das Bewegungsdefizit von Frau Schmid. Die aktivierenden Positionswechsel sind schwieriger zu gestalten. Mit kleinen Umgebungsveränderungen können Muskelspannungen im Körper wesentlich verändert werden. Das bedeutet, dass für eine gleichmäßige Gewichtsverteilung kleine, zeitlich begrenzte Entlastung einzelner Körperpartien sehr wirkungsvoll ist.

- Lagerungsmittel werden einerseits dazu benutzt, um Körperteile abzustützen. Anderseits ermöglichen sie auch die Erfahrung von Abgrenzung zur Umgebung. Bieten Sie der Patientin unterschiedliche Lagerungsmaterialien an, um dem Körper unterschiedliche Körperempfindungen zu ermöglichen. Eine Rolle (aus normalen Decken) ist am leichtesten herzustellen. Wenn Sie Kissen verwenden, nehmen Sie für das Abstützen der Körperteile eher harte, damit der Patient genug Stabilität in den verschiedenen Positionen erfährt und die notwendige Körperbewegung möglichst ungehindert stattfinden kann. Auch kleine Lagerungsmittel wie gefaltete Handtücher, gefüllte Handschuhe sind geeignet, um eine gleichmäßige Verteilung des Auflagedrucks zu erreichen.
- Es sollte nur so viel Lagerungsmaterial auswählt werden, wie nötig ist. Der Körper sollte nur so weich wie nötig gelagert werden, um die Körpergrenzen erfahrbar zu machen.
- In unterschiedlichen Positionen im Bett kann eine Veränderung des Blickwinkels auf die Umgebung ermöglicht werden.
- Oft sind Betten für die Patientin zum Sitzen so hoch, dass die Füße nicht am Boden aufliegen, während die Oberschenkel noch vom Bett unterstützt sind. Ein Unterlagern der Füße hilft Frau Schmid auf der Bettkante sitzen bleiben zu können, und als Vorbereitung fürs spätere Aufstehen zu üben, die Füße wieder zu belasten.
- Die bewegungseingeschränkte Frau Schmid soll in unterschiedlichen Positionen, die für sie möglich sind, gelagert werden, um Fehlhaltungen in den Gelenken und Kontrakturen zu vermeiden.

- **Kein Patentrezept – individuell anpassen**

> **Es gibt kein Patentrezept, sondern der Patient gibt das Maß vor.**

Professionelle Pflege kann im Bereich der Gesundheitsentwicklung bei Schlaganfallpatienten eine wesentliche Rolle einnehmen, indem Pflegende Fähigkeiten entwickeln, die gesunden Bewegungsanteile, die selbst bei Schwerstkranken vorhanden sind, zu erkennen und zu fördern. Dazu brauchen Pflegekräfte ein hohes Fachwissen und die Kompetenz, Bewegungsförderung und Positionsgestaltung bei bewegungseingeschränkten Menschen durchzuführen. Zudem wird deutlich, dass Fachwissen allein nicht ausreicht, sondern dieses Wissen sollte auch adäquat in individuellen Pflegesituationen angewendet werden können. Deshalb kann die Beschreibung der Patientensituation von Frau Schmid nicht als Patentrezept gesehen werden, das 1:1 für jeden anderen Patienten umgesetzt werden kann. Eher ist es als Handlungsleitfaden bei der täglichen Pflegearbeit zu sehen. Denn Kinästhetik ist mehr als nur das Erlernen richtiger Handgriffe oder einer korrekten Körperhaltung. Kinästhetik bietet ein kreatives Handlungskonzept für die Interaktion mit dem Patienten durch Berührung und Bewegung.

Für die Betreuungsarbeit bedeutet dies, dass Sie als Pflegende durch Kinästhetik Ihre Sinneswahrnehmung und Bewegungskompetenz schulen können und so die Kompetenz erlangen, alltägliche Handlungen situationsangepasst und gemeinsam mit dem betroffenen Menschen durchzuführen.

- **Hintergrundwissen zum Konzept**

Die Ausführungen beziehen sich auf die Qualitätsstandards der VIV-ARTE Bewegungsschule (http://www.viv-arte.com). Diese Bewegungsschule hat Kinästhetik in Kooperation mit dem Universitätsklinikum Ulm zu einem praxisbezogenen Konzept für Bewegungsförderung während der täglichen Pflege und in speziellen Trainingseinheiten weiterentwickelt.

Theoretischer Bezugsrahmen der Weiterentwicklung sind die Selbstpflegetheorie von Dorothea Orem, das Pflegemodell der Lebensqualitäten von Roper, Logan und Tierney, die Bewegungswissenschaften und zwei pflegewissenschaftlichen Studien am Universitätsklinikum Ulm. Eine 3. interdisziplinäre Studie, gefördert von José Carreras, wird gerade durchgeführt (Dauer 2010 bis 2013).

Auf einen Blick
- Die Basis für einen gemeinsamen Lernprozess zwischen Patient und Pflegeperson ist eine gleichberechtigte vertrauensvolle Beziehung,

die Patienten in ihrer Gesundheitsentwicklung unterstützen.
- Die direkteste und genaueste Art, Bewegungsinformationen zu übermitteln, erfolgt über das taktil kinästhetische Sinnsystem.
- Der Austausch über Berührung und Bewegung ist besonders wichtig, wenn der Patient Teil- oder Gesamtbewegungen für eine Funktion nicht ausführen kann.
- Körperwahrnehmung wird durch festen Untergrund erfahrbar gemacht.
- Es gibt kein Patentrezept: Der Patient gibt das Maß vor.

Literatur

Bassoe Gjelsvik BE (2002) Die Bobath-Therapie in der Erwachsenenneurologie, Thieme, Stuttgart

Bauder Missbach H (2011) Viv-Arte Kinästhetik Plus, Grundlagen der Bewegungsförderung, Viv-Arte

Dennis MC (2001) Dorothea Orem: Selbstpflege- und Selbstpflegedefizit-Theorie. Huber, Bern

Eisenschink AM, Bauder Missbach H, Kirchner E (2003) Kinästhetische Mobilisation. Wie Pflegekräfte die Genesung unterstützen können – Eine Studie am Universitätsklinikum Ulm, Schlüter, Hannover

Roper N, Logan W, Tierney AJ (Hrsg.) (1983) Die Elemente der Krankenpflege. Ein Pflegemodell, das auf einem Lebensmodell beruht. Recom, Basel

http://www.viv-arte.com

http://www.kinaesthetics.de

Sturz und Sturzprophylaxe

Ch. Fiedler, Ch. Piltz

15.1   Definition, Häufigkeit und Folgen eines Sturzes – 180

15.2   Sturzrisiko – 180
15.2.1   Personenbezogene Risiken – 181
15.2.2   Umgebungsbezogene Risiken im Krankenhaus – 181

15.3   Erfassung des Sturzrisikos – 182

15.4   Prävention – 183
15.4.1   Information und Beratung – 183
15.4.2   Interventionen – 184
15.4.3   Hilfsmittel – 184
15.4.4   Freiheitsentziehende Maßnahmen – 185

15.5   Best Practice – 185

15.6   Maßnahmen nach dem Sturz – 188
15.6.1   Dokumentation und Erfassung eines Sturzes – 188
15.6.2   Sturzanalyse – 190

Literatur – 190

© Springer-Verlag GmbH Deutschland 2017
C. Fiedler, M. Köhrmann, R. Kollmar (Hrsg.), *Pflegewissen Stroke Unit*, Fachwissen Pflege,
DOI 10.1007/978-3-662-53625-4_15

In Kürze: Patientenstürze gehören zu den alltäglichen, aber unerwünschten Ereignissen in einem Krankenhaus. Mit zunehmendem Alter steigt das Risiko von Stürzen und damit die Gefahr, dass ein Sturz eine Behandlung – und im schlimmsten Fall eine Pflegebedürftigkeit – nach sich zieht. Stürze können einen Menschen nachhaltig verunsichern. Neben körperlichen Einschränkungen nimmt die Angst vor einem weiteren Sturz großen Einfluss auf seine Mobilität. Stürze im Krankenhaus sind eine oft unterschätzte Komplikation. Die Prävention von Stürzen und sturzbedingten Verletzungen dient daher dem Erhalt der Beweglichkeit, der Selbstständigkeit und letztlich der Lebensqualität. Daher sind die präventiven Maßnahmen, die Risikofaktoren und bei einem eingetretenen Sturz die Konstellation sowie die Folgen differenziert zu erfassen.

15.1 Definition, Häufigkeit und Folgen eines Sturzes

Eine allumfassende und allgemein gültige Definition von Sturz gibt es nicht. Grund hierfür ist die Vielfalt der Settings, die Ursachen und die Folgen von Stürzen. Die zurzeit am häufigsten verwendete Definition im deutschsprachigen Raum ist im Expertenstandard „Sturzprophylaxe in der Pflege" beschrieben. Demnach ist ein Sturz *„ein Ereignis, bei dem eine Person unbeabsichtigt auf dem Boden oder auf einer tieferen Ebene aufkommt"* (DNQP, 2013). Dabei ist es unerheblich, ob der Patient zum Beispiel den Boden mit dem ganzen Körper berührt oder nur teilweise.

Anders verhält es sich mit Beinahestürzen. Unter diesen sind Stürze zu verstehen, wenn zum Beispiel eine Pflegekraft durch Abfangen eines Patienten eine Berührung mit dem Boden verhindert. Unabhängig davon, dass Beinahestürze per se bei dieser Definition ausgeschlossen sind, sind Beinahestürze von höchster klinischer Relevanz. In diesem Fall gilt es, das Sturzrisiko neu zu interpretieren und ggf. die pflegerischen Interventionen anzupassen.

Die meisten Stürze im Krankenhaus finden nach Schwendimann (2006, S. 39) mit über 75 % im Patientenzimmer statt, gefolgt mit ca. 15 % in den Badezimmern und zu ca. 4 % im Flur der Station. Die Pflegestation ist demnach der zentrale Ort der Stürze und damit auch der Prophylaxe.

Für die Berechnung der Sturztage wird folgende Formel verwendet:

$$\frac{Anzahl\ der\ St\ddot{u}rze}{Summe\ Belegungstage} \times 1000$$

Für Deutschland liegen noch keine Daten vor, die eine verlässliche Aussage über die Häufigkeit im klinischen Bereich geben. In der Literatur lassen sich Studien mit Angaben von 1–8 Stürzen pro Behandlungstage (Enloe et al. 2005; Halfon et al. 2001) finden. Die Anzahl der Stürze variiert im Krankenhaus jedoch auch innerhalb der Fachbereiche.

Die Folgen eines Sturzes sind mannigfaltig. Diese können soziale, körperliche, psychische und physische Auswirkungen nach sich ziehen. Eine soziale Folge eines Sturzes kann die Abnahme an gesellschaftlichen Aktivitäten sein. Dies führt letztendlich zu einer massiven Einschränkung in der Lebensqualität. Die meist offensichtlichen Sturzfolgen sind Verletzungen. Diese reichen von Prellungen, Hämatomen oder Weichteilverletzungen bis hin zu Frakturen. In psychischer Hinsicht steht die Sturzangst im Mittelpunkt. Dies kann so weit gehen, dass sich die Menschen aus Angst vor einem möglichen Sturz in ihrer Bewegung einschränken. Mit der Folge, dass die Beweglichkeit, die Fähigkeit, die Balance zu halten, und die Muskelmasse abnehmen. Diese vermeidbare Kompensation erhöht jedoch das Sturzrisiko, wenn genau die Fähigkeiten, die einen Sturz reduzieren können, nicht mehr trainiert werden.

Im schlimmsten Fall entwickelt sich nach einem Sturz ein „Post-Fall-Syndrom". Dieses ist gekennzeichnet von einer tief sitzenden Angst vor einem erneuten Sturz. Ein Hinweis darauf kann das Anklammern oder das Greifen nach Halt zum Beispiel an Möbeln sein.

15.2 Sturzrisiko

Als Sturzrisiko bezeichnet man die Wahrscheinlichkeit, dass die betreffende Person in einem bestimmten Zeitraum einen oder mehrere Stürze erleidet.

> **◘ Tab. 15.1** Einteilung der Risikofaktoren. Die Risikofaktoren, die durch eine Literaturstudie von der Expertenarbeitsgruppe Sturzprophylaxe 2012 belegt werden konnten, sind mit einem * gekennzeichnet. (Nach: DNQP 2013, S. 25)

Art des Risikos	Risiko
Personenbezogene Risiken	Beeinträchtigung funktioneller Fähigkeiten*, z. B. Einschränkung in den Aktivitäten des täglichen Lebens
	Beeinträchtigungen sensomotorischer Funktionen und/oder der Balance*, z. B. Einschränkungen der Gehfähigkeit oder Balancestörungen
	Depression*
	Gesundheitsstörungen, die mit Schwindel, kurzzeitigem Bewusstseinsverlust oder ausgeprägter körperlicher Schwäche einhergehen
	Kognitive Beeinträchtigung (akut und/oder chronisch)*
	Kontinenzprobleme*
	Sehbeeinträchtigungen
	Sturzangst*
	Stürze in der Vorgeschichte
Medikamentenbezogene Risiken	Antihypertensiva*
	Psychotrope Medikamente*
	Polypharmazie*
Umgebungsbezogene Risiken	Freiheitsentziehende Maßnahmen*
	Gefahren in der Umgebung (z. B. Hindernisse auf dem Boden, zu schwache Kontraste, geringe Beleuchtung)
	Inadäquates Schuhwerk

Unter einem erhöhten Sturzrisiko wird das Risiko für Personen verstanden, das über das natürliche, jeden Menschen betreffende Sturzrisiko hinausgeht.

Bei der Überarbeitung des Expertenstandards „Sturzprophylaxe in der Pflege" im Jahr 2013 wurde eine Änderung in der Einteilung der Risikofaktoren vorgenommen. Es werden nun die Risikofaktoren in personen-, medikamenten- und umgebungsbezogene Risiken unterschieden (◘ Tab. 15.1). Allerdings variieren die Risikokonstellationen spezifisch auch innerhalb eines Krankenhauses.

15.2.1 Personenbezogene Risiken

Bei Schlaganfallpatienten gibt es eine Vielzahl von Einflussfaktoren aufgrund ihrer Symptomatik, wie zum Beispiel Hemiparese, Hemianopsie, Schwindel, Neglect, Apraxie, Pusher-Symptomatik etc. Ein Schlaganfall führt häufig zu einer Beeinträchtigungen

der kognitiven Leistung (► Kap. 3.2). Dies kann ebenfalls das Sturzrisiko erhöhen.

15.2.2 Umgebungsbezogene Risiken im Krankenhaus

Neben der grundsätzlich unbekannten oder ungewohnten Umgebung können Gefahren im Krankenhaus insbesondere sein:

- Ungewohnte Schlafsituation
- Kein adäquates Schuhwerk
- Nächtliche Suche nach der Toilette
- Suche nach der Klingel
- Infusionsständer
- Abstützen auf dem Nachttisch
- Mangelnde Haltemöglichkeit
- Nicht angepasste Betthöhe
- Hochgezogene Bettseitenteile
- Nicht arretierte Betten, Nachtstühle, Rollstühle

- Fußstützen an Roll- und Toilettenstühlen sind nicht wegklappt
- Hilfsmittel wie z. B. Gehhilfen, Rollator nicht in Reichweite

Zusätzliche Faktoren auf einer Stroke Unit:
- Kabel eines Überwachungsmonitors
- Zwielicht durch Überwachungsmonitor und weitere elektronische Geräte (Infusionspumpe, Infusionsspritzenpumpe)
- Liegende Ableitungen wie Magensonde, Dauerkatheter, zentralvenöse und arterielle Katheter
- Erhöhte Geräuschkulisse beispielsweise durch Monitoring und dadurch weniger Ruhe für Patienten

15.3 Erfassung des Sturzrisikos

Zu Beginn des pflegerischen Auftrags, bei einer Veränderung des Status und nach einem Sturz ist eine systematische Sturzrisikoeinschätzung vorzunehmen. Zur Einschätzung des Sturzrisikos können in der klinischen Praxis Sturzskalen verwendet werden. Sturzskalen sind standardisierte Instrumente, die die Pflegekraft bei der Entscheidungsfindung, ob ein Sturzrisiko besteht, unterstützen können.

Es gibt zahlreiche Erhebungsinstrumente und Skalen, wie zum Beispiel:
- St. Thomas´s Risk Assessment Tool in Faling Elderly Inpatients (STRATIFY)
- Morse Fall Scale (MFS)
- Stops Walking when Talking (SWWT)
- Tinetti-Test
- Timed Up & Go (TUG)
- Downton-Index

Es gibt jedoch kein Instrument, das allen Erfordernissen entspricht, zudem ist die Effektivität von Sturzrisikoassessments umstritten. Der Vorteil der Skalen liegt jedoch in der Sensibilisierung der Pflegenden. Bei der Auswahl von Risikoskalen ist daher darauf zu achten, dass diese leicht anwendbar sind und die häufigsten Risikofaktoren des Settings berücksichtigen. Daher empfiehlt sich meist eine Kombination von einem standardisierten Sturzrisikoinstrument und einer individuellen Risikoeinschätzung des

Patientensettings der Station, da jeder Indikator für sich ein Sturzrisiko darstellt.

Wird in einer Einrichtung elektronisch dokumentiert, gibt es inzwischen Lösungen, die automatisch aus dem Pflegestatus, d. h. ohne Zusatzdokumentation, das Sturzrisiko auswerten. Dies ist zum Beispiel bei dem ergebnisorientierten PflegeAssessment AcuteCare (ePA-AC) der Fall. Zur Einschätzung muss die Pflegende daher wissen, welche Items hinterlegt sind, die ein Sturzrisiko ausweisen. Im ePA-AC Version 2.2 führen die Items
- Selbstpflegefähigkeit Aktivität/Fortbewegung,
- verändertes Gangbild,
- Gleichgewichtstörungen,
- Sturzereignis in den letzten 2 Monaten,
- aktuelles Sturzereignis,
- dranghafte oder gesteigerte Ausscheidungsfrequenz,
- Orientierung (Zeit, Ort, Person, Situation),
- Sturz-/Delirrisiko erhöhende Medikamente und
- Sehfähigkeit

zur Ausweisung eines Risikos, wenn mindestens ein Item mit einer Beeinträchtigung kodiert ist. Dieses Vorgehen entspricht auch den Empfehlungen des Expertenstandards „Sturzprophylaxe" des DNQP.

ePA-AC ist ein Assessmentinstrument zur Erfassung der Pflegebedürftigkeit und berücksichtigt deshalb – logischerweise – keine umgebungsbezogenen Sturzrisikofaktoren. Wie bei jedem standardisierten Instrument obliegt auch im ePA-AC die Interpretation der Assessmentergebnisse einer Pflegefachperson (vgl. Bartholomeyzik u. Hunstein 2006).

Fazit: Sturzrisikofaktoren sind – in welcher Form auch immer – systematisch zu erfassen und zu dokumentieren. Zwar können Risikoskalen Pflegekräfte unterstützen, aber eine gezielte pflegerische-klinische Evaluierung nicht ersetzen.

> — **Instrumente sollen jeweils auf die Anwendbarkeit des vorhandenen Settings überprüft werden.**
> — **Wird ein Risiko automatisiert ausgewiesen, müssen die Pflegenden die hinterlegten Items/Variablen kennen.**
> — **Die klinische Evaluierung durch versiertes Pflegepersonal ist eine unabkömmliche Expertise.**

15.4 Prävention

Die Risikoeinschätzung ist die Grundlage für die Entwicklung zielgerichteter Interventionen. Eine Risikoeinschätzung, ohne daraus Konsequenzen zu ziehen, ist sinnlos. Es gilt, die passenden prophylaktischen Interventionen für den Patienten zu eruieren.

Nachdem die Pflegekraft ein Sturzrisiko festgestellt hat, sollte sie den behandelten Arzt informieren. Darüber hinaus ist die Information und Einbeziehung aller an der Behandlung beteiligten Akteure ratsam. Je nach Risiko sind weitere Professionen hinzuzuziehen. Liegt zum Beispiel eine Mobilitätsstörung vor oder wären Balance- und Kraftübungen sinnvoll, dann sollte die Physiotherapie einbezogen werden. Bei Polypharmazie sollte ggf. ein Pharmazeut und bei Sehstörungen ein Augenarzt konsultiert werden (▶ Kap. 3.2). Idealerweise wird ein multiprofessioneller Präventionsplan erarbeitet.

15.4.1 Information und Beratung

Eine gezielte Sturzprophylaxe beinhaltet die Information und die Beratung des Patienten und gegebenenfalls auch der Angehörigen. Es ist die Aufgabe der verantwortlichen Pflegekraft, dem Patienten und seinen Angehörigen über das erhöhte Sturzrisiko aufzuklären und ihnen die geeigneten Präventionsmaßnahmen vorzustellen und zu erklären. Das übergeordnete Ziel des Gespräches ist es, den Patienten zur körperlichen Bewegung zu motivieren – mit dem Wissen seiner individuellen Risiken und den präventiven Sturzmaßnahmen. Idealerweise bieten Sie dem Patienten mehrere Interventionen zur Auswahl an.

Grundsätzlich sollte das Gespräch positiv und motivierend sein. Vermeiden Sie Sätze wie:

- Sie sind sturzgefährdet, da müssen Sie aufpassen.
- Wir haben bei Ihnen ein Sturzrisiko festgestellt.
- Passen Sie auf, sonst fallen Sie hin.
- Stehen Sie nicht alleine auf, sonst können Sie fallen.
- Nehmen Sie immer die Krücken.
- Es ist ganz wichtig, dass Sie sich festhalten.

Der bewusste Umgang mit der Sprache ist hier besonders wichtig. Hilfreich zur Formulierung von positiven Sätzen und damit auch zu einer positiven Haltung ist das Lingva Eterna Sprach- und Kommunikationskonzept. Es fördert eine klare, wertschätzende Kommunikation. Gezielte Änderungen der gewohnten Ausdrucksweise haben eine nachhaltige Wirkung auf den Gesprächspartner und auch auf den Sprecher selbst. Sie gewinnen damit an Klarheit und an Ausstrahlung.

Formulieren Sie besser:

- Sie sind sturzgefährdet. Seien Sie bitte achtsam beim Aufstehen und Gehen.
- Wir sehen bei Ihnen ein Sturzrisiko (statt: feststellen).
- Gehen Sie bitte langsam (Stehen Sie bitte langsam auf). Dann bleiben Sie sicher auf den Beinen.
- Sie sind (noch) wackelig auf den Beinen. Lassen Sie sich beim Aufstehen bitte immer helfen.
- Seien Sie bitte achtsam mit sich: Nehmen Sie bitte immer die Krücken.
- Halten Sie sich bitte fest! Das ist ganz wichtig.

Soweit ein einsichtsfähiger Patient die empfohlenen und gebotenen Maßnahmen ablehnt, ist dies zu respektieren. In diesem Fall wird der einsichtsfähige Patient aufgeklärt und auf mögliche Folgen hingewiesen.

> **Aus juristischer Sicht wird in diesem Fall eine genaue Dokumentation zu folgenden Kriterien dringend empfohlen:**
> — **Einsichtsfähigkeit des Patienten**
> — **Hinweis des Patienten auf die patientenspezifischen Sturzrisiken**
> — **Angebotene Maßnahmen**
> — **Ablehnung des Patienten trotz genannter Hinweise und angebotener Maßnahmen**

- **Datum und Unterschrift der Pflegekraft, ggf.
  unter Nennung/im Beisein eines weiteren
  Zeugen (z. B. Angehöriger oder weitere
  Pflegekraft)**

Zur Unterstützung kann die Beratung mit einer Informationsbroschüre gestaltet werden.

> **Praxistipp**
>
> - Prüfen und bedenken Sie bei dem Beratungsgespräch, ob der Patient dem Gespräch inhaltlich folgen kann.
> - Sprechen Sie in einer positiven, einfachen und klaren Sprache.
> - Geben Sie praktische Tipps.

An eine Beratung kann sich eine Schulung oder ein Training anschließen. Inhalte könnten zum Beispiel

- der richtige Umgang mit Hilfsmitteln,
- der sichere Transfer vom Bett in den Rollstuhl,
- Balance- und Kraftübungen oder
- Bewegungsübungen

sein. Je nach Ziel und Inhalt ist die Hinzuziehung eines Physiotherapeuten oder einer anderen Profession ratsam.

> ❯ **Die Ausgangsbasis einer gezielten Sturzprophylaxe ist die Beratung des Betroffenen selbst und dessen Angehörigen sowie die Informationsweitergabe und Einbindung von beteiligten Berufsgruppen.**

15.4.2 Interventionen

Die Ätiologie von Stürzen ist multifaktoriell, daher ergibt sich eine Fülle von Interventionen. Es gilt, spezifische Einzelinterventionen für den Patienten und für die Stroke Unit zu erarbeiten. Das Ziel einer Sturzprophylaxe ist es nicht, den Patienten in seiner Mobilität einzuschränken, sondern vielmehr für eine sicherere Bewegung zu sorgen. Im Expertenstandard werden viele Einzelinterventionen

beschrieben, diese wirken nur in Kombination miteinander ausreichend:

- **Reduktion der umgebungsbedingten Sturzgefahren** wie Überprüfung und Anpassung der Lichtverhältnisse, Anbringen von Haltegriffen, Benutzung rutschfester Materialien im Nassbereich oder Beseitigen von Stolperfallen
- **Balance und Kraftübungen**
- **Anpassung der Medikation** durch Beobachtung und Dokumentation der Wirkungen und Nebenwirkungen von Medikamenten, die das Sturzrisiko erhöhen (▶ Kap. 7)
- **Modifikation von Sehbeeinträchtigungen** durch Kontaktaufnahme mit einem Augenarzt bei vermuteter Sehbeeinträchtigung oder -verschlechterung (▶ Kap. 3.2)
- **Auswahl der Schuhe**
- **Einsatz von Hilfsmitteln** – siehe ▶ Abschn. 15.4.3
- **Freiheitseinschränkende Maßnahmen** als Ultima Ratio – siehe ▶ Abschn. 15.4.4

15.4.3 Hilfsmittel

Um Stürze zu vermeiden, steht eine Vielzahl von Hilfsmitteln zur Verfügung. Je nach Ausmaß der Hirnschädigung, z. B. bei einem Apoplex, zeigen sich unterschiedliche und in der Stärke ausgeprägte Beeinträchtigung in der Kognition, in der Sensibilität und in der Beweglichkeit. Es gilt daher, patientenbezogene Hilfsmittel wie beispielsweise

- Rollator,
- Gehstock,
- 4-Punkt-Gehstock oder
- Antirutschsocken

individuell an die Bedürfnisse und Fähigkeiten des Patienten anzupassen. Durch den Einsatz dieser Hilfsmittel kann in vielen Fällen die Sturzgefahr gemindert und die Mobilität sowie Eigenaktivität des Patienten gefördert werden.

In jüngerer Literatur wird der Einsatz von Antirutschsocken bei neurologischen Erkrankungen kritisch diskutiert. Besonders bei Patienten, welche die Füße beim Gehen nicht oder nicht genug anheben können wird der Einsatz von Antirutschsocken kritisch gesehen. Daher sollte tagsüber Patienten das ihnen bekannte Schuhwerk angeboten werden. Diese bieten zudem meist mehr Halt als die Antirutschsocken. Dabei ist zu beachten, dass die Schuhe keinen hohen Absatz, kein tiefes Profil oder keine rutschigen Sohlen haben.

> **Prüfen Sie kritisch die Praktikabilität, Vollständigkeit und die Unversehrtheit der Hilfsmittel.**

Stürze aus dem Bett sind ebenfalls ein häufiges unerwünschtes Ereignis im Krankenhaus. Hier bietet der Handel technische Hilfsmittel wie zum Beispiel
- Bettalarmsysteme,
- Bewegungsmelder sowie
- Bewegungsmatten

an. Diese Hilfsmittel zielen auf eine schnelle Alarmierung des Pflegepersonals ab, können einen Sturz aber nicht aktiv verhindern. Zudem gibt es spezielle Sturzmatten, die die Sturzkraft mindern sollen.

Eine weitere Variante ist das Niederflurbett. Eine allgemein gültige Definition hierfür gibt es nicht. Generell wird darunter ein Bett mit niedriger Liegeflächenhöhe verstanden, das sich bis fast auf Bodenniveau absenken lässt. Die Höhe der Liegefläche ist von Hersteller zu Hersteller unterschiedlich, die niedrigste beträgt 13 cm. Das Niederflurbett verhindert ebenfalls keinen Sturz, soll jedoch aufgrund der geringen Liegeflächenhöhe die Verletzungsgefahren mindern. Ferner ist es für Patienten geeignet, die Angst haben, aus dem Bett zu fallen und diese Lösung einem Bettgitter vorziehen. Meist haben die Niederflurbetten sehr kleine Räder, dadurch ist die Beweglichkeit des Bettes sehr erschwert. Dies ist bei einer Anschaffung in einem Krankenhaus zu bedenken.

15.4.4 Freiheitsentziehende Maßnahmen

Freiheitsentziehende Maßnahmen (FEM) zur Sturzprophylaxe sind als letztes Mittel, als Ultima Ratio, zu betrachten. Sie sollten nur erfolgen, wenn diese ausschließlich dem Schutz des Patienten dienen und nach pflegefachlicher und ärztlicher Analyse unter Berücksichtigung ethischer Aspekte alternativlos sind. Ist eine FEM nicht abwendbar, sollte diese so kurz wie möglich erfolgen. Die daraus resultierende Einschränkung in der Mobilität und Bewegungsfähigkeit können Dekubitalgeschwüre, Kontrakturen, Pneumonien und eine absolute Immobilität zur Folge haben.

Unter FEM werden nicht nur körpernahe „Fixierungen" wie zum Beispiel der Einsatz von Gurten oder Bandagen an Rumpf, Arm und Fuß verstanden, sondern alle Maßnahmen, die die Bewegungsfreiheit des Patienten einschränken.

Maßnahmen können sein:
- Fixierung durch ein Tischsteckbrett oder zum Beispiel mit einem Bettlaken bei einem Stuhl oder Rollstuhl, Bettgitter
- Feststellen von Bremsen an Rollstühlen, Mobilisationsstühlen, Toilettenstühlen
- Das Verschließen von Türen
- Sedierende Medikamente (Gabe von Medikamenten, Schlafmittel oder Psychopharmaka mit dem Ziel, das Verlassen der Einrichtung oder eines Fortbewegens in der Einrichtung zu verhindern)
- Wegnahme von Bekleidung, Schuhen, Sehhilfen, Rollstuhl, Gehhilfen u. ä., Ausübung von physischen und/oder psychischen Drucks)

> **Im Fall einer Bettflüchtigkeit des Patienten kann das Anbringen eines Bettgitters wegen der Gefahr des Übersteigens eine erhebliche Gefahr für den Patienten darstellen und kontraindiziert sein.**

15.5 Best Practice

Sturzprophylaxe basiert auf dem pflegerischen Sachverständnis und umfasst folgende Aspekte:
- Sichere Umgebungsgestaltung
- Erkennen von Risikofaktoren
- Implementieren von Interventionen zur Risikominderung
- Maßnahmen zur Reduktion des Verletzungsrisikos

Pflegende können durch diese Maßnahmen die Qualität und die Sicherheit im klinischen Setting verbessern. Es gilt also, in der klinischen Praxis Risikofaktoren zu eruieren und entsprechende Interventionen anzubieten.

In ◘ Tab. 15.2 werden mögliche Interventionen den Risikofaktoren zugeordnet. Diese Übersicht erhebt keinen Anspruch auf Vollständigkeit, und die Inhalte müssen dem Patienten und dem jeweiligen Setting angepasst werden. Sie dient lediglich als Anregung für die klinische Praxis.

Eine andere denkbare Variante ist die Erstellung einer Checkliste – entweder zur schnellen systematischen Analyse der möglichen Interventionen oder als Grundlage zur Dokumentation der Interventionen. ◘ Abb. 15.1 dient lediglich der Anregung zur Erstellung einer Checkliste für Ihr Setting.

◘ **Tab. 15.2** Beispiele möglicher Interventionen für einzelne Risikofaktoren

Risikofaktor	Übergeordnetes Ziel	Mögliche Intervention
Einschränkung in der Kognition	Förderung der Sicherheit	– Bettgitter herablassen oder hochgezogen auf Wunsch des Patienten (vor allem in Bezug auf das Gefühl des Patienten) – Bett nach jeder Intervention auf die niedrigste Position einstellen – Bremsen an Betten und Stühlen feststellen – Orientierungstraining mit dem Patienten durchführen (wo befinden sich die Glocke, die Hilfsmittel des Patienten und die Toilette) – Glocke in Reichweite des Patienten positionieren
Fehleinschätzung der funktionalen Fähigkeit	Einschränkungen verdeutlichen	– Förderung zur realistischen Einschätzung seiner körperlichen Fähigkeit – Körperwahrnehmung fördern – Bewegung fördern – Einbeziehen und Einsetzen des Bobath-Konzeptes (▶ Kap. 12)
Einschränkungen in der Ausscheidung und/oder Inkontinenz	Kontinenz fördern	– Geeignete Kontinenzhilfsmittel bereitstellen, Patienten damit versorgen bzw. ihn evtl. dabei unterstützen – Klingel griffbereit legen – Toilettengang alle 2–3 h (vor/nach dem Essen, vor dem Schlafengehen, mit den Messrunden) – Toilettenstuhl, Urinflasche nachts am Bett bereitstellen
Sensorische Beeinträchtigung	Barrierefreie Umgebung	– Hilfsmittel verwenden – Patienten die Ausstattung des Zimmers zeigen/erklären – Patienten die Glocke zeigen/erklären – Unordnung vermeiden, Stolperfallen beseitigen – Brille und Hörgeräte griffbereit legen und verwenden
Beeinträchtigte Bewegung, Hyperaktivität	Mobilität sicherstellen/ fördern durch einen festen Stand und Gang	– Mobilität fördern – Wahrnehmung fördern – Festes, unterstützendes und rutschfestes Schuhwerk anziehen – Ggf. Antirutschsocken anziehen – Gehhilfen (Unterarmgehstützen, Rollator), Klingel in unmittelbarer Reichweite aufbewahren – Einbeziehen/Anwendung des Bobath-Konzeptes

Anamnese

☐ Sturzrisiko einschätzen (Anamnese – ePA, Beobachtung, Sturzereignis vergangene Monate, Funktionseinbußen und -beeinträchtigungen abklären)
☐ Individuelle Sturzrisikofaktoren ermitteln
☐ Sturzanamnese – Fragen nach Ort und Zeitpunkt des Sturzes, nach den (vermuteten) Auslösern und dem Hergang sowie den Folgen des Sturzes
☐ Abklärung einer möglichen Sturzangst
☐ Bewegungsstatus im Bewegungsplan erfassen und dokumentieren
☐ Klärung von benötigten unterstützenden Hilfsmitteln wie Gehwagen, Gehstöcke, Rollator
☐ Einschätzung des Kontinenzlevels

Umgebung

☐ Patienten die Ausstattung des Zimmers zeigen/erklären
☐ Überprüfen, ob sich der Patient im Zimmer frei bewegen kann
☐ Gefahren in der Umgebung beheben (Sichtbarkeit der Stufenkanten, Haltegriffe)
☐ Stühle, Tische immer am gleichen Ort abstellen
☐ Bett so wenig wie möglich verschieben/bewegen
☐ Unordnung im Zimmer vermeiden
☐ Nachtlicht im Zimmer und in der Toilette einschalten
☐ Klingel in Reichweite legen
☐ Telefon in Reichweite stellen
☐ Bett nach jeder Intervention auf die niedrigsten Position einstellen und Bremsen feststellen

Hilfsmittel und Bekleidung

☐ Brille und Hörgerät griffbereit legen
☐ Hilfsmittel wie Gehwagen, Gehstöcke, Rollator zur Verfügung stellen
☐ Gehhilfen in unmittelbarer Reichweite bereitstellen
☐ Bei Hilfsmitteln mit Rollen wie Gehwagen, Rollator immer Bremsen feststellen
☐ Bei eingeschränkter Kognition Bettgitter herablassen ggf. entfernen
☐ Niederflurbett einsetzen
☐ Festes, unterstützendes und rutschfestes Schuhwerk anziehen
☐ Antirutschsocken anziehen

Abb. 15.1 Checkliste möglicher Interventionen

Ausscheidungsunterstützung

☐ Nicht allein im Bad/Toilette lassen
☐ Klingel in der Toilette erklären und griffbereit legen
☐ Geeignete Kontinenzhilfsmittel bereitstellen
☐ Toilettenstuhl, Urinflasche nachts am Bett bereitstellen
☐ Toilettengang alle 2–3 Stunden (immer vor/nach dem Essen, vor dem Schlafengehen) Uhrzeiten festlegen

◼ Abb. 15.1   (Fortsetzung)

15.6   Maßnahmen nach dem Sturz

15.6.1 Dokumentation und Erfassung eines Sturzes

Jeder Sturz eines Patienten muss unabhängig von der Schwere oder von möglichen Verletzungen dokumentiert werden. Die Dokumentation von Stürzen erfolgt meist in einem Sturzereignisprotokoll, das verbindliche Vorgehen ist meist hausintern geregelt.

> **Praxistipp**
>
> Erkundigen Sie sich nach den Vorgaben, z B. Verfahrensanweisungen, Ihres Hauses.

Das Sturzereignisprotokoll dient primär zur Information der Personen, die am Behandlungsprozess teilnehmen, sowie der Analyse des Sturzgeschehens. Es gilt, Informationen über den Hergang des Sturzes zu gewinnen, um daraus prophylaktische Maßnahmen zu entwickeln bzw. ableiten zu können. Sekundär dient das Sturzereignisprotokoll für eventuelle juristische Fragestellungen. Inhalte, die in einem Sturzprotokoll vorhanden sein müssen, sind in ◼ Tab. 15.3 und empfehlenswerte Angaben in ◼ Tab. 15.4 zusammengestellt.

Besonderes Augenmerk bei der Dokumentation des Sturzes sollte auf die Beschreibung des Sturzablaufes gelegt werden.

> ❯ **Beschreiben Sie so genau wie möglich den Sturzablauf und wie Sie ihn beobachtet haben.**

Jedoch ist nicht immer eine Pflegekraft bei einem Sturz anwesend. Für den Fall, dass der **Patient selbst Auskunft über den Sturzablauf geben kann**, fragen Sie ihn nach dem Sturzablauf und dokumentieren Sie dies entsprechend.

Fallbeispiel

„Patient Herr Peter Mustermann ist in Abwesenheit einer Pflegekraft gestürzt. Laut Auskunft des Patienten ist folgendes geschehen: „Ich bin über die Hausschuhe gestolpert und verlor das Gleichgewicht … "

Ist der **Patient nicht in der Lage, selbst Auskunft über den Sturz zu geben**, fragen Sie **Mitpatienten**, ob sie den Sturz beobachtet haben und dokumentieren Sie dies entsprechend.

Fallbeispiel

„Patient Herr Peter Maier ist in Abwesenheit einer Pflegekraft gestürzt. Der Patient kann aufgrund seiner kognitiven Schwäche (Demenz) selbst keine Auskunft geben. Der Sturz wurde von einem Mitpatienten beobachtet. Laut Auskunft des Mitpatienten Herrn Hans Schmidt ist folgendes geschehen „Herr Maier ist über die Hausschuhe gestolpert und hat das Gleichgewicht verloren … "

Tab. 15.3 Inhalte eines Sturzprotokolls

Items	Beispiele und Hinweise
Angaben zum Patienten	Vor- und Zuname, Geburtsdatum
Station/Einheit	
Zeitpunkt des Sturzes	Datum und Uhrzeit
Ort des Sturzes	Bad, Zimmer, Flur etc.
Sturzablauf	
Aktivität unmittelbar vor dem Sturz	Gehen, stehen, sitzen, aufstehen, liegen etc.
Sturzfolgen	Keine sichtbare Verletzung, Schürfwunde, Hämatom, Platzwunde etc.
Eingeleitete Maßnahmen	Kühlung, Wundverband, Röntgen etc.
Zeitpunkt der Informationsweitergabe an den behandelnden Arzt	Name des Arztes

Tab. 15.4 Empfehlenswerte Angaben in einem Sturzprotokoll

Items	Beispiele und Hinweise
Umgebungsfaktoren zum Zeitpunkt des Sturzes	Fußboden (feucht, nass, glatt), Lichtverhältnisse (hell, dunkel), Nachtlicht (an, aus)
Kognitiver Zustand vor und nach dem Sturz	Orientiert, desorientiert, wechselnd
Angebotene und/oder verwendete Hilfsmittel	Gehstock, Rollator, Gehwagen benötigt, benutzt, defekt, nicht erreichbar
Fußbekleidung	Offene oder geschlossene Schuhe, Socken, Antirutschsocken etc.
Sturzrisikofaktoren vor dem Sturz	Gleichgewichtsstörungen, Angst vor Sturz, Bettflüchtigkeit
Anzahl und Art der Medikamente	
Seheinschränkungen	Reduzierte Kontrastwahrnehmung, reduzierte Sehschärfe

In dem Fall, dass der **Patient selbst keine Auskunft geben kann** und auch **kein Dritter** den Sturz beobachtet hat, beschreiben Sie die Situation, wie Sie den Patienten gefunden haben, so genau wie möglich.

Fallbeispiel

„Um ca. 14.08 Uhr hörte ich ein dumpfes Geräusch aus Zimmer 14. Dem Geräusch ging ich unverzüglich nach und fand Herrn Maier am Boden sitzend vor. Der Infusionsständer war umgefallen. Ein Hausschuh lag unter dem Bett, der andere ca. 1,5 Meter weiter weg am Schrank. Herr Maier konnte sich nicht an den Hergang des Sturzes erinnern bzw. aufgrund einer kognitiven Schwäche (Demenz) selbst keine Auskunft geben … "

> — **Beschreiben Sie, soweit nachvollziehbar, möglichst genau den Sturzhergang oder die Situation.**
> — **Dokumentieren Sie bei möglichen Zeugen, egal ob Mitpatient, Besucher oder Personal, den Vor- und Zunamen.**
> — **Dokumentieren Sie nachvollziehbar, wer was gesehen oder dazu geäußert hat.**

15.6.2 Sturzanalyse

Jeder Sturz ist ein spezifisches Ereignis mit einer Vielzahl individueller Merkmale, die den Patienten selbst, die Umgebung und die Aktivität vor dem Sturz betreffen können. Mittels eines Sturzprotokolls, das Rückschlüsse über den Sturzhergang gibt, können jedoch relevante Daten erfasst werden. Dies ist die Grundlage für eine Sturzanalyse.

> **Eine Sturzanalyse ist eine strukturierte Prüfung von Sturzereignissen und deren Hintergründe innerhalb einer Klinik oder einer Station.**

Eine Sturzanalyse kann Auskunft über eine stationsspezifische Häufigkeit, wie Sturzzeit und Sturzort, oder eines Umgebungsfaktors, wie eine Schwelle, geben. Ziel der Sturzanalyse ist die Vermeidung weiterer Stürze und die Optimierung der prophylaktischen Interventionen in der Zukunft für den Patienten oder für zukünftige Patienten.

Mögliche Leitfragen für eine Sturzanalyse sind:

1. Warum und wie genau ist der Patient gestürzt?
2. War der Patient ein „Risikopatient", und wurden alle Risiken vor dem Sturz erkannt?
3. Wäre der Sturz vermeidbar gewesen, und welche Maßnahmen hätten wahrscheinlich den Sturz verhindert?
4. Wenn nein: Was lag vor, dass dieser Sturz nicht vermeidbar war?
5. Wurden Hilfsmittel eingesetzt, waren diese adäquat?
6. Lag ein technischer Defekt des verwendeten Hilfsmittels vor?
7. Welche Interventionen ergeben sich aus dem Sturz für den gestürzten Patienten?
8. Gibt es Interventionen, die aus diesem Sturz resultieren, damit weitere Stürze mit ähnlichem Muster in Zukunft vermieden werden können?
9. Was lernen wir als Team aus diesem Sturz?

Praxistipp

Analysieren Sie den Sturz mit einer Fallbesprechung. Idealerweise findet diese im interdisziplinären Team (Pflegende, Physiotherapeuten und Ärzte) statt.

Auf einen Blick

Nicht alle Stürze sind vermeidbar. Es gilt jedoch, die Stürze zu vermeiden, die retrospektiv vermeidbar gewesen wären. Lernen Sie aus jedem Sturz und optimieren Sie die Situation für die Zukunft. Einen Sturz, der geschehen ist, können Sie nicht mehr ändern - aber:

Das Schlimmste ist es, Stürze als Gegeben hinzunehmen, diese nicht zu reflektieren und nichts zu ändern.

Literatur

Bartholomeyczik S, Hunstein D (2006) Standardisierte Assessmentinstrumente – Möglichkeiten und Grenzen. PrInterNet 05/06: 315–317

Deutsches Netzwerk für Qualitätsentwicklung in der Pflege (DNQP) (2013) Expertenstandard Sturzprophylaxe in der Pflege, 1. Aktualisierung. Hochschule Osnabrück, Osnabrück

Enloe M, Wells TJ, Mahoney J, Pak M, Gangnon RE, Pellino TA, Hughes S et al. (2005) Falls in acute care: An academic medical center six-year review. J Patient Safety 1: 208–214

Funk M, Pierobon A (2007) Sturzprävention bei älteren Menschen – Risiken, Folgen. Thieme, Stuttgart

Halfon P, Eggli Y, van Melle G, Vagnair A (2001) Risk of falls for hospitalized patients: a predictive model based on routinely available data. J Clin Epidemiol 54(12): 1258–1266

Huhn S (2013) Einem Sturz gezielt vorbeugen. Die Schwester/Der Pfleger 52(5/13): 446 ff

Kerscher M (2015) Das Ziel: sicher, mobil, sturzfrei. Die Schwester/Der Pfleger 54(4): 12–19

Schwendimann R (2006) Patient falls: a key issue in patient safety in hospitals. Inauguraldissertation vorgelegt an der Medizinischen Fakultät und der Philosophisch-Naturwissenschaftlichen Fakultät der Universität Basel, https://core.ac.uk/download/files/405/18233823.pdf, Abrufdatum: 30.05.2016

Tideiksaar R (2008) Stürze und Sturzprävention. Assessment – Prävention – Management, 2. Aufl. Huber, Bern

von Scheurl-Defersdorf MR (2014) In der Sprache liegt die Kraft. Klar reden, besser leben. Verlag Herder Spektrum, Freiburg

von Scheurl-Defersdorf MR (2015) Die Kraft der Sprache – 80 Karten für den alltäglichen Sprachgebrauch. Lingva Eterna Verlag, Erlangen

Wirkner-Schießl K (2014) Verfahrensanweisung zu freiheitsentziehenden Maßnahmen bei Erwachsenen des Universitätsklinikums Erlangen, Stand 15.04.2014, Kenn-Nr.: 8–558

Logopädie – Der Sprech-, Sprach-, Schluckpatient auf der Stroke Unit

C. Winterholler

16.1   Erkennen und Unterscheiden von Sprach- und Sprechstörungen – 192
16.1.1   Sprachstörungen im Verlauf – 192
16.1.2   Logopädische Therapie – 193

16.2   Dysarthrie – 194
16.2.1   Logopädische Therapie – 195

16.3   Dysphagie – 195
16.3.1   Dysphagie bei Schlaganfall – 195
16.3.2   Schluckscreening – 196
16.3.3   Logopädische Diagnostik und Therapie – 197
16.3.4   Kosteinstellung – 199
16.3.5   Trinken – 200
16.3.6   Mundpflege – 202

Literatur – 202

© Springer-Verlag GmbH Deutschland 2017
C. Fiedler, M. Köhrmann, R. Kollmar (Hrsg.), *Pflegewissen Stroke Unit*, Fachwissen Pflege,
DOI 10.1007/978-3-662-53625-4_16

In Kürze: Das Aufgabengebiet der Logopädie ist das Erkennen und Behandeln von Stimm-, Sprech-, Sprach- und Schluckstörungen im Kindes- wie im Erwachsenenalter. Auf der Stroke Unit liegen die Schwerpunkte der logopädischen Arbeit auf den neurologisch bedingten Sprach-, Sprech- und Schluckstörungen. Patienten, die in ihrer Sprache und ihrem Sprechen durch einen Schlaganfall beeinträchtigt sind, erleben ihren Kommunikationsalltag völlig verändert. Sie finden sich sprachlich nicht mehr zurecht, suchen nach Wörtern, brechen Sätze ab oder sind gänzlich unverständlich. Auch verstehen sie ihre sprachliche Umwelt häufig nicht mehr, orientieren sich an Schlüsselbegriffen, an Mimik und Gestik und kommen dadurch zu Fehlinterpretationen. Aus diesem Sprachwirrwarr versuchen Logopäden einen individuellen Ausweg für die Patienten und deren Angehörige zu finden – mit Hilfe von Diagnostik und Therapie.

Schluckstörungen greifen in das Vitalsystem sein, denn bei Nichterkennen besteht die Gefahr des Verschluckens und einer daraus resultierenden Aspirationspneumonie. Hier ist es von elementarer Bedeutung, dass betroffene Patienten erkannt und angemessen behandelt werden, z. B. mit einer exakten Koststufeneinstellung. Für alle diese Störungen gilt, dass in der Akutphase die Symptome noch stark fluktuieren. Eine aufmerksame Beobachtung und Kontrolle der Erstsymptome im Verlauf der Akutphase ermöglichen optimale Strategien in der Behandlung des Patienten.

Der Pflegealltag auf der Stroke Unit ist für alle Beteiligten eine enorme Herausforderung – für einen Patienten, der sich sprachlich nicht orientieren kann, kaum zu bewältigen. Doch schon ein Bewusstsein um die Probleme und Belange der Sprach-, Sprech- und Schluckpatienten kann den Pflegealltag so beeinflussen, dass der Patient nicht nur von therapeutischen, sondern auch von pflegerischen Maßnahmen profitiert.

16.1 Erkennen und Unterscheiden von Sprach- und Sprechstörungen

Aphasie nennt man eine Sprachstörung, die in Folge von Schlaganfall, Schädel-Hirn-Trauma, Hirntumor, zerebral entzündlichem Prozess oder degenerativer Erkrankung (z. B. Demenz) auftritt. Die Störung kann sich auf alle Modalitäten der Sprache erstrecken: Sprechen, Verstehen, Schreiben, Lesen. Im Sprachsystem kann die Aphasie alle linguistischen Ebenen betreffen: Phonetik/Phonologie, Semantik/Lexikon, Morphologie/Syntax, Pragmatik. Die Sprachstörung wird durch Läsionen der Sprachregion verursacht, die bei ca. 90 % der Menschen in der linken Großhirnhemisphäre liegt. Sprachrelevante Areale umfassen in erster Linie die perisylvische Kortexregion einschließlich der Inselrinde, vermutlich auch subkortikale Strukturen wie Thalamus und Basalganglien (Huber u. Ziegler 2000).

Fallbeispiel

Pflegekraft: „Frau Meier, möchten Sie eine Scheibe Brot oder ein Brötchen?"
Frau Meier: „Butter, äh, äh, schneiden, äh … "
Die Kommunikation gestaltet sich für beide Seiten schwierig – für die Sprecherin und für die Pflegekraft. Frau Meier findet aufgrund einer Wortfindungsstörung nicht die passende Antwort, die Pflegekraft weiß nicht, was die Patientin essen möchte. Aus der Sprachstörung entsteht in Verbindung mit der Umwelt ein Kommunikationsproblem.

Außerdem können noch nichtsprachliche Begleitsymptome die Kommunikation zusätzlich beeinträchtigen – sog. neuropsychologische Begleiterscheinungen, wie z. B.:
- Gesichtsfeldausfall (Hemianopsie)
- Aufmerksamkeitsstörungen
- Neglect
- Konzentrationsmangel
- Verlangsamung
- Ermüdbarkeit
- Orientierungsschwierigkeiten
- Gedächtnisprobleme

16.1.1 Sprachstörungen im Verlauf

In der Akutphase ist der Zustand des Betroffenen noch deutlich gekennzeichnet durch Beeinträchtigungen der Basisfunktionen. Die aphasischen Symptome zeigen noch kein stabiles Muster, das eine exakte Zuordnung zu den klassischen Aphasietypen (◘ Tab. 16.1) zulässt. Erst nach ca. 4–6 Wochen

◘ Tab. 16.1 Klassifikationsschema der Aphasien. (Adaptiert nach Karbe 2004)

Standard-Syndrome	Nichtstandard-Syndrome
Globale Aphasie: Sprachautomatismen; schwere Störung in allen Modalitäten, Sprachfluss stark eingeschränkt; Kommunikation schwer gestört	Leitungsaphasie: herausragend gestörtes Nachsprechen, flüssige Sprachproduktion, Sprachverständnis relativ gut
Wernicke-Aphasie: Paragrammatismus; Paraphasien, Sprachverständnis gestört; Kommunikation schwer bis mittelgradig gestört	Transkortikale Aphasie: herausragend gutes Nachsprechen Transkortikal-sensorisch: Sprachfluss unauffällig, eingeschränktes Sprachverständnis
Broca-Aphasie: Agrammatismus; Sprachfluss eingeschränkt, Kommunikation schwer bis mittelgradig gestört	Transkortikal-motorisch: Sprachfluss eingeschränkt, Sprachverständnis relativ gut Gemischt transkortikal: Sprachfluss und Sprachverständnis stark eingeschränkt
Amnestische Aphasie: Wortfindungsstörungen; Sprachfluss eher unauffällig, aber Satzabbrüche bei Wortsuche; Kommunikation mittelgradig bis leicht gestört	

stabilisieren sich die sprachlichen Defizite in den Sprachebenen und formen sich zu einem Individualsyndrom. Jeder Aphasiepatient hat neben der traditionellen Einteilung in die klassischen Aphasieformen seine eigenen Ausprägungen, Stärken und Schwächen, was die Defizite und die Bewältigung von Kommunikationssituationen mit individuellen Strategien betrifft. Besonders große Fortschritte sind in den ersten 3 Monaten zu verzeichnen. In diesem Zeitraum kommt es häufig noch zu Spontanremissionen. Bei einem großen Teil der Betroffenen bleibt eine Restsymptomatik, d. h. die Aphasie wird zu einer chronischen Störung.

16.1.2 Logopädische Therapie

Die Sprachtherapie soll möglichst in der frühen Phase der Spontanerholung beginnen und möglichst täglich stattfinden. Die Inhalte und die Dauer sind stark abhängig von der Vigilanz und der Belastbarkeit des Betroffenen (Leitlinien 2008). Ziel der Therapie ist es, den Patienten sprachliche Stimuli anzubieten und Fehlanpassungen zu verhindern. Besonderer Fokus liegt auf der Ausnutzung aller Kommunikationsmöglichkeiten, wie z. B. Einsetzen von Gestik, Mimik, Zeigen. Die Beratung der Angehörigen ist eine zentrale Aufgabe, da diese sehr verunsichert sind, wenn Kommunikationssituationen nicht mehr gelingen.

> **Praxistipp**
>
> - Lauter Sprechen hilft nicht und spannt die Kommunikationssituation unnötig an!
> - Für eine ruhige Gesprächsatmosphäre sorgen
> - Blickkontakt herstellen
> - Mimik und Gestik einsetzen
> - Realgegenstände, Bilder zeigen und auswählen lassen
> - Kurze Sätze bilden
> - Schlüsselbegriffe betonen
> - Schnelle Themenwechsel vermeiden
> - Entscheidungsfragen (Ja/Nein) formulieren
> - Schreibmöglichkeit bereithalten

❯ **Auf keinen Fall dürfen sich Gesprächspartner (z. B. während der Visite, der Pflegesituation) über den Kopf des Patienten hinweg unterhalten! Der Patient versucht, Informationen aus Gestik, Mimik und dem Tonfall herauszufiltern. Häufig versteht der Patient nur Schlüsselbegriffe. Das kann zu Missverständnissen führen, Ängste und Widerstände auslösen!**

Checkliste:
Benötigt der Patient
- Sehhilfe?

- Hörgeräte?
- Zahnprothese?

Fazit:
- Aphasie ist eine erworbene Sprachstörung in Folge einer Erkrankung des zentralen Nervensystems.
- Sie wird durch Läsionen in der linken Großhemisphäre verursacht.
- Alle Modalitäten der Sprache können betroffen sein: Sprechen, Verstehen, Lesen, Schreiben.
- In den ersten Tagen nach dem Schlaganfall sind ca. 30–40 % aller Patienten aphasisch.
- Die sprachlichen Symptome sind in der Akutphase fluktuierend.
- Eine abschließende Diagnose ist in der Akutphase noch nicht möglich.
- Tägliche logopädische Therapie nach Zustand des Patienten ist wichtig.
- Kommunikationsangebot im Pflegealltag sollte auf den Patienten abgestimmt werden.
- Das Sprachverständnis kann betroffen sein. Dadurch kann es zu Missverständnissen kommen.

16.2 Dysarthrie

Dysarthrien sind Sprechstörungen neurologischer Genese, durch zentrale oder periphere Läsionen des Nervensystems verursacht (◘ Tab. 16.2).

Fallbeispiel

Pflegekraft: „Wen sollen wir denn anrufen?"
Patient: unverständlich, leise – setzt erneut an; wieder unverständlich – gibt schließlich auf.
Pflegekraft: „Ihren Schwiegersohn?" – Patient nickt.

Dysarthrien stellen die häufigsten neurogenen Kommunikationsstörungen dar. Im Gegensatz zur Aphasie handelt es sich hier um eine unimodale Störung, die nur das Sprechen betrifft. Die Funktionen der Sprechmuskulatur sind betroffen, die Beweglichkeit der Sprechwerkzeuge ist eingeschränkt. Das Sprachsystem als solches ist nicht betroffen (Karbe 2004). Die Betroffenen sprechen verwaschen und undeutlich, die Eigenkontrolle der Sprechlautstärke und Sprechgeschwindigkeit ist eingeschränkt, der Stimmklang kann verändert sein, das Sprechen kann abgehackt oder monoton klingen. Die schwerste Form der Dysarthrie ist die Anarthrie, der Patient kann sich verbal nicht äußern.

Die eingeschränkten Funktionsbereiche sind in ◘ Abb. 16.1 dargestellt.

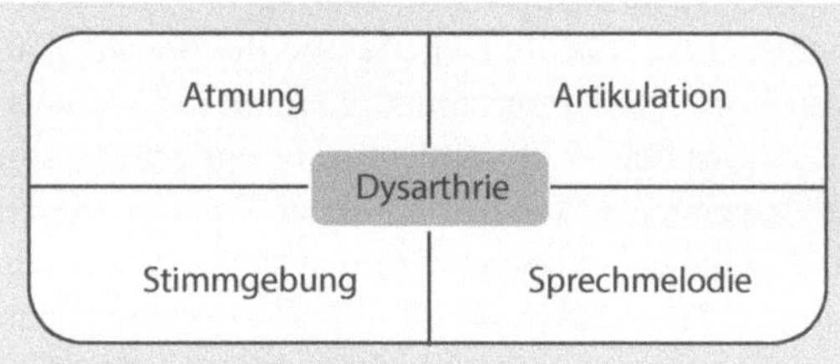

◘ **Abb. 16.1**   Dysarthrie

◘ **Tab. 16.2** Auftretenshäufigkeit dysarthrischer Störungsbilder. (Adaptiert nach Ziegler et al. 2011)

Neurologische Erkrankung	Dysarthrie-Prävalenz [in %]
Schädel-Hirn-Trauma	30–50 (schweres SHT)
Zerebrovaskuläre Störung	15–30 (meist transient)
Neurodegenerative Erkrankungen: Morbus Parkinson Morbus Huntington Steele-Richardson-Olszweski-Syndrom Multisystematrophie (MSA) Friedreich-Ataxie	Je nach Anfangsstadium und Progredienz 75–100
Multiple Sklerose	40–50
Amyotrophe Lateralsklerose	Bis 100
Myasthenia gravis	5–10

16.2.1 Logopädische Therapie

Die logopädische Therapie setzt die Schwerpunkte je nach Betroffenheit der Funktionsbereiche. Auch hier gilt es, eine für den Patienten befriedigende Kommunikationssituation zu ermöglichen. Da das Lesen und das Schreiben nicht beeinträchtigt sind, lassen sich diese Kanäle gut nutzen. Atem- und Stimmübungen werden je nach Belastbarkeit des Betroffenen eingesetzt, Artikulationsübungen müssen einen sprechpraktischen Charakter, d. h. Alltagsrelevanz, besitzen. Die Angehörigenarbeit besteht in der Aufklärung und in der Vermittlung von Kommunikationsstrategien.

Praxistipp

- Lauter Sprechen hilft nicht, spannt die Kommunikationssituation unnötig an.
- Schreibzeug bereithalten – Patienten können schreiben.
- Das Sprachverständnis und das Lesesinnverständnis sind intakt.
- Satztafeln mit den wichtigsten Sätzen anbieten, auf die der Patient zeigen kann.
- Patient in der Sprechsituation so aufrecht wie möglich lagern – das verbessert Deutlichkeit und Atmung.
- Auf gut sitzende Zahnprothese achten.
- Benötigt Patient Hörgerät und/oder Brille?

Fazit:
- Dysarthrie ist eine neurologische Sprechstörung
- Akute Ursachen: Schlaganfall, Schädel-Hirn-Trauma
- Neurologisch progrediente Ursachen: z. B. ALS, Morbus Parkinson
- Schwerste Form der Dysarthrie: Anarthrie – keine Sprechfunktion
- Das Sprachsystem ist nicht betroffen!
- Atmung, Artikulation, Sprechmelodie, Stimmgebung können unterschiedlich betroffen sein
- Patienten können lesen und schreiben, dies kann zur Kommunikationsunterstützung eingesetzt werden

- In der Akutphase sind die Symptome stark fluktuierend

> **Dysarthrie-Patienten haben mit einer hohen Wahrscheinlichkeit auch eine Schluckproblematik – unbedingt ein Schluckscreening durchführen, auch wenn der Patient initial keine Beschwerden angibt (Daniels 1998)!**

16.3 Dysphagie

Fallbeispiel
Herr H. kommt neu auf die Stroke Unit, sein Sprechen klingt leicht verwaschen, Speichel läuft ihm aus dem Mund. Wenn er spricht, klingt die Stimme belegt und brodelig. Er hat Durst und verlangt zu trinken, außerdem soll er 3 Tabletten einnehmen. Was tun?

Dysphagien treten in der Akutphase des Schlaganfalls in über 60 %, Aspirationen in über 20 % auf (◘ Tab. 16.3). Nach einer Cochrane-Übersicht versterben innerhalb von ca. 2 Wochen etwa 25 % der dysphagischen Schlaganfallpatienten, weitere 25 % erholen sich in der gleichen Zeit spontan (Leitlinien 2008). Die Aspirationspneumonie-Rate in den ersten 2 Wochen kann durch ein frühzeitiges Screening bzw. apparative Diagnostik mit anschließender Therapie von 8,2 % auf 1,3 % gesenkt werden (Doggett et al. 2001).

16.3.1 Dysphagie bei Schlaganfall

Bei bilateralen Schädigungen ist die Dysphagie besonders ausgeprägt, bilaterale Operculum-Schädigungen haben eine eher schlechte Prognose. Patienten mit einseitiger Läsion verbessern sich in der Regel gut. Schwere Dysphagien treten besonders bei Läsionen im Hirnstammbereich auf, insbesondere wenn die Schluckzentren in der Medulla oblongata betroffen sind. Nach Prosiegel (2007) ist die Prognose deutlich schlechter, wenn beide Schluckzentren innerhalb der Medulla oblongata gestört sind statt nur einer. Patienten mit einer ausgeprägten diffusen subkortikalen Schädigung haben ebenfalls eine deutlich schlechtere Prognose. Weitere Faktoren, die eine

◘ Tab. 16.3 Auftretenshäufigkeit von Dysphagien bei neurologischen Erkrankungen (eine Auswahl). (Adaptiert nach Prosiegel et al. 2005)

Erkrankung	Häufigkeit [in %]
Schlaganfall	Akutphase ca. 50
Schädel-Hirn-Trauma	Mehr als 70
Morbus Parkinson	Ca. 50
Multiple Sklerose	30–40
Lambert-Eaton-Syndrom	24–34
Myasthenia gravis	Erstsymptom 17, im Verlauf über 50
Amyotrophe Lateralsklerose (ALS)	Im Verlauf immer, bulbärer Beginn in ca. 25

schlechte Erholung von einer Schluckstörung vorhersagen, sind:

- Alter >70 Jahre
- Schwere des allgemeinen Defizits (gemessen am Barthel Index)
- Läsionslokalisation im frontalen oder insulären Kortex
- Anzahl von Aspirationspneumonien (Gröne 2009, S. 25–27)

Dies zeigt deutlich, wie wichtig ein funktionierendes Dysphagie-Management ist, um Schluckstörungen frühzeitig zu erkennen und adäquate Maßnahmen zu ergreifen (◘ Tab. 16.4, ◘ Abb. 16.2).

16.3.2 Schluckscreening

Das Vorliegen bestimmter klinischer Dysphagie-Symptome erlaubt die Identifikation von Patienten mit hohem Aspirationsrisiko (Daniels 1997; Leitlinien 2008). Dies gilt besonders für die Dysphagien mit motorischen Einschränkungen, bei Einschränkungen der Sensibilität im Pharynx-Larynx-Bereich zeigt erst ein bildgebendes Verfahren die Möglichkeit einer stillen Aspiration. Ein Screeningverfahren gibt eine erste Einschätzung des Aspirationsrisikos und Anzeichen sichtbarer Pathomechanismen. Aus diesem Grund ist es notwendig, differenziert vorzugehen und sowohl flüssige und breiige Konsistenzen

◘ Tab. 16.4 Anzeichen einer Schluckstörung

Anzeichen einer Schluckstörung	Mögliche Ursache
Herauslaufen von Speichel, Flüssigkeit, Nahrung aus dem Mund („drooling")	Fehlender Mundschluss, Schluckreflextriggerung gestört
Bunkern von Nahrung im Mund	Schluckreflextriggerung gestört, sensomotorische Störung
Nahrung kommt aus der Nase (nasale Regurgitation)	Mangelnde Gaumensegelhebung
Brodelige Stimme, Atemgeräusch (Penetration)	Sekret auf den Stimmlippen – Hinweis auf gestörte Sensibilität im Larynxbereich
Husten (Aspiration)	Fehlender effektiver Schutz der Atemwege
Regurgitation (Hochwürgen von Nahrung, Sekret)	Öffnungsstörung des oberen Ösophagussphinkters
Unklarer sukzessiver Temperaturanstieg	Anzeichen Aspirationspneumonie – stille Aspiration

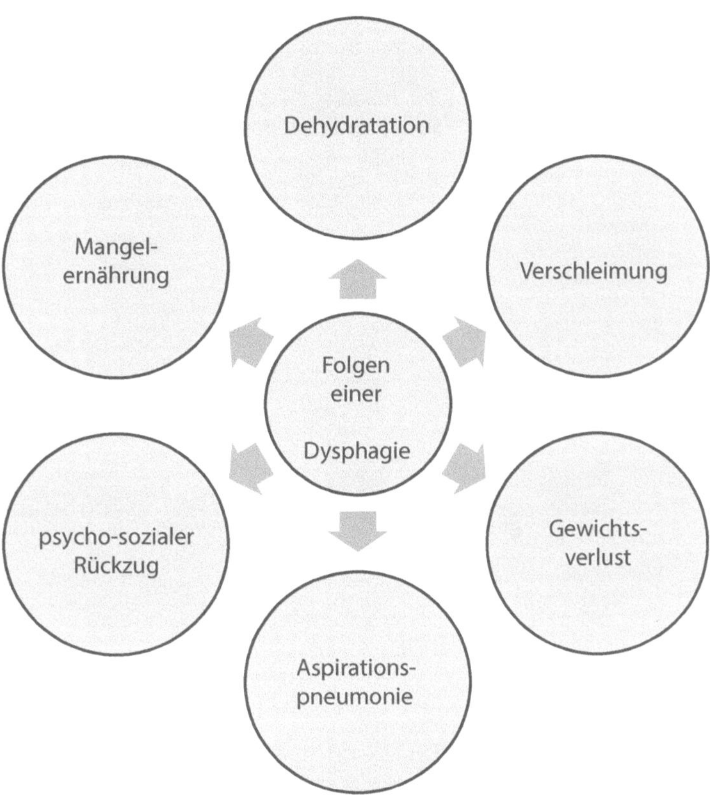

▫ Abb. 16.2 Folgen einer Dysphagie

anzubieten. In einer ausführlichen Reihenuntersuchung hat Daniels (1997) gezeigt, dass bei Flüssigkeit die Aspirationsrate auch bei gesunden Probanden sehr hoch ist, bei breiiger Konsistenz sehr gering. Wenn nicht nur das Ergebnis „Aspiration ja/nein" im Vordergrund stehen soll, muss auch die breiige Konsistenz differenziert betrachtet werden. Die Aufforderung zum willkürlichen Husten zu Beginn des Screenings dient zum Schutz des Patienten. Damit wird sichergestellt, dass er sich aktiv vor einer Aspiration schützen kann.

Die Prämisse in der Dysphagietherapie lautet „Schlucken lernt man nur durch Schlucken" oder allgemeiner „use it or lose it" (Robbins 2008).

Ein Patient, der zu lange ohne Kost bleibt, verliert unnötig Zeit – bei allen Entscheidungen steht die Sicherheit immer an erster Stelle. Ein Screening ersetzt keine ausführliche klinische Diagnostik und stellt auch keine Diagnose – es ist ein wichtiges Instrument einer ersten Orientierung in einem strukturierten Setting, bevor der Patient unkontrolliert Nahrung oder Flüssigkeit bekommt (▫ Tab. 16.5).

16.3.3 Logopädische Diagnostik und Therapie

Die logopädische Diagnostik ist ausführlicher als ein Schluck-Screening, dafür muss der Patient zuverlässig wach und kooperativ sein. Es geht um die Begutachtung von Kau-, Aufbereitungs- und Kontrollfunktionen im oralen Bereich sowie um die Einschätzung der Sensibilität und des relevanten Reflexstatus. Daran kann sich eine transnasale endoskopische Untersuchung anschließen (FEES), die die anatomischen Strukturen und den Bolusverlauf vor und nach dem Schlucken zeigt. Gut erkennbar werden dabei Sensibilitätsstörungen im Pharynx-Larynx-Bereich. Eine weitere Diagnostikmöglichkeit ist die Videofluoroskopie, eine

◘ Tab. 16.5 Durchführung eines Schluckscreenings

Kontrollierter Schluckversuch

Name des Patienten:
Datum:
Geb. am:
Untersucher:

Schluckversuch (Erlanger Modell)
1. Vorbereitung: Gummihandschuhe, Spatel, Untersuchungslampe, Tee, Götterspeise, Löffel, Trinkgefäß
2. Patient:
– wach und kooperativ
– **willkürlicher Husten**
– in Sitzposition (wenn möglich in Roll- oder Pflegestuhl), ansonsten so aufrecht wie möglich
– Zahnprothese, Brille, Hörgerät

Schluckversuch „Speichel"			
Inspektion der Mundhöhle	o.k.	Speichelsee	Ausgetrocknet, rissig, Bissstellen
Patient zum Husten auffordern	o.k.	Schwach	Nicht möglich
Patient Speichel sammeln/halten	o.k.	Speichel läuft aus dem Mund	
Speichel schlucken (Kehlkopfgriff: ◘ Abb. 16.3)	o.k.	Verzögert	Keine Kehlkopfbewegung
Stimmkontrolle (Zählen lassen)	o.k.	Brodeliger Stimmklang	Räuspern/Husten
Durchführung mit Götterspeise, Patient bekommt einen Teelöffel Götterspeise			
Läuft Speise aus dem Mund?	Ja/nein	–	–
Patient zum Schlucken auffordern	o.k.	Verzögert	Keine/schwache Kehlkopfbewegung
Husten/Räuspern	Sofort nach Speisegabe	Während des Schluckens	Nach dem Schlucken
Stimmkontrolle (Zählen lassen)	o.k.	Brodelig	Räuspern/Husten
Inspektion der Mundhöhle	o.k.	Speisereste	Spürt Patient Reste?
Schluckversuch mit Tee (ungesüßt), einen Teelöffel Tee verabreichen			
Läuft Flüssigkeit aus dem Mund?	Ja	Nein	–
Zum Schlucken auffordern	o.k.	Verzögert	Keine/schwache Kehlkopfbewegung
Husten/Räuspern	Nach Flüssigkeitsgabe	Während des Schluckens	Nach dem Schlucken
Stimmkontrolle	o.k.	Brodelig	Räuspern/Husten
Falls hier alles o.k., weitere Testmenge geben, Patient aus dem Becher trinken lassen			
Läuft Flüssigkeit aus dem Mund	Ja	Nein	–
Zum Schlucken auffordern	o.k.	Verzögert	Keine /schwache Kehlkopfbewegung
Husten/Räuspern	Nach Flüssigkeitsgabe	Während des Trinkens	Nach dem Trinken
Stimmkontrolle	o.k.	Brodelig	Husten/Räuspern

Die erste Mahlzeit mit der eingestellten Kost muss supervidiert werden – Hinweise auf Handling, Aufmerksamkeit und Verlauf sind wichtig!

Götterspeise wechselt bei längerem Verbleiben im Mund die Konsistenz – sie wird flüssig. Quittengelee kann eine Alternative sein. Kein Joghurt!

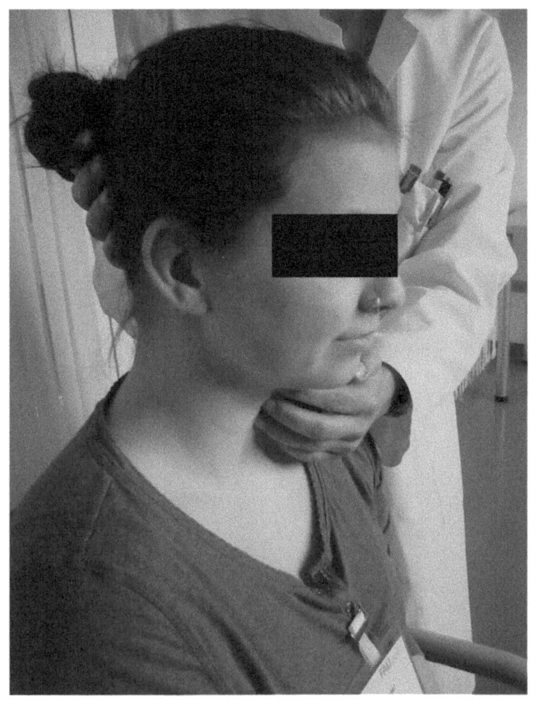

D Abb. 16.3   Kehlkopfgriff

Röntgenuntersuchung, die den Ablauf des Schluckens in allen Phasen zeigt und die die Aspirationsmenge deutlich macht. Für beide Schluckdiagnostikmethoden benötigt man einen kooperativen Patienten.

Die Schlucktherapie setzt sich aus unterschiedlichen Komponenten zusammen (**D** Abb. 16.4). Die Angehörigenarbeit ist von besonderer Relevanz, da die Angehörigen häufig nicht einsehen, warum der Betroffene eine in ihren Augen „schlechtere Kost" erhält. Ein transparentes Vorgehen kann verhindern, dass dem Betroffenen heimlich etwas „zugefüttert" wird. Eine effektive Dysphagietherapie orientiert sich am Wachheitsgrad des Patienten, an realistischen Zielen und an einem Dysphagiekonzept, das von allen mitgetragen wird.

16.3.4 Kosteinstellung

Die Kosteinstellung bildet den Schwerpunkt in einem funktionierenden Dysphagiekonzept auf einer Stroke Unit. Es werden mindestens 3 Koststufen benötigt, um

Funktionelle Dysphagietherapie (FDT)
(Bartolome, 2006 modifiziert nach Winterholler)

Adaptive Maßnahmen:	Kompensatorische Maßnahmen:	Restituierende Maßnahmen:
Kosteinstellung		
Andicken von Flüssigkeit	Haltungsänderungen während des Schluckens	Übungen und Methoden zum Wiederherstellen eines
Hilfsmittel	Schlucktechniken	sicheren Schluckablaufs

Angehörigenberatung, Schulung der Pflegekräfte, interdisziplinäre Zusammenarbeit mit Ergotherapie, Physiotherapie, Ärzten

D Abb. 16.4   Funktionelle Dysphagietherapie (FDT)

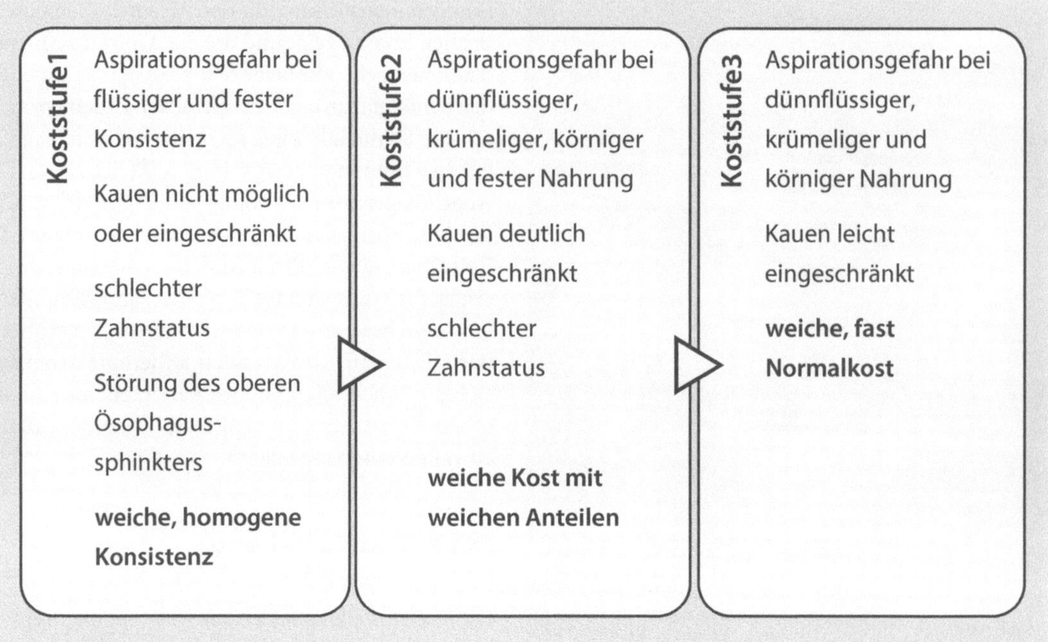

◘ **Abb. 16.5** Kosteinstellung

eine sichere orale Nahrungsgabe möglich zu machen (◘ Abb. 16.5). Dies muss mit der Küche abgesprochen sein und auf Station muss es einen „last look" geben, damit der Patient auch die für ihn eingestellte Kost erhält statt sichere Speisen. Die Schluckstörung macht auch bei Tabletten keine Ausnahme, hier muss diskutiert werden, welche Darreichungsformen möglich sind.

> **Beim Bunkern in den Wangentaschen verbleiben auch Tabletten lange im Mundinnenraum – bei Schluckpatienten Tabletteneinnahme nur unter Kontrolle. Die Verbindung Wasser mit Tabletten ist eine extreme Mischkonsistenz von flüssiger und harter Konsistenz. Bei mangelnder oraler Kontrolle verbleibt die Tablette im Mund und das Wasser läuft in den Rachenraum; bei mangelnder pharyngealer Aktivität bleibt Tablette im Rachen-Hals-Bereich stecken und löst sich dort auf. Tipp: Gabe von Tablette mit Apfelmus o. Ä. Dadurch wird sie „ummantelt" und kann besser abgleiten.**

16.3.5 Trinken

Das Trinken ist ein motorisch-sensorisch hochkomplexer Ablauf. Wasser bietet zum Beispiel keinen gustatorischen Reiz, die Fließgeschwindigkeit ist schnell und benötigt deswegen einen sicheren motorisch koordinierten Schluckablauf. Wenn Patienten sich bei Flüssigkeiten verschlucken, wird die Flüssigkeit meist angedickt. Durch das Andicken verlangsamt sich die Fließgeschwindigkeit, der Bolus kann besser kontrolliert werden. Andickungsmittel sind geschmacksneutral, allerdings verändert sich der Geschmack der Flüssigkeit, da sie länger im Mund verweilt. Die Geschmacksknospen können die unterschiedlichen Geschmacksrichtungen erfassen, was bei einem normalen Trinkablauf nicht möglich ist. Die Erfahrung zeigt, dass Patienten angedickte Flüssigkeit wenig tolerieren, die Flüssigkeitszufuhr kann sich deutlich verringern. Deshalb sollte sorgfältig geprüft werden, ob andere Maßnahmen nicht auch zielführend sind. Häufig ist es der Schnabelbecher, der eine Aspiration hervorrufen kann. Durch eine Retroflexion des Kopfes, die

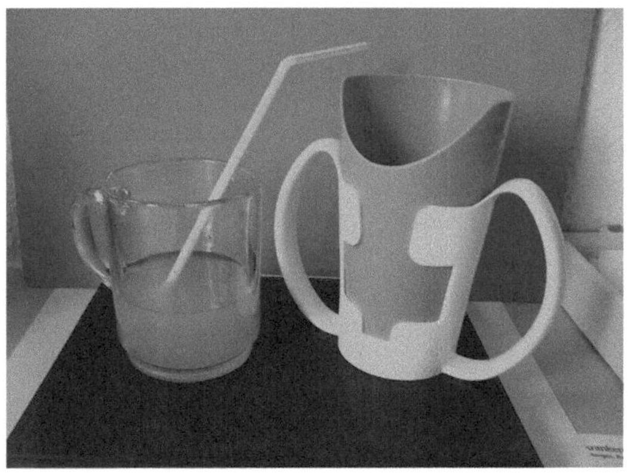

Abb. 16.6 Nasenkerbenbecher, Schnabeltasse, wichtige Hilfsmittel

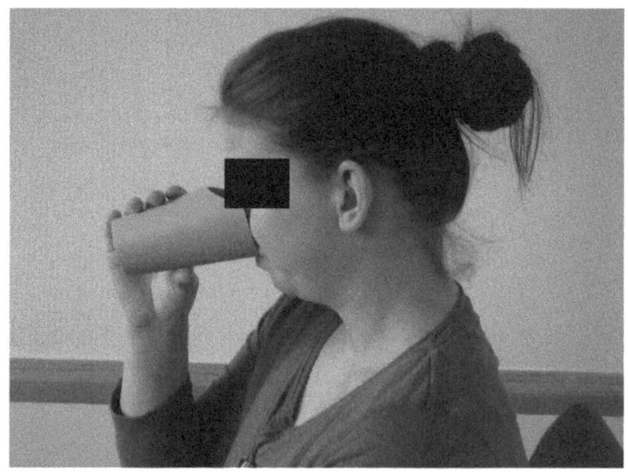

Abb. 16.7 Trinkhaltung mit Nasenkerbenbecher

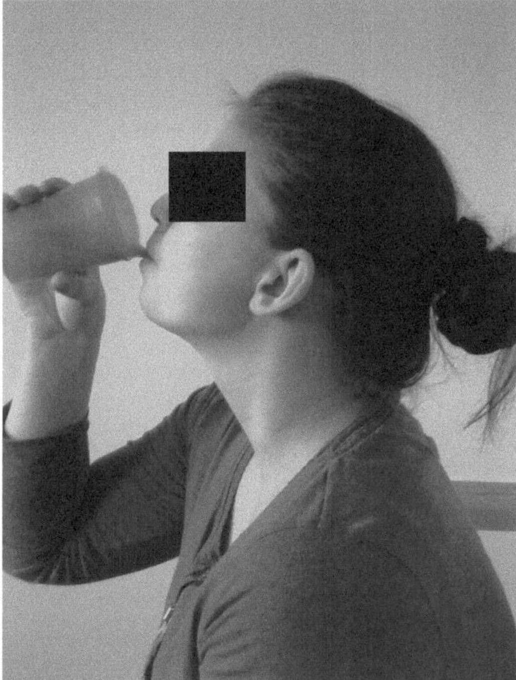

Abb. 16.8 Trinkhaltung mit Schnabelbecher

> Das Andicken von Wasser sollte kritisch geprüft und im Selbstversuch getestet werden! Eine Mischung aus Saft und Wasser wird wesentlich besser toleriert.

Praxistipp

- Kosteinstellung für den Patienten und seine Angehörigen transparent machen, eventuell eine individuelle Infobroschüre erstellen.
- Unbedingt kontrollieren, ob der Patient die richtige Kost erhält: Ist die Suppe angedickt? Ist das Fleisch weich? etc.
- Toastbrot bleibt im Rachen-Hals-Raum stecken, wenn es nicht getoastet wird!
- Lagerung: so aufrecht wie für den Patienten möglich.
- Auf das Tempo beim Anreichen achten – gibt der Patient von sich aus ein Zeichen zum Weitermachen? Hat er abgeschluckt?
- Während des Anreichens nur dann sprechen, wenn Patient den Mund leer hat.
- Mindestens 20 min den Patienten noch in aufrechter Position belassen – Reflux!
- Smoothies können eine gute Alternative zum Andicken sein.
- Nasenkerbenbecher, Strohhalme sollten auf der Station verfügbar sein.

beim Schnabelbecher sehr schnell benötigt wird, ist die orale Kontrolle nicht mehr oder schwer möglich. Der Einsatz von Hilfsmittel sollte überprüft werden, z. B. Strohhalm, Nasenkerbenbecher, Becher mit großem Durchmesser (**Abb. 16.6**, **Abb. 16.7**, **Abb. 16.8**).

- Der Einsatz von Schnabelbecher sollte kritisch geprüft werden.
- Wenn der Patient breiige Kost zu sich nehmen darf, dann ist das puddingartige Andicken von verdünnten Säften eine Alternative zu Zwischenkonsistenzen wie „honig- und nektarartig", die von Patienten häufig nicht angenommen werden.

16.3.6 Mundpflege

Die Mundpflege hat nicht nur hygienische Aspekte. Für einen Schluckpatienten ist sie eine Möglichkeit, eine Mundinnenraumerfahrung zu machen, thermisch, gustatorisch, taktil. Dies kann dazu beitragen, dass eine Schluckreflextriggerung angeregt wird und der Patient kleine Boli schlucken kann. Bei der Durchführung ist darauf zu achten, dass der Betroffene aufrecht gelagert wird, schon eine kleine Lagerungsveränderung erhöht die Aufmerksamkeit deutlich. Je nach Ziel kann das entsprechende Material gewählt werden – eine elektrische Zahnbürste erhöht den Tonus, ebenso Eiswasser; verschiedene Teesorten lassen den Patienten unterschiedliche Geschmäcker zu erfahren. Die aktivierende Mundpflege kann vor dem Essen den Mundraum in das Zentrum des Bewusstseins des Patienten rücken, dadurch gelingt das Abschlucken eventuell leichter. Zahnpasta, desinfizierende Mundspülungen sind für die aktivierende Mundpflege nicht geeignet.

Schlecht sitzende Zahnprothesen, die auch durch Haftcreme keinen Halt mehr haben, sind eher hinderlich für die orale Nahrungsaufnahme, da der Patient ständig damit beschäftigt ist, die Prothese zu halten. Hier muss auf die Zahnprothese verzichtet werden, was auch zur Folge hat, dass eine Koststufenerweiterung nicht möglich ist.

Auf einen Blick

- Die Pflegekräfte auf der Stroke Unit haben eine wichtige Rolle bei der Früherkennung einer Schluckstörung.
- Ziel eines kontrollierten Schluckversuchs ist das Verschaffen eines Überblicks über die Schluckfähigkeit des Patienten.
- Standards bezüglich Koststufen, Andicken, Zahnpflege, Lagerung und adäquater Hilfsmittel müssen auf der Stroke Unit vorhanden sein.
- Dysphagie-Management gelingt effektiv und sicher für den Patienten, wenn alle Beteiligten das gleiche Ziel verfolgen – Information und Dokumentation aller Maßnahmen.
- Optimale Mundhygiene und Händedesinfektion der Kontaktpersonen senken wahrscheinlich das Pneumonierisiko von Dysphagiepatienten (Leitlinien 2008).
- Jede orale Nahrungsaufnahme ermöglicht es dem Patienten eine Schluckerfahrung zu machen – Kosteinstellung und Trinken sind wichtige Aspekte der Lebensqualität!

Literatur

Ackermann H (2004) Rehabilitation von Schluckstörungen. In: Nelles G (Hrsg) Neurologische Rehabilitation. Springer, Heidelberg, S 104–110

Bartolome G, Schröter-Morasch H (2006) Schluckstörungen. Diagnostik und Rehabilitation. Urban & Fischer, München

Berndt A, Mefferd A (2002) Dysarthrie. Ein Ratgeber für Angehörige. Schulz-Kirchner, Idstein

Biegenzahn W, Denk DM (1999) Oropharyngeale Dysphagien. Springer, Heidelberg

Daniels SK et al. (1997) Clinical assessment of swallowing and prediction of dysphagia severity. American Journal of Speech-Language Pathology; 6(4): 17–24

Daniels Sk et al. (1998) Aspiration in patients with acute stroke. Arch Phys Med Rehabil Jan; 79: 14–19

Doggett DL et al. (2001) Prevention of pneumonia in elderly stroke patients by systematic diagnosis and treatment of dysphagia. Dysphagia 16: 279–295

Gröne B et al. (2009) Schlucken und Schluckstörungen. Urban & Fischer, München

Herbst-Rietschel W (2002) Dysphagie. Schluckstörungen nach Schlaganfall und Schädel-Hirn-Trauma. Schulz-Kirchner, Idstein

Huber W, Ziegler W (2000) Störungen von Sprache und Sprechen. In: Sturm W (Hrsg) Lehrbuch der klinischen Neuropsychologie. Lisse (NL)

Hojdeger R, Faust AM (2004) Homunculus-Pflegetherapie. Springer, Wien New York

Karbe H, Wüst J (2004) Rehabilitation von Sprach- und Sprechstörungen. In: Nelles G (Hrsg) Neurologische Rehabilitation. Springer, Heidelberg, 88–102

Leitlinien der DGN (2008) http://www.dgn.org: Rehabilitation aphasischer Störungen nach Schlaganfall, Therapie neurogener Sprech- und Stimmstörungen, Neurogene Dysphagie

Nusser-Müller-Busch R (2004) Die Therapie des Facio-Oralen
Trakts. Springer, Heidelberg
Prosiegel M, Weber S (2010) Dysphagie. Diagnostik und Thera-
pie. Springer, Heidelberg
Robbins JA et al. (2008) Swallowing and dysphagia rehabilita-
tion. Journal of Speech, Language and Hearing Research,
51, S 276–300
Schöler M, Grötzbach H (2002) Aphasie. Wege aus dem
Sprachdschungel. Springer, Heidelberg
Stanschus S et al. (2006) Rehabilitation von Dysphagien.
Schulz-Kirchner, Idstein
Tesak J (2002) Aphasie. Sprachstörung nach Schlaganfall oder
Schädel-Hirn-Trauma. Schulz-Kirchner, Idstein
Ziegler W et al. (2011) Dysarthrie. Thieme, Stuttgart

Affolter-Modell – Pflegerisches Führen

J. Söll

17.1   Theoretische Hintergründe zum Affolter-Modell – 206
17.1.1   Gehirnschädigungen und Wahrnehmungsstörungen – 206

17.2   Sicherheit und Orientierung durch räumliche Begrenzung – 208

17.3   Verständnis schaffen: Das „Pflegerische Führen" nach Affolter – 208

17.4   Handeln im Alltag neu erlernen: Das „Elementare Führen" nach Affolter – 210

17.5   ICF und Affolter-Modell – 212

17.6   Affolter-Modell im Pflegealltag – 213

Literatur – 213

© Springer-Verlag GmbH Deutschland 2017
C. Fiedler, M. Köhrmann, R. Kollmar (Hrsg.), *Pflegewissen Stroke Unit*, Fachwissen Pflege,
DOI 10.1007/978-3-662-53625-4_17

In Kürze: Das Affolter-Modell, benannt nach Dr. Félice Affolter, hilft Pflegenden, Patienten mit erworbenen Hirnschädigungen zu verstehen und sie zu rehabilitieren. Betroffene werden durch alltägliche Handlungen mit der Methode des Pflegerischen und Elementaren Führens nach Affolter darin unterstützt, ihre Umwelt wieder wahrzunehmen, in ihr Leben zurückzufinden und es wieder in die eigene Hand zu nehmen. In diesem Kapitel werden die theoretischen Hintergründe des Affolter-Modells sowie die einzelnen Pflegehandlungen vorgestellt.

Fallbeispiel

Der 59-jährige Jochen D. wird mit einem Insult ins Krankenhaus gebracht. Es sind bei Aufnahme deutliche Probleme, wie eine Hemiparese der linken Seite und eine ständige, nicht zielgerichtete Unruhe, zu erkennen. Die Ehefrau, die 10 Jahre älter ist, und eine der beiden Töchter begleiten Herrn D. auf die Station.

Die Tochter erzählt, dass ihr Vater schon immer ein sehr aktiver und ruheloser Typ gewesen sei, der schwer Hilfe von anderen annehmen konnte. Die Ehefrau, die gleich in Tränen ausbricht, berichtet davon, dass sie nicht wisse, wie es weitergehen solle. Ihr Mann habe immer alles gemacht, wer soll nun die schweren Einkäufe in den ersten Stock schleppen, sie habe ja schon den zweiten Bandscheibenvorfall (◧ Abb. 17.1).

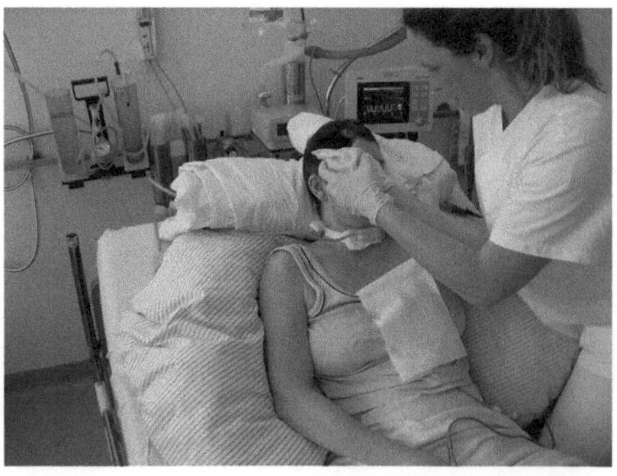

◧ **Abb. 17.1** Von Anfang an müssen Patienten in den Pflegealltag mit einbezogen werden, sie verlernen sonst ihre Restfähigkeiten

17.1 Theoretische Hintergründe zum Affolter-Modell

17.1.1 Gehirnschädigungen und Wahrnehmungsstörungen

Frau Dr. Félice Affolter, Entwicklungspsychologin, beschäftigt sich seit 60 Jahren mit Wahrnehmung und Störungen bei der Wahrnehmung im Vergleich zur normalen Entwicklung beim gesunden Kind. Sie ist durch ihre langjährige Forschung davon überzeugt, dass gespürte Interaktion die Wurzel der Entwicklung von Gehirnleistungen ist und bei der Organisation im Gehirn maßgeblich beteiligt ist.

> **Gespürte Interaktion ist die Auseinandersetzung mit der Umwelt durch Berührung.**

Der amerikanische Hirnforscher Erik Kandel hat herausgefunden, dass Was? und Wo? im Gehirn parallel verarbeitet werden, jedoch in unterschiedlichen Regionen. Affolter beschreibt die Information zu Was? und Wo? als eine der wichtigsten Informationen für unser Zurechtfinden im Alltag. Ohne zu wissen, wo wir uns befinden und was mit uns geschieht, sind wir verloren und ausgeliefert. Deshalb ist unser Gehirn ständig auf der Suche nach zuverlässiger Information darüber.

Was und Wo sind wichtige Informationen, die der Mensch ständig benötigt (◧ Abb. 17.2).

> — **Was? – Was geschieht gerade, was ist die Handlung, worum geht es, was muss ich jetzt tun, was habe ich oder was wurde in meiner direkten Umwelt verändert, welche Wirkung ist dadurch eingetreten?**
> — **Wo? – In welchem Umfeld, in welcher Körperposition befinde ich mich? Wo kann ich meine sichere, stabile Umgebung spüren, wo spüre ich Unterlage und Seitenbegrenzung, wo bin ich in Bezug zu meiner Umwelt?**

Menschen mit Wahrnehmungsstörungen aufgrund einer Hirnschädigung tun sich schwer, ihre Umwelt zu erfahren, und reagieren häufig mit erhöhter

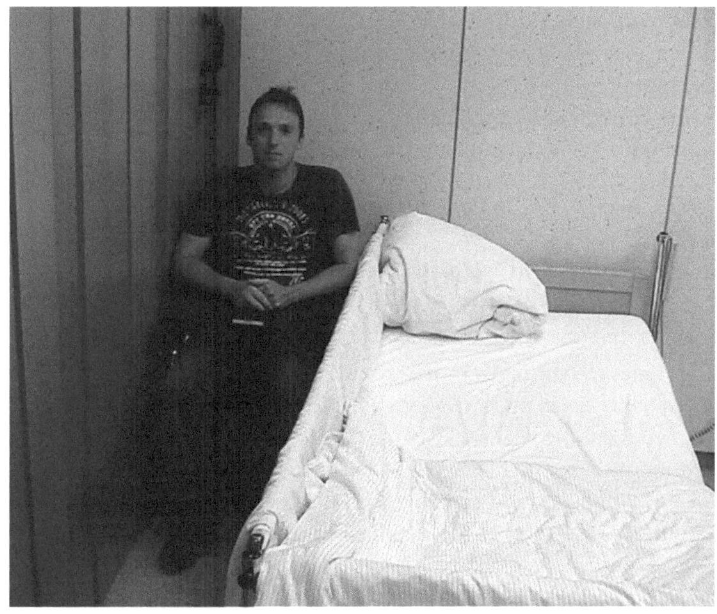

Abb. 17.2 In der Nische können Wartezeiten überbrückt werden, der Patient fühlt sich geborgen und kann seine Umwelt wahrnehmen

Körperspannung. Dieser hohe Tonus behindert die Pflegenden, wenn sie die Patienten waschen oder anziehen möchten. Beim Waschen der Achselhöhlen „wehren sie ab" und beim Anziehen der Hose „helfen" sie nicht mit. Schaffen es Pflegende, dem Betroffenen eine stabile Umwelt zu gestalten, die er auch wahrnehmen kann, erleichtert dies die Arbeit. Affolter beschreibt in ihrer Literatur immer wieder diese stabile Umwelt als Nische.

Das Affolter-Modell hilft Pflegenden, Patienten mit erworbenen Hirnschädigungen zu verstehen und sie zu rehabilitieren. Dem schwerst Betroffenen kann das „Pflegerische Führen" helfen, seine Umwelt wahrzunehmen. Er kann verstehen, was mit ihm passiert, und in den alltäglichen Handlungen, wie Lagern oder Waschen, in sein Leben zurückfinden. Dem in der Rehabilitation schon fortgeschrittenen Patienten kann die Pflegeperson helfen, sein Leben wieder in die eigene Hand zu nehmen. Durch „Elementares Führen" lernt er Probleme zu erkennen, nach Information zu suchen und sie zu lösen. Die Wurzel dieser Fortschritte ist immer die deutlich gespürte Information zu „Wo?" und „Was?". Pflegende müssen sich noch tiefer in den Ablauf der einzelnen Handlungen hineindenken. Nur wenn sie Schritt für Schritt, **mit** dem Patienten, seine Probleme

in der Selbstversorgung lösen, wird er lernen es selbst zu tun.

Was bedeutet das für die alltägliche Versorgung des Patienten? Ein Mensch mit einer Schädigung des Gehirns, sei dies durch Schlaganfall, Gehirnblutung, Schädel-Hirn-Trauma o. Ä., ist oft in der Fähigkeit beeinträchtigt, selbst nach adäquaten Reizen zu suchen, um sich in seiner Umwelt zurechtzufinden. Aufgrund dieses Informationsdefizits ist er nicht in der Lage, seine Handlungen zu planen und sich richtig in seiner Situation zu verhalten. Weil das Gehirn das lernt, was es tut, ist das Wiedererlernen der Fähigkeiten hauptsächlich beim Verrichten der täglichen Handlungen möglich. Das Affolter-Modell wird angewandt bei Kindern mit Wahrnehmungs- und Entwicklungsstörungen, bei Erwachsenen mit erworbenen Hirnschäden und alten Menschen mit Demenz.

> **Spüren und taktil-kinästhetische Wahrnehmung ist die Grundlage der neurologischen Rehabilitation zentraler Störungen.**

Lange war der Tastsinn das „Stiefkind" in der Wahrnehmungsforschung, heute weiß man, dass er der zuerst ausgebildete Sinn ist und gerade in Bezug auf Alltagslernen ein wichtiger Bestandteil der Wahrnehmung ist. In der Rehabilitation werden Alltagsaktivitäten durch Führen nach Affolter wiedererlernt, dies wird auch als gespürte Interaktionstherapie bezeichnet.

17.2   Sicherheit und Orientierung durch räumliche Begrenzung

Im Tagesverlauf ist es immer wieder nötig, dass Patienten warten müssen, so auch für Herrn Jochen D. Sei es auf die nächste Therapie, auf den Besuch oder einfach nur bis es Essen gibt. Für Menschen mit Wahrnehmungsstörungen im taktil-kinästhetischen Sinnessystem ist dies oft nicht einfach. Er ist zu vielen Reizen ausgesetzt, die sein Gehirn nicht richtig verarbeiten kann. Die Suche nach taktiler Information über seine Körperposition („Wo" bin ich im Bezug zu meiner Umwelt) ist nicht oder nur inadäquat vorhanden. Oft reagieren die Betroffenen mit erhöhter Körperspannung oder mit starker Unruhe. Manche Patienten rufen, schreien oder schlagen gar um sich. Um diese unangenehme Situation für den Betroffenen und die betreuenden Personen zu verhindern, muss der Patient in gespürte Interaktion mit seiner festen Umwelt gebracht werden. Herr D. muss sein stabiles Umfeld berühren.

Räumliche Orientierung beginnt im Erfahren der eigenen Körperposition. Das Spüren der Beziehung zwischen den eigenen Körpergrenzen und der stabilen Umwelt ist hierfür dringend nötig. Deshalb muss die Umwelt des Betroffenen so gestaltet werden, dass er seine Körpergrenzen immer wieder selbst oder mit der Hilfe des Pflegenden spüren kann. Für die liegende Position bedeutet das, die Unterlage sollte so fest wie möglich sein. Harte Matratzen oder das zeitweise Liegen auf der Therapieliege fördern die Spürinformation. Als zweiten Orientierungspunkt muss der Patient eine Seitenbegrenzung erleben. Das kann z. B. dadurch vermittelt werden, dass das Bett mit einer Seite an der Wand steht und der Patient im Bett direkt mit einer festen Decke oder einem Schaumstoffpack am Bettgitter gelagert wird. Im Sitzen ist darauf zu achten, dass die Sitzfläche fest ist und die Füße gut auf dem Boden stehen. Als Seitenbegrenzung kann wieder die Wand oder ein stabiles Möbelstück dienen. Sitzen auf einem Stuhl, an einem an der Wand stehenden Tisch, ist bei genügend Rumpfstabilität dem Sitzen im Rollstuhl vorzuziehen.

Menschen mit Hirnverletzungen und daraus resultierenden Wahrnehmungsstörungen, sollten immer in einer Nische gelagert sein (Begrenzung durch feste/stabile Umwelt z. B. eine Wand, Schrank, Bettgitter an zwei Seiten).

17.3   Verständnis schaffen: Das „Pflegerische Führen" nach Affolter

Bei schwerst betroffenen Menschen ist das erste Ziel, die Pflege so zu gestalten, dass die Patienten dem Ablauf der Versorgung mit Verständnis folgen können. Das Affolter-Modell geht davon aus, dass der hirngeschädigte Patient seine Sinnesreize nicht mehr adäquat verarbeiten kann. Verständnis für die pflegerische Versorgung bedeutet, die Patienten können das Handeln des Pflegenden verstehen und entwickeln dabei keine Angst, Stress oder erhöhten Muskeltonus. Der Pflegende geht dabei so vor, dass der Patient immer wieder spüren kann, was mit ihm geschieht und wo er sich befindet. Eine stabile Ausgangsposition ist hierfür Voraussetzung. So beginnt die Pflegeperson meist am liegenden Patienten und versucht, z. B. beim Waschen in Seitenlage, den Patienten an eine stabile Seite (z. B. Bettgitter) zu rutschen. Immer wieder wechselt sie zwischen Waschen/Abtrocknen (Was passiert?) und der Information zur Körperposition (Wo bin ich?) ab. Dass der Patient dem Vorgehen mit Verständnis folgen kann, erkennt man daran, dass er aufmerksam ist oder seinen Muskeltonus an die Situation anpasst.

Informationssuche vermittelt Raumorientierung: Gespürte Informationen über das „Wo bin ich?" werden vom gesunden Gehirn ständig gesucht und verarbeitet. Das geschädigte Gehirn kann dies oft nicht mehr leisten. Deshalb helfen wir dem Patienten bei der Suche nach Information über seine Körperposition. Durch kleine Bewegungen und leichtes Schaukeln auf der Unterlage, soll der Betroffene spüren, in welcher Beziehung er sich zu seiner Umwelt befindet. Positionsveränderungen helfen, dass der Patient sich wieder besser wahrnehmen kann.

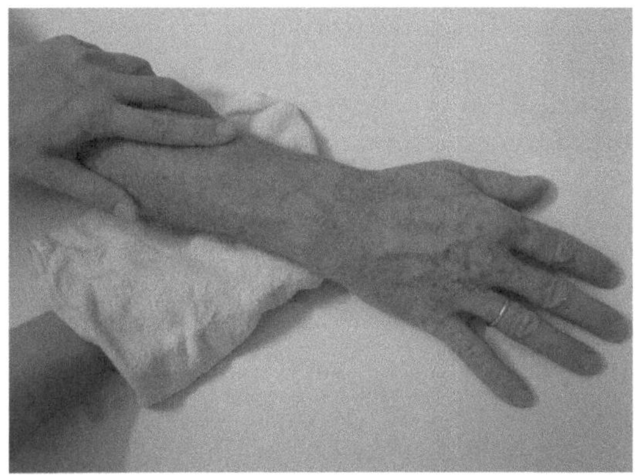

▣ Abb. 17.3 Stopfen: Pflegehandlungen werden mit festem Druck und klarer Bewegungsrichtung ausgeführt, damit der Betroffene versteht, was mit ihm passiert

Durch das sog. „Stopfen" von einem Waschlappen am Körper entlang oder zwischen Körper und Unterlage entsteht eine gut spürbare Information, die dem Patienten das Verständnis bietet: „Mein Arm ist nass, ich werde gewaschen." Es ist immer darauf zu achten, dass zwischen den Informationen „WAS geschieht?" und „WO bin ich?" abgewechselt wird (▣ Abb. 17.3).

Es ist darauf zu achten, dass diese Position nicht schon am Anfang einer Pflege- oder Behandlungseinheit eingenommen wird und dann ohne Veränderung bestehen bleibt. Das Gehirn kann nur Informationen verarbeiten, die sich immer wieder verändern. Immer wieder sollte sich die Körperposition des Patienten leicht verändern, besonders nochmal am Schluss der Einheit, damit sich der Betroffene möglichst kurz in einer Position befindet (▣ Abb. 17.4).

Beim „Pflegerischen Führen" führt die Pflegeperson die Handlung für den Patienten aus. Wichtig ist, dass der Betroffene spürt, was mit ihm passiert und dadurch Verständnis für das Vorgehen bekommt. Die Alltagshandlungen sollten klar strukturiert und zielorientiert ablaufen. Im Verlauf muss der Betroffene immer wieder seine Position im Raum spüren.

Fallbeispiel

Da Herr D. sowieso sehr aktiv und ruhelos ist, beschließt das Team in den ersten Tagen nur wenig von ihm zu fordern. Herr D. soll zuerst seine Wahrnehmung (hier hauptsächlich das Spüren) und seine Aufmerksamkeit schulen, dadurch verbessert sich auch das Verständnis für die einzelnen Alltagssituationen. Dies geschieht mit dem „Pflegerischen Führen" nach Affolter und könnte so aussehen: Wenn die Pflegeperson beginnt, den Socken über den Fuß von Herrn D. zu ziehen, kann er kurzzeitig seine Aufmerksamkeit auf die Aktivität lenken und dabei bleiben. Das ist auf die deutliche Was-Information zurückzuführen, die er durch Spüren wahrnimmt, wenn der Socken über den Fuß „gestopft" wird. Der Patient ist fähig, Reize aufzunehmen und diese im Gehirn zu verarbeiten. Immer wieder sollte die Pflegekraft, durch

▣ Abb. 17.4 Die Nische bietet eine gute Möglichkeit, dem Patienten eine sicher-spürbare Position für die Pflegehandlungen zu geben. Der Patient fühlt sich sicher und kann mithelfen

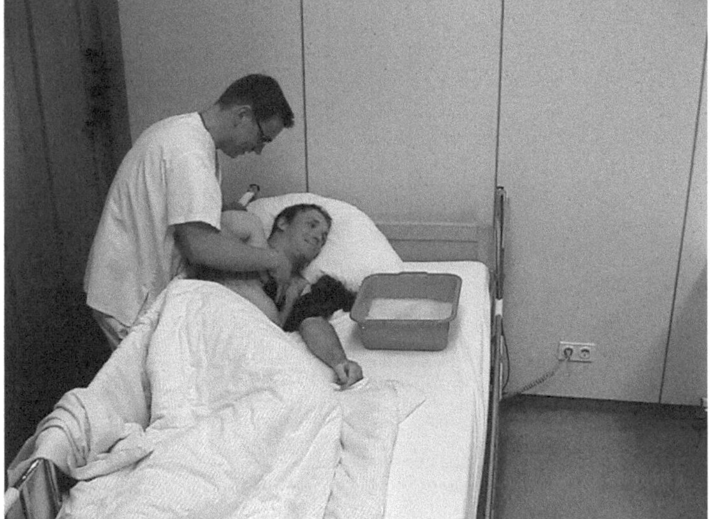

deutlich spürbare Veränderungen an seinem Körper, seine Aufmerksamkeit auf die Handlung lenken.

Beim Sitzen an der Bettkante kann Herr D. seine Position nicht länger als 1 min halten und würde zur Seite fallen. Obwohl die Strukturen und Funktionen des Rumpfes und der Extremitäten erhalten sind.

Das Affolter-Modell geht davon aus, dass der Patient die gespürte Information in Bezug auf die Körperposition nicht verarbeitet. Die Aufmerksamkeit des Betroffenen ist ganz auf die Pflegeperson vor ihm oder auf andere visuelle Reize gerichtet. Deshalb bewegt die Pflegeperson das Gesäß des Patienten auf der Unterlage etwas, um seine Aufmerksamkeit auf das Sitzen, die Wo-Information, zu lenken. Sie beobachtet dabei, dass der Patient seinen Muskeltonus etwas nachlassen kann und sich in seiner Position ein wenig aufrichtet (◘ Abb. 17.5).

In den folgenden Tagen verläuft so jede Pflegehandlung, bei allen Aktivitäten wie Waschen, Anziehen, Bewegen, Umsetzen usw., so erhält der Patient deutliche Spürinformationen über das, was mit ihm

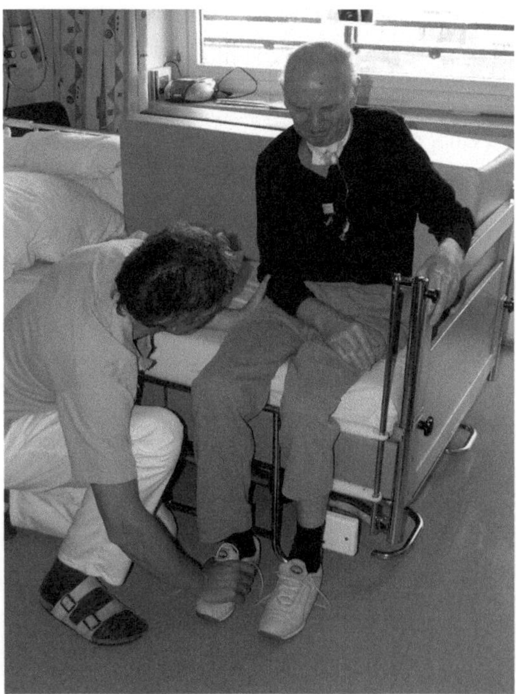

◘ Abb. 17.5 Durch kleine Veränderungen am Becken („Wo-Suche") kann der Patient seine Position (hier Sitzen) besser spüren und dadurch seinen Muskeltonus anpassen

passiert. Zusätzlich wird immer wieder die Aufmerksamkeit des Gehirns auf die Position gelenkt, in dem die Pflegeperson eine deutliche Wo-Information mit dem Betroffenen sucht. Bei allen Positionen und Positionsveränderungen wird darauf geachtet, dass sich der Patient möglichst sicher und stabil fühlt, das kann im Liegen mit zusammengerollten Decken erreicht werden oder im Sitzen, dass der Stuhl ganz nahe am Tisch oder seitlich an der Wand steht. Beim Umsetzen oder Stehen wird das Gewicht immer auf beide Beine verteilt und zusätzlich Stabilität durch eine Wand oder einen Tisch angeboten.

17.4 Handeln im Alltag neu erlernen: Das „Elementare Führen" nach Affolter

Fallbeispiel

Es ist morgens 8 Uhr, die Pflegeperson kommt gerade aus dem Zimmer eines schwerst betroffenen Menschen. Dieser hat um 9 Uhr Physiotherapie, also noch Zeit. Da er aber nicht solange liegen kann, und spätestens nach 2 h anfängt zu schwitzen, hat sie ihn nach den Prinzipien des „Pflegerischen Führens" neu positioniert (◘ Abb. 17.6). Jetzt ist die Pflegekraft auf dem Weg zu dem 59-jährigen Jochen D., der nach 4 Tagen konsequentem Einsatz des „Pflegerischen Führens" immer mehr Verständnis für Alltagshandlungen bekommt und seinen Muskeltonus immer besser anpassen kann. Er sitzt bereits an der Bettkante an einem Tisch mit Waschutensilien. Gerade versucht er, sich mit der Zahnpasta zu rasieren. Wie schwer doch diese kleinen Alltagshandlungen sind, die wir „Gesunde" so routiniert durchführen, denkt sich die Pflegeperson. Was ist alles nötig, um sich seiner Bartstoppeln zu entledigen. Rasierschaum verteilen, rasieren, Gesicht waschen, Aftershave auftragen. Aber das ist nicht alles, jeder einzelne Schritt beinhaltet noch einige Unterschritte. Benetzen der Haut mit Wasser vor dem Auftragen des Rasierschaums. Dazu einen Waschlappen aus dem Schrank holen und Wasser aus dem Wasserhahn entnehmen. Dann die Frage, an welchen Kriterien erkennt man den Rasierschaum, was ist das richtige Behältnis? Findet das Gedächtnis die passende Erinnerung?

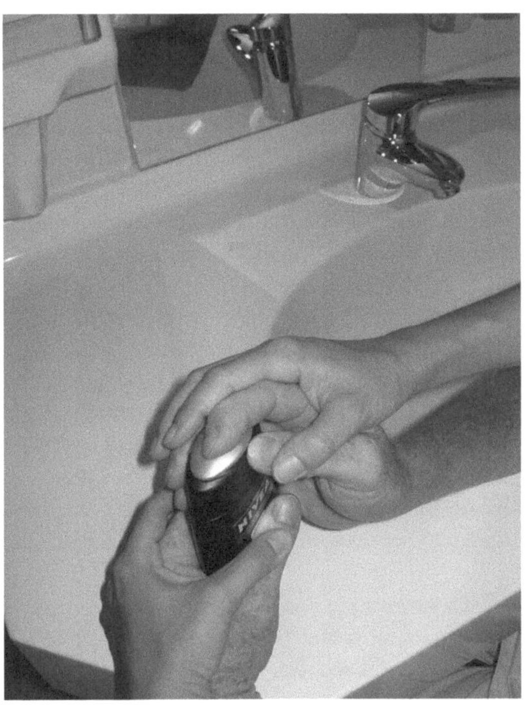

Abb. 17.6 Das Führen der Hände („Elementares Führen") hilft dem Patienten, Handlungen wieder selbst zu lernen

Dies sind alles Fähigkeiten, die nach einem akuten Ereignis im Gehirn verloren gehen können. Das Affolter-Modell bietet hier eine Vorgehensweise für die Pflegenden an, um diese komplexen Probleme in der alltäglichen Betreuung anzugehen.

„Elementares Führen"

Ist der Patient in seiner Rehabilitation so weit fortgeschritten, dass er grundlegenden Verrichtungen mit Verständnis folgen kann, werden mehr und mehr seine Hände in die Abläufe integriert. Beispiel: Wenn der Patient beim Rasieren selbst den Kopf bewegt, ist die Zeit gekommen, dass er selbst den Rasierschaum öffnet und mit seinen Händen im Gesicht verteilt.

Pflegende beginnen das „Elementare Führen", indem sie dem Patienten einen für die Handlung wichtigen Gegenstand zum Geschehen in die Hand drücken. Das schafft Verständnis für die Handlung: Das Gehirn verarbeitet Reize, die direkt am Körper gespürt werden, meist besser als Gegenstände, die nur gesehen werden, oder wenn mit dem Patienten gesprochen wird.

> **Gespürte Informationen helfen dem Patienten, die Situation schneller zu verstehen.**

Beispiel: Bekommt der Patient die Flasche in die Hand gedrückt, versteht er: „Ich muss trinken."

So ist der Betroffene mit seiner Aufmerksamkeit sofort auf das Geschehnis ausgerichtet und Abwehr oder Stress lassen sich oft umgehen. Die Hände der Pflegeperson führen die Hände des Patienten: mit der rechten Hand seine rechte Hand und mit der linken Hand seine linke. Dabei ist es wichtig, neben oder hinter dem Patienten zu sitzen oder zu stehen. Der Pflegende führt abwechselnd die rechte Hand und dann wieder die linke. Hierbei bekommt der Patient viel taktile Informationen, was er gerade macht. Auf eine zusätzliche verbale Information verzichtet der Pflegende während des Führens. So muss der Betroffene selbst überlegen, was als nächstes passiert und welche Gegenstände er dazu braucht.

> **Den Patienten nicht überfordern: Sprechen während des Führens kann den Patienten überlasten und das Verarbeiten und Speichern die gespürte Interaktion erschweren.**

Damit der Patient aber nicht nur Information zum „Was" erhält, zeigt der Pflegende ihm nach jedem Handlungsschritt, durch eine Informationssuche, „Wo" er sich befindet. Gerade bei Patienten mit Störungen in der Handlungsplanung oder Apraxie ist es wichtig, die Struktur des Geschehnisses vorher gut zu durchdenken (**Abb. 17.7**).

Fallbeispiel

Nach ca. 5 Tagen ist zu beobachten, dass Herr D. schon deutlich ruhiger ist und bei allen Handlungen immer wieder mit Aufmerksamkeit folgt. Das Behandlungsteam interpretiert nun, dass der Betroffene meist Verständnis für das Vorgehen hat und beschließt, seine Hände nun mehr in die Handlung mit einzubeziehen. Dies geschieht mit dem „Elementaren Führen" nach Affolter. Das bedeutet, dass die Pflegende dem Patienten die Zahnpastatube in die Hand drückt und die andere Hand führt, um sie zu öffnen. Ist der Deckel weggelegt, wird die Hand geführt, um die Zahnbürste zu holen. Zwischendurch wird wie beim „Pflegerischen Führen" durch

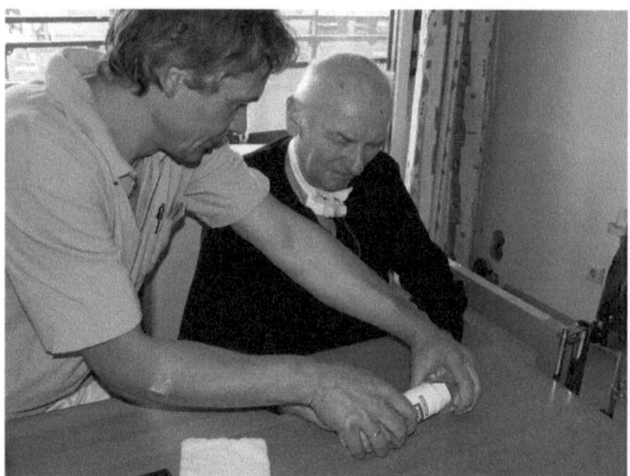

kleine Bewegungen am Gesäß die Aufmerksamkeit des Gehirns auf die Position gelenkt und die Wo-Information vermittelt. Dadurch wird verhindert, dass der Betroffene zu viel Muskelspannung aufbaut oder das Gefühl für seine sichere Position verliert. Diese Vorgehensweise kann bei vielen Aktivitäten des täglichen Lebens eingesetzt werden und Stück für Stück wird der Betroffene immer mehr das Ziel des Handelns erkennen und selbst handeln.

17.5 ICF und Affolter-Modell

Seit 2001 bietet die von der WHO herausgegebene ICF (Internationale Classification of Functioning, Disability and Health) hervorragende Möglichkeiten, ein Behandlungsmodell interdisziplinär anzuwenden (◘ Abb. 17.8). Gerade für Pflegeberufe ist die Entwicklung dieses Klassifikationssystems eine sehr praktikable Möglichkeit, ihr Tun im interdisziplinären Team darzustellen und zu evaluieren. Im Mittelpunkt von ICF steht die Partizipation, also die Teilhabe des Betroffenen an seinem alltäglichen Leben. Sollte die Teilhabe in einem Bereich beeinträchtigt sein, wird die zugrunde liegende Aktivität, Funktion oder Struktur befundet und Pflege- und Therapiemaßnahmen festgelegt. Bei der Festlegung von Zielen und Maßnahmen wird ein Augenmerk auf die Kontextfaktoren, also auf die Umgebung, gelegt, die fördernd oder hemmend auf die Gesundung einwirken. Die Dimensionen, körperliche, geistige und seelische Verfassung, werden positiv und ressourcenorientiert beschrieben und das Vorgehen mit dem Betroffenen abgestimmt.

> **Zielerreichung und Zielsetzung „Der Patient muss eine Leidenschaft für das Ziel entwickeln, nicht ein Ziel das für ihn Leiden schafft!"**

Um nicht das Ziel des Patienten aus den Augen zu verlieren, wird oft mit der Top-down-Methode gearbeitet. Das bedeutet mit dem Patienten oder dessen Angehörigen wird unter Berücksichtigung der fördernden (Ressourcen) und hemmenden Kontextfaktoren ein Fernziel entwickelt. Im Behandlungsteam wird dann erarbeitet, wie diese Ziele oder die Teilhabe in diesen Bereichen erreicht werden können. Welche Aktivitäten benötigt der Betroffene dazu? Welche Funktionen und Strukturen sind gestört?

◘ **Abb. 17.8**   ICF-Modell der WHO

Gesundheitsstörung / Krankheit

Thalamusblutung (ICD-10: I 61.3)

17.6 Affolter-Modell im Pflegealltag

Nach 10 Tagen beschließen Patient, Angehörige und das Behandlungsteam gemeinsam, einen Umzug der Familie in eine betreute Wohnanlage anzustreben. Hier soll der Betroffene jedoch bis auf das Baden oder Duschen alles ohne fremde Hilfe durchführen können. Ein Kriterium für das Appartement war die Nähe zur Kleingartenanlage, in der das Ehepaar oft die Wochenenden verbracht hat und eine Tochter mit ihrer Familie eine Straße weiter wohnt.

Viel ist jedoch noch zu tun, um dieses Ziel zu erreichen:

Fallbeispiel

Herr D. muss lernen, sich selbst zu waschen und anzuziehen. Der linke, mehr betroffene, Arm hat beginnende Funktion, sodass er Gegenstände festhalten kann. Das Schultergelenk hat jedoch wenig Stabilität und verursacht Schmerzen. Der rechte Arm hat zwar die volle Funktion, kann aber nicht immer zielorientiert eingesetzt werden. Oft wiederholt Herr D. einzelne Handlungen oder weiß nicht mehr weiter, es fehlt ihm das Verständnis für die Situation. Schnell ist er abgelenkt von anderen Dingen und verliert dadurch das Gefühl für seine Position im Raum, er ist dann gefährdet vom Stuhl zu fallen. Herr D. kann mit Hilfe stehen, das linke Bein aber nicht belasten. Zugrunde liegen diesen Symptomen ein Thalamusinfarkt und dadurch eine veränderte Wahrnehmung. Um diese Ziele zu erreichen, wird der Betroffene auf eine Rehabilitationsstation verlegt. Mit hoher pflegerischer und therapeutischer Kompetenz und unter ständigem Einsatz des „Elementaren Führens" nach dem Affolter-Modell kommt Herr D. soweit, dass er mit seiner Frau in die ausgesuchte Wohnanlage ziehen kann.

Auf einen Blick

- Immer wieder hört man: „Für therapeutische Pflege bleibt doch sowieso keine Zeit!" „Um 9 Uhr müssen alle Patienten für die Visite, für die Therapie oder sonstige Untersuchungen fertig sein." Erfahren Pflegende, wie sie mit wenigen Handgriffen den Betroffenen Entspannung und Geborgenheit geben können, ist die Motivation zum Umdenken groß.
- Durch das Führen nach Affolter kann der hirngeschädigte Patient seine gespeicherten Alltagshandlungen oft besser abrufen. Die Organisation des Inputs wird verbessert und dadurch die Verarbeitung im Gehirn strukturierter.
- Affolter spricht vom „Arbeiten an der Wurzel", wenn sie das Spüren der Aktivität durch das Führen und den abwechselnden Input von „Was und Wo" beschreibt.
- Bereits 30 Jahre arbeiten Frau Dr. Affolter und ihr Team mit Menschen nach Schlaganfall und lehrt ihr Modell.
- Den Fachpflegekräften obliegt es, das Wissen über komplexe Probleme und Fähigkeiten nach einer Hirnschädigung auf der Grundlage von ICF zu erfassen und im interdisziplinären Team einzubringen.

Literatur

Affolter F (1987) Wahrnehmung, Wirklichkeit und Sprache. Neckar, Villingen Schwenningen
Affolter F, Bischofberger W (2007) Nichtsprachliches Lösen von Problemen in Alltagssituationen bei Kindern und Kindern mit Sprachstörungen. Neckar, Villingen Schwenningen
Affolter F et al. (2009) Erfassung der Wirksamkeit gespürter Interaktionstherapie, Neurologie und Rehabilitation, Hippocampus, Bad Honnef
Hofer A (2009) Das Affolter-Modell. Pflaum, München
Schuntermann M (2007) Einführung in die ICF. ecomed Medizin
Söll J (2009) Informationen spürbar machen – Affolter-Modell. Die Schwester Der Pfleger, September. Bibliomed, Melsungen
Söll J (2008) Lernen, was für den Alltag wichtig ist. In: Pflege lernen, Bd. 5. Westermann, Braunschweig. S. 377–432
Söll J (2007) Affolter-Modell. Die Schwester Der Pfleger, Juni. Bibliomed, Melsungen
Söll J (2004) Pflege von Menschen mit Hirnschädigungen. In: Thiemes Pflege, 10. Aufl. Thieme, Stuttgart. S. 868–876
http://www.affolter.info (Informations-und Lehrfilm zum Affolter-Modell)
http://www.therapiezentrum-burgau.de
http://www.dimdi.de (ICF-Fassung)

F.O.T.T. – Therapie des Facio-Oralen Trakts

R. Nusser-Müller-Busch

18.1   Das Normale kennen – Das Normale wahrnehmen – 216

18.2   Klinische Untersuchung nach F.O.T.T. – 219
18.2.1   Untersuchung im Kontext: Ressourcen erkennen – 219
18.2.2   Untersuchung im Kontext: Hypothesen bilden – 220
18.2.3   Ressourcen für den Wiederbeginn der Nahrungsaufnahme
            ermitteln – 222

18.3   Management – Überleitung – 222

            Literatur – 224

© Springer-Verlag GmbH Deutschland 2017
C. Fiedler, M. Köhrmann, R. Kollmar (Hrsg.), *Pflegewissen Stroke Unit*, Fachwissen Pflege,
DOI 10.1007/978-3-662-53625-4_18

In Kürze: Nahezu die Hälfte der Patienten auf einer Stroke Unit haben anfangs Probleme beim Essen, Trinken und Schlucken. Die Sprache, das Sprechen und das Schlucken werden engmaschig in den ersten Tagen observiert und gescreent. Aber noch weitere alltagsrelevante fazio-orale Aktivitäten und Bewegungen können beeinträchtigt sein, deren Verlust die Sicherheit der unteren Atemwege einschränken kann. Patienten haben zu Beginn u. U. Probleme, die Zunge zum Sammeln von Speichel und Reinigen der Zähne einzusetzen, Zähne zu putzen und/oder den Mund auszuspülen bzw. das Zahnputzwasser auszuspucken. Sie verschlucken sich und können nicht effizient husten und/oder sich räuspern. Der Aufenthalt auf der Stroke Unit bietet dem Team die Chance, die folgenreichen Probleme des Patienten zu erfassen, aber auch herauszufinden, was der Patient kann, und dies zu nutzen. Dieses Kapitel skizziert die Herangehensweise der „Therapie des Facio-Oralen Trakts (F.O.T.T.)", die dem Reha-Team und auch An- und Zugehörigen therapeutische Hilfestellungen in der Versorgung von Patienten auf dem weiteren Weg „zurück zum Normalen" geben.

Fallbeispiel

Herr N. ist völlig erschöpft. Er weiß nicht so recht, was geschehen ist, vermutet aber, dass er im Krankenhaus ist. Sein Bett bewegt sich. (Er wird zu einer Untersuchung gefahren). Er bemerkt, dass sich eine Gesichtshälfte taub anfühlt. Die rechte, die linke, wird man ihn später fragen. Wo rechts und links ist? Egal! Viel schlimmer ist, dass das Kopfkissen nass ist und er nicht mit seinem Arm zum Kopfkissen greifen kann, um das Malheur wegzuwischen. Herr N. will nur noch schlafen …

Etwas später findet die Pflegende Herrn N. im Bett halb sitzend, nach unten gerutscht. Er liegt auf seinem rechten Arm. Die Zahnprothese hält er in seiner linken Hand. Er weint. Offensichtlich hat er Probleme die Zahnprothese einzusetzen. Als er merkt, dass er unfähig ist, sein Problem mitzuteilen, schluchzt er laut. Die Pflegende versucht Herrn N. zu beruhigen. Sie richtet ihn – die Schulter dabei schützend – auf, lagert ihn erneut und positioniert sorgfältig den rechten Arm. Dann hilft sie ihm, die Prothese einzusetzen. Das ist nicht so einfach, da die rechte Gesichtsseite „hängt". Sie beobachtet, dass Herr N. nach dem

Einsetzen der Prothese spontan schluckt, Das zeigt ihr, dass der Patient nach einer oralen Aktivität „normal" reagiert, reaktiv Schluckbewegungen ausführt. Speichel tritt dabei aus dem rechten Mundwinkel. Diese Beobachtungen können für die im Laufe des Vormittags anstehende Beurteilung der Schluckfähigkeit und des Sprachvermögens durch die Logopädin sehr wertvoll sein. Die Pflegekraft wird ihre Beobachtungen aber auch den anderen Teammitgliedern mitteilen.

Pflegende haben auf der Stroke Unit eine Schlüsselposition inne. Sie verbringen die meiste Zeit mit dem oft zutiefst verunsicherten Patienten. Neben der Durchführung medizinisch-pflegerischer Maßnahmen und deren Dokumentation, der notwendigen Begleitungen zu den anstehenden Untersuchungen, haben sie auch den Anspruch, den Patienten optimal zu versorgen und für ihn und seine An- oder Zugehörigen da zu sein. Differenzierte und wertvolle Informationen können in den ersten Stunden zum Zustand des Patienten und seinen aktuellen Problemen, die bei der Lagerung und bei AdL-Hilfestellungen wie Anziehen, Nahrungsaufnahme, Mundhygiene auftreten, gesammelt und ihm Team weitergegeben werden.

> **Nicht nur die Situationen der Nahrungsaufnahme sind geeignet, Schlucken zu beurteilen. Der Aufenthalt auf der Stroke Unit bietet dem Team die Chance, die folgenreichen Probleme des Patienten zu erfassen, aber auch herauszufinden, was der Patient kann.**

18.1   Das Normale kennen – Das Normale wahrnehmen

- **Die Basis für das „Zurück zur normalen Funktion"**

Fallbeispiel

Die Pflegende dokumentiert (u. a.): „Der Patient schluckt, nachdem er mit Hilfe die Prothese eingesetzt hat".

Sie hält diese Beobachtung für relevant, denn das Stroke-Team arbeitet nach dem F.O.T.T.-Konzept (s. unten). Das Team ist geschult worden, Schlucken und andere

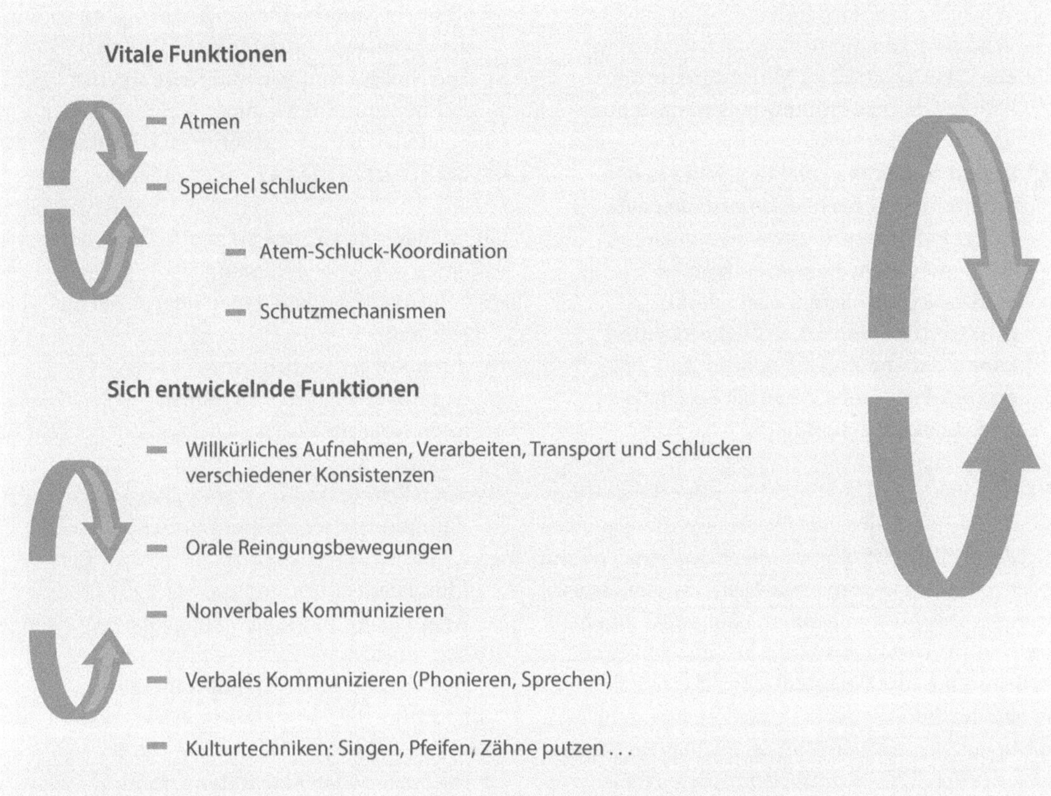

Abb. 18.1 Die fazio-oralen Funktionen wechseln sich koordiniert ab (Pfeile). Sie passen sich kontextmäßig an die jeweilige Aktivität an. Aus: Nusser-Müller-Busch (2015) Die Therapie des Facio-Oralen Trakts. Springer, Berlin

fazio-oralen Aktivitäten, die den ganzen Tag auftreten (aber so automatisiert sind, dass sie uns nicht immer ins Bewusstsein kommen), in Selbsterfahrung wahrzunehmen, beim Patienten zu beobachten und einordnen zu können sowie Hilfen zur Unterstützung des Patienten im Alltag anwenden zu können.

Im Folgenden wird ausgeführt, warum die Pflegende mit dieser so „nebensächlichen" Beobachtung einen Beitrag zur Bewertung des Schluckens und des Schutzes der unteren Atemwege geleistet hat.

Spezifische Merkmale prägen die Denk- und Handlungsweise der F.O.T.T.: Die Funktionen Atmen, Essen, Trinken, Schlucken, Sprechen werden nicht isoliert, sondern in ihrem sequentiellen Zusammenspiel analysiert und behandelt (Nusser-Müller-Busch 2015b) (**Abb. 18.1**).

Die fazio-oralen Funktionen begleiten uns im Tagesverlauf permanent. Sie treten gemeinsam auf und/oder wechseln einander ab: Die Atmung passt sich bei diesen Vorgängen ständig an.

Atmen wird von Schlucken (des Speichels) unterbrochen, Sprechen, Singen und das Zähne putzen ebenso. Wenn wir sprechen, können wir das Gesagte mimisch unterstreichen oder uns gleichzeitig die juckende Nase reiben oder uns im Gesicht kratzen.

Fazio-orale Funktionen laufen automatisiert und ganz oft „nebenbei" und/oder unbemerkt ab, während unsere Aufmerksamkeit von anderen Aktivitäten in Beschlag genommen ist.

Wir schlucken nicht nur, nachdem wir einen Bolus auf den Weg in den Magen geschickt haben. Viele weitere Schluckanlässe sind im Laufe des Tages zu beobachten:

- Wir schlucken, wenn wir Speichel spüren.
- Wir schlucken nach Auftreten von vitalen Schutz- und Reinigungsvorgängen wie Husten, Räuspern und Niesen.

- Wir schlucken nach Gähnen.
- Wir schlucken meistens auch, nachdem wir eine Manipulation im Mund durchgeführt haben, z. B. eine Prothese eingesetzt haben.

❯ **Erfolgt eine Schluckreaktion, leitet es den erfahrenen Beobachter/Untersucher evtl. zu der Hypothese, dass der neuronale sensomotorische Regelkreis (spüren – erarbeiten – reagieren) zumindest in Ansätzen funktioniert, denn die Reaktion kann – nach heutigem Erklärungsmodell – erst erfolgen, wenn vorab ein Reiz gespürt und verarbeitet worden ist.**

In der folgenden Untersuchung oder Behandlung werden weitere beobachtete Reaktionen des Patienten zeigen, ob diese Hypothese weiter belegt werden kann oder verworfen werden muss. Dabei muss angemerkt werden: Das Auftreten einer Schluckreaktion heißt per se nicht, dass dieses Schlucken qualitativ gut und sicher ist, d. h. das Geschluckte im Magen landet. (Es ist aber für die Therapie ein gutes Zeichen, denn es ist therapeutisch „einfacher" an der qualitativen Ausführung des Regelkreises zu arbeiten als eine gar nicht vorhandene Reiz-Reaktion Abfolge wieder anzubahnen.)

> **Praxistipp**
>
> Der Alltag bietet hervorragende Möglichkeiten, das Normale kennen zu lernen: Beobachten Sie im Familienkreis, im Stationsalltag, in den öffentlichen Verkehrsmitteln, wann Menschen schlucken.

Um wieder sicher essen, trinken und schlucken zu können, müssen Patienten je nach aufgetretenem Problem u. U. lernen,
- die posturale Kontrolle (Kontrolle über den Körper), das Gleichgewicht und die Stabilität im Rumpf und des Kopf wieder zu erlangen, z. B. um sich auf einem Stuhl halten und das Essen in aufrechter Position selbständig zum Mund führen zu können;
- den Bolus ausreichend zu kauen und einzuspeicheln, um ihn dann durch die Mundhöhle in den Rachen zu transportieren und anschließend schlucken zu können;

- Reste im Mund wahrzunehmen und zu spüren als Voraussetzung dafür, dass die Zunge Speichel einsammeln und Reste von den Zähnen entfernen kann;
- bei Bedarf den Mund abtupfen zu können;
- bei Bedarf zu räuspern oder zu husten.

Um wieder sicher Zähne putzen zu können, müssen Patienten u. U. wieder lernen,
- beim Waschbecken stehen oder sitzen zu können;
- ihren Körper vorbeugen zu können;
- den Kiefer angepasst zu öffnen;
- ihren Kopf rückwärts zu neigen, um gurgeln zu können;
- ihren Körper und Kopf vorzubeugen, um Zahnputzwasser ausspucken zu können;
- Zahnputzwasser auszuspucken sowie den Mund danach abzutupfen;
- Arm-Hand- und Kiefer-Zungenbewegungen beim mehrmals täglichen Einsetzen und Herausnehmen der Zahnprothese zu koordinieren.

❯ **Die fazio-oralen Aktivitäten erfordern – wie alle anderen Aktivitäten auch – eine hohe Koordination und Timing. Auch hier gilt: Meist erfolgt anschließend ein Schlucken!**

Durch eine Hirnschädigung kann es zu Wahrnehmungs-, Sensibilitäts- und/oder motorischen Störungen kommen, die die Haltung, das Bewegungsrepertoire einschränken können und dadurch Auswirkungen auf die fazio-oralen Funktionen haben.

Die F.O.T.T. bietet einen strukturierten, lösungsorientierten Ansatz zur Befunderhebung und Behandlung neurogener Störungen des mimischen Ausdrucks, oraler Bewegungen, des Schluckens und der Atmung, der Stimmgebung und des Sprechens bei Patienten aller Schweregrade, aller Altersstufen in allen Phasen der Rehabilitation. Sie umfasst die Bereiche Nahrungsaufnahme, Mundhygiene, nonverbale Kommunikation und Atmung-Stimme-Sprechen und deren sequentielles Zusammenspiel, das (im Physiologischen) auf der Basis normaler Haltung und Bewegung stattfindet (Coombes 1996; Davies 1995, 2002; Nusser-Müller-Busch 2008, 2015a).

Die F.O.T.T. beginnt so früh wie möglich und hat zum Ziel, dem Patienten zu möglichst effektivem Spüren der normalen Bewegungen zu verhelfen, um motorische Reaktionen wieder zu ermöglichen und hilfreiche Bewegungsmuster, wie z. B. effektives Husten (mit nachfolgendem Schlucken), zu verbessern. Bei diesem Hands-on-Ansatz muss der Patient nicht verstehen oder mitarbeiten können. Er ist daher auch für schwer betroffene Patienten geeignet. Ein spezielles Trachealkanülen-Management wird ebenfalls angeboten (Seidl et al. 2007, 2015; Sticher u. Gratz 2015; Nusser-Müller-Busch 2011). Der frühe Beginn soll auch sekundär entstehenden Komplikationen wie Infektionen, Hyperreagibilität und Beißreaktionen vorbeugen. Ein spezieller F.O.T.T.-Algorithmus steht für Überlegungen zum Therapievorgehen zur Verfügung (Schow u. Jakobsen 2015).

Die F.O.T.T. wurde von der englischen Sprachtherapeutin Kay Coombes auf der Grundlage des Bobath-Konzepts (▶ Kap. 12) entwickelt. Sie ist ein interdisziplinärer Ansatz, der von allen Berufsgruppen, die mit neurologischen Patienten arbeiten, in ihr Tun integriert werden kann. Neue neurowissenschaftliche Erkenntnisse, u. a. zur Neuroplastizität und zum Lernen, fließen in die Arbeit mit ein.

Lizensierte Instruktoren unterrichten das Konzept in Grund- und Aufbaukursen und schulen Teams in Kliniken und Institutionen (http://www.formatt.org). In diesen interdisziplinären Schulungen werden Methoden wie Selbsterfahrung genutzt, um normales Verhalten, aber auch Störungen und die Bedürfnisse der Patienten besser nachempfinden zu können und danach Wege zum besseren Spüren und Agieren zu entwickeln. Die Kursteilnehmer können neu erworbene Hands-on-Techniken bei der Behandlung von Patienten erproben und werden dabei supervidiert.

Auch An- und Zugehörige werden angeleitet, so sie dies wünschen.

18.2 Klinische Untersuchung nach F.O.T.T.

» Es genügt nicht, ein Kästchen anzukreuzen. Wir müssen das Kästchen aufmachen und von seinem Inhalt Gebrauch machen. (Coombes in Walker 2015, S. 254)

Fallbeispiel

Mit den Informationen der Pflegenden ausgestattet, betritt die Logopädin das Zimmer, um Herrn N. kennenzulernen und ihn zu untersuchen. Herr N. liegt in Rückenlage und hat einen Hustenanfall. Der Hustenstoß ist schwach.

Herkömmlich wird dies als „eingeschränkter" oder „schwacher Hustenstoß" beurteilt und dokumentiert.

In der F.O.T.T. werden anhand dieser Beobachtung mehrere Fragen diskutiert:

- Ist die Rückenlage geeignet bei Patienten, die ihren Speichel nicht schlucken können, ihn aspirieren? (Eher nicht: In Rückenlage kann nicht geschluckter Speichel mit der Schwerkraft in den Rachen und Kehlkopf und ggf. dann weiter in die unteren Atemwege laufen.)
- Gibt es eine Position, in der der Patient besser husten kann?
- Hustet er in Seitenlage effektiver? (Weil er in Seitenlage vielleicht den Rumpf beim Husten besser beugen kann?)
- Hustet der Patient in Seitenlage vielleicht sogar weniger? (In Seitenlage kann nicht bewegter Speichel mit der Schwerkraft aus dem Mund fließen bzw. sich in der unten liegenden Wange sammeln und dann von einem vorbeikommenden Teammitglied therapeutisch entfernt werden).

18.2.1 Untersuchung im Kontext: Ressourcen erkennen

Der neurologische Patient ist in der Akutphase häufig noch sehr erschöpft, ermüdbar und hat mit schwankender Wachheit zu kämpfen. Um das Potenzial des Patienten beurteilen (und in den folgenden Behandlungen nutzen) zu können, ist es daher notwendig, den Patienten in verschiedenen Positionen zu untersuchen und zu behandeln. Dabei kann man herausfinden, wie die Behandlung begonnen werden kann und welche therapeutischen Interventionen dabei hilfreich sein könnten.

❯ F.O.T.T.: Befundung = Behandlung. Behandlung = Befundung!

Spontanes Schlucken des eigenen Speichels kann für manche Patienten im Sitzen unmöglich sein, hingegen lässt es sich therapeutisch in Seitenlage oft besser taktil hervorlocken (= elizitieren) und/oder unterstützen. (Ist dies der Fall, wäre hier der therapeutische Ansatz, das Schlucken zuerst in Seitenlage zu erarbeiten und erst danach den Übertrag „Speichel schlucken im Sitzen", zu versuchen.)

Fallbeispiel

Herr N. liegt in Rückenlage und hat einen Hustenanfall. Der Hustenstoß ist schwach.
Die Logopädin hilft ihm möglichst physiologisch sich in die Seitenlage zu drehen, unterstützt den Hustenstoß an den Flanken und stabilisiert dann seinen Kiefer, damit die Zunge die Rückwärtsbewegung zum anschließenden Schlucken besser einleiten und durchführen kann.

> **Der „Ist-Zustand" ist nicht statisch! Alltagsrelevante Funktionen und Bewegungsmuster sind nicht in allen Positionen (Liegen, Sitzen, Stehen) qualitativ gleich gut abrufbar.**

Es gilt zu prüfen:
- Was kann der Patient in welcher Position?
- Kann er eine Aktivität selbständig ausführen?
- Kann er sie mit Hilfe ausführen?
- Ist er vollständig abhängig von fremder Hilfe?

Diese Fragen schließen auch die Überlegungen mit ein, in welcher Position der Patient aktuell gelagert und zu Beginn behandelt werden sollte, damit er die gewünschte Bewegung wieder möglichst physiologisch und selektiv abrufen kann. Ziel ist es, den Patienten so aktiv wie möglich in das Geschehen einzubinden. Ist das nicht möglich, werden die Aktivitäten so ausgeführt, dass Situationsverständnis geweckt werden kann und die Chance besteht, dass er passiv an der Aktivität teilhaben bzw. sie verfolgen kann.

Die Qualität der Bewegungen muss ebenfalls bewertet werden:

Qualität der Bewegungen: Beurteilungsparameter
- Ist es die erwartete/gewünschte Bewegung?
- Ist sie selektiv? Ist sie wiederholbar?
- Ist volles Bewegungsausmaß gegeben?

Hypothesengeleitet und detektivisch muss nach weiteren Faktoren, die die Aktivitäten des Patienten einschränken können, gefahndet werden: Gibt es erkennbare Gründe, warum die Bewegung nur eingeschränkt abrufbar ist? So kann z. B. bei schwer betroffenen und multimorbiden Patienten die notwendige Medikation und ggf. die Sedierung Auswirkung auf die Vigilanz und die Vitalfunktionen wie z. B. die Schluckfrequenz haben.

18.2.2 Untersuchung im Kontext: Hypothesen bilden

Das Durchführen der Mundpflege eignet sich gut zur Evaluation neurologischer Probleme (Elferich u. Jakobsen 2015). Hierbei können die Beschaffenheit des Speichels, Zungen-, Kiefer- und Schluckbewegungen, das Situationsverständnis, der Umgang mit der Zahnbürste und dem Zahnputzbecher sowie das Ausspucken von Wasser (+/– Nachschlucken) und spontane Hustenreaktionen bewertet werden. Die Mundpflege kann von verschiedenen Teammitgliedern, der Pflege, der Ergotherapeutin, der Logopädin oder der Physiotherapeutin, durchgeführt und evaluiert werden. Auch dabei kann in Erfahrung gebracht werden, welche und wie viel Hilfe der Patient braucht. Wichtig sind die Dokumentation der Ergebnisse und die Diskussion der Ergebnisse im Team (◘ Abb. 18.2 a–c).

Es kann schwierig sein, das jeweils aufgetretene Problem eindeutig einer Ursache zuzuordnen. Walker schreibt: „Die zugrunde liegenden Ursachen der Symptome und des Patientenverhaltens können im perzeptiven, sensomotorischen, kognitiven und psychischen Bereich zu finden sein" (Walker 2015, S. 255; ◘ Abb. 18.3).

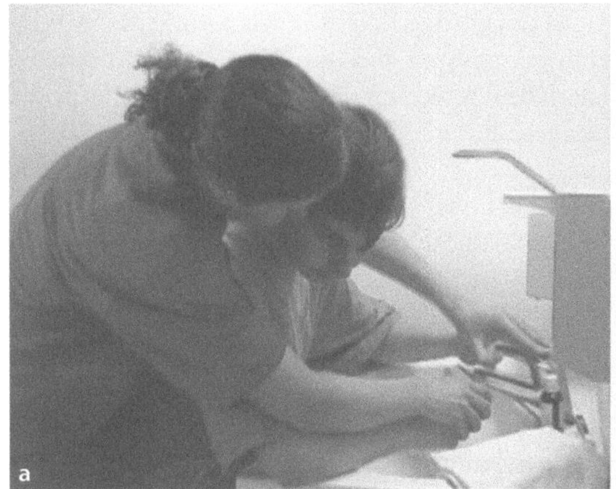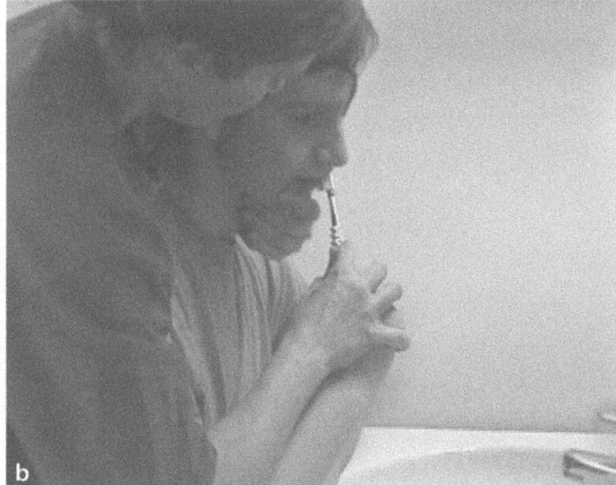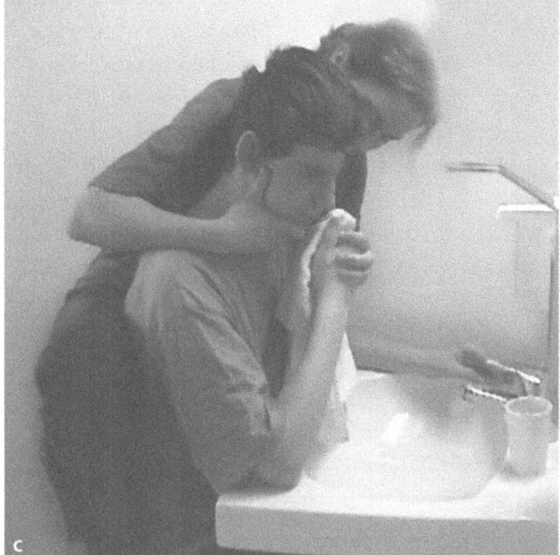

Abb. 18.2 Der Patient wird in der Vorbereitung zur Mundpflege mit einbezogen. **a.** Öffnen des Wasserhahns zum Füllen des Zahnputzbechers; **b.** Der Patient versteht die Situation und öffnet aktiv den Mund, damit die Zahnbürste eingeführt werden kann. Mit dem Kieferkontrollgriff wird ihm sowohl das Halten des Kopfes als auch die Mundöffnung erleichtert; **c.** Das Abtupfen des Mundes mit dem Handtuch wird geführt. Aus: Elferich u. Jakobsen (2015) Die Mundhygiene in der F.O.T.T. In: Nusser-Müller-Busch R (Hrsg.) Die Therapie des Facio-Oralen Trakts. Springer, Berlin

Wie viele Hypothesen zu den Ursachen möglich sind, soll anhand unseres Patientenbeispiels aufgezeigt werden:

Fallbeispiel

Herr N. hat Probleme die Zahnprothese einzusetzen. Mehrere Hypothesen können diskutiert werden:

- Herrn N. fehlt der Handlungsplan, wie er die Prothese einsetzen kann.
- Die fehlende posturale Kontrolle (Körperstabilität) macht es ihm unmöglich, die Prothese einzusetzen.
- Er ist als Rechtshänder nicht gewohnt, die Prothese einhändig, noch dazu mit seiner nichtdominanten, linken Hand einzusetzen.
- Die Fazialisparese macht es ihm schwer, die Prothese einzusetzen.
- Die Prothese passt nicht mehr.
- Herr N. spürt nicht, ob die Prothese richtig sitzt.
- Die Prothese drückt …

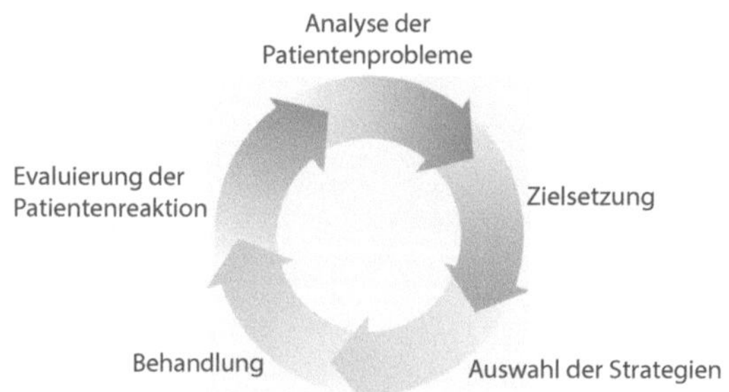

◘ Abb. 18.3 F.O.T.T.-Modell. Aus: Walker (2015) Befundung in der Facio-Oralen Trakt Therapie: ein fortlaufender Prozess. In: Nusser-Müller-Busch R (Hrsg.) Die Therapie des Facio-Oralen Trakts. Springer, Berlin

Der weitere Reha-Verlauf wird zeigen, welche Hypothese richtig ist, ob mehrere Erklärungsversuche zutreffend sind oder ob dieses Problem vielleicht nur zu Beginn auftrat. Hypothesen müssen auch inden Behandlungen immer wieder reevaluiert und ggf. verworfen werden. Dann müssen neueÜberlegungen angestellt werden (◘ Abb. 18.3).

18.2.3 Ressourcen für den Wiederbeginn der Nahrungsaufnahme ermitteln

Die klinische Untersuchung umfasst die Bewertungen der ganzkörperlichen Bewegungsmöglichkeiten, selektiver Zungen- und Kieferbewegungen, der Atmung, Stimme und des Sprechen sowie des Schluckvermögens und der Schutz- und Reinigungsfunktionen der unteren Atemwege. Die Spontanschluckrate während der gesamten Untersuchung wird registriert. Schnell muss geklärt werden, ob der Patient oral sicher essen und trinken sowie seine unteren Atemwege effizient schützen kann, ob die orale Zufuhr ergänzt oder gänzlich parenteral oder enteral ernährt werden muss.

Die in den Leitlinien „neurogene Dysphagien" (http://www.dgn.org) vorgeschlagenen Wasserschlucktests sind nur sehr grobe Siebverfahren. Dünne Flüssigkeiten haben eine schnelle Fließgeschwindigkeit und können von – in ihren Bewegungen verlangsamten – Patienten oft nicht gut koordiniert werden. Sie verschlucken sich.

Langjährige Erfahrungen aus der Neurorehabilitation zeigen, dass ein Teil dieser Patienten, die nach dem Screening mit Wasser NPO (= nihil per os) eingestuft werden, passierte Kost schlucken können und mit dieser Konsistenz starten könnten. Zunehmend kommen daher Tests auf den Markt, die dieser Tatsache Rechnung tragen und mehrere Konsistenzen prüfen. Mit dem Gugging Swallow Screen GUSS (Trapl et al. 2007) und dem Berliner Schlucktest BST (◘ Abb. 18.4; Download: http://www.schlucksprechstunde.de; Schultheiss et al. 2011) stehen zwei Verfahren zur Verfügung, die u. a. das Schlucken von Speichel und passierter Konsistenzen prüfen. Der BST erfasst auch Schluckreaktionen nach vorangegangenem spontanem Husten, also den sensomotorischen Regelkreis.

Bei nicht eindeutiger Klinik ermöglicht die fiberoptisch endoskopische Untersuchung des Schluckens (FEES) mit dem Laryngoskop, die Vorgänge beim Schlucken im Rachen und Kehlkopf zu visualisieren. Sie bietet damit Entscheidungshilfen zur Festlegung des vorläufigen Kostaufbaus (Seidl et al. 2002, 2008; Warnecke et al. 2009).

18.3 Management – Überleitung

> » Den Patienten da abholen, wo er steht. (Anonymous)

Fallbeispiel

Herrn N.s Verlegung steht bevor. Da die Ergotherapeutin die Essensbegleitung (derzeit passierte Kost, Flüssigkeiten werden parenteral ergänzt) übernommen hat, kann die Pflegende sich dem Pflegeüberleitungsbogen widmen.

Das Team hat ein auf den Patienten zugeschnittenes Management eingeleitet. Alle haben versucht, das, was der Patient an normalem Bewegungsablauf und Aktivitäten kann, zu erhalten und sie immer wieder in verschiedenen Kontexten durchführen zu lassen.

Es ist gelungen, die Ehefrau für die jetzt sinnvollen Alltagshilfen zu sensibilisieren. Sie hat dankbar die Hilfen übernommen. Das ist nicht selbstverständlich. Der „Schlag" trifft den Patienten – und seine An- und Zugehörigen. Offensichtliche Symptome wie Halbseitenlähmung, Sprachstörung verändern die

Verein für Berufsgenossenschaftliche Heilbehandlung Berlin e. V.
Akademisches Lehrkrankenhaus der Charité-Universitätsmedizin Berlin

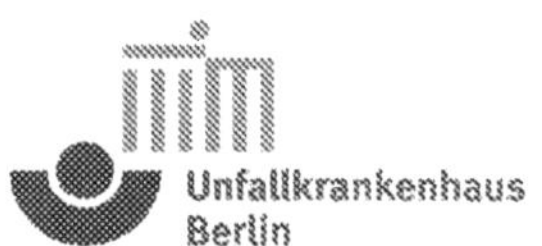

Berliner Schluck-Test (BST)

Patient: _________________ Geburtsdatum: _________________ Untersuchungsdatum: _________________

1. Speichelschluck (zutreffendes ankreuzen)

Klinischer Befund	Bewertung
spontanes Schlucken	⓪
eingeschränkte Vigilanz	①
Schlucken nach Mundstimulation (F.O.T.T.®)	②
Atmung (Behinderung der Atemwege, Atemgeräusche, erhöhte Frequenz, ...)	③
Husten, mit Nachschlucken	④
Gurgelnder Stimmklang nach dem Schlucken	⑤
Husten, ohne Nachschlucken	⑥
Schlucken nicht möglich	⑦
Summe	

2. Bolusschlucktest (zutreffendes ankreuzen, alle Mengen untersuchen)

Klinischer Befund	Bewertung		
Götterspeise oder Apfelmus	je 2x 1/3 TL (1g)	je 2x ½ TL (2,5g)	je 2x 1 TL (5g)
spontanes Schlucken	⓪	⓪	⓪
Atmung (Behinderung der Atemwege, Atemgeräusche, erhöhte Frequenz, ...)	①	①	①
Husten (bis 1 min. nach dem Schlucken), mit Nachschlucken	②	②	②
Gurgelnder Stimmklang nach dem Schlucken	③	③	③
Husten (bis 1 min. nach dem Schlucken), ohne Nachschlucken	④	④	④
Schlucken nicht möglich	⑤	⑤	⑤
Punktwert			
Summe aus Speichelschlucktest und Bolusschlucktest			

3. Bewertung Speichelschlucktest und Bolusschlucktest (zutreffendes ankreuzen)

Rohwert	Schweregrad	Ist-Zustand des Patienten
0 – 3	Keine Schluckstörung	O
4 – 11	Leichte Schluckstörung	O
>= 12	Schwere Schluckstörung	O

Untersuchung nicht durchführbar, weil: _________________

3.1 Diätetische Empfehlung

orale Kostgabe: ja O   nein O

Empfehlung: _________________

zusätzliche instrumentelle Diagnostik: ja O   nein O

Untersucher/in: _________________

Homepage: www.schlucksprechstunde.de

◧ **Abb. 18.4** Der Berliner Schlucktest BST. Aus: http://www.schlucksprechstunde.de. Mit freundlicher Genehmigung von C. Schultheiss C und R. Nusser-Müller-Busch

Lebensperspektiven dramatisch und versetzen alle Beteiligten in einen Schock. Diese Verzweiflung muss das Team achten und respektieren.

In der F.O.T.T. steht der Patient im Mittelpunkt. Es werden berufsgruppenübergreifende Teamaufgaben definiert. Alle Teammitglieder werden geschult, die Ausführung fazio-oraler Alltagsaktivitäten zu unterstützen.

Für Herrn N. galt es, Positionen zu finden, die die Aspiration erschweren und das Abhusten erleichtern. Er wird jetzt möglichst oft in 90-Grad-Seitenlage gelagert, damit der nicht geschluckte Speichel aus dem Mund laufen kann. Dabei wird darauf geachtet, dass der weniger betroffene Arm so gelagert wird, dass er eventuell selbst mit einem Tuch seinen Mund abtupfen kann.

Nachdem sich die Sprachprobleme bestätigt haben, wurde Herr N. mit einem Kommunikationsbuch versorgt und ermutigt, auch nonverbal zu kommunizieren.

Bei allen Tagesaktivitäten wird darauf geachtet, seine Hände – zumindest die linke Hand – mit einzubeziehen und normale Reize, Input im Gesicht zu setzen, z. B. beim Gesicht waschen und beim Mund abtupfen (statt diffus abwischen).

❯ F.O.T.T. auf der Stroke Unit: Fazio-orale Funktionen untersuchen – Optimal lagern – Therapie beginnen – Teamarbeit/ Management.

Aufgaben und Ziele für das Stroke-Team:
- Den Patienten da abzuholen, wo er steht
- Ihm und seine An- und Zugehörigen beistehen
- Vitalfunktionen stabilisieren, Krisen vorbeugen
- Das Handeln präventiv und prophylaktisch im Hinblick auf Aspirations- und Sturzgefahr, Schulterprobleme etc. auszurichten
- Den Patienten mit einer sorgfältigen Dokumentation in die nächste Einrichtung verlegen.

Dies erfordert die Expertise der einzelnen Berufsgruppen und tagtäglich Engagement, Empathie und Kommunikations- und Lernbereitschaft im Team.

Auf einen Blick

- Fazio-orale Funktionen untersuchen – Optimal lagern – Therapie beginnen – Teamarbeit/ Management.
- Unter fazio-oralen Funktionen werden zusammengefasst:
  - Abbeißen, Kauen, Trinken, Schlucken und die Schutzmechanismen (effizientes Husten, Räuspern), Atmung, Stimmgebung, Sprechen, orale Bewegungen zum Sammeln und Reinigen und mimischer Ausdrucksfähigkeit.
- Die fazio-oralen Funktionen arbeiten auf der Basis normaler Haltung und normaler Bewegungsfähigkeit des Körpers.
- Die fazio-oralen Funktionen laufen den ganzen Tag automatisiert und „nebenbei" ab.
- Wir müssen uns diese normalen Vorgänge erst wieder bewusst machen, um ihr Vorhandensein beim Patienten beobachten und deren Qualität beurteilen zu können.
- Durch eine Hirnschädigung kann es u. a. zu Wahrnehmungs-, Sensibilitäts- und/oder motorischen Störungen des ganzen Körpers, der Haltung und des Bewegungsrepertoires kommen, die Auswirkungen auf die fazio-oralen Funktionen haben.
- Patienten mit Schluckproblemen sind aspirationsgefährdet. In den ersten Tagen auf der Stroke Unit gilt es daher, auf Sicherheit zu achten:
  - Die Lagerung so auszurichten, dass Schlucken und Husten erleichtert werden
  - Husten- und Schlucken taktil unterstützen
  - Input im fazio-oralen Trakt sichern
  - Das, was der Patient kann, erhalten – Hilfe zur Selbsthilfe geben.

Literatur

Coombes K (1996) Von der Ernährungssonde zum Essen am Tisch. In: Lipp B, Schlaegel W (Hrsg) Wege von Anfang an. Frührehabilitation schwerst hirngeschädigter Patienten. Neckar, Villingen-Schwenningen, S 137–151

Davies PM (2002) Hemiplegie. 2. Aufl. Springer, Berlin

Davies PM (1995) Wieder Aufstehen. Frühbehandlung und Rehabilitation für Patienten mit schweren Hirnschädigungen. Springer, Berlin

Elferich B, Jakobsen D (2015) Mundhygiene: Input für Schlucken, Reinigung und Schutz im Alltag – eine interprofessionelle In: Nusser-Müller-Busch R (Hrsg.) Die Therapie des Facio-Oralen Trakts. 4. Aufl. Springer, Berlin Heidelberg, S 115–157

Nusser-Müller-Busch R (Hrsg.) (2015a) Die Therapie des Facio-Oralen Trakts. 4. Aufl. Springer, Berlin Heidelberg

Nusser-Müller-Busch R (2015b) Das F.O.T.T.-Konzept: funktionell – komplex – alltagsbezogen. In: Nusser-Müller-Busch R (Hrsg.) Die Therapie des Facio-Oralen Trakts. 4. Aufl. Springer, Berlin Heidelberg. S 1–29

Nusser-Müller-Busch R (2011) Logopädie: Atmung und Schlucken sichern und koordinieren – die Therapie des Facio-Oralen Trakts nach Coombes (F.O.T.T.). In: Nydahl P (Hrsg): Wachkoma. Betreuung, Pflege und Förderung eines Menschen im Wachkoma. 3. Aufl. Elsevier, München. S 98–114

Nusser-Müller-Busch R (2008) Konsensusempfehlungen zur Facio-Oralen Trakt Therapie (F.O.T.T.). Neuro Rehabil 14 (5):275–281

Schow T, Jakobsen D (2015) Der F.O.T.T.-Algorithmus: sich im und mit dem Konzept bewegen. In: Nusser-Müller-Busch R (Hrsg.) Die Therapie des Facio-Oralen Trakts. 4. Aufl. Springer, Berlin Heidelberg. S 265–278

Schultheiss C, Nusser-Müller-Busch R, Seidl RO (2011) The bolus swallow test for clinical diagnosis of dysphagia – a prospective randomised study. Eur Arch Otorhinolaryngol 268(12):1837–1844. Epub 2011 May 24 DOI: 10.1007/s00405-011-1628-5 download BST www.schlucksprechstunde.de

Seidl RO, Nusser-Müller-Busch R (2015) Trachealkanülen: Segen und Fluch. In: Nusser-Müller-Busch R (Hrsg.) Die Therapie des Facio-Oralen Trakts. 4. Aufl. Springer, Berlin Heidelberg. S 201–219

Seidl RO, Nusser-Muller-Busch R, Hollweg M, Westhofen M, Ernst A (2008) Oropharyngeal findings of endoscopic examination in swallowing disorders of neurological origin, European Archives of Oto-Rhino-Laryngology: Official Journal of the European Federation of Oto-Rhino-Laryngological Societies (EUFOS): Affiliated with the German Society for Oto-Rhino-Laryngology – Head and Neck Surgery, vol. 265, Aug. 2008, S 963–970

Seidl RO, Nusser-Müller-Busch R, Hollweg W, Westhofen M (2007) Pilot study on a neurophysiological dysphagia therapy for neurological patients. Clinical Rehabilitation 2007; Vol 21 Nr. 8; 686–697 Sage Publications

Seidl RO, Nusser-Müller-Busch R, Ernst A (2002) Evaluation eines Untersuchungsbogens zur endoskopischen Schluckuntersuchung. Sprache-Stimme-Gehör 26:28–36

Sticher H, Gratz C (2015) Trachealkanülen-Management in der F.O.T.T. – der Weg zurück zur Physiologie. In: Nusser-Müller-Busch R (Hrsg.) Die Therapie des Facio-Oralen Trakts. 4. Aufl. Springer, Berlin Heidelberg. S 221–237

Trapl M, Enderle P, Nowotny M, Teuschl Y, Matz K, Dachenhausen A, Brainin M (2007) Dysphagia bedside screening for acute-stroke patients: the Gugging Swallowing Screen. Stroke 38(11):2948–2952. Epub 2007 Sep 20

Walker M (2015) Befundung in der Facio-Oralen Trakt Therapie: ein fortlaufender Prozess. In: Nusser-Müller-Busch R (Hrsg.) Die Therapie des Facio-Oralen Trakts. 4. Aufl. Springer, Berlin Heidelberg. S 253–263

Warnecke T, Ritter MA, Kroger B, Oelenberg S, Teismann I, Heuschmann PU, Ringelstein EB, Nabavi DG, Dziewas R (2009) Fiberoptic endoscopic Dysphagia severity scale predicts outcome after acute stroke. Cerebrovasc Dis. 28(3):283–289. Epub 2009 Jul 16

Ernährung von Schlaganfallpatienten

R. Ronniger, B. Rohr

19.1 Leitlinie „Enterale Ernährung bei Schlaganfall" – 229

19.2 Mangelernährung – 229
19.2.1 Definition Mangelernährung – 229
19.2.2 Risikofaktoren – 229

19.3 Erfassung des Ernährungszustands – 230
19.3.1 Wie kann man den Ernährungszustand erfassen? – 230
19.3.2 Ernährungsscores – 230

19.4 Ernährungsformen – 232
19.4.1 Orale Kost – 232
19.4.2 Energie- und proteinreiche Supplemente – 233
19.4.3 Enterale Ernährung – 234

19.5 Kostaufbau – 236
19.5.1 Energiebedarf – 236
19.5.2 Flüssigkeitsbedarf – 237

19.6 Sondenkost – 238
19.6.1 Zusammensetzung – 238
19.6.2 Sondenkostarten – 238
19.6.3 Ballaststoffe in der Sondennahrung – 239
19.6.4 Applikationsformen von Sondenkost – 239

© Springer-Verlag GmbH Deutschland 2017
C. Fiedler, M. Köhrmann, R. Kollmar (Hrsg.), *Pflegewissen Stroke Unit*, Fachwissen Pflege,
DOI 10.1007/978-3-662-53625-4_19

19.7   **Komplikationen bei Sondenkostgabe – 239**

19.7.1   Diarrhö – 240

19.7.2   Aspiration – 240

19.8   **Medikamentengabe – 240**

19.9   **Parenterale Ernährung – 240**

Literatur – 241

In Kürze: Die Diagnose „akuter Schlaganfall" kann für die betroffenen Patienten außer Bewusstseins-, Wahrnehmungs- und Bewegungsausfällen auch Dysphagien und Lähmungserscheinungen bedeuten, die große Probleme bei der Nahrungsaufnahme mit sich bringen. Tritt die Erkrankung im höheren Lebensalter auf, haben einige Patienten – bedingt durch bereits bestehende Erkrankungen – häufig schon zu Beginn einen schlechten Ernährungszustand. Somit haben diese Patienten eine ungünstigere Ausgangsposition. Ziel der Ernährungstherapie ist die frühzeitige Erkennung bereits bestehender Ernährungsdefizite und die Vermeidung von Mangelernährung und Dehydration während der Behandlung des Schlaganfalls. Die Sicherstellung einer bedarfsgerechten Versorgung mit Energie, Nährstoffen und Flüssigkeit ist für den Heilungsverlauf von entscheidender Bedeutung und kann dem Patienten zu einer optimalen Rehabilitation verhelfen.

Nach der Akutversorgung stellen sich für Ärzte und Pflegekräfte die Fragen:

- Ab wann sollte ich den Patienten ernähren?
- Gibt es Risikopatienten, die bereits bei der Aufnahme mangelernährt sind?
- Welche Möglichkeiten gibt es, den aktuellen Ernährungszustand festzustellen?
- Wie kann ich den Patienten bedarfsgerecht ernähren?

19.1 Leitlinie „Enterale Ernährung bei Schlaganfall"

Die Leitlinie „Enterale Ernährung bei Patienten mit Schlaganfall" 2007, veröffentlicht auf der Homepage der Deutschen Gesellschaft für Ernährungsmedizin (http://www.dgem.de), wurde überarbeitet und ist nun in aktualisierter Form unter dem Oberbegriff Klinische Ernährung 2013/2014 als S3-Leitlinie „Klinische Ernährung in der Neurologie" (AWMF-Registernummer 073/020) zu finden.

Studienergebnisse und Expertenmeinungen sehen einen gesicherten Zusammenhang zwischen Ernährungsstatus, Krankheitsverlauf und Prognose des Schlaganfallpatienten.

Die Leitlinienempfehlungen sind in 3 Schweregrade (A, B, C) unterteilt, wobei wiederum Grad A den höchsten Empfehlungsgrad widerspiegelt. Neben dem Empfehlungsgrad werden nun auch Outcome-Bewertungen bei den Empfehlungen mit angegeben: biomedizinische Endpunkte (BM), patientenzentriertes Outcome (PC), gesundheitsökonomische Parameter (HE), medizinische Entscheidungsfindung (DM), Mehr-Komponenten-Outcome-Modelle (MC).

Die frühzeitige Erkennung des Ernährungszustandes zu Beginn des Schlaganfalls hat einen hohen Stellenwert und eine adäquate Ernährung während der Therapie kann sich signifikant auf den Krankheitsverlauf und die Prognose auswirken.

19.2 Mangelernährung

19.2.1 Definition Mangelernährung

Die Definition der Mangelernährung nach der Leitlinie der Deutschen Gesellschaft für Ernährungsmedizin (DGEM) lautet (Pirlich et al. 2003, S. 10–25) lautet:

- Krankheitsassoziierter Gewichtsverlust (signifikanter Gewichtsverlust mit Zeichen der Krankheitsaktivität)
- Eiweißmangel (Verringerung des Körpereiweißbestands)
- Spezifischer Nährstoffmangel (Defizit an essentiellen Nährstoffen, Wasser, essentielle Fettsäuren, Mineralstoffe, Spurenelemente, Vitamine)

19.2.2 Risikofaktoren

Laut den Europäischen Leitlinien für enterale und parenterale Ernährung (ESPEN) liegt ein schweres ernährungsbedingtes Risiko vor, wenn mindestens eines der folgenden Kriterien zutrifft (Lochs et al. 2006, S. 180–186):

- BMI <18,5 kg/m^2
- Unbeabsichtigter Gewichtsverlust von >10–15 % innerhalb von 6 Monaten
- Niedriges Serumalbumin <30 g/l (bei fehlenden Anzeichen einer hepatischen oder renalen Dysfunktion)
- Subjective Global Assessment (SGA) Grad C oder Nutritional Risk Screening (NRS) ≥3

19.3 Erfassung des Ernährungszustands

19.3.1 Wie kann man den Ernährungszustand erfassen?

Bei der Aufnahme des Patienten kann oft schon das optische Erscheinungsbild, z. B. auffallend dünn, einen Hinweis auf eine Mangelernährung geben. Die Berechnung des BMI (durch Größen und Gewichtsmessung) gibt eine objektivere Einschätzung der Ernährungssituation. Bei der Pflegeanamnese sollten der Patient (oder die Angehörigen) nach den Essgewohnheiten der letzten 3–6 Monaten gefragt werden. Wichtig ist zu wissen, ob er weniger als sonst gegessen und/oder unfreiwillig Gewicht verloren hat. Bei älteren Patienten können anthropometrische Methoden wie die Messung des Unterhautfettgewebes am Arm oder die Erfassung des Wadenumfangs durchgeführt werden. Die bioelektrische Impedanzanalyse ist eine Methode, um die Körperzusammensetzung aus Zellsubstanz, Fett und Wasser zu ermitteln. Verschiedene Laborparameter (z. B. ein niedriges Serumalbumin) können ebenfalls auf einen schlechten Ernährungszustand hinweisen.

19.3.2 Ernährungsscores

Um den Ernährungszustand rasch und mit einfachen Mitteln zu erfassen, sind mehrere Scores entwickelt worden. Verbreitet sind der Nutritional Risk Score (NRS 2002), das Subjective Global Assessment (SGA), das Mini Nutritional Assessment (MNA) und das Malnutritional Universal Screening Tool (MUST).

Das „Nutritional Risk Screening 2002 nach Kondrup", kurz NRS 2002 genannt, erfasst das Risiko oder eine manifeste Mangelernährung und wird an erster Stelle im klinischen Bereich empfohlen (◐ Abb. 19.1).

Dieses Screeningverfahren kann sowohl von geschulter ärztlicher als auch von pflegerischer Seite innerhalb weniger Minuten angewandt werden. Es berücksichtigt
— das aktuelle Gewicht,
— einen Gewichtsverlust in der Vergangenheit (3–6 Monate),
— die derzeit mögliche Nahrungsaufnahme,
— den Schweregrad der Erkrankung sowie
— das Alter.

Da ca. 80 % aller Schlaganfallpatienten über 60 Jahre alt sind und ältere Menschen grundsätzlich ein höheres Risiko für Mangelernährung haben, ist das Alter ein wichtiger Faktor. Ab einer Punktzahl ≥3 liegt ein Risiko vor und ein genaueres Assessment bzw. ein Ernährungsplan sollte erstellt werden.

Da in der Akutphase bis zu 50 % aller Schlaganfallpatienten unter Dysphagie leiden, wird außerdem zeitnah ein Screening auf Dysphagie (z. B. der „Aspirationsschnelltest" oder der „Wassertest") durch logopädische Fachkräfte durchgeführt. Schwierig zu beurteilende Schluckstörungen können auch durch eine transnasale Endoskopie oder eine Videofluoroskopie diagnostiziert werden.

Leitlinienempfehlung 1
Ein standardisiertes Dysphagiescreening sollte bei allen Schlaganfallpatienten durchgeführt werden.
(B (BM); starker Konsens)

Leitlinienempfehlung 2
Bei allen Patienten mit einem pathologischen Screeningbefund sollte ein weiterführendes Assessment der Schluckfunktion durchgeführt werden.
(B (BM); starker Konsens)

Leitlinienempfehlung 3
Patienten ohne pathologischen Screeningbefund, bei denen aber andere etablierte klinische Prädiktoren für das Vorliegen einer Dysphagie bzw. deren Komplikationen vorhanden sind, wie insbesondere ein insgesamt schweres neurologisches Defizit, eine Dysarthrie, eine Aphasie oder eine ausgeprägte faziale Parese, sollten ebenfalls einem weiterführenden Assessment zugeführt werden.
(B (BM); starker Konsens)

Screening auf Mangelernährung im <u>Krankenhaus</u>

Nutritional Risk Screening (NRS 2002)

nach Kondrup J et al., Clinical Nutrition 2003; 22: 415-421

Empfohlen von der Europäischen Gesellschaft für Klinische Ernährung und Stoffwechsel (ESPEN)

Vorscreening:

- Ist der Body Mass Index < 20,5 kg/m^2 ? ☐ ja ☐ nein
- Hat der Patient in den vergangenen 3 Monaten an Gewicht verloren? ☐ ja ☐ nein
- War die Nahrungszufuhr in der vergangenen Woche vermindert? ☐ ja ☐ nein
- Ist der Patient schwer erkrankt? (z. B. Intensivtherapie) ☐ ja ☐ nein

⟹ Wird <u>eine</u> dieser Fragen mit „**Ja**" beantwortet, wird mit dem Hauptscreening fortgefahren

⟹ Werden alle Fragen mit „**Nein**" beantwortet, wird der Patient wöchentlich neu gescreent.

⟹ Wenn für den Patienten z. B. eine große Operation geplant ist, sollte ein präventiver Ernährungs-plan verfolgt werden, um dem assoziierte Risiko vorzubeugen.

Hauptscreening:

Störung des Ernährungszustands	Punkte
Kenie	0
Mild	1
Gewichtsverlust > 5 %/ 3 Mo. <u>oder</u> Nahrungs-zufuhr < 50-75 % des Bedarfes in der vergangenen Woche	
Mäßig	2
Gewichtsverlust > 5 %/ 2 Mo. <u>oder</u> BMI 18,5-20,5 kg/m^2 <u>und</u> reduzierter Allgemeinzustand (AZ) <u>oder</u> Nahrungszufuhr 25-50 % des Bedarfes in der vergangenen Woche	
Schwer	3
Gewichtsverlust> 5 % /1 Mo. (>15 % / 3 Mo.) <u>oder</u> BMI <18,5 kg/m^2 und reduzierter Allge-meinzustand oder Nahrungszufuhr 0-25 % des Bedarfes in der vergangenen Woche	

+

Krankheitsschwere	Punkte
Kenie	0
Mild	1
z. B. Schenkelhalsfraktur, chronische Erkran-kungen besonders mit Komplikationen: Leberzirrhose, chronisch obstruktive Lungenerkrankung, chronische Hämodialyse, Diabetes, Krebsleiden	
Mäßig	2
z. B. große Bauchchirurgie, Schlaganfall, schwere Pneumonie, hämatologische Krebserkrankung	
Schwer	3
z. B. Kopfverletzung, Knochenmarktrans-plantation, intensivpflichtige Patienten (APACHE-II >10)	

+ 1 Punkt, wenn Alter ≥ 70 Jahre

≥ 3 Punkte	Ernährungsrisiko liegt vor, Erstellung eines Ernährungsplanes
< 3 Punkte	wöchentlich wiederholtes Screening. Wenn für den Patienten z. B. eine große Operation geplant ist, sollte ein präventiver Ernährungsplan verfolgt werden, um das assoziierte Risiko zu vermeiden

T. Schütz, L. Valentini, M. Plauth. Screening auf Mangelernährung nach den ESPEN-Leitlinien2002. Aktuel Ernaehr Med 2005; 30: 99-103.

 **Abb. 19.1** Nutritional Risk Screening 2002 (NRS) 2002. (Aus: Kondrup et al. 2003). Mit freundlicher Genehmigung von Dr. Tatjana Schütz

Übersetzt und bearbeitet von Dr. Tatjana Schütz, Dr. Luzia Valentini und Prof. Dr. Mathias Plauth. Kontakt: tatjana.schuetz@medizin.uni-leipzig.de, Tel. 0341-97 15 957

In den Empfehlungen 4, 5 und 6 macht die Leitlinie Vorschläge für sogenannte „Clinical Bedside Assessments" (CBA) oder für zusätzliche apparative Dysphagiediagnostik und empfiehlt das Dysphagieassessment so frühzeitig wie möglich durchzuführen.

> **Bei einer unerkannten Dysphagie besteht die Gefahr, dass der Patient bei der oralen Nahrungsaufnahme aspiriert. Dies kann zu einer Aspirationspneumonie führen.**

Während des stationären Aufenthalts sollte das Assessment auf Dysphagie regelmäßig durchgeführt werden, um Veränderungen rechtzeitig zu erfassen und den Ernährungsplan entsprechend anpassen zu können.

19.4   Ernährungsformen

Nach der Feststellung des Ernährungszustandes und der Abklärung der Schluckfähigkeit wird ein Ernährungsplan erstellt.

Verschiedene Ernährungsformen sind je nach Befund möglich. Ein logopädisches Schlucktraining, der Einsatz spezieller Hilfsmittel sowie Unterstützung durch Ergotherapeuten oder Pflegekräfte bei der Nahrungsaufnahme sind häufig erforderlich.

> **Die Kombination mehrerer Ernährungsformen ist sinnvoll; wenn z. B. der orale oder enterale Kostaufbau nur langsam möglich ist, so kann eine zusätzliche Kaloriengabe parenteral indiziert sein.**

19.4.1 Orale Kost

Folgende Grundvoraussetzungen müssen erfüllt sein, um mit der oralen Ernährung beginnen zu können (Volkert D, Ernährungsintervention nach Schlaganfall, Aktuelle Ernährungsmedizin 2009; S. 226–233):

- Der Patient muss ausreichend wach und belastbar sein.
- Es sollten weder eine Pneumonie noch erhöhte Körpertemperaturen, die auf eine Pneumonie hinweisen, vorliegen.

- Der Schluckreflex muss vorhanden sein, d. h. der Patient sollte in der Lage sein, seinen eigenen Speichel zu schlucken.
- Der Hustenreflex muss vorhanden sein, da produktives Husten den Schutz der unteren Atemwege ermöglicht.

Ist aspirationsfreies Schlucken möglich, kann mit dem Kostaufbau begonnen werden. Hierbei steigern sich die Konsistenzen von breiig glatt über püriert bis hin zur Normalkost (■ Abb. 19.2 u. ■ Abb. 19.3). Grundsätzlich sollten die Speisen keine Mischkonsistenz haben (z. B. Brühe mit Einlage).

- **Stufe 1: Breiige, glatte Konsistenz**
- Alle Speisen sind püriert und haben eine homogene Konsistenz.
- Beispiele: dicke Cremesuppe, Pudding, Milchshake, Kartoffelpüree, passiertes Gemüse,

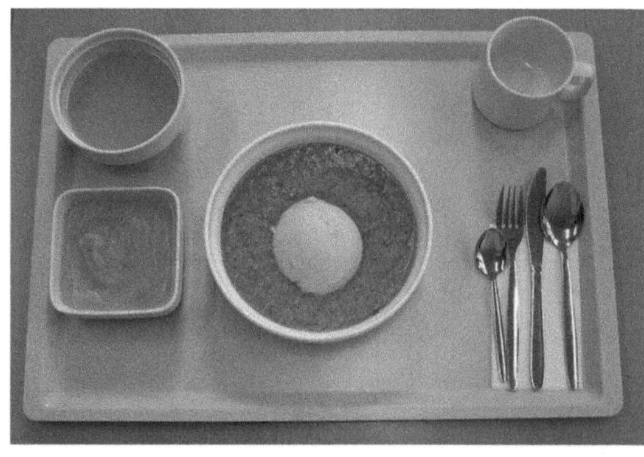

■ **Abb. 19.2**   Die pürierte Kost früher

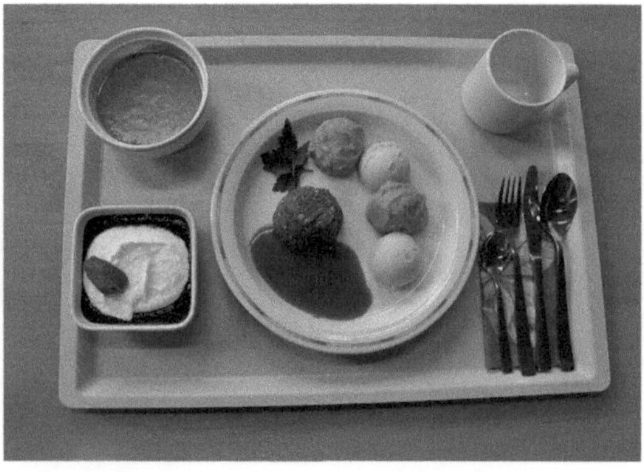

■ **Abb. 19.3**   Die pürierte Kost heute

püriertes Fleisch, Fruchtjoghurt ohne Stücke, fein püriertes Kompott, püriertes Brot, Honig, Gelee, Quark, Frischkäse, Streichwurst ohne Stücke, Quarkspeisen ohne Stücke, Götterspeise

- **Stufe 2: Weiche, pürierte Konsistenz**
  - Alle Lebensmittel sind weich und können mit der Zunge zerdrückt werden.
  - Beispiele: Lebensmittelauswahl wie Stufe 1, zusätzlich weiches Brot ohne Rinde, weiche Kartoffeln, weich gekochtes Gemüse, Fadennudeln, Banane, Käsekuchen ohne Boden

- **Stufe 3: Weiche Übergangskost**
  - Alle Speisen sind weich.
  - Beispiele: Lebensmittelauswahl wie Stufe 2, zusätzlich Brot mit weicher Rinde, Rührei, Schnittwurst und -käse, Hackfleisch, Fischfilet, Kompott ohne Saft, weiches Obst (z. B. Birne oder Pfirsich) ohne Schale

- **Angepasste Normalkost**
  Alle Speisen außer:
  - Speisen mit gemischten Konsistenzen (z. B. Eintopf)
  - Krümelige Lebensmittel (z. B. Salzgebäck, Knäckebrot)
  - Faserige Lebensmittel (z. B. Spargel, faseriges Fleisch)
  - Lebensmittel mit stückigen Zusätzen (z. B. Wurst mit Pistazien)
  - Schleimige oder schleimbildende Speisen oder Lebensmittel (z. B. Haferflockensuppe, Vollmilchschokolade)
  - Lebensmittel mit hohem Säuregehalt (z. B. saure Gurken)
  - Getränke mit Kohlensäure
  - Stark gewürzte Speisen
  - Sehr heiße Speisen (Gefahr von Verbrennungen)
  - Sehr fette Speisen (verzögerter Schluckreflex)

> **Flüssige Lebensmittel und Speisen stellen häufig ein Problem dar. Sie sind im Mund schwer zu kontrollieren. Die Gefahr einer Aspiration besteht. Eine Andickung der Flüssigkeiten und Suppen mit speziellen Dickungsmitteln nach individuellen Bedürfnissen ist dann empfehlenswert.**

Ein weiterer Aspekt, der bei der Ernährung von Patienten nach einem Schlaganfall beachtet werden sollte, ist der reduzierte Appetit. Neben eventueller Schmerzen und der psychischen Belastung kann auch die Art der Präsentation als Auslöser der Appetitlosigkeit eine Rolle spielen.

Aufgrund der eingeschränkten Lebensmittelauswahl bei den konsistenzveränderten Kostformen und der meist kleinen Menge, die verzehrt werden kann, ist eine ausreichende Versorgung mit allen Nährstoffen nicht gewährleistet. Deswegen sind diese Kostformen nur für einen begrenzten Zeitraum zur ausschließlichen Ernährung geeignet. Eine Energieanreicherung der Speisen (z. B. mit Maltodextrin) ist empfehlenswert. Gegebenenfalls ist es zur Deckung des Nährstoffbedarfs sinnvoll, die Patienten zusätzlich mit Nahrungssupplementen oder enteraler Ernährung zu versorgen.

Leitlinienempfehlung 29
Patienten mit konsistenzadaptierter Nahrung neigen dazu, weniger Nahrung und Flüssigkeiten aufzunehmen, deshalb kann eine Ernährungsfachkraft konsultiert werden und in Fällen mit dauerhaft geringer Nahrungszufuhr eine Ernährungstherapie initiiert werden.
(C (BM); starker Konsens)

19.4.2 Energie- und proteinreiche Supplemente

Patienten, die während des oralen Kostaufbaus nur unzureichende Mengen zu sich nehmen, jedoch keine Probleme beim Schlucken von Flüssigkeiten haben, sollten zusätzlich hochkalorische Trinknahrung bekommen, um eine höhere Kalorien- und Eiweißzufuhr zu erreichen. Dies gilt besonders, wenn bereits bei der Aufnahme eine Mangelernährung oder ein Ernährungsrisiko bestand. Diese Patientengruppe weist auch ein höheres Risiko für das Auftreten eines Dekubitus auf, deswegen sind hier vor allem eiweißreiche Trinknahrungen empfehlenswert.

> **Leilinienempfehlung 27**
> Schlaganfallpatienten, die in der Lage sind zu essen, sollten Trinknahrung erhalten, wenn einer der folgenden Punkte zutrifft:
> - Risiko einer Mangelernährung
> - Manifeste Mangelernährung
> - Dekubitusrisiko
>
> (B (BM); Konsens)

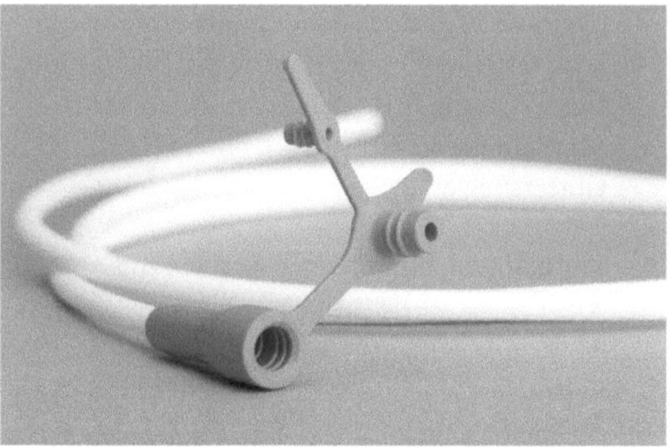

Abb. 19.4   Nasogastrale Sonde Foto: Mario Lorenz

Zur Verfügung stehen:
- Hochkalorische Trinknahrung:
  200 ml = ca. 250–400 kcal (1,5–2 kcal/ml
- Eiweißreiche Trinknahrung:
  200 ml = ca. 18–20 g Eiweiß
- Für Diabetiker Trinknahrung mit Ballaststoffen
- Bei Dysphagie ausbilanzierte Puddings und Cremespeisen

Diese Trinknahrungen werden von der Industrie in vielen Geschmacksrichtungen angeboten. Sie können kalt oder warm (z. B. mit Schokoladen- oder Cappuccinogeschmack) getrunken werden. Supplemente mit Ballaststoffen verhindern bei Diabetikern raschen postprandialen Blutzuckeranstieg, d. h. die enthaltene Glukose wird langsamer verstoffwechselt.

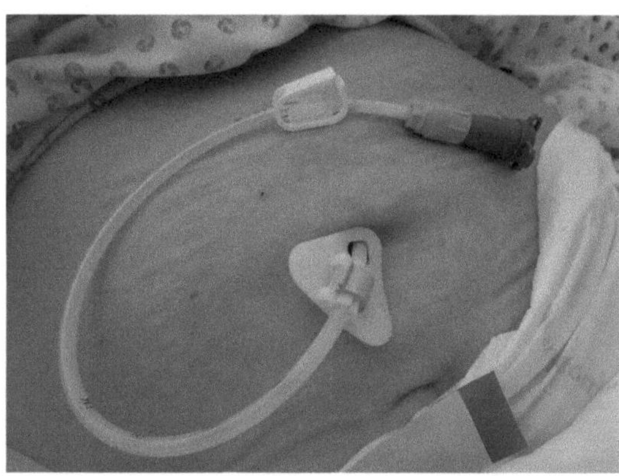

Abb. 19.5   PEG Charrière 9 Foto: Reinhild Ronniger

19.4.3 Enterale Ernährung

> **Leitlinienempfehlung 12**
> Schwere Schluckstörungen, bei denen keine ausreichende orale Nahrungsaufnahme möglich ist und die voraussichtlich länger als eine Woche anhalten, können eine frühzeitige enterale Sondenernährung erfordern (innerhalb von 72 h).
> (B (BM; HE); starker Konsens)

Zur Auswahl stehen nasogastrale Sonden oder PEG-Sonden (perkutane endoskopische Gastrostomie; ❑ Abb. 19.4 u. ❑ Abb. 19.5). Die Entscheidung, welche Sonde gelegt wird, trifft der Arzt. Hilfestellung dazu bietet die Leitlinie an.

> **Leitlinienempfehlung 13**
> Falls eine ausreichende orale Nahrungsaufnahme in der Akutphase des Schlaganfalls nicht möglich ist, soll die Sondenkost vorzugsweise über eine nasogastrale Sonde verabreicht werden.
> (A (BM); starker Konsens)

> **Leitlinienempfehlung 14**
> Ist enterale Ernährung voraussichtlich über einen längeren Zeitraum erforderlich (>28 Tage), soll eine PEG-Sonde in einer klinisch stabilen Phase gelegt werden (nach 14–28 Tagen).
> (A (BM); starker Konsens)

> **Leitlinienempfehlung 15**
> Beatmete Patienten sollten frühzeitig eine
> PEG-Sonde erhalten.
> (B (BM); starker Konsens)

■ Nasogastrale Sonde

Die nasogastrale Sonde kann von geschultem Fachpersonal zeitnah auf der Stroke Unit angelegt werden, wenn anzunehmen ist, dass die Dysphagie länger als 7 Tage anhalten wird. In diesem Fall empfiehlt sich die Anlage innerhalb von 72 h.

Häufige Probleme sind Druckulzera an der Nasenschleimhaut und im Ösophagus sowie Dislokationen. Um das Risiko von Druckulzera zu vermindern, werden grundsätzlich dünnlumige Sonden empfohlen. Eine sorgfältige Pflege der Nasenschleimhaut sollte mehrmals täglich durchgeführt werden. Um eine Dislokation (z. B. durch Manipulation des Patienten) und dadurch eine mögliche Aspirationsgefahr auszuschließen, muss vor jeder Nahrungsgabe die korrekte Lage der nasogastralen Sonde geprüft werden.

Der Kostaufbau erfolgt wie bei Patienten mit perkutaner endoskopischer Gastrostomie.

■ Perkutane endoskopische Gastrostomie (PEG)

Ist eine länger als 4 Wochen andauernde Schluckstörung zu erwarten, so wird die perkutane endoskopische Gastrostomie empfohlen. Die Anlage wird im Regelfall unter Sedierung und Lokalanästhesie mittels Endoskopie durchgeführt. Vom Patienten oder dem Betreuer muss ein schriftliches Einverständnis dafür vorliegen (◘ Abb. 19.6).

Versorgung nach Neuanlage einer PEG Am Tag der Anlage:
- Überwachung der Vitalzeichen nach der Kurznarkose
- Verbandskontrolle auf Nachblutung
- Bei Bedarf Gabe von Schmerzmitteln
- Die DGEM Leitlinie „Enterale Ernährung in der Geriatrie" gibt an, dass nach 3 h mit der Flüssigkeits- und Nahrungsaufnahme begonnen werden kann. Im klinischen Bereich

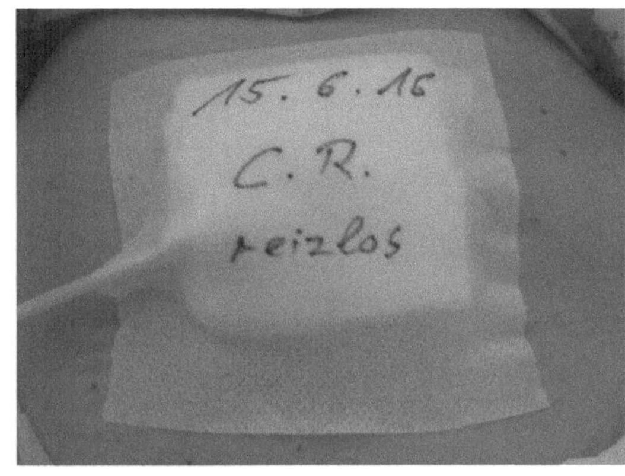

◘ **Abb. 19.6**   PEG-Verband Foto: Reinhild Ronniger

findet die erste Applikation meist erst nach 4–6 h statt

Am Tag nach PEG-Anlage:
- Nach 24 h erster Verbandswechsel mit Mobilisation der inneren Halteplatte
- Täglicher steriler Verbandswechsel für die nächsten 7–10 Tage, danach bei abgeschlossener Wundheilung 2- bis 3-mal wöchentlich, sofern reizlose Wundverhältnisse vorliegen

> **Praxistipp**
>
> Notieren Sie auf dem Verband das Datum, den Zustand der Einstichstelle und die eigenen Initialen, das erleichtert die pflegerische Versorgung.

PEG-Komplikationen
- Okklusion
  - Ursachen: Ungenügendes Spülen der Sonde, Verklumpung von Sondenkost mit Medikamenten oder Sondenkost mit Tee, ungenügend gemörserte Medikamente, „falsche" Sondenkost (pürierte Normalnahrung)
  - Durch konsequentes Spülen der Sonde vor und nach der Gabe von Sondenkost und von Medikamenten kann dieser Komplikation vorgebeugt werden.

Wird die Sonde zeitweise nicht genutzt, sollte sie zur Erhaltung der Durchgängigkeit einmal täglich mit mindestens 20 ml Wasser gespült werden.

Lokale Infektionen

- Anzeichen einer Infektion:
    - Induration
    - Erythem
    - Sekretion (serös, eitrig, blutig etc.)
    - Schmerzen
    - Hyperthermie
- Ursachen:
    - Kontamination der Wunde
    - Keine adäquate Versorgung nach PEG-Anlage
    - Verminderte Immunabwehr des Patienten
- Behandlung:
    - je nach Befund mehrmals tägliche sterile Verbandswechsel mit geeigneten Antiseptika

Bei schwerwiegenden Komplikationen, z. B. Infektion mit Eiterbildung, Verdacht auf Abszess, starken Schmerzen an der Einstichstelle, ist eine Abklärung durch Ultraschall, Röntgen, Wundabstrich sowie eine Kontrolle von Entzündungsparametern zu veranlassen und eine entsprechende Therapie einzuleiten.

Blutung an der Einstichstelle nach PEG-Neuanlage

- Ursachen:
    - Verletzung eines Blutgefäßes
    - Gerinnungsstörungen
- Behandlung:
    - Kompression z. B. mit Sandsack, ggf. Ligatur
    - Behandlung der Gerinnungsstörung

Burried Bumper Syndrom   Komplikationen wie das Burried Bumper Syndrom (eine in die Magenwand eingewachsene innere Halteplatte) sind sehr selten und treten erst nach längerer Zeit auf. Eine regelmäßige Mobilisation (mindestens 2-mal wöchentlich) der inneren Halteplatte kann diese Komplikation verhindern.

Hypergranulation an der PEG-Einstichstelle   Auch diese Komplikation ist selten. Die Ursache ist nicht eindeutig bekannt. Es wird eine Reaktion der Haut auf das Sondenmaterial, möglicherweise durch häufiges zu festes Anziehen der äußeren Halteplatte, vermutet.

Kleinere Hypergranulationen, die keine Probleme verursachen, werden belassen. Bei größeren Wucherungen kann eine Behandlung mit Silbernitrat (Höllensteinstift) versucht oder eine chirurgische Abtragung erwogen werden.

Was ist zu beachten:

Unsachgemäße Versorgung kann die PEG beschädigen und ihre Haltbarkeit verkürzen.

- Keine ständige Verwendung von Wundbenzin zur Entfernung von Pflasterresten → Wundbenzin macht das Sondenmaterial spröde
- Keine Salben verwenden → diese weichen das Sondenmaterial auf
- Ritsch-Ratsch-Klemme nicht ständig schließen → Materialermüdung, Bruch ist die Folge
- Keinen Früchtetee oder Saft verabreichen → Säure schädigt das Sondenmaterial

19.5   Kostaufbau

19.5.1 Energiebedarf

Der Bedarf setzt sich aus dem Grundumsatz, auch Ruheenergieumsatz genannt, sowie einem Aktivitäts- oder Traumafaktor zusammen.

Bereits 1919 wurde durch „Harris und Benedict" die nach ihnen benannte Formel zur Ermittlung des Grundumsatzes veröffentlicht.

- Männer ♂ 66 + (13,7 × kg) + (5 × cm) − (6,8 × Alter) = Grundumsatz
- Frauen ♀ 655,1 + (9,56 × kg) + (1,85 × cm) − (4,68 × Alter) = Grundumsatz

Der Grundumsatz ist zur Aufrechterhaltung aller Körperfunktionen wie Atmung, Kreislauf, Nierentätigkeit usw. erforderlich. Er beträgt ca. 20–25 kcal/ kg KG in 24 h.

Patienten
- von 20–30 Jahren werden mit 25 kcal/kg KG/Tag
- von 30–70 Jahren mit 22,5 kcal/kg KG/Tag
- über 70-Jährige mit 20 kcal/kg KG/Tag

berechnet.

Der Gesamtenergieumsatz ergibt sich aus dem Grundumsatz plus Zuschlag für Aktivität und möglicherweise erhöhten Bedarf, der bei einigen Krankheitsbildern beobachtet wurde.

Es wird empfohlen, keine fixe Formel anzuwenden, sondern Steigerungen der Energiezufuhr vom aktuellen Zustand, dem Verlauf und dem Schweregrad der Erkrankung abhängig zu machen (Kreymann et al. 2007, S. 8–12).

In der täglichen Praxis werden für die Berechnung des gesamten Kalorienbedarfs folgende Anhaltszahlen verwendet:

Standardformel: Pro kg KG (Körpergewicht) × 30 kcal ergibt Kalorienbedarf/Tag
- Bei Patienten von 20–64 Jahren 30 kcal
- Bei Patienten über 65 Jahre ca. 25–30 kcal
- Bei Hochbetagten, Bettlägerigen 20–24 kcal
- Bei erhöhtem Bedarf (z. B. malignen Erkrankungen) 30–40 kcal

Im akuten Stadium des Schlaganfalls und bei immobilen Patienten ist der Ruheenergieumsatz ausreichend. Die Kalorienzufuhr wird im Verlauf je nach Krankheitszustand gesteigert. Somit ist dies ein dynamischer Wert, der regelmäßig überprüft werden sollte. Ein langsamer schrittweiser Kostaufbau kann eine bessere Verträglichkeit für den Patienten bedeuten und vermeidet Komplikationen, die durch eine Hyperalimentation auftreten können.

19.5.2 Flüssigkeitsbedarf

Dem Flüssigkeitsbedarf liegt folgende Anhaltszahl zugrunde:

30–40 ml je kg KG/Tag

Mit der Formel, die der MDS (Medizinischer Dienst der Spitzenverbände der Krankenkassen) in einer Grundsatzstellungnahme vom Juli 2003 empfiehlt, kann die Flüssigkeitsmenge genauer ermittelt werden.

- 100 ml je für die ersten 10 kg KG
- 50 ml je für die zweiten 10 kg KG
- 15 ml für jedes weitere kg KG

Was ist zu beachten:
- Flüssigkeit reduzieren, z. B. bei Dialysepatienten, Trinkmengenbeschränkung bei herzkranken Patienten
- Flüssigkeit erhöhen bei Fieber, Diarrhoen, großen Wunden, Tracheostoma, Verbrennungen

Praxistipp

Als Flüssigkeit abgekochtes, abgekühltes Wasser oder stilles Wasser, z. B. aus dem praktischen 1,5 l-Tetrapack, verwenden.

Beispiel für einen Kostaufbau innerhalb von 5 Tagen auf ca. 1750 kcal:

Fallbeispiel

Der Patient (70 Jahre alt, 70 kg, 172 cm groß, BMI 24) hat normal gegessen bis zum Zeitpunkt des Schlaganfalls, seitdem komplette Schlucklähmung.
Berechnung des Kalorienbedarfs: 70 kg KG × 25 kcal = 1750 kcal Bedarf pro Tag
Begonnen wird mit normokalorischer Sondenkost (1 ml = 1 kcal), im Verlauf Umstellung auf hochkalorische (1 ml = 1,5 kcal) Sondenkost (◨ Tab. 19.1).

Die Umstellung auf hochkalorische Sondennahrung bringt bei gleicher Menge eine höhere Kalorienzufuhr und kann etwa ab dem 4.–5. Tag des Kostaufbaus durchgeführt werden.

Bei Nahrungskarenz >5 Tage beginnt die Applikation mit 20–25 ml/h. Die tägliche Steigerung der Laufrate um 10–20 ml/h, je nach individueller Verträglichkeit gegebenenfalls erst alle 2 Tage, wird empfohlen.

Für die Flüssigkeitsgabe muss das in Sondenkost enthaltene Wasser (100 ml Sondenkost enthalten ca. 80 ml) mit berechnet werden.

Zusätzlich benötigte Flüssigkeit kann über die PEG, aber auch durch eine Infusionslösung parenteral verabreicht werden. Um den Magen-Darm-Trakt während des Kostaufbaus nicht mit großen

◻ **Tab. 19.1** Sondenkostaufbau auf 1500 (1750) kcal

Stufe	Sondenkost [ml/Tag]	Pumpe [ml/h]	Menge [kcal/Tag]	Dauer [h]
1	800	50	800	16
2	1050	75	1050	14
3	1200	100	1200	12
4	1375	125	1375	11
5	1500 ggf. hochkalorisch	150	1500–1750	10

Volumina zu belasten, kann dies sinnvoll sein. Bei Bedarf können dem Patienten dadurch auch zusätzlich Kalorien parenteral appliziert werden.

Was ist zu beachten:

- Während der Sondenkost- und Flüssigkeitsgabe sollte der Oberkörper des Patienten mindestens 30–45① hochgelagert werden.
- Je länger der Patient nüchtern war, desto langsamer erfolgt der Kostaufbau.
- Steigerung der Laufrate frühestens nach 24 h bei guter Verträglichkeit.
- Beginn mit normo- oder hypokalorischer Sondenkost, im Verlauf hochkalorische Sondenkost.
- Flüssigkeitsgabe auf 2–3 Portionen verteilen, Beginn morgens vor der Sondenkostgabe, bei Bedarf werden hier Medikamente, die nüchtern eingenommen werden müssen, gegeben.
- Eine Verabreichung per Pumpe wird bei gastraler Sondenlage empfohlen, bei duodenaler oder jejunaler Sondenlage ist sie ein „Muss".
- Es empfiehlt sich eine Nachtpause einzuhalten (Erhaltung Tag-Nacht-Rhythmus für wache Patienten).
- Intensivpatienten können jedoch 20–24 h ernährt werden (Vermeidung von Blutzuckerschwankungen, auch bei geringer Laufrate ausreichende Nährstoff- und Kalorienversorgung).

- Eine frühzeitig begonnene enterale Ernährung wird empfohlen, da sie dem Erhalt der intestinalen Mukosabarriere dient und so eine bakterielle Überwucherung der Darmzotten verhindert.

19.6 Sondenkost

19.6.1 Zusammensetzung

In der Regel besteht die Sondennahrung aus:
- Makronährstoffe:
  - 15–20 % Eiweiß
  - 40–60 % Kohlenhydrate
  - 25–30 % Fett
- Mikronährstoffe: Vitamine, Spurenelemente, Mineralstoffe
- Ballaststoffe: z. B. Inulin, Oligofruktose, Zellulose

Die Zusammensetzung orientiert sich an den Empfehlungen zur Nährstoffzufuhr der Fachgesellschaften für Ernährung.DACH (2000) Referenzwerte für die Nährstoffzufuhr. Deutsche Gesellschaft für Ernährung; Österreichische Gesellschaft für Ernährung; Schweizerische Gesellschaft für Ernährungsforschung; Schweizerische Vereinigung für Ernährung:
- Flüssigkeit: 100 ml Sondenkost ≈ ca. 80 ml Wasser
- Osmolarität: ca. 250–350 mOsm/l
- Energiedichte: 1 ml =1 kcal (normokalorisch) oder 1 ml = 1,5–2 kcal (hochkalorisch)

Fast alle Sondenkostpräparate sind gluten-, laktose-, cholesterin- und purinfrei. Ausnahmen sind über die Deklarierung der Inhaltsstoffe erkennbar.

19.6.2 Sondenkostarten

Wir unterscheiden:
- Hochmolekulare Sondenkost: Sondenkost enthält intakte Nährstoffe mit Ballaststoffen
- Niedermolekulare Sondenkost: Oligopeptidnahrung → Sondenkost enthält bereits aufgespaltene Nährstoffe, die leichter zu

verstoffwechseln sind, sowie keine oder nur minimal Ballaststoffe

Die Mehrzahl der Patienten kann mit hochmolekularer Sondenkost versorgt werden. Niedermolekulare Sondenkost wird nur bei Vorerkrankungen, z. B. Kurzdarmsyndrom, eingesetzt. Auch bei einer jejunalen oder duodenalen Sondenlage kann eine enterale Ernährung mit hochmolekularer Nahrung angestrebt werden.

Für Patienten mit bekannten Vorerkrankungen oder akut auftretenden Stoffwechselproblemen (z. B. Hyperglykämie, Niereninsuffizienz, Diabetes mellitus) stehen Spezialnahrungen zur Verfügung.

19.6.3 Ballaststoffe in der Sondennahrung

Sondennahrungen sind mit und ohne Ballaststoffe erhältlich. Liegt keine medizinisch begründete Gegenindikation vor, werden Sondennahrungen mit Ballaststoffen empfohlen.

Was bewirken Ballaststoffe?
- Regulieren und normalisieren die Magen-Darm- Motilität
- Ernähren die Darmmukosa mit kurzkettigen Fettsäuren
- Schützen den Organismus → binden Toxine, pathogene Keime, Cholesterin
- Verzögern die Glukoseresorption und verhindern dadurch postprandiale Blutzuckerentgleisung
- Erhöhen die Darmperistaltik und das Stuhlvolumen

„Ballaststoffe tragen bei sondenernährten älteren Menschen zu einer Normalisierung der Darmfunktion bei" (DGEM Leitlinie Geriatrie – enterale Ernährung, Volkert 2006, S. 330–360)

19.6.4 Applikationsformen von Sondenkost

Für die Applikation gibt es folgende Möglichkeiten:
- Per Schwerkraft
- Per Pumpe
- Als Bolusgabe

> **Leitlinienempfehlung 20**
> Bei Schlaganfallpatienten sollte Sondennahrung vorzugsweise mit einer Pumpe verabreicht werden.
> (KKP; starker Konsens)

Eine pumpengesteuerte Applikation hat außerdem den Vorteil, dass durch die kontinuierliche Nährstoffgabe weniger Blutzuckerschwankungen auftreten. Begleiterscheinungen wie Blähungen, Völlegefühl etc., können ebenfalls vermindert werden.

19.7 Komplikationen bei Sondenkostgabe

Mögliche Komplikationen können die Diarrhö (◘ Tab. 19.2) oder die Aspiration (◘ Tab. 19.3) sein.

◘ Tab. 19.2 Ursachen und Behandlung der Diarrhö

Mögliche Ursachen	Behandlung
Kostaufbau zu schnell	Laufrate reduzieren
Sondenkost zu kalt	Applikation bei Zimmertemperatur
Milcheiweißunverträglichkeit	Sondenkost auf Sojabasis
Hochkalorische Sondenkost	Normokalorische Sondenkost
Nebenwirkung von Medikamenten	Medikamente überprüfen, jedes Medikament einzeln applizieren
Antibiotika	Probiotika
Schlecht eingestellter Diabetes	Blutzuckereinstellung
Elektrolytentgleisung (z. B. Hyponatriämie)	Elektrolytzufuhr
Infektionen (z. B. Clostridien)	Therapie der Erkrankung

19.7.1 Diarrhö

Definition der Diarrhö: >3-mal täglich dünnflüssige Stuhlgang mit einem Stuhlgewicht >200 g (Psychrembel online 2010).

Wird keine erkennbare Ursache für die Diarrhö gefunden und ist somit keine kausale Behandlung möglich, kann ein Kostaufbau mit einer niedermolekularen Sondenkost (sog. Oligopeptidsondennahrung) versucht werden und ggf. nach Besserung der Diarrhö die Umstellung auf hochmolekulare normokalorische Sondenkost erfolgen.

19.7.2 Aspiration

□ **Tab. 19.3** Ursachen und Behandlung der Aspiration

Mögliche Ursachen	Behandlung
Lagerung zu flach	30–45① hochlagern
Laufrate zu schnell	Kostaufbau langsamer
Gastroparese (z. B. bei Diabetes)	Nach ärztlicher Abklärung ggf. Anlage einer perkutanen endoskopischen Jejunostomie (PEJ) oder PEG mit jejunalem Schenkel
Magenausgangsstenosen	Nach ärztlicher Diagnostik entsprechende Behandlung der Grunderkrankung

19.8 Medikamentengabe

Liegt bei Schlaganfallpatienten eine vollständige Dysphagie vor, müssen die notwendigen Medikamente über die Sonde gegeben werden.

Was ist zu beachten:

- Sonde vor und nach Medikamentengabe mit 15–30 ml Wasser durchspülen
- Jedes Medikament einzeln applizieren
- flüssige Arzneimittel bevorzugen
- Konzentrierte, dickflüssige Arzneimittel verdünnen
- Tabletten in Wasser zerfallen lassen oder zermörsern
- Dragees können meist gemörsert werden
- Cave! Retardtabletten – nie mörsern, umsetzen auf ein unretardiertes Präparat
- Kapseln öffnen (jedoch ist die Medikamentenwirkung dann geringer)
- Medikamente nicht direkt zur Sondenkost geben → Verklumpungsgefahr!

❯ **Für eine korrekte Applikation müssen bei jedem Medikament zur Gabe bei nasogastraler Sonde oder PEG die Hinweise des Arzneimittelherstellers beachtet werden. Bei Fragen empfiehlt es sich die Arzneimittelinformation der Apotheke zu kontaktieren.**

19.9 Parenterale Ernährung

In der aktualisierten Leitlinie 2013/2014 liegen nun 3 Empfehlungen zur parenteralen Ernährung vor.

Leitlinienempfehlung 24
Parenterale Ernährung ist indiziert, sofern eine enterale Ernährung kontraindiziert oder nicht durchführbar ist.
(KKP; starker Konsens)

Leitlinienempfehlung 25
Selbst bei gut ernährten Patienten sollte eine zusätzliche parenterale Ernährung erfolgen, wenn die enterale Ernährung die Ernährungsbedürfnisse über mehr als 7 Tage nicht erfüllen kann.
(KKP; starker Konsens)

Leitlinienempfehlung 26
Ist einen ausreichende Hydration durch orale oder enterale Ernährung nicht möglich, sollte unverzüglich eine parenterale Hydration erfolgen.
(KKP; starker Konsens)

Prinzipiell wird die enterale Ernährung auch bei kritisch kranken Patienten mit einem funktionsfähigen Gastrointestinaltrakt empfohlen, da sie physiologischer, risikoärmer und kostengünstiger ist. Falls diese jedoch aus medizinischen Gründen nicht durchführbar ist oder wenn der enterale Kostaufbau nur unzureichend möglich ist, so sollte eine parenterale Ernährung erfolgen. Am häufigsten dürfte die Ergänzung der Flüssigkeitszufuhr parenteral erforderlich sein, da Patienten mit eingeschränkter Schluckfähigkeit selten durch angedickte Getränke die benötigte Menge erreichen. Ebenso kann beim langsamen Kostaufbau über die nasogastrale Sonde oder PEG eine parenterale Flüssigkeitsgabe in den ersten Tagen sinnvoll sein, um den Magen-Darm-Trakt nicht frühzeitig mit großen Volumina zu überlasten.

Auf einen Blick

- Ernährungstherapie bei Schlaganfallpatienten erfordert eine multidisziplinäre Zusammenarbeit aller beteiligten Berufsgruppen.
- Je nach Schluckfähigkeit und Ernährungszustand sind die Ernährungsformen oral – enteral – parenteral indiziert bzw. sollten miteinander kombiniert werden. Zu Beginn kann eine begleitende parenterale Flüssigkeitsgabe notwendig sein, um eine Dehydration des Patienten zu vermeiden. Durch konsistenzmodifizierte Kost kann unter Anleitung eines erfahrenen Schlucktherapeuten oder durch geschulte Pflegekräfte die Schluckfähigkeit wieder erlernt und trainiert werden. Wenn aspirationsfreies Schlucken möglich ist, kann die Energie- und Nährstoffaufnahme durch zusätzliche Trinknahrung verbessert werden. Besteht jedoch eine vollständige Schluckstörung, so sollte durch eine nasogastrale Sonde oder PEG-Anlage der Nährstoff- und Flüssigkeitsbedarf gedeckt werden. Ist die orale Kostaufnahme durch das Schlucktraining bei einem Patienten mit einer PEG nach der Entlassung ausreichend, so sollte diese wieder entfernt werden. Empfohlen wird die Überprüfung einmal monatlich über einen Zeitraum von ca. 6 Monaten (Leitlinienempfehlung 8).
- Eine regelmäßige Überprüfung der Ernährungstherapie im Verlauf der Behandlung ist die Voraussetzung, um eine bedarfsgerechte Anpassung der Ernährungsform zu gewährleisten.
- Patienten mit einem Schlaganfall erleiden häufig eine massive Beeinträchtigung ihrer motorischen, sprachlichen und kognitiven Fähigkeiten. Zur Wiedererlangung ihrer Selbstständigkeit oder zumindest einer größtmöglichen Verbesserung des Zustandes ist eine leitliniengestützte adäquate Ernährung auf der Stroke Unit und später in der Rehabilitationseinrichtung ein wichtiger Baustein der Therapie.
- Leitlinien spiegeln den aktuellen Wissenstand in der Medizin wider. Durch die Anwendung der Empfehlungen können Ärzte und Pflegekräfte ihre Patienten mit fachlich fundierten Erkenntnissen zu Fragen der enteralen und parenteralen Ernährungstherapie behandeln.

Literatur

Biesalski HK, Bischoff SC, Puchstein C (2010) Ernährungsmedizin, 4. Aufl. Thieme, Stuttgart

DACH (2000) Referenzwerte für die Nährstoffzufuhr. Deutsche Gesellschaft für Ernährung; Österreichische Gesellschaft für Ernährung; Schweizerische Gesellschaft für Ernährungsforschung; Schweizerische Vereinigung für Ernährung (DACH), Umschau Braus, Frankfurt a.M.

Grundsatzstellungnahme des Medizinischen Dienstes der Spitzenverbände der Krankenkassen zu „Ernährung und Flüssigkeitsversorgung älterer Menschen" 2003 http://www.mdk.de/media/pdf/grundsatzstellungnahme_fluessigkeit.pdf

Grund KE, Mentges D, Dormann A, Gebhardt D (2004) Pflegeleitfaden Perkutane Sonden, Fresenius Kabi Deutschland GmbH, Bad Homburg

Kalde S, Vogt M, Kolbig N (2002) Enterale Ernährung, 3. Aufl. Urban & Fischer, München

Kondrup J, Rasmussen HH, Hannberg O, Stanga Z, and an ad hoc Espen working group (2003) Nutritional risk screening (NRS 2002); a new method based on an analysis of controlled clinical trials. Clinical nutrition 22: 321–336

Koula-Jenik H, Kraft M, Miko M, Schulz R-J (2006) Leitfaden Ernährungsmedizin, 1. Aufl. Urban & Fischer, München

Leischker AH, Wirth R, Busch E, Schlegel B, Hahn K, Kondrup J (Hrsg.) (2007) DGEM Leitlinien Enterale Ernährung bei Patienten mit Schlaganfall. Aktuelle Ernährungsmedizin 32: 330–346

Leischker AH, Wirth R, Busch E, Schlegel B, Hahn K, Kondrup J (2007) Patienten mit Schlaganfall enterale Ernährung in DGEM Leitlinien Enterale und Parenterale Ernährung, Kurzfassung. Thieme, Stuttgart. (21) S. 107–117

Löser Ch, Keymling M (2001) Praxis der enteralen Ernährung: Indikationen, Technik, Nachsorge. Thieme, Stuttgart

Pirlich M, Schwenk A, Müller MJ (2003) DGEM Leitlinie Enterale Ernährung Ernährungsstatus. Aktuelle Ernährungsmedizin 28 (Supplement 1): 10–25

Schütz T, Valentini L, Plauth M (2005) Screening auf Mangelernährung nach den Espen Leitlinien 2002. Aktuelle Ernährungsmedizin 30: 99–103

Volkert D (2009) Ernährungsintervention nach Schlaganfall, Aktuelle Ernährungsmedizin; 34: 226–233

Volkert D, Lenzen-Grossimlinghaus R, Krys U, Pirlich M, Herbst B, Schütz T, Schröder W, Weinrebe W, Ockenga J, Lochs H (Hrsg.) (2006) DGEM-Leitlinie Geriatrie – enterale Ernährung Clin Nutrition; 25 (2): 330–360

Wirth R et al. (2013) Leitlinie der Deutschen Gesellschaft für Ernährungsmedizin, Klinische Ernährung in der Neurologie. Aktuelle Ernährungsmedizin 38: 257–270

Pflege geriatrischer Patienten mit einem Schlaganfall

Ch. J. G. Lang

20.1   Grundsätze – 244
20.1.1   Multiprofessionales Team – 245

20.2   Umgang mit dementen und deliranten Patienten – 245

20.3   Verhaltensmanagement – 246

20.4   Kognitive Techniken – 247
20.4.1   Ergotherapie – 248
20.4.2   Körperliche Aktivitäten – 248
20.4.3   Künstlerische Therapieformen – 249
20.4.4   Psychoedukative Verfahren – 249
20.4.5   Angehörigenhilfe – 249
20.4.6   Psychosoziale Interventionen – 249

20.5   Rechtliche Aspekte – 250

Literatur – 250

© Springer-Verlag GmbH Deutschland 2017
C. Fiedler, M. Köhrmann, R. Kollmar (Hrsg.), *Pflegewissen Stroke Unit*, Fachwissen Pflege,
DOI 10.1007/978-3-662-53625-4_20

In Kürze: Die demografische Entwicklung gerade in Ländern, die in der Lage sind, Stroke Units zu etablieren, bringt es mit sich, dass die Probleme und Bedürfnisse einer geriatrischen Population auch dort in zunehmendem Maße berücksichtigt werden müssen. Schlaganfälle wie Demenzen weisen einen deutlichen Altersgipfel im Senium auf, sodass Überschneidungen in einer geriatrischen Population rein statistisch zu erwarten sind. Einerseits können einmalige oder wiederholte zerebrovaskuläre Ereignisse eine Demenz verursachen, andererseits Schlaganfälle bereits demente Patienten treffen; in beiden Fällen entstehen neben pharmakotherapeutischen auch spezifische Probleme der nichtmedikamentösen und pflegerischen Behandlung. Hinzu kommen v. a. stoffwechselbedingte kurzfristige delirante Zustandsbilder, etwa durch Blutzucker- oder Elektrolytentgleisungen, Entzugssymptome oder Infektionen, die ebenfalls das Personal einer Stroke Unit belasten. Auf die wichtigsten dieser Probleme soll hier speziell aus neurologischer Sicht eingegangen werden. Von Bedeutung ist in diesem Zusammenhang, dass eine gut organisierte Patientenpflege auf Stroke Units dazu beiträgt, Todesfälle und die Wahrscheinlichkeit einer Dauerpflege zu reduzieren, und zwar unabhängig vom Lebensalter (Heuschmann et al. 2004; Saposnik et al. 2009), selbst in der höchsten Altersgruppe (Nedeitchev et al. 2009).

20.1 Grundsätze

Hierzulande leidet derzeit rund 1 Mio. Menschen an einer Demenz. Die Patienten sind im Durchschnitt 80 Jahre alt und bewegen sich damit im Bereich der aktuellen mittleren Lebenserwartung von Frauen. Multimorbidität ist die Regel. Hochrechnungen unter derzeitigen Prämissen lassen erwarten, dass sich diese Zahl bis zum Jahr 2050 verdoppeln wird. Damit werden Kenntnisse über den Umgang mit dieser Patientengruppe eine Notwendigkeit.

Bisherige Untersuchungen über pflegerische Betreuungskonzepte geriatrischer und dementer Patienten zentrieren sich hauptsächlich um die Verfahren der

- multisensorischen Stimulation,
- Realitätsorientierung,
- Reminiszenz und
- Validation (Nocon et al. 2010)

Auch die S3-Leitlinie „Demenzen" der Deutschen Gesellschaft für Psychiatrie, Psychotherapie und Nervenheilkunde (DGPPN) und der Deutschen Gesellschaft für Neurologie (DGN) (Deuschl u. Maier 2016), enthält im Abschnitt 3.4 „Psychosoziale Interventionen" wichtige Feststellungen hierzu (http://www.awmf.org/uploads/tx_szleitlinien/038-013l_S3-Demenzen-2016-07.pdf).

Grundlage einer Einschätzung der aktuellen Situation und der Interventionsbedürftigkeit ist neben einer detaillierten Erfassung des momentanen Gesundheitszustandes eine exakte Registrierung des Verhaltens unter den besonderen Gegebenheiten einer Stroke Unit bei gleichzeitiger Berücksichtigung möglichst präziser Daten über Vorleben und die medizinische wie pflegerische Vorgeschichte. Es macht einen großen Unterschied, ob ein Patient aus weitgehender Gesundheit heraus das erste Mal mit einem Krankheitsbild konfrontiert wird oder ob er nach langjährigem Aufenthalt in einem Alters- bzw. Pflegeheim oder einer betreuten Einrichtung wegen einer neu aufgetretenen akuten Schlaganfallsymptomatik temporär in eine hochspezialisierte Fachabteilung verlegt werden muss.

Nützlich sind in diesen Fällen Einschätzungen, die auf einer ausführlichen Fremdanamnese basieren und wünschenswerterweise ADL-Skalen (Activities of Daily Living, Alltagsaktivitäten) oder Demenztests (z. B. MMST, Mini-Mental-Status-Test) umfassen (Mendez u. Cummings 2003). Gebräuchliche ADL-Skalen sind z. B. die Blessed Dementia Scale (BDS) oder die Bayer-ADL-Skala (B-ADL, Erzigkeit u. Lehfeld 2012). Eine systematische Übersicht geben Sikkes et al. 2009. Allein eine Einschätzung des Demenzschweregrades liefert bereits einen guten Prädiktor für zu erwartende Verhaltensstörungen (Lloyd et al. 1995).

Neben einem situationsadäquaten Verhaltens- und Kognitionsmanagement müssen stets auch die nächsten Angehörigen und sonstige Betreuungspersonen in das pflegerische Konzept miteinbezogen werden, zumal sie es sind, die in aller Regel den besten emotionalen Zugang zum Patienten haben und für Kontinuität sorgen. Dies ist umso wichtiger, als der typische Aufenthalt auf einer Stroke Unit nur wenige Tage währt, wonach auf die Allgemeinstation, in eine Langzeiteinrichtung, ein Krankenhaus in Wohnortnähe, eine Rehabilitationseinrichtung, ein Alten- oder Pflegeheim verlegt oder nach Hause entlassen wird. In den Fällen eines Transfers aus dem behandelnden Krankenhaus wird man in aller Regel den Sozialdienst einschalten. Übrigens hat sich erwiesen, dass die Verlegung geriatrischer Patienten im Anschluss an eine Akutintervention in eine spezielle geriatrische Rehabilitationsabteilung zusätzliche Vorteile bringen kann (Liem et al. 1986). Wo ein ungünstiger Ausgang des Leidens konkret absehbar ist, kann frühzeitig ein palliativmedizinisches Team miteinbezogen werden.

Interessanterweise sind die wesentlichen Komponenten einer effektiven Pflege auf einer Stroke Unit laut vorliegenden Arbeiten eher banal. Dazu gehören eine frühe Mobilisierung, die Vermeidung einer Blasenkatheterisierung, die Behandlung von Hypoxie, Hyperglykämie und aufkeimender Infektionen (Langhorne et al. 2002).

20.1.1 Multiprofessionales Team

Den allen Aspekten eines geriatrischen Patienten auf einer Schlaganfallabteilung genügenden Umgang kann keine Berufsgruppe allein leisten, sodass ein multiprofessionelles Team eine zwingende Voraussetzung darstellt (Langhorne et al. 2002). Neben dem obligaten ärztlichen und pflegerischen Dienst gehört dazu ein Sozialdienst, eine leistungsfähige Krankengymnastik (Physiotherapie), Ergotherapie und Logopädie. Ein zusätzlicher (neuro-)psychologischer Dienst, eine Ernährungsberatung und Seelsorge sind ebenfalls wünschenswert. Zur Abstimmung der Maßnahmen in Form eines einheitlichen Behandlungskonzeptes dienen regelmäßige Besprechungen, idealerweise unter Beiziehung von Fachleuten für geriatrische Patienten bzw. mit spezieller Weiterbildung in klinischer Geriatrie. Deren ständige aktualisierte Aus-, Fort- und Weiterbildung ist ebenso anzustreben wie eine externe Qualitätssicherung (z. B. Zertifizierung nach gängigen Standards). Die Besonderheit geriatrischer Patienten erfordert neben einer angemessenen personellen Ausstattung auch räumliche Strukturen (Barrierefreiheit, erhöhter Flächenbedarf unter Berücksichtigung alterstypischer Hilfsmittel). Die Untersuchung

und gesundheitliche Einschätzung der Patienten soll dabei regelmäßig folgende Bereiche umfassen:

- Soziale Einbindung
- Selbstständigkeit und Selbsthilfefähigkeit
- Mobilität, Kraft und Balance
- Ernährungsbesonderheiten und Nahrungsaufnahme
- Kognition
- Sprachliche Fähigkeiten mit u. a. Berücksichtigung eines Migrationshintergrundes
- Stimmungslage
- Schmerz
- Kontinenz

20.2 Umgang mit dementen und deliranten Patienten

Die rezeptiven wie exekutiven Möglichkeiten eines dementen Patienten sind limitiert. Aber auch geriatrische Patienten als solche unterliegen meist sensorischen Einschränkungen (Hören, Sehen). Ein adäquater Umgang mit dieser Klientel hat daher stets auf die individuellen Umstände und Fähigkeiten einzugehen, anderenfalls besteht die Gefahr der Überforderung. Daneben soll aber auch ein unangemessen unterfordernder Umgang, der gewissermaßen auf eine Infantilisierung hinausläuft, vermieden werden. Das Patientenmanagement soll außerdem stets stadienspezifisch erfolgen, also auf den jeweiligen Schwergrad der Behinderung Rücksicht nehmen, was bei der Betreuung größerer Gruppen nicht einfach ist, zumal der Demente nicht isoliert von seinem Umfeld gesehen werden darf, weshalb über die Einbeziehung und Unterrichtung unmittelbarer Bezugspersonen wesentliche, auf andere Art möglicherweise nicht zu gewinnende Informationen und Hinweise gewonnen werden müssen.

> **Die drei Säulen eines angemessenen und erfolgreichen Umgangs speziell mit geriatrischen Patienten sind Kenntnisse über ihre funktionellen Möglichkeiten aufgrund einer genauen Anamneseerhebung und der Kenntnis des Krankheitsverlaufs, Verhaltensbesonderheiten aufgrund genauer Beobachtung und schließlich der kognitive Status, der psychometrisch evaluiert werden kann.**

Ausgangspunkt einer Einschätzung der Funktionsmöglichkeiten kann eine Statuserhebung etwa nach Art einer ADL-Skala sein (s. o.), anhand derer sich das Ausgangsniveau auf verschiedenen Gebieten auch rückblickend quantifizierend erfassen und zur Grundlage späterer Beurteilungen machen lässt.

Delir als eine akute und meist rasch vorübergehende Störung des Wachbewusstseins, der Aktivität und der Wahrnehmung stellt eine potenziell lebensbedrohliche Situation dar und muss so spezifisch wie möglich behandelt werden (z. B. Alkoholdelir). Hierfür wurden sogar eigene Beurteilungsinstrumente entwickelt wie die Delirium Rating Scale oder die Confusion Assessment Method (Carin-Levy et al. 2012). Neben dem Alter, kognitiver Beeinträchtigung, sensorischen Defiziten und Depression besteht ein enger Zusammenhang mit der Einnahme von Anticholinergika und Benzodiazepinen (Khan et al. 2012). Insbesondere nach einem Schlaganfall sind Delirien nicht selten; laut einer Untersuchung von Miu und Yeung (2012) betrafen sie rund jeden vierten Patienten. Dabei spielt auch die Lage des Hirninfarktes eine Rolle, wobei Anteriorinfarkte besonders kritisch sind (Miu u. Yeung 2012). Aber auch Patienten mit Sprachstörungen, vor allem einer flüssigen („fluent") Aphasie, neigen dazu.

> Da Delirien zu einer höheren Letalität, längeren Verweildauer und stärkerem Behinderungsgrad führen (Shi et al. 2012), ist ihnen frühzeitig – auch medikamentös – zu begegnen und dafür Sorge zu tragen, dass weder vegetative Entgleisungen (Monitoring) noch Agitation (Restriktion, Überwachung) Schaden stiften können.

20.3   Verhaltensmanagement

Besonderheiten des dementen Patienten wie Apathie, Aggression, Agitiertheit, Reizbarkeit, Explosivität, Wahnsymptome, Umherirren oder nächtliche Verhaltensstörungen inklusive Tag-Nacht-Umkehr können Angehörige und professionelles Personal gleichermaßen herausfordern und stellen nicht selten bereits per se einen stationären Einweisungsgrund dar. Deshalb sollte man wissen, wie man effektiv mit diesen Problemen umgeht – nicht nur

pharmakotherapeutisch. Eine von zahlreichen Möglichkeiten ist die, mit dem Patienten in angemessener Lautstärke, langsam, ruhig und in einfach gebauten Sätzen zu kommunizieren, wobei das hauptsächlich bedeutungstragende Element vorzugsweise an das Satzende gestellt werden sollte. Dies gilt insbesondere auch für Aphasiker. In fortgeschrittenen Fällen, in denen eine hinreichende Bedeutungserfassung nicht mehr vorausgesetzt werden kann, helfen oft eine beruhigende Stimmführung, eine sanfte Berührung oder leise Musik. Daneben soll aber auch auf die speziellen Bedürfnisse und Vorerfahrungen des Patienten eingegangen werden, soweit sie zu eruieren sind. Es gibt hier erhebliche individuelle Spannweiten und mangels einschlägiger Hinweise aus der Vita des Betreffenden wird man manchmal nicht umhinkönnen, unterschiedliche Ansätze auszuprobieren, darüber Protokoll zu führen und den effektivsten Ansatz beizubehalten.

Dies ist bereits ein Grundsatz der Verhaltenstherapie und Verhaltensmodifikation bzw. operanter Techniken, die nach personengenerierten und Umgebungsreizen suchen, die erwünschtes Verhalten fördern und gleichzeitig unerwünschtes ausblenden, sodass im Lauf der Zeit eine Verhaltensoptimierung erzielt werden kann. Eine Sammlung von Umgangstechniken mit Dementen liefert die folgende Übersicht (nach Mendez u. Cummings 2003, basierend auf Ostuni u. Pietro 1986).

Kommunikationstechniken für Demente
- Konversation
  - Am Thema bleiben durch Vorgabe sachbezogener Fragen
  - Den Patienten an den Gesprächsinhalt erinnern und häufig die Unterhaltung inhaltlich zusammenfassen
  - Vermeidung von frustrierenden und potenziell peinlichen Situationen, etwa in Gestalt der Einbeziehung von Fremden oder mehreren Beteiligten
  - Ermutigung der Interaktion mit Freunden und Familienmitgliedern innerhalb der mnestischen und sprachlichen Möglichkeiten des Patienten.

- Orientierungshilfen für den Patienten hinsichtlich zukünftiger Situationen und häufige Wiederholungen
- Einnahme einer rückversichernden, respektvollen und empathischen, aber nicht kindlichen Konversationsweise. Keine Vermeidung von Konversation, wenn der Patient von sich aus nicht aktiv wird
- Aufrechterhaltung sozialer Konventionen (Begrüßung, Abschied etc.)
- Vermeidung von offenen Fragen; stattdessen Angebot weniger und umschriebener Antwortmöglichkeiten (z. B. lieber: „Möchten Sie Kaffee oder Tee?" anstelle von „Was möchten Sie trinken?")
- Vermeidung von Korrekturen, drängendem Verhalten oder Unterbrechungen der Konversation
- Anstellen von Vermutungen über den Sinn des Gesagten beim Auftreten von Wortfindungsstörungen und entsprechende Rückfragen
- Vermeidung von abstrakten oder metaphorischen Wörtern und Phrasen
- Keine Reaktion auf ärgerliche oder unzusammenhängende Äußerungen. In diesen Fällen sollte die Konversation kurzfristig unterbrochen oder wieder auf das eigentliche Thema zurückgelenkt werden
- Instruktionen
  - Häufige Wiederholungen von Botschaften
  - Paraphrasierung von Botschaften und Gebrauch von Synonymen
  - Verwendung von kurzen Sätzen mit einfacher Struktur
  - Untergliederung von Mitteilungen in Einzelkomponenten
  - Zulassung der Beendigung individueller Aufgaben, bevor neue begonnen werden
- Angabe von Anweisungen in engem zeitlichem Zusammenhang mit der gewünschten Ausführung

- Vermeidung von konkurrierenden Situationen (Fernsehen, Radio, andere Gespräche usw.)
- Langsames Sprechtempo
- Verwendung eines einfachen Wortschatzes und Vermeidung abstrakter Wörter
- Unterstreichung der Botschaft durch Gesten, angemessene Stimmführung, Objekte und Bilder
- Schriftliche Botschaften und Erinnerungshilfen können unter bestimmten Umständen hilfreich sein
- Verwendung eines ruhigen, sanften Umgangstons, ohne den Patienten herabzuwürdigen oder zu infantilisieren

20.4 Kognitive Techniken

Kognitive Stimulation ist für jeden wichtig; bei Dementen kommt es aber in besonderer Weise darauf an, ihn zu fordern, ohne ihn zu überfordern. Besonders stressbehaftete oder kompetitive Situationen sind dabei zu vermeiden – alles sollte eher anregenden als aufregenden oder prüfungsähnlichen Charakter haben. Derartige Techniken können auch dazu beitragen, Depressivität zu reduzieren und Lebensqualität zu erhöhen. Laut den S3-Leitlinien „Demenzen" (Deuschl u. Maier 2016), werden die Verfahren in fünf Techniken eingeteilt:

- **Techniken laut den S3-Leitlinien „Demenzen"**
1. Kognitives Training: Durchführung von Übungen kognitiver Situationen
2. Kognitive Stimulation: Anregung kognitiver Tätigkeit, z. B. über Aktivierung, Altgedächtnisinhalte oder Einbindung in die Konversation
3. Kognitive Rehabilitation: Unterschiedliche Kombination aus 1) und 2)
4. Realitätsorientierung: Förderung der Orientierung in Zeit und Raum durch Hinweise und Hilfen
5. Reminiszenztherapie/autobiografische Arbeit: Aktivierung von autobiografischen, insbesondere emotional positiv besetzten Altgedächtnisinhalten.

Zur Wirksamkeit dieser Techniken gibt es sowohl randomisierte und kontrollierte Studien als auch eine Metaanalyse, die immerhin Belege dafür liefern, dass geringe Effekte eines kognitiven Trainings und kognitiver Stimulation auf die kognitive Leistung bei Patienten mit leichter bis mittelschwerer Demenz existieren. Deshalb ist es sinnvoll, die Teilnahme an einem strukturierten kognitiven Stimulationsprogramm anzubieten. Realitätsorientierung und Reminiszenzverfahren können in allen Krankheitsstadien angewandt werden, wobei generell gilt, dass – wie bei Gesunden – ein kontinuierliches Vorgehen, das natürlich nach Inhalt und Intensität an den Möglichkeiten und Interessen des Patienten angepasst sein muss, die Funktionalität im Alltag und die Lebenszufriedenheit erhöht. Auch soziale Kontakte, speziell zu Familienangehörigen, Freunden und Vertrauten tragen zu einer Aktivierung auch kognitiver Fähigkeiten bei. Dort, wo es spezielle gemeindliche, institutionelle oder sonstige Hilfs- und Kontaktangebote für Senioren gibt, sollten sie auch genutzt werden. Die Reminiszenztherapie macht sich die oft besonders gut erhaltenen Langzeiterinnerungen zunutze, um Aktivitäten zu fördern und Interesse zu wecken, dabei gleichzeitig positive Emotionen hervorzurufen. Bewährt haben sich z. B. Fotoalben oder Schriftzeugnisse. Daran anknüpfend können lebhafte Konversationen in Gang kommen, die ihrerseits wieder dem Therapeuten neues Material an die Hand liefern, mit denen es sich arbeiten lässt.

Eine formelle Sprachtherapie (Aphasietherapie, Logopädie ▶ Kap. 16) kann in denjenigen Fällen hilfreich sein, in denen linguistische Strukturmerkmale der verbalen Kommunikation kompromittiert sind. Zwar wird dies in der Akutsituation einer Stroke Unit oft nur als Diagnostik und Initialisierung des weiteren Vorgehens möglich sein; da aber ein frühzeitiger Beginn besonders hilfreich ist und Fehlentwicklungen vorbeugen kann, ist ein Verzicht darauf nicht mehr zeitgemäß. Für die weitere Behandlung gilt, dass einem intensivierten Vorgehen in Gestalt von Therapieblöcken der Vorzug vor einem extensiven Therapieansatz zu geben ist (Lang u. von Stockert 1986).

Bislang noch zu wenig beachtet sind die Besonderheiten rechtshemisphärisch geschädigter Patienten, die häufig, zumal in der Initialphase, einen Neglect (▶ Kap. 9) – auch für die eigene Krankheit –

haben (Anosognosie, Anosodiaphorie), sodass sie gar nicht verstehen, warum sie behandelt werden sollen. Hier ist zunächst die Erzielung einer Therapiewilligkeit und -einsicht vorrangig. Ebenfalls wenig bekannt ist, dass Schädigungen der rechten (nichtdominanten) Hemisphäre oft dazu führen, dass Handschriften oder Stimmen nicht als die einer spezifischen Person erkannt werden (Lang et al. 2009). Beides, ausgedehntere rechts- wie linkshemisphärische Läsionen, können Testier- und Geschäftsfähigkeit kompromittieren, sodass im Bedarfsfall, zumal dann, wenn Entscheidungen von weiterreichender Bedeutung oder verbindliche Geschäfte getätigt werden sollen, eine gründliche Untersuchung in engstem zeitlichen Zusammenhang nötig ist, um sich nicht später Anfechtungsklagen auszusetzen; in solchen Fällen kann das Institut der Betreuung Abhilfe schaffen.

20.4.1 Ergotherapie

Ergotherapie ist eine nicht primär sprachlich, sondern vorwiegend betätigungsorientierte Therapie als Intervention zur Verbesserung und Stützung von Alltagsfunktionen und der Handlungsfähigkeit mit dem Ziel einer Verbesserung von Teilhabe und Lebensqualität im individuellen Alltag und Lebenskontext (Deuschl u. Maier 2016). Auch hierfür gibt es wissenschaftliche Belege, wonach individuell angepasste Maßnahmen bei Patienten mit leichter bis mittelschwerer Demenz unter Einbeziehung von Bezugspersonen zum Erhalt von Alltagsfunktionen (ADL) beitragen. Deshalb kann deren Einsatz angeboten werden.

20.4.2 Körperliche Aktivitäten

Körperliche Aktivität und leichtes körperliches Training zeigten in randomisierten und kontrollierten Studien Wirkungen in Bezug auf Beweglichkeit, Sturzvermeidung und Aufrechterhaltung des Gleichgewichts. Ein unmittelbarer Einfluss auf die Kognition ließ sich jedoch nicht sichern, obwohl es in größeren Studien an Gesunden (SIMA) Hinweise auf eine zumindest günstige Interaktion mit kognitiven Fähigkeiten gab (Oswald et al. 2001). Immerhin gibt es Anhaltspunkte dafür, dass physische Aktivität umfassend zum Erhalt von Alltagsfunktionen beiträgt, ohne dass sich eine spezifische oder differente Wirkung bestimmter Einzeltechniken abgrenzen ließe. Dennoch sollte das Angebot einer physikalischen Therapie regelhaft gemacht werden, zumal entsprechende Rehabilitationsprogramme auch bei Langzeithospitalisierten Behinderungen abmildern können, ohne wesentliche unerwünschte Wirkungen zu zeigen (Forster et al. 2009).

20.4.3 Künstlerische Therapieformen

Ähnliches gilt für künstlerische Therapieformen, insonderheit Musik- oder Gestaltungstherapie, wobei rezeptives Musikhören, zumal wenn es auf individuelle Vorlieben und den biografischen Hintergrund des Patienten Rücksicht nimmt, sogar geringe Effekte auf Agitation (Delir) und Aggression haben kann. Sie ist deshalb zu empfehlen und auch unter den Gegebenheiten einer Stroke Unit einfach umzusetzen.

20.4.4 Psychoedukative Verfahren

Sie sollten auch Familienmitgliedern und Kontaktpersonen angeboten werden, um das Verständnis für die Erkrankung im Allgemeinen und die individuelle Situation im Besonderen zu fördern. Dies hilft nicht nur dabei, Angst und Missverständnisse zu reduzieren, sondern erlaubt es auch den Betroffenen, selbst aktiver zu werden und sich in die Behandlung einzubringen. Als nützlich haben sich dabei Informationsblätter erwiesen, die auf jeder gut geführten Abteilung vorrätig sein sollten.

> **Jede neurologische Erkrankung, zumal eine des zentralen Nervensystems, betrifft auch die Familie und das soziale Netz. Deshalb ist es wesentlich, mit den Bezugspersonen in Kontakt zu treten und etwas über ihre Befürchtungen, Pläne und die Beziehung zum Patienten zu erfahren.**

Dies ist umso wichtiger, je länger der Aufenthalt dauert. Problematisch kann es werden, wenn innerhalb der Bezugsgruppe Konflikte schwelen, die unter Umständen über den Patienten ausgetragen werden. Dies frühzeitig zu erkennen und hier gegenzusteuern ist eine schwierige Aufgabe für das multiprofessionelle Team. In besonderen Fällen wird man die Einbeziehung eines Psychotherapeuten, speziell eines Familientherapeuten oder eines Mediators, erwägen müssen.

20.4.5 Angehörigenhilfe

Oft benötigen Angehörige selbst Hilfe, weil sie mit der überraschend eingetretenen neuartigen Situation überfordert sind und zu dekompensieren drohen. Es gibt sozial überengagierte Menschen, die sich in der Fürsorge für den Erkrankten bis zu einem Punkt aufopfern, an dem sie selbst therapiebedürftig werden. Auch für solche Fälle können Beratung („counseling"), Psychotherapie oder eine Entlastungspflege („respite care") des Kranken helfen.

In einem Bericht des Instituts für Qualität und Wirtschaftlichkeit im Gesundheitswesen (IQWiG) wird über die Evidenzlage der Wirkung von Angehörigentraining auf Verhaltenssymptome bei Erkrankten generell und speziell Depressionen referiert. Da es dabei Hinweise auf immerhin geringe Effekte gab, sollte auch auf diesem Gebiet Unterstützung angeboten werden.

20.4.6 Psychosoziale Interventionen

Psychische und Verhaltenssymptome wie Aggression oder Agitation sind bei geriatrischen Patienten häufig. Sie belasten oft in besonderer Weise Ärzte, Pflegepersonal und Angehörige. Begünstigend wirken eine Verkennung der Umgebung und darauf basierende situative Fehlinterpretationen, die wiederum durch sensorische Störungen, Fehlorientierung oder Gedächtnisstörungen begünstigt werden. Deshalb ist es essentiell, den Kranken „dort abzuholen, wo er sich befindet", d. h., zu erkennen, wo er sich wähnt, was ihn irritiert und worin seine Fehlinterpretationen bestehen. Ihn nur mit der Realität zu konfrontieren, hat oft wenig Sinn. Eine auf solchen individuellen Kenntnissen gegründete, einfühlsame und verständnisvolle Interaktion kann dazu beitragen, den Einsatz von Psychopharmaka zu reduzieren. Allerdings ist dies auch personal- und zeitintensiv, weshalb die Ressourcen dafür im Zeitalter der Fallpauschalen gering sind. Systematische Übersichtsarbeiten und persönliche Erfahrung von Experten haben ergeben, dass zur Prävention und Behandlung von Verhaltensstörungen validierendes Verhalten und Erinnerungspflege sinnvoll sind. Unter validierendem Verhalten versteht man den wertschätzenden Umgang mit dem Patienten, die Anerkennung seiner Defizite und seiner ganz individuellen Lebens- und Erlebnissituation.

Dem liegt die Annahme zugrunde, dass jedes Verhalten eine Bedeutung hat, z. B. Ausdruck von Gefühlen oder Resultat der Krankheitsverarbeitung ist. Dabei soll die erkrankte Person ganzheitlich wahrgenommen werden. Im Akutstadium können basale bzw. sensorische Stimulation (▶ Kap. 13), der Einsatz von Musik, körperliche Berührung und Bewegung wirksam werden. Basale Stimulation besteht in einer Aktivierung der Wahrnehmungsbereiche und Anregung von ursprünglichen Körper- und Bewegungserfahrungen, verbunden mit Angeboten zur Ausbildung einer individuellen Kommunikationsform bei Menschen, deren Eigenaktivität aufgrund ihrer mangelnden Bewegungsfähigkeit eingeschränkt und deren Fähigkeit zur Wahrnehmung und konventionellen Kommunikation erheblich beeinträchtigt ist.

Eine besondere Verfahrensweise ist das sog. „Snoezelen" (ein Kunstwort aus dem Holländischen), das der angenehmen multisensorischen Stimulation in einer Wohlfühlsituation und damit der Entspannung dient. Da dies in Krankenzimmern nicht umzusetzen ist, müssen hierfür eigene Räumlichkeiten zur Verfügung stehen.

20.5   Rechtliche Aspekte

> **Kompetenz und Autonomie des Patienten sollen soweit irgend möglich und sinnvoll erhalten und respektiert werden.**

Liegt eine Patientenverfügung vor, ist ihr gemäß zu handeln, wobei oberste Richtschnur deren Intention ist, der Arzt oder Pflegende dabei aber wiederum nicht zum bloßen Erfüllungsgehilfen degradiert werden darf. Sofern keine Vorausverfügung getroffen oder bereits eine Vorsorgevollmacht erteilt ist, muss in entsprechend gelagerten Fällen ein Betreuer nach dem Betreuungsgesetz (Gesetz zur Reform des Rechts der Vormundschaft und Pflegschaft für Volljährige, BtG) über das zuständige Amtsgericht bestellt werden, wobei der Benennung eines persönlichen Vertrauten stets der Vorzug vor einem Amtsbetreuer zu geben ist. Schwerwiegende, insbesondere vital gefährliche Eingriffe bedürfen ohnehin der Zustimmung des Vormundschaftsgerichts. Geschäfts- und Testierfähigkeit wurden bereits unter ▶ Abschn. 20.4 angesprochen.

Auf einen Blick

— Der zunehmende Anteil älterer Menschen in der Bevölkerung bringt es mit sich, dass auch auf einer Stroke Unit Besonderheiten geriatrischer Patienten in Behandlung und Pflege beachtet werden müssen. Dazu gehören die Rücksichtnahme auf sensorische Einschränkungen, die Einbeziehung von Angehörigen und Betreuungspersonen, der adäquate Umgang mit Demenz und Delir sowie eine den speziellen Bedürfnissen des Einzelnen angepasste Kommunikationsform.

— Beurteilungsskalen können helfen, Verhaltensbesonderheiten zu erfassen; oberstes Ziel des Umgangs mit geriatrischen Patienten ist ein wertschätzendes Verhalten mit einem Blick auf die ganze Persönlichkeit des Kranken in all seinen sozialen Bezügen und individuellen Besonderheiten.

Literatur

Blessed Dementia Scale BDS (Activities of Daily Living) http://www.nicoletsearchteam.org/Sar_Documents/Team_Forms/SAR300-Dementia_Scale_Worksheet.pdf

Carin-Levy G, Mead GE, Nicol K, Rush R, van Wijck F. Delirium in acute stroke: screening tools, incidence rates and predictors: a systematic review. J Neurol 2012 Jan 11 [Epub ahead of print]

Deuschl G, Maier W (Hrsg.) S3-Leitlinie „Demenzen" (Langversion – Januar 2016). http://www.awmf.org/uploads/tx_szleitlinien/038-013l_S3-Demenzen-2016-07.pdf

Erzigkeit H, Lehfeld H. B-ADL. Bayer ADL-Skala. Geromed, Herzogenaurach, 2010

Forster A, Lambley R, Hardy J, Young J, Smith J, Green J, Burns E. Rehabilitation of older people in long-term care. Cochrane Database Syst Rev 2009;21:CD004292

Heuschmann PU, Kolominsky-Rabas PL, Misselwitz B, Hermanek P, Leffmann C, Janzen RW, Rother J, Buecker-Nott HJ, Berger K; German Stroke Registers Study Group. Predictors of in-hospital mortality and attributable risks of death after ischemic stroke: the German Stroke Registers Study Group. Arch Intern Med. 2004 Sep 13;164(16):1761–1768

Khan BA, Zawahiri M, Campbell NL, Fox GC, Weinstein EJ, Nazir A, Farber MO, Bickley JD, Maclullich A, Boustani MA. Delirium in hospitalized patients: Implications of current evidence on clinical practice and future avenues for research – a systematic evidence review. J Hosp Med 2012 Jun 8. doi: 10.1002/jhm.1949. [Epub ahead of print]

Lang CJ, Kneidl O, Hielscher-Fastabend, Heckmann JG. Voice recognition in aphasic and non-aphasic stroke patients. J Neurol 2009;256:1303–1306

Lang C, von Stockert TR. Zum gegenwärtigen Stand der Aphasietherapie. Fortschr Neurol Psychiatr 1986;54:119–137

Langhorne P, Pollock A; Stroke Unit Trialist's Collaboration. What are the components of effective stroke unit care? Age Ageing 2002;31:365–371

Liem PH, Chernoff R, Carter WJ. Geriatric Rehabilitation Unit: a 3-year outcome evaluation. J Gerontol 1986;41:44–50

Lloyd C, Hafner RJ, Holme G. Behavioral disturbance in dementia. J Geriatr Psychiatry Neurol 1995;8:213–216

Mendez MF, Cummings JL. Dementia. Butterworth-Heinemann, Philadelphia 2003

Miu DK, Yeung JC. Incidence of post-stroke delirium and 1-year outcome. Geriatr Gerontol 2012 Jun 7. doi: 10.1111/j.1447-0594.101.0087.x. [Epub ahead of print]

Nedeitchev K, Baumann C, Haefeli T, Georgiadis D, Arnold M, Baumgartner RW. Organized inpatient (stroke unit) care in very old patients. Neurol Res 2009;31:885–891

Nocon M, Roll S, Scharzbach C, Vauth C, Greiner W, Willich SN. Pflegerische Betreuungskonzepte bei Patienten mit Demenz. Ein systematischer Review. Z Gerontol Geriat 2010;43:183–189

Ostuni E, Pietro MJS. Getting through: Communicating when someone you care for has Alzheimer`s disease. Plainsboro, NJ. The Speech Bin, 1986

Oswald WD, Rupprecht R, Hagen B. Bedingungen der Erhaltung und Förderung von Selbständigkeit im höheren Lebensalter (SIMA). SimA-Akademie e.V., 13. Aufl. 2007

Saposnik G, Kapral MK, Coutts SB, Fang J, Demchuck AM, Hill MD; Investigators of the Registry of the Canadian Stroke Network (RCSN) for the Stroke Outcome Research Canada (SORCan) Working Group. Stroke 2009;40:3321–3327

Shi Q, Presutti R, Selchen D, Saposnik G. Delirium in acute stroke: a systematic review and metaanalysis. Stroke 2012;43:645–649

Sikkes SAM, de Lange-de Klerk ESM, Pijnenburg YAL, Scheltens P, Uitdenhaag BMJ. A systematic review of instrumental activities of daily living in dementia: room for improvement. J Neurol Neurosurg Psychiatry 2009;80:7–12

Organisation und Pflegemanagement

Kapitel 21   Rahmenbedingungen–255
              R. Handschu

Kapitel 22   Organisation der Pflege auf der Stroke Unit–263
              K. Pfeifer, Ch. Fiedler

Kapitel 23   Kommunikation im Team und mit Patienten–275
              I. Hößl

Kapitel 24   Qualitätssicherung und Qualitätsmanagement–285
              R. Handschu

Kapitel 25   Entlassungsmanagement–297
              I. Seitz-Robles

Rahmenbedingungen

R. Handschu

21.1 **Bauliche und strukturelle Voraussetzungen** – 256

21.2 **Personelle Rahmenbedingungen** – 258

21.3 **Ablauforganisation** – 259

Literatur – 262

© Springer-Verlag GmbH Deutschland 2017
C. Fiedler, M. Köhrmann, R. Kollmar (Hrsg.), *Pflegewissen Stroke Unit*, Fachwissen Pflege,
DOI 10.1007/978-3-662-53625-4_21

In Kürze: Stroke Unit bedeutet übersetzt Schlaganfalleinheit und meint damit Behandlungseinheiten, die auf die Behandlung von Schlaganfallpatienten spezialisiert sind. Dies ist die entscheidende Grundkonstante, Ziel der Einheit ist die Behandlung eines Krankheitsbildes, die Wege und Lösungen sind dabei teilweise sehr unterschiedlich. Der Nutzen der Behandlung auf einer solchen Station ist durch verschiedene Studien belegt. Dieser wurde allerdings in Skandinavien und im angelsächsischen Raum, insbesondere unter Betonung rehabilitativer Aspekte, nachgewiesen (Stroke-Unit Trialists 2013).

In Deutschland wurde die Entwicklung und Verbreitung von Stroke Units zur Akutbehandlung von Schlaganfallpatienten ab etwa 1990 vorangetrieben. Dabei wurde über Aspekte der Frührehabilitation hinaus Akutbehandlung und Intensivüberwachung in den Vordergrund gestellt und die nötige Akutdiagnostik mit integriert. Als gemeinsame Basis in dieser Entwicklung kann das Stroke-Unit-Modell der Kommission „Stroke Units" der Deutschen Gesellschaft für Neurologie (DGN) gelten (Faiss et al. 2008):

Das Modell sieht letztlich Akutstationen vor, die in der Regel aus mindestens vier bis acht Betten, teilweise bis zu 14 Betten, bestehen und über alle erforderlichen Möglichkeiten der apparativen Überwachung verfügen. Eine entsprechende personelle Besetzung und Qualifikation ist sowohl im ärztlichen als auch pflegerischen Bereich erforderlich. Dabei müssen wesentliche Maßnahmen der Überwachung, wie z. B. die Kontrolle des neurologischen Befundes von den Mitarbeitern geleistet werden. In der Akutphase müssen die nötigen diagnostischen Maßnahmen rasch ermöglicht werden und auch bei einer Änderung der Situation ein unmittelbarer Zugang zu diagnostischen und therapeutischen Maßnahmen bis hin zur Angiografie und lokalen Lyse ermöglicht werden. Auch in diesem Konzept ist jedoch ein sofortiger Beginn frührehabilitativer Maßnahmen der Ergo-, Logo- und Physiotherapie, teilweise Neuropsychologie, unabdingbar. Basis ist jedoch in jedem Fall eine kontinuierliche und aktivierende Pflege, die eng mit den therapeutischen Bemühungen interagiert.

Eine funktionsfähige Stroke Unit muss also in der Akutbehandlung von Schlaganfallpatienten verschiedenen Zielen gerecht werden:

1. Kontinuierliche Überwachung von akuten Schlaganfallpatienten durch apparatives Monitoring und direkte Krankenbeobachtung. Einleiten von Basisinterventionen zum Einstellen auffälliger Vitalparameter und von diagnostischen und therapeutischen Maßnahmen bei klinischer Verschlechterung oder Komplikationen
2. Bereitstellen der Logistik und der Ablauforganisation für die rasche Durchführung der erforderlichen Akutdiagnostik zur Abklärung des Ausmaßes und der Ursache des Schlaganfalls
3. Bereitstellung eines durchgängigen frührehabilitativ therapeutischen Konzepts unter Berücksichtigung von aktivierender Pflege und defizitorientiert Ergo-, Logo- und Physiotherapie sowie Neuropsychologie

An der Umsetzung dieser unterschiedlichen Anforderungen müssen sich Struktur und Prozesse bzw. Aufbau- und Ablauforganisation einer Stroke Unit orientieren.

21.1 Bauliche und strukturelle Voraussetzungen

Zur Umsetzung der oben genannten Ziele ist prinzipiell eine ausreichend dimensionierte Einheit mit entsprechenden Pflegebetten notwendig. An den Bettplätzen müssen jeweils ein Überwachungsmonitor und ergänzende Geräte, wie z. B. Infusions- und Spritzenpumpen, vorhanden sein. Die Monitore sollten mit einem zentralen Anzeigemonitor verbunden sein mit der Möglichkeit der Trendabfrage und Ereignisdokumentation.

Neben den Krankenzimmern mit Nasszellen sind Nebenräume, insbesondere Pflegearbeitsraum/-stützpunkt, unreine Arbeits- und Lagerräume notwendig. Sinnvoll sind ferner ein ausreichend dimensionierter Behandlungsraum mit Ausstattung für die verschiedenen funktionellen Therapien, sowie ein Untersuchungsraum auch z. B. für die Durchführung der Ultraschalldiagnostik in Stationsnähe.

Eine solche Einrichtung kann abhängig von den baulichen Gegebenheiten in verschiedenen Varianten realisiert werden.

- **Solitäre Schlaganfalleinheit als räumliche Einheit**

Idealerweise sollte sich die Schlaganfalleinheit als selbstständige Einheit mit eigenem Team entwickeln können. Insbesondere wurde der Effekt der Stroke Unit an speziell nur für Schlaganfallpatienten zuständigen Behandlungseinheiten gezeigt (sog. „dedicated" Stroke Unit). Dies ist allerdings nur bei größeren Einheiten sinnvoll bzw. machbar. In vielen Fällen, v. a. bei kleineren Einheiten, ist die Einbindung in größere Stationen sinnvoll. Aber auch dann muss die Stroke Unit als – idealerweise räumlich zusammenhängende – Untereinheit mit speziellem pflegerischen Kernteam abgrenzbar sein.

- **Anbindung an die Intensivstation**

Hier ist die Stroke Unit an eine Intensivtherapiestation (ITS) angebunden bzw. in diese integriert. Teilweise werden für die Behandlungsplätze der Schlaganfalleinheit voll ausgerüstete Intensivtherapieplätze verwendet. Häufig besteht ein gemeinsames Pflegeteam für ITS und Stroke Unit.

Vorteile sind eine gemeinsame Nutzung von Ressourcen, insbesondere bei Monitoring-Technologie und Personal, und eine engmaschige Verzahnung, insbesondere in der Versorgung schwerkranker Schlaganfallpatienten. Nachteile sind ein hoher finanzieller Aufwand, der nur für wenige Patienten wirklich nötig ist und bei unsauberer Abgrenzung des Stroke-Unit-Anteils oft Kapazitätsprobleme, da Schlaganfallpatienten „im Wettbewerb" mit anderen Intensivpatienten stehen. Wird die Schlaganfalleinheit vom gesamten Pflegeteam der ITS mitbetreut, kann keine Expertise bei den beteiligten Pflegepersonen entwickelt werden, insbesondere bei interdisziplinären Intensivstationen mit breitem Patientenspektrum.

- **Anbindung an eine interdisziplinäre Intermediate Care Station (IMC)**

In den letzten Jahren wurden in vielen Kliniken Überwachungseinheiten aufgebaut für die Betreuung von verschiedenen Krankheitsbildern, wie z. B. Patienten mit Brustschmerzen oder postoperative Patienten, die nicht mehr intensivbehandlungspflichtig sind.

Bei Anbindung der Schlaganfalleinheit an eine IMC-Station können prinzipiell die gleichen apparativen Monitoringeinheiten auch für Schlaganfallpatienten genutzt werden. Nahezu identisch zur Situation auf der ITS bedeutet die Mitbetreuung der Patienten durch ein gemeinsames Team den mangelnden Aufbau von Expertise bei Schlaganfallpatienten.

- **Integration in eine Normalstation**

Hier wird ein Teil der Betten bzw. Zimmer einer ganz normalen Krankenstation als Stroke Unit umgewidmet und auch entsprechend umgestaltet. Im Stationsstützpunkt, oder auch teilweise in speziell umgestalteten Zimmern, befindet sich der zentrale Überwachungsmonitor, teilweise ein spezieller Pflegestützpunkt. Der Nachteil dieser Lösung ist oft eine ungenügende Infrastruktur mit engen und teilweise unübersichtlichen Räumen. Insbesondere sind die Zimmer und damit die Patienten im Gegensatz zu einer Intensivstation bei geschlossenen Türen nicht einsehbar. Teilweise bestehen auch weite Wege zu den Patienten auf den Überwachungsplätzen. Vor allem muss darauf geachtet werden, dass die Überwachungsplätze innerhalb der Station räumlich zusammenhängen.

Der große Vorteil einer Integration in die Normalstation ist die Möglichkeit einer kontinuierlichen Betreuung. Wenn z. B. auf der Station dann weitere neurologische Betten zur Verfügung stehen, können Schlaganfallpatienten, die nicht mehr am Monitor überwacht werden müssen, auch danach in anderen Zimmern auf der gleichen Station weiterbetreut werden. Auch wenn für den Überwachungsbereich ein spezielles Kernteam zur Verfügung stehen sollte, kann doch der Patient durch das gleiche Pflege- und Therapeutenteam weiter versorgt werden. Dies ist besonders bedeutend, da die pflegerischen Probleme und funktionellen Defizite auch nach der Überwachungsphase fortbestehen.

In diesen räumlichen Gegebenheiten lässt sich das Konzept der sog. „comprehensive" Stroke Unit ideal umsetzen.

- **Erweiterte Stroke Unit**

Das Konzept der erweiterten oder „comprehensive" Stroke Unit versucht, den in Deutschland verfolgten Ansatz einer mit Monitoring ausgestatteten Schlaganfalleinheit, stärker mit den Elementen der rehabilitativen Stroke Unit skandinavischen Typs zu verbinden. Streng genommen zeigt sich der deutliche Effekt, den die Behandlung auf einer Stroke Unit auf das Outcome von Schlaganfallpatienten hat, nur für einen solchen kombinierten Typ (Kjellström et al. 2007). Das Prinzip ist die Verbindung von Monitorbetten mit direkt angrenzenden bzw. in räumlicher Einheit angebundenen nicht-monitorisierten Betten. Diese sog. „Enhanced-care"-Betten sollen der Weiterbetreuung von Schlaganfallpatienten dienen. Gegenüber unspezifischen Betten auf der Normalstation gibt es auch hier einen speziellen Personalschlüssel, der allerdings niedriger ist als im Monitorbereich. Beide Bereiche sollen von einem kombinierten Pflegeteam betreut werden, wobei auch im Enhanced-Care-Bereich Pflegekräfte mit einer Stroke-Unit-Weiterbildung tätig werden sollen. Das Angebot an funktionellen Therapien gleicht dem im Monitorbereich. Seit Ende 2011 kann eine erweiterte Stroke Unit auch zertifiziert werden (Ringelstein et al. 2011).

21.2 Personelle Rahmenbedingungen

Wie oben gesagt, ist der nachhaltige Effekt der Stroke Unit an einige Bedingungen geknüpft bzw. fußt auf einigen Faktoren. Einer der wichtigsten ist adäquat qualifiziertes Personal, welches gut im Team zusammenarbeitet. Die Akutbehandlung von Schlaganfallpatienten ist eine Gemeinschaftsarbeit, in der viele Räder bzw. Hände ineinander greifen.

Beteiligte Berufsgruppen sind Pflegekräfte, Ärzte, Co-Therapeuten, im weiteren Umfeld auch Sozialarbeiter, Stationsassistenten und administratives Personal.

Als Pflegekräfte auf der Stroke Unit sollten nur examinierte Krankenschwestern und -pfleger, bzw. geprüfte Gesundheits- und Krankennpflegerinnen und -pfleger eingesetzt werden. Diese sollten ausreichend Kenntnisse und Erfahrung in der Überwachung und Pflege entsprechender Patienten haben. Die Weiterbildungen „Spezialisierte Pflege auf Stroke Units" nach dem Curriculum der Deutschen Schlaganfall-Gesellschaft (DSG) sind gut geeignet, diese Kenntnisse zu vermitteln. Erfahrungsgemäß ist es nicht möglich, alle Mitglieder des Pflegeteams, auch im Verlaufe der Zeit, in einer solchen mehrwöchigen

Ausbildung zu schulen. Schon allein aus diesem Grund sind weitere, oft interne Fortbildungsmaßnahmen, wie z. B. Einführung in therapeutisch aktivierende Pflege nach dem Bobath-Konzept, Basale Stimulation oder Umgang mit Schluck- und Sprachstörungen, als Ergänzung unerlässlich.

Schwierig ist sicher die Frage der Personalstärke im Pflegebereich. Die DSG gibt in ihren Zertifizierungskriterien einen Personalschlüssel von 1,5 Vollkräften (VK)/Bett für regionale und 2 VK/Bett für überregionale Stroke Units (▶ Kap. 24) an. Wie oben gesagt, kann dies für eine singuläre 4-Betten-Einheit ein sehr kleines Team bedeuten, das nicht ausreicht, die Stroke Unit adäquat zu betreiben. Natürlich muss qualifiziertes Personal rund um die Uhr an 7 Tagen der Woche vorgehalten werden, d. h. im 3-Schicht-Betrieb eingesetzt werden. Die Schichtbesetzung hängt von der Größe der Einheit, aber auch von organisatorischen Gegebenheiten ab.

So ist es natürlich für die Berechnung des pflegerischen Personalbedarfs wichtig, wo neue Patienten eintreffen, wer für Patiententransporte (bei Monitorpatienten immer examiniertes Personal) zuständig ist, ob und wo Neuaufnahmen (CT? Notaufnahme?) durch das Stroke-Unit-Personal abgeholt werden müssen, oder welche Diagnostik außerhalb der Station durchgeführt wird und wie weit dies entfernt ist. Schon aus vorgenannten Gründen ist eine einfache Schichtbesetzung zu jedem Zeitpunkt problematisch. Nachts fallen zwar keine Routineuntersuchungen an, für die eine Begleitung gestellt werden muss, aber auch das regelmäßig notwendige Lagern und die Krankenbeobachtung erfordern oft eine doppelte Besetzung. Auch hier ist eine kleine Einheit mit oft kleinem Team schnell überfordert, sodass die Anbindung an größere Einheiten zwingend erscheint. Trotzdem muss auch hier die Kernkompetenz den Patienten der Stroke Unit zur Verfügung gestellt werden.

Im ärztlichen Bereich sollte idealerweise rund um die Uhr ein Arzt – meist in Weiterbildung zum Neurologen – der Stroke Unit zugeordnet sein. Dies ist bei kleinen Einheiten, auch angesichts momentaner Personalknappheit, nicht zu leisten und bemessen am Arbeitsaufwand auch nicht erforderlich. Mindestens sollte aber ein Stationsarzt der Einheit während des 8-stündigen

Routinedienstes, besser über 12 h, fest zugeordnet sein. Je nach Organisationsstruktur kann es sinnvoll sein, dem Stationsarzt auch mit der Aufnahme von Schlaganfallpatienten oder, mit für die Patienten der Stroke Unit notwendiger Funktionsdiagnostik, z. B. Ultraschalluntersuchung, zu betrauen. Wenn keine vollschichtige ärztliche Besetzung möglich ist, werden bestimmte Zeiten, in der Regel der Nachtdienst, über einen Bereitschaftsdienst abgedeckt, Hier muss sichergestellt sein, dass der Arzt immer ausreichend Zeit zur Verfügung hat, um im Bedarfsfall schnell auf der Stroke Unit tätig werden zu können.

Daneben muss ein erfahrener Facharzt für Neurologie (ggf. auch Innere Medizin) in Oberarzt- oder leitender Position als ärztlicher Leiter der Stroke Unit zur Verfügung stehen. Eine entsprechende Vertretungsregelung und Rufbereitschaft zur Sicherung des Facharztstandards muss gewährleistet sein.

Für andere medizinische Fachdisziplinen, insbesondere Kardiologie (bzw. bei internistischer Leitung die Neurologie), evtl. Neurochirurgie, Radiologie, muss eine adäquate Versorgung sichergestellt sein. Kann eine solche Abdeckung im Einzelfall nicht vollumfänglich gewährleistet werden, kann zur Notfallversorgung über eine telemedizinische Anbindung nachgedacht werden, diese muss dann definierten Kriterien genügen.

Im Bereich der Therapien sind insbesondere Physiotherapie, Ergotherapie und Logopädie, in kleinerem Umfang auch die Neuropsychologie, erforderlich. Der personelle Umfang ist dabei in erheblichem Maß von der Größe der Station bzw. der Patientenzahl abhängig. Teilweise ist bei entsprechenden Defiziten eine Therapie auch am Wochenende durchzuführen. Für eine Einheit mit ca. 400 Patienten/Jahr kann von minimal 1 Vollzeitkraft für Physio- und Logopädie und 0,5 Vollzeitkraft für Ergotherapie ausgegangen werden. Bei kleineren Einheiten hat sich auch bezüglich einer Vertretung oft die Zusammenarbeit mit externen Partnern z. B. Praxen oder Rehakliniken bewährt. Hier und auch bei größeren internen Therapieabteilungen, die ein Gesamtklinikum versorgen, sollte auf eine personelle Kontinuität – d. h. fest der Station zugeordnete und ins Team integrierte Therapeuten – geachtet werden.

21.3 Ablauforganisation

Die Abläufe der Stroke Unit müssen anhand der oben genannten Erfordernisse gestaltet werden. Dabei gibt es auf einer Akutstation natürlich viele Prozesse, die nicht planbar sind, z. B. die Durchführung akuter Diagnostikmaßnahmen, wie Kontroll-CCTs. Ferner interagiert die Ablauforganisation natürlich mit vor- und nachgelagerten Bereiche wie z. B. der Notaufnahme. Angesichts des schnellen Patientenumsatzes und der spezifischen Probleme ist ein enges Miteinander aller beteiligten Berufsgruppen unabdingbar. Daher müssen rege Kommunikationswege implementiert werden.

Prinzipiell erleichtert die enge Zusammenarbeit auf einer Station die Kommunikation zwischen den Berufsgruppen. Trotzdem müssen auch im Rahmen des Stationsablaufs Foren der Absprache vorhanden sein. Patientenbezogene Besprechungen sollen dabei die Umsetzung eines gemeinsamen Behandlungskonzepts sichern. Die in anderen Einheiten oft übliche wöchentliche fallbezogene Stationsbesprechung trägt den kurzen Liegezeiten oft wenig Rechnung. Tägliche Kurzbesprechungen im Team haben sich hier besser bewährt. So können z. B. morgens die wichtigsten aktuellen Entwicklungen und neue Patienten kurz besprochen werden. Auch geplante Untersuchungen können so besprochen werden, um nötige Pflege und Therapiemaßnahmen anzupassen. Entscheidend ist, dass alle direkt an der Patientenversorgung auf der Stroke Unit Beteiligten zusammenkommen: Ärzte, Pflegekräfte, Therapeuten aller notwendigen Fachrichtungen, ggf. Sozialarbeiter oder Case-Manager sowie die Stationssekretärin. In diese Besprechungskultur müssen ganz besonders auch externe Kooperationspartner, wie Therapeuten oder externe Konsiliarärzte, eingebunden werden (◘ Abb. 21.1).

Trotz aller Akutmedizin gibt es natürlich auch auf einer Stroke Unit eine „Routine" im Sinne wiederkehrender und planbarer Abläufe. So lässt sich auch auf einer Stroke Unit ein Tagesablauf definieren, wie er in ◘ Abb. 21.2 berufsgruppenbezogen für die Pflege beispielhaft für die überregionale Stroke Unit am Universitätsklinikum Erlangen dargestellt ist.

Essenziell ist allerdings gerade hier eine Abstimmung zwischen den Berufsgruppen im Team, da es

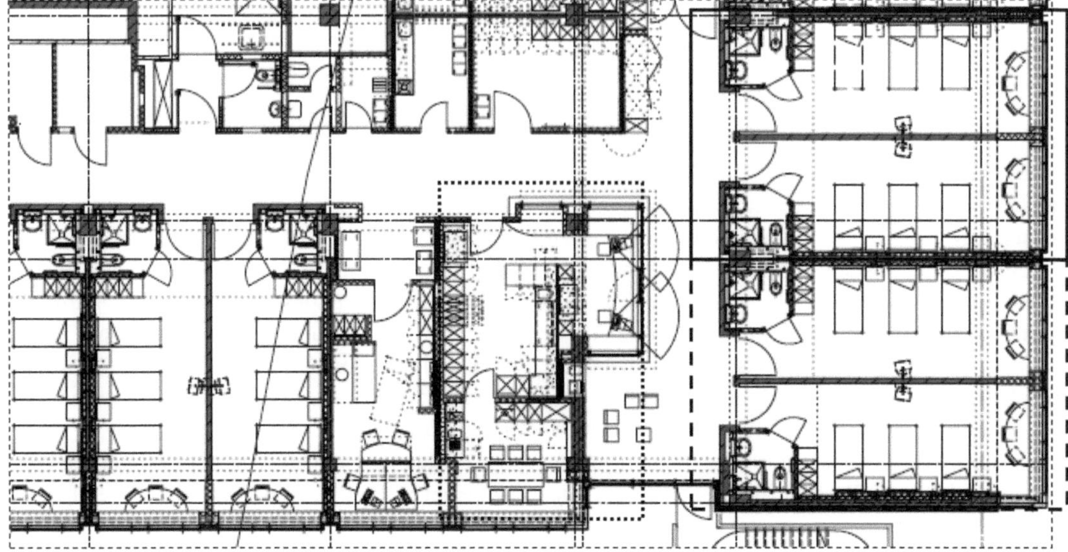

◘ **Abb. 21.1**   Beispiel für eine Stroke Unit mit Anbindung an eine benachbarte IMC einerseits und nicht monitorisierte Betten zur Nachbetreuung andererseits: oben rechts eingerahmte Zimmer stellen den Monitorbereich der Stroke Unit mit 4–6 Betten dar, die Monitore sind mobil und können daher zwischen den Bettplätzen getauscht werden. Direkt benachbart (unten rechts eingerahmt) die kardiologisch-internistische IMC. Vom Pflegestützpunkt (links unten) der Gesamtstation aus kann der Bereich gut eingesehen werden, hier ist auch der zentrale Überwachungsmonitor. Links anschließend 18 weitere Betten ohne Monitoring zur Nachbetreuung der Patienten. Mit freundlicher Genehmigung des Klinikums Neumarkt i. d. OPf.

natürlich nichts bringt, während der Visite Therapieeinheiten oder Diagnostik für die Zeit der Nahrungsaufnahme zu planen. Außerdem ist natürlich die Wahrscheinlichkeit, dass dieser Tagesablauf abgewandelt werden muss, erheblich höher als auf einer „Normalstation".

Planbare, immer wiederkehrende Abläufe, dabei aber auch die wesentlichen, nicht planbaren Notfälle, sollten in Prozessbeschreibungen (SOPs, Behandlungsstandards oder Verfahrensanweisungen) festgelegt und dabei auch festgeschrieben werden. Dies sollte grundsätzlich berufsgruppenübergreifend geschehen. Die Dokumentation sollte übersichtlich und praxisnah geschehen und überall schnell verfügbar sein. ◘ Abb. 21.3 zeigt einen berufsgruppenübergreifenden Standard aus dem STENO-Netzwerk, der die Basistherapie des Hirninfarkts regelt. Dabei ist der „Standardfall" durchaus fest strukturierbar im Sinne eines klinischen Pfades, auch die häufigsten Komplikationen können einbezogen werden.

Bei der Festlegung der Ablauforganisation müssen natürlich vor- und nachgelagerte Bereiche wie die Notaufnahme, Intensivstation und Diagnostikbereiche eingebunden werden. In regelmäßigen organisatorischen Besprechungen, z. B. alle 3 Monate unter Einbezug aller Bereiche, sollten Probleme im Ablauf besprochen und die Regelungen überprüft werden.

Inhaltlich müssen dabei natürlich die medizinischen Fragen, orientiert an den gängigen Leitlinien, im Vordergrund stehen. Allerdings gewinnen dabei auch Regelungen zur Abrechnung der Leistungen zunehmend Relevanz. Gerade um dabei die medizinisch-pflegerische Qualität zu sichern und die Praktikabilität zu steigern, sollten diese von vornherein in der Ablauforganisation berücksichtigt werden. Entscheidend sind dabei klare Festlegungen zur Dokumentation des pflegerischen und medizinischen Geschehens. Dabei ist weniger das Dokumentationsmedium (meist noch Papier) entscheidend, sondern vielmehr die klare Regelung, die fest in der täglichen Routine verankert sein muss.

Neurologische Universitätsklinik Erlangen | **QM-Handbuch QMH – B2**

TAGESRASTER STROKEUNIT (PFLEGEPERSONAL)

6:00 Uhr	• Dienstbeginn des Frühdienstes
6:10 Uhr	• Dienstübergabe , Festlegen der Bereiche / Außendienst, Kontrolle und Aktivierung der Alarmgrenzen und Monitorcheck
6:45 Uhr	• Dienstende Nachtdienst
7:00 Uhr	• **1. Messrunde**
	• Wecken der Patienten, Medikamentengabe, Infusionsprogramm, Mobilisation zum Frühstück, Medikamentengabe
	• Hilfestellung bei Nahrungsaufnahme, Sondenkost
8:00 Uhr	• **Patientenbesprechung mit Arzt , Physiotherapie, Ergotherapie, Logopädie und Pflege (Ausnahme Wochenende)**
	• Blutentnahmen
	• Vorbereiten der Patienten zum Konsil
	• Übernahme bzw. Hilfestellung bei Grundpflege, Prophylaxen
ab 9:00 Uhr	• Frühstückspause des Pflegepersonals
9:30 Uhr	• **Täglich: Visite**
	• **Mo/ Mi/ Fr OA-Visite**
	• **Mo/ Fr Chefvisite**
ab 9:30 Uhr	• Patientenbezogene pflegerische Verrichtungen (Lagerung, Mobilisation, Prophylaxen...)
	• weitere Grundpflege
	• Transport bzw. Begleitung von Patienten von/ zu Diagnostik
	• Dokumentation durchgeführter Tätigkeiten
11:00 Uhr	• **2. Messrunde**
ab 11:15 Uhr	• Ausarbeiten ärztlicher Anordnungen
11:30 Uhr	• Mittagessen der Patienten, dazu Hilfestellung, Medikamentengabe
	• Routine
12:30 Uhr	• Vorbereitung der Übergabe, Dokumentation
12:45 – 15:00 Uhr	• Mittagsruhe der Patienten
13:18 Uhr	• Dienstbeginn des Spätdienstes
13:25 Uhr	• **Patientenbesprechung mit Arzt , Physiotherapie, Ergotherapie, Logopädie und Pflege**
	• Festlegung der Bereiche / Außendienst und Dienstübergabe am Patientenbett
	• Kontrolle und Aktivierung der Alarmgrenzen und Monitorcheck
14:12 Uhr	• Dienstende Frühdienst
ab 14:45 Uhr	• Transport und Begleitung von Patienten zu/von Diagnostik
	• Anmeldung externer Patiententransporte für den nächsten Tag
	• Essensbestellung für den übernächsten Tag
15:00 Uhr	• **3. Messrunde**
16:00 Uhr	• Routine, ggf. Infusionstherapie
	• Ärztliche Kurvenvisite
	• Ausarbeiten ärztlicher Anordnungen, Dokumentation
17:30 Uhr	• Abendessen austeilen, ggf. Hilfestellung, Medikamentengabe
ab 18:00 Uhr	• Pause des Pflegepersonals
	• **4. Messrunde**
19:00 Uhr	• Ggf. Infusionstherapie, s.c.-Injektionen
	• Vorbereiten der Nachtruhe
	• Routine
ab 20:00 Uhr	• Vorbereitung der Übergabe, Dokumentation, PPR
20:45 Uhr	• Dienstbeginn des Nachtdienstes

Seite 1 von 2	Datum 06.10.2008	Version 01	Autor Praxisanleiter Strokeunit	Freigegeben: R. Handschu F:\QMH_NL_B2_PF_001_Tagesablauf_NLSTU.doc

QM – Dokumentation Kliniken © 2002 Athene/Leitl/Reinhardt

Neurologische Universitätsklinik Erlangen | **QM-Handbuch QMH – B2**

bis 21:15 Uhr	• Dienstübergabe an den Nachtdienst inkl. Festlegung der Bereiche
	• Kontrolle und Aktivierung der Alarmgrenzen und Monitorcheck
21: 30 Uhr	• Dienstende des Spätdienstes
ab 22:00 Uhr	• Nachtruhe der Patienten
	• Kurven für den nächsten Tag anlegen
23:00 Uhr	• **5. Messrunde**
	• Routine
ab 00:00 Uhr	• Blutentnahmen richten
	• Medikamente/ Infusionen richten und Auffüllen des Bestandes aus dem Lager
	• Beginn 24h-Infusionsprogramm/ Bilanz
	• Kontrolle des BGA-Gerät
	• Reinigung und Aufrüsten der Pflegewägen
	• Modulsystem checken
	• Für Ordnung auf Station sorgen
	• Patientenunterlagen für externe Konsile richten
	• Befunde abheften
	• PC`s herunterfahren
	• Wöchentliche Kontrolle des Notfallwagens/ -rucksacks (Zuständigkeit ist im Dienstplan vermerkt)
	• Apothekenbestellung Di + Do
3:00 Uhr	• **6. Messrunde**
	• Routine
5:00 Uhr	• Vorbereitung der Übergabe, Dokumentation

Seite 2 von 2	Datum 06.10.2008	Version 01	Autor Praxisanleiter Strokeunit	Freigegeben: R. Handschu F:\QMH_NL_B2_PF_001_Tagesablauf_NLSTU.doc

QM – Dokumentation Kliniken © 2002 Athene/Leitl/Reinhardt

Abb. 21.2 Tagesablauf-Plan für das Pflegeteam der 14 Betten umfassenden Stroke Unit am Universitätsklinikum Erlangen (beispielhaft)

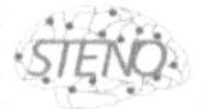

SchlaganfallNetzwerk *mit Telemedizin in Nordbayern*	**Behandlungsstandard Gesamtnetz** **<u>Hirninfarkt und TIA:</u> Monitoring, Diagnostik, Therapie, Frühreha**		
	Arzt	**Pflege**	**KG, Ergo, Logo**	**Sonstiges**

	Arzt	**Pflege**	**KG, Ergo, Logo**	**Sonstiges**

Tag 1
 (Aufnahmetag
 Station)
	• **Kontrolle** neurologischer Status
	
	 • Fortsetzung Monitoring und **Basistherapie**
	 mind. für 24 Stunden, siehe Aufnahme
	
	 • **Doppler / Duplex** hirnversorgender Gefäße
	
	 • akute **Sekundärprophylaxe**
	 ASS, Plavix, Aggrenox (ggf. Aspisol, Heparin)
	
	 • weitere **Medikation**
	 Cor, Pulmo, Antibiose, Magenschutz etc
	
	 • **Thromboembolie-Prophylaxe**
	 bei Immobilität und/oder Beinparese
	 medikamentös (z. B. Mono-Embolex s.c.),
	 ggf. Anti-Thrombosestrümpfe, erhöhte Beinlagerung
	
	 • **Ernährung**
	 nüchtern ja/nein
	 bei Schluckstörung Magensonde oder parenterale Ernährung
	 ggf. Anlage eines ZVK
	
	 • **Bei neurologischer Verschlechterung:**
	 sofortiges Kontroll-CCT
	 (Einblutung? Infarktdemarkation? Ödem?)
	 ggf. erneutes Telekonsil (Verlegung? OP?)
	
	 • **Planung** weitere Diagnostik
	 (siehe „Erweiterte Diagnostik bei Schlaganfall")
	 CCT-Kontrolle, MRT (ggf. mit MRA), DSA
	 TCD, TCCD
	 TTE, TEE
	 Rö-Thorax
	 Langzeit-EKG
	 Labordiagnostik (ggf. mit Thrombophilie-, Vaskulitis-Screening)
	
	 • Festlegung Bettruhe / Fixierung / Betreuung
	
	 • Planung Mobilisation und Physikalischer Therapie
		• Oberkörperhochlagerung
		 ca. 30°, Kopf und Hals gerade
		
		 • **Fortsetzung Monitoring**
		 mind. 24 Stunden, siehe Aufnahme
		
		 • Einhaltung Bettruhe
		 ggf. Bettgitter, Fixierung
		
		 • Bei Paresen Lagerung nach Bobath
		
		 • Schluckversuch wiederholen
		 Aspirationsschnelltest (50ml Wassertest mit Puls-oxymetrie)
		 ☐ Voraussetzung:
		  • Patient wach, kooperativ (siehe Formular Aspirationsschnelltest)
		 ☐ Aspirationszeichen
		  • Husten, Atemnot, veränderte Stimmqualität
		  • Aspiration: SpO_2 Abfall > 2%,
		  Abbruch: SpO_2 Abfall > 5%
		 ggf. Diätplanung, Kostaufbau, Anlage Magensonde
		 Aspirationsprophylaxe, Verabreichung Medikamente
		
		 • **ggf. Anlage Magensonde**
		 Aspirationsprophylaxe,
		 Verabreichung Medikamente
		
		 • Gabe Medikamente
		
		 • DK-Anlage bei Bedarf
		 Bilanzierung, Inkontinenz
		
		 • Pflegeanamnese
		
		 • Kostaufbau, Diätplanung
			Befunderhebung
			
			 Festlegung der Zielsetzung
			 (in Rücksprache mit Ärzten und Pflege)
			
			 Weiteren Kostaufbau mit Logopädie absprechen
			
			 Planung und Durchführung der Behandlung
			
			 Bei Paresen Lagerung nach Bobath
			 (in Rücksprache mit Pflege)	

	Datum	Version	Autor	Freigegeben: ZEA am 01.07.08	GNV am 21.07.08	Projektleiter am 25.07.08
Seite 2 von 3	28.07.2008	03	M. Nückel	Gültigkeit: Gesamtnetz bis 31.10.2009		

◻ Abb. 21.3 Behandlungsstandard aus dem STENO-Netzwerk: Ablauf in der Behandlung von Patienten mit Hirninfarkt/TIA für alle beteiligten Berufsgruppen in einer einheitlichen Vorgabe festgelegt (beispielhaft)

Auf einen Blick

— Die Organisation von Stroke Units muss sich an den Erfordernissen der akuten Schlaganfall-versorgung orientieren.

— Dabei sind baulich verschiedene Konzepte in verschiedene Rahmenbedingungen denkbar – als eigenständige Einheit oder in Verbindung mit einer benachbarten Normalstation oder Intensivstation/IMC.

— Personell muss insbesondere aus den verschiedenen Berufsgruppen ein Team gebildet werden.

— Dem muss auch die Ablauforganisation Rechnung tragen und einerseits planbare Abläufe und wichtige Notfälle in SOPs festlegen, andererseits Strukturen für eine optimale interne Kommunikation ermöglichen.

Literatur

Faiss JH, Busse O, Ringelstein EB (2008) Aufgaben und Ausstattung einer Stroke-Unit. Weiterentwicklung des Stroke-Unit-Konzeptes in Deutschland. Nervenarzt 79:480–482

Kjellström T, Norrving B, Shatchkute A (2007) Helsingborg declaration 2006 on European stroke strategies. Cerebrovasc Dis 23:229–241

Ringelstein EB, Müller-Jensen A, Nabavi DG, Grotemeyer KH, Busse O (2011) Comprehensive Stroke Units. Nervenarzt 82:778–784

Stroke-Unit Trialists' Collaboration (2013) Organised inpatient (stroke unit) care for stroke. Cochrane Database Syst Rev (9): CD000197. doi: 10.1002/14651858.CD000197.pub3

Organisation der Pflege auf der Stroke Unit

K. Pfeifer, Ch. Fiedler

22.1 **Strukturkriterien der Pflegequalität – 264**

22.1.1 Räumliche und technische Ausstattung – 264

22.1.2 Personelle Ausstattung – 264

22.1.3 Stationsorganisation – 265

22.1.4 Pflegesystem – 267

22.1.5 Pflegedokumentation – 268

22.1.6 Übergabe am Bett – 268

22.1.7 Umsetzung nationaler Expertenstandards – 269

22.1.8 Bobath-Konzept – 269

22.2 **Aus-, Fort- und Weiterbildung für Pflegende einer Stroke Unit – 270**

22.2.1 Fortbildung Pflege auf Stroke Units – 270

22.2.2 Fachweiterbildung Rehabilitation – 270

22.2.3 Fachweiterbildung für Intensivpflege und Anästhesie – 270

22.2.4 Notfallschulungen – 271

22.2.5 Seminar Schluckstörungen – 271

22.3 **Entwicklung der Pflegequalität – Prozesskriterien – 271**

22.3.1 Auswirkung der DRG – 271

22.3.2 Kommunikationsstrukturen auf einer Stroke Unit – 272

22.4 **Evaluation der Pflegequalität – 273**

22.4.1 Dekubitusauswertung – 273

22.4.2 Auswertung von Patientenstürzen – 273

22.4.3 Auswertung von Patientenbefragungen – 273

Literatur – 274

© Springer-Verlag GmbH Deutschland 2017

C. Fiedler, M. Köhrmann, R. Kollmar (Hrsg.), *Pflegewissen Stroke Unit*, Fachwissen Pflege,

DOI 10.1007/978-3-662-53625-4_22

In Kürze: In den letzten Jahren sind in vielen Krankenhäusern Stroke Units entstanden, um Patienten mit diesem komplexen Krankheitsbild qualifiziert und effizient zu versorgen. Die Organisation der Pflege auf einer Stroke Unit beinhaltet auf der einen Seite die konventionellen Anforderungen an eine Pflegestation, auf der anderen Seite jedoch Spezifika, die im Krankheitsbild und der Organisationsstruktur begründet sind. Soll die Station nach den Kriterien der Deutschen Schlaganfall-Gesellschaft (DSG) gestaltet und zertifiziert werden, sind die Kriterien dieser Gesellschaft umzusetzen. Mit der Umsetzung der Vorgaben der DSG zur pflegerischen Personalausstattung ergibt sich nicht zwangsläufig eine qualitativ hochwertige Pflege. Entsprechende Struktur- und Prozesskriterien sind notwendig. Diese werden nachfolgend beschrieben.

22.1 Strukturkriterien der Pflegequalität

22.1.1 Räumliche und technische Ausstattung

In den Zertifizierungskriterien der DSG wird für die räumliche Ausstattung gefordert, dass der Bereich mindestens vier Betten hat sowie über ein multimodales Monitoring der Vitalparameter verfügt. Obligat sind die Module zur Messung von Blutdruck, Pulsoxymetrie, EKG, Atmungskontrolle, Temperatur, Herzfrequenz, Möglichkeit zum Monitoring des EEG und der evozierten Potentiale. Diese Betten müssen über ein zentrales Monitoring überwacht werden (vgl. DSG 2008, S. 3).

Das zentrale Monitoring wird idealerweise am Stationsstützpunkt installiert. Akute Veränderungen des Gesundheitszustandes eines Patienten können so nicht nur im Patientenzimmer, sondern an einem zentralen Punkt beobachtet werden. Eine schnelle Hilfe ist im Notfall dadurch gewährleistet.

Um das Personal effektiv einsetzen zu können, sollten die Zimmer über eine gewisse Mindestanzahl der Betten verfügen bzw. die Zimmer durch Glasscheiben getrennt sein. Eine Pflegende hat so mehrere Patienten im Blick. Schiebetüren bieten den Vorteil, dass bei Bedarf die Größe der Bereiche verändert werden kann ◘ Abb. 22.1.

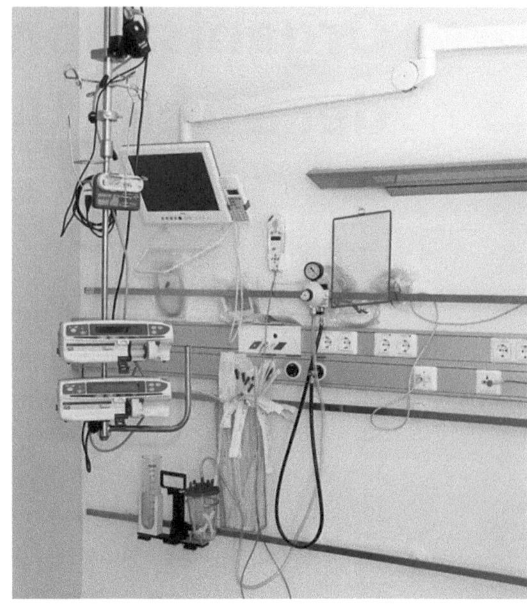

◘ **Abb. 22.1**   Bettplatz einer Stroke Unit. (Foto: Mario Lorenz, Universitätsklinikum Erlangen)

Die große Anzahl von medizinischen Geräten produziert viel Wärme. Im Interesse des Personals und der Patienten sollte dies bei der baulichen Ausstattung berücksichtigt werden. Eine Klimaanlage gewährleistet eine optimale Temperatur zu jeder Jahreszeit.

Pro Zimmer sollten idealerweise ein Pflege- und Verbandswagen mit Infusionszubehör, Verbandsmaterial und Monitorzubehör (Sauerstoff-Fingersonde, Klebeelektroden) vorhanden sein. Die Grundausstattung eines Bettplatzes umfasst im Idealfall ein elektrisches Pflegebett, einen Überwachungsmonitor, eine Vakuumabsaugung, einen Sauerstoffwandanschluss, eine Infusionsampel mit Infusionsgeräten, mindestens zwei Spritzenpumpen sowie eine Ernährungspumpe.

22.1.2 Personelle Ausstattung

In zahlreichen nationalen und internationalen Studien wird ein Zusammenhang zwischen der Anzahl und der Qualifikation von Pflegenden und dem Patientenoutcome nachgewiesen (vgl. Lücke 2011, S. 1150). Schlaganfallpatienten haben in der

Regel einen sehr hohen Pflegebedarf. Daraus ergibt sich die Notwendigkeit für eine entsprechende Anzahl an qualifizierten Pflegekräften. Die Zertifizierungskriterien der DSG unterstützen diese Anforderung, indem sie für überregionale Stroke Units zwei Pflegevollstellen pro Bett vorschreiben. Bei regionalen Stroke Units sind es 1,5 Pflegevollstellen (vgl. DSG 2008, S. 11). Ab einer Zahl von mehr als 8 Betten greift eine degressive Vollkraftquote, d. h. von Bett 9–13 müssen 1,5 Stellen pro Bett bereit gestellt werden und ab dem 13. Monitorbett eine Pflegestelle pro Bett bei einer überregionalen Stroke Unit. Bei regionalen Stroke Units gibt es ebenfalls eine degressive Vollkraftquote. Hier liegen die geforderten Stellen etwas darunter (vgl. DSG-Zertifizierungskriterien 2015, S. 6ff.)

Regionale Stroke Units sind in regionalen Krankenhäusern einer neurologischen oder internistischen Abteilung angeschlossen. Überregionale Stroke Units sind häufig telemetrisch mit den umliegenden regionalen Stroke Units vernetzt (vgl. DSG 2011). Patienten mit schweren Komplikationen können dadurch rechtzeitig in spezialisierte Zentren verlegt werden. Durch die Zentralisation der Patienten mit schwereren Krankheitsverläufen ist der in den überregionalen Stroke Units höhere Pflegepersonalbedarf gerechtfertigt.

Ist die Entscheidung gefallen, eine Stroke Unit zu eröffnen, ist bei der Auswahl des Personals auf die Verteilung von unterschiedlichen pflegerischen Kompetenzen zu achten. Ein Mix der pflegerischen Kompetenzen beim Pflegepersonal bringt Sicherheit. Der Qualifikationsmix wird von der DSG begrenzt auf 10 % pflegerische Hilfskräfte am Gesamtstellenanteil der Pflege. Ebenfalls nur 10 % am Anteil der examinierten Pflegkräfte dürfen einen Abschluss als Altenpfleger/in und Gesundheits- und Kinderkrankenpfleger/in haben. Voraussetzung für deren Einsatz ist eine mindestens dreimonatige Einarbeitungszeit, in der diese Mitarbeiter zusätzlich pro Schicht geplant werden (vgl. DSG-Zertifizierungskriterien 2015, S. 6)

Neben Kenntnissen in der akuten oder rehabilitativen neurologischen Pflege sind Erfahrungen auf Überwachungsstationen oder in Intensivpflegebereichen vorteilhaft.

In den seltensten Fällen wird das komplette Portfolio des Personals intern und extern auf dem Bewerbermarkt zu finden sein. Überlegungen, wie das Personal weiterqualifiziert wird, sind einzubeziehen und die dafür benötigten finanziellen Mittel im Budget einzukalkulieren.

Die DSG schreibt in den 2015 veröffentlichten Zertifizierungskriterien vor, dass mindestens 50 % der Pflegekräfte einer überregionalen Stroke Unit den DSG-Pflegekurs absolviert haben müssen. Zusätzlich muss mindestens ein Mitarbeiter pro Jahr diesen Kurs besuchen.

Die Implementierung einer Stroke Unit in einem Krankenhaus der Maximalversorgung führt zu einer Verschiebung des Patientenprofils auf der Intensivstation. Erfahrungsgemäß wird die Anzahl der Beatmungspatienten und der Patienten mit schwereren Krankheitsverläufen steigen, da die nicht-beatmeten Schlaganfallpatienten in der Stroke Unit versorgt werden.

Fallbeispiel

Am Universitätsklinikum Erlangen wurde 2007 eine Stroke Unit mit 14 Betten eröffnet. Das Pflegepersonal wurde aus dem stationären neurologischen Bereich gewonnen, da dieses bereits Erfahrungen in der Pflege von Schlaganfallpatienten erworben hatte. Weitere erfahrene Mitarbeiter kamen aus dem Intensivpflegebereich und aus externen Einrichtungen. Dieser Personalmix wurde den hohen Anforderungen an die Qualifikation der Pflegenden dieser Station gerecht.

22.1.3 Stationsorganisation

■ **Struktur**

Für die Organisation des Personaleinsatzes sind die obligaten Strukturen wie in jedem anderen Bereich zu schaffen. Der Personaleinsatz bzw. die Schichtbesetzung wird über den Dienstplan geregelt. Der Personaleinsatz variiert zwischen Werktagen, Wochenend- und Feiertagen. Zusätzliche Bedingungen wie räumliche Gegebenheiten, Schweregrad der Krankheitsbilder, Springerpool etc. des jeweiligen Krankenhauses wirken sich direkt auf den Personalbedarf aus.

Es wird zwischen optimaler, normaler und einer Mindestbesetzung unterschieden. Das Optimum stellt die Besetzung nach den Richtlinien der DSG dar.

◻ Tab. 22.1 Berechnung des Personalbedarfs

Stroke Unit	Anzahl Pflegende Montag–Freitag	Arbeitszeit [in h]	Anzahl Pflegende Samstag/Sonntag	Arbeitszeit [in h]	Wochenarbeitszeit [in h]	Anzahl Plan-Vollkräfte
Frühdienst	4	7,7	4	7,7	215,6	7,28
Spätdienst	3,54	7,7	3	7,7	182,5	6,16
Nachtdienst	3	9,25	3	9,25	194,3	6,56
Gesamt	–	–	–	–	592,3	20,00

◻ Tab. 22.1 zeigt exemplarisch den optimalen Personalbedarf für eine 10-Betten-Stroke-Unit mit überregionaler Versorgung nach den DSG-Richtlinien. Bei zwei Vollkräften je Bett ergibt sich ein Personalbedarf von 20 Vollkräften.

Bei der Berechnung wird ausgegangen von

- 250 Arbeitstagen pro Jahr,
- 38,5 h Wochenarbeitszeit – bei einer fünf Tagewoche,
- 1925 h Jahresarbeitszeit brutto,
- 20 % Ausfallquote und
- 1540 h Jahresarbeitszeit netto.

Diese Daten lassen sich in einem Tabellenkalkulationsprogramm (z. B. Excel) mit entsprechenden Formeln hinterlegen. Dadurch können bei der Planung die Dienste variabel verschoben werden, ohne den Gesamtbedarf an Vollkräften aus den Augen zu verlieren. Um in der Berechnung exakt auf 20 Vollkräfte zu kommen, entstehen Dezimalstellen. Diese gleichen sich in der Praxis durch anteilige zu Vollkräften berechnete Hilfskräfte (Pflegehelfer, Freiwilligendienste) aus. Des Weiteren wird durch Teilzeitstellen und Krankheitsausfälle selten exakt ein Personalstand von 20 Vollzeitstellen erreicht.

Ein Steuerungsinstrument für die Pflegedienstleitung ist die monatliche Vollkräftestatistik. Die Vollkräftestatistik ist eine Übersicht aller Mitarbeiter der Station und deren Stellenumfang. Die Darstellung erfolgt in einer in Monaten aufgeteilten Jahresübersicht. Die prospektive Übersicht zeigt Personalveränderungen an. Die festgelegten Pflegestellen können als Sollkonzept zum monatlichen Ist-Vergleich herangezogen werden. Um die von der DSG vorgeschriebene Personalbesetzung zu gewährleisten, sind strategische Personalentscheidungen zu treffen. Zeichnet sich prospektiv eine sinkende Mitarbeiterzahlen z. B. durch Beginn von Elternzeit, Kündigungen, Rentenbeginn etc. ab, dann kann rechtzeitig (mindestens 6 Monate vorher) mit der Personalakquise begonnen werden. Diese Vollkräftestatistik macht alle personellen Veränderungen transparent. Die Fehlzeiten (Krankheitsausfälle) und die Fluktuationsrate können ein Indikator für ungünstige Arbeitsbedingungen sein. Ursachen können in Unstimmigkeiten im Team, Konflikten mit anderen Berufsgruppen, ungenügender räumlicher Ausstattung, hoher Arbeitsbelastung usw. liegen.

Fallbeispiel

Im Universitätsklinikum Erlangen wurden aus organisatorischen Gründen die Bereiche Notaufnahme und Stroke Unit in eine pflegerische Einheit zusammengefasst. Die Notaufnahme ist durch eine sehr unkalkulierbare Patientenanzahl gekennzeichnet. Wirtschaftliche Gründe zeigen, dass eine Personalbesetzung nicht kontinuierlich für die schwankende Patientenzahl vorgehalten werden kann.
Die Rotation der Mitarbeiter zwischen Stroke Unit und Notaufnahme gewährleistet eine wechselseitige Unterstützung des vorhandenen Personals – je nach Bedarf. Zudem erwerben die Pflegenden in beiden Bereichen fachliche Kompetenzen. Die Pflegenden erfahren eine Erweiterung der Aufgaben innerhalb des Berufs. Der Tätigkeitsbereich wird abwechslungsreicher. Die Pflegenden lernen die gesamte Prozesskette vom Eintreffen des Patienten

mit einem Schlaganfall in der Notaufnahme bis hin zur Entlassung in die Rehabilitationseinrichtung kennen. Zusätzlich wird die interdisziplinäre Zusammenarbeit verschiedener Abteilungen eines Krankenhauses gefördert.

■ **Einarbeitung neuer Mitarbeiter**

Die Einarbeitung neuer Mitarbeiter sollte nach einem festgelegten Einarbeitungskonzept erfolgen. Die optimale Einarbeitung wird von zwei erfahrenen Pflegenden pro Mitarbeiter durchgeführt, um die notwendige Kontinuität zu gewährleisten. Ein Einarbeitungszeitraum von ca. 6 Wochen ist empfehlenswert. Der Zeitrahmen hängt immer von den individuellen Voraussetzungen des Mitarbeiters ab.

> **Praxistipp**
>
> Es sollte für alle Berufsgruppen ein spezielles Einarbeitungskonzept vorliegen. Empfehlenswerte Inhalte sind:
> - mitarbeiterbezogene Informationen (Dienstplan, Brandschutz, Arbeitsschutz, Hygiene etc.),
> - organisationsbezogene Informationen (Stationsablauf, Besprechungen, Notfallkette, EDV-Schulungen, Bestellwesen etc.),
> - patientenbezogene Informationen (Aufnahme, Entlassung, Übergabe, Dokumentation etc.),
> - Einweisungen in die allgemeine und spezielle Pflege der Station sowie
> - Geräteeinweisungen.

■ **Stationsinterne Zuständigkeiten**

Die Organisationsstrukturen im Krankenhaus werden immer komplexer. Das bedeutet für eine Stationsleitung einen großen Organisationsaufwand, der mit der Größe des Aufgabenbereiches zunimmt. Um die Abläufe optimal zu steuern, ist eine zeitweise Tätigkeit in der direkten Patientenversorgung empfehlenswert. Für die Stationsleitungstätigkeiten kann Freiraum für die Stationsleitung beispielsweise

durch die Planung von Organisationstagen geregelt werden. Die Anzahl der Organisationstage ist von der Stationsgröße abhängig. Die Stationsleitung ist trotzdem gut beraten, Tätigkeiten an ihre Mitarbeiter zu delegieren. Dies fördert die Kompetenz und die Verantwortung der Pflegenden. Delegierbare Aufgaben sind z. B. Apothekenbestellung, Umsetzung der Hygienerichtlinien oder die Geräteeinweisungen. Die mit den Zuständigkeiten verbundenen Aufgaben sind häufig direkt an gesetzliche Vorgaben gebunden und erfordern eine verlässliche Umsetzung auf der Station.

> **Praxistipp**
>
> Für die unterschiedlichsten Aufgaben sollten Pflegende namentlich benannt werden. Die Funktionen können z. B. Hygienebeauftragte oder Gerätebeauftragter sein. Die Information, welche Pflegekraft für welche Zuständigkeit verantwortlich ist, kann in elektronischer Form vorliegen. Bei regelmäßiger Datenpflege ist die Aktualität der Übersicht gewährleistet und bei Abwesenheit der Stations- oder Pflegedienstleitung kann der zuständige Mitarbeiter schnell eruiert werden. Ist der Speicherort zentral verfügbar, können Pflegedienst- und Stationsleitung jederzeit auf die Daten zugreifen.

22.1.4 Pflegesystem

Die komplexe Versorgung der Schlaganfallpatienten kann aus Sicht der Autoren über eine Funktionspflege nicht in der angemessenen Qualität erfolgen. Besser eignet sich die patientenzentrierte Pflege in festgelegten Bereichen. Bei der patientenzentrierten Pflege wird eine Gruppe von Patienten, in der Regel über die räumliche Zuordnung von Zimmern, pro Schicht einer verantwortlichen Pflegenden zugeteilt. Die Verantwortung für die pflegerischen Interventionen liegt bei der Bereichspflegekraft. Die Delegation einzelner Tätigkeiten an nachgeordnete Hilfskräfte ist möglich. Die Übergabe erfolgt direkt am Schichtende an die nächste Pflegende.

> **Praxistipp**
>
> Für Patienten und Angehörige ist die Vielzahl der Mitarbeiter der verschiedenen Berufsgruppen im Krankenhaus nur schwer zuzuordnen, zumal ein Schlaganfall ein akutes Krankheitsgeschehen ist. Transparenz über die direkten Ansprechpartner wird durch eine persönliche Vorstellung erreicht. Tafeln mit Bildern der zuständigen Pflegenden bringen eine zusätzliche Orientierung für Patienten und Angehörige. Mit Hilfe eines Farbkonzepts sind die verschiedenen Pflegebereiche leichter zu unterscheiden.

22.1.5 Pflegedokumentation

Die Dokumentation im Krankenhaus dient der Information der an der Pflege und Behandlung beteiligten Personen. Aus haftungsrechtlichen Gründen muss nichts dokumentiert werden, was nicht aus pflegefachlicher oder medizinischer Sicht dokumentiert werden muss. Für die Stroke Unit werden viele Parameter in kurzen Zeitabständen erhoben.

Die Dokumentation gewinnt aus abrechnungstechnischen Gründen zunehmend an Bedeutung, denn sie muss die Anforderungen für den OPS-Code „Neurologische Komplexbehandlung" abbilden. Es kann sonst bei Prüfungen durch den Medizinischen Dienst der Krankenkassen zu Erlöseinbußen kommen.

22.1.6 Übergabe am Bett

Bei der Übergabe am Bett werden nicht wie in der konventionellen Übergabe im Stationszimmer alle relevanten Informationen an den nächsten Pflegenden weitergegeben, sondern direkt am Patientenbett.

Der Vorteil dieser Übergabe ist, dass der Patient aktiv einbezogen wird. Mit dem Patienten wird über seine Pflegeprobleme, Fähigkeiten, Ziele und geeignete Maßnahmen gesprochen. Das fördert die

Integration und das Vertrauen des Patienten in die Kompetenz der Pflegenden und ist förderlich für den Gesundungsprozess.

Sensible Informationen werden vor dem Patientenzimmer ausgetauscht, z. B. Verdachtsdiagnosen oder Komplikationen. Eine Verunsicherung könnte den Patienten ängstigen und sich negativ auf den Genesungsprozess auswirken. Die Entscheidung über den richtigen Zeitpunkt der Information des Patienten erfordert hohe Kompetenzen (Einschätzung des psychischen Zustandes, der kognitiven Aufnahmefähigkeit, aktueller Gesundheitsstatus) von Seiten der Pflegenden.

Der scheinbare Nachteil dieser Form der Übergabe ist kein gemeinsamer Austausch aller Pflegenden zur Schichtübergabe. Mit einer kurzen Mittagsbesprechung kann dies kompensiert werden.

> **Praxistipp**
>
> Die Einführung der Übergabe am Bett kann auf Vorbehalte von Seiten der Pflegenden stoßen. Skepsis ist bei Neuerungen kein ungewöhnliches Verhalten. Bekannte Handlungsmuster sollen aufgegeben und neues Verhalten übernommen werden. Dies löst oft Bedenken und Ängste aus. Die Gefühle der Mitarbeiter sind von der Stations- und Pflegedienstleitung ernst zu nehmen. Eine umfangreiche Information über die Ziele und die gewünschten Effekte helfen, die Vorbehalte zu reduzieren.

Eine Einführung auf der Basis eines Projekts bietet die Möglichkeit, die Pflegenden aktiv in Änderungen, Vorschläge und in den weiteren Verlauf einzubinden. Die Pflegenden am Universitätsklinikum konnten mit diesem Vorgehen mitgehen.

Nach 6 Wochen waren die Pflegenden von den überwiegend positiven Effekten überzeugt und die Übergabe am Bett wurde dauerhaft implementiert. Von den Pflegenden wurde positiv formuliert, dass sie zum Dienstantritt einen Eindruck von ihrem Patienten bekommen. Der Patient selbst teilt mit, wie es ihm geht, wo sein derzeitiges Hauptproblem liegt oder wo er selbst Fortschritte sieht.

22.1.7 Umsetzung nationaler Expertenstandards

Das Deutsche Netzwerk für Qualitätsentwicklung in der Pflege (DNQP) hat in den letzten Jahren verschiedene Nationale Expertenstandards herausgegeben. Diese Standards sind eine bundesweite Handlungsempfehlung zu den Themen:

- Dekubitusprophylaxe in der Pflege (2010)
- Schmerzmanagement in der Pflege bei akuten Schmerzen (2011)
- Schmerzmanagement in der Pflege bei chronischen Schmerzen (2015)
- Sturzprophylaxe in der Pflege (2013)
- Pflege von Menschen mit chronischen Wunden (2015)
- Förderung der Harnkontinenz (2014)
- Entlassungsmanagement in der Pflege (2009)
- Ernährungsmanagement in der Pflege (2010)
- Förderung der physiologischen Geburt (2014)

Die fachgerechte Anwendung des Standards/Expertenwissens setzt die Operationalisierung der Pflegeziele auf Klinikebene voraus.

> **Praxistipp**
>
> Grundsätzlich ist jede Pflegekraft für die Einhaltung der Nationalen Expertenstandards verantwortlich und damit verpflichtet, nach dem neuesten Wissen zu handeln. Neben Seminaren sollte allen Pflegenden Fachliteratur in der Bibliothek und online zur Verfügung stehen. Der Wissenszuwachs in der Pflege ist immens. Es ist empfehlenswert, für die Stationen oder Abteilungen verantwortliche Pflegende zu benennen. Zu deren Aufgabenprofil könnte die Sichtung relevanter Literatur z. B. unter dem Fokus „Dekubitus" und die Weitergabe von neuem Wissen gehören. Diese Pflegenden wären zudem zentrale Ansprechpartner bei Änderungen.

22.1.8 Bobath-Konzept

Das Bobath-Konzept (► Kap. 12) ist ein bewährtes Konzept in der neurologischen Pflege.

Die große Herausforderung für die Stations- und Pflegedienstleitung besteht darin, die Mitarbeiter in die Lage zu versetzen, dass das Konzept kontinuierlich beim Patienten angewendet wird.

Die Grund- und Aufbaukurse sind mit einer Dauer von insgesamt 15 Arbeitstagen sehr umfangreich. Deshalb können nicht allen Mitarbeitern einer Stroke Unit diese Kurse ermöglicht werden. Bewährt hat sich der Einsatz von ausgewählten Mitarbeitern als Multiplikatoren. Für die Nachhaltigkeit in der Anwendung sorgen pflegerische Supervisionen. Hier kann die Anwendung des Bobath-Konzeptes in der Praxis eingeschätzt werden. Die Mitarbeiter können dadurch ihre pflegerische Praxis reflektieren.

> **Praxistipp**
>
> Professionell Pflegende und Physiotherapeuten erstellen gemeinsam ein internes Schulungskonzept. Ziel ist eine kontinuierliche Schulung zu den Inhalten des Bobath-Konzeptes. Die Schulung erfolgt anhand eines Handbuches, das in Module gegliedert ist. Wichtigste Schwerpunkte sind das Bewegen im Bett und aus dem Bett sowie der Transfer in den Stuhl.

An einen fest geplanten Tag im Monat werden Mitarbeiter in Kleingruppen von Mitarbeitern unterrichtet. Dieses kontinuierliche Training gewährleistet eine Anwendung des Bobath-Konzeptes in der klinischen Praxis.

Diese Schulung verbindet Elemente des Bobath-Konzeptes mit Elementen der Kinästhetik (► Kap. 14) und der Basalen Stimulation (► Kap. 13). Letztere sollten in der Grundausbildung schon vermittelt werden und stellen eine wichtige Grundlage der Pflege auf einer Stroke Unit dar.

22.2 Aus-, Fort- und Weiterbildung für Pflegende einer Stroke Unit

Die interne Weiterbildung der in der Pflege von Schlaganfallpatienten tätigen Mitarbeiter ist eine Forderung der DSG.

Die Komplexität in der Versorgung dieser Patienten bedingt einen umfangreichen Mix an Kompetenzen. Die wichtigsten Bausteine werden nachfolgend näher erläutert. Diese repräsentieren eine Auswahl und können natürlich mit weiteren Fortbildungsangeboten ergänzt werden.

22.2.1 Fortbildung Pflege auf Stroke Units

Zugeschnitten auf die Belange der Pflegenden auf Stroke Units gibt es seit 2007 ein von der DSG zertifiziertes Kursangebot.

Die Kenntnisse der pflegerischen Grundausbildung sind nicht ausreichend, um die hochspezialisierte Pflege der Akutschlaganfallpatienten in der geforderten Qualität der DSG zu gewährleisten. Am Klinikum Minden entwickelte das Team der Neurologie ein Fortbildungskonzept.

Dieses sieht folgende Inhalte vor:
- medizinische Grundlagen (Anatomie und Physiologie, Epidemiologie von kardiovaskulären und zerebrovaskulären Erkrankungen, klinische Syndrome und Differenzialdiagnose, Risikofaktoren, Akuttherapie, medikamentöse Sekundärprophylaxe, medikamentöse Therapie der Risikofaktoren, Intrazerebrale Blutungen, apparative Diagnostik, EKG-Kurs),
- pflegerische Grundlagen (Überwachungsparameter, Pflegemodelle, Pflegeprozess, therapeutische Pflege – Basale Stimulation, Kinästhetik), therapeutische Konzepte (Bobath-Konzept) sowie logopädische Diagnostik und Therapie.

Mit diesem Fortbildungskonzept sind die Mindestvoraussetzungen der DSG für die Zertifizierung von Stroke Units erfüllt (vgl. Koczorek 2008, S. 2). Der Kurs dauert 5 Wochen mit mindestens 200 Unterrichtsstunden. Weitere 40 h sind als Selbststudium und Vorbereitungszeit auf die Prüfungen und Hausarbeit anzusetzen. Die theoretische Ausbildung findet in einem Zeitraum von einem halben Jahr statt. Im Rahmen der Fortbildung erstellt jeder Teilnehmer eine Hausarbeit zu einem pflegerelevanten Thema. Das erworbene Wissen wird durch einen Multiple-Choice-Test, der Hausarbeit und durch einen freien Vortrag überprüft. Zugangsvoraussetzung zum Kurs ist die Beschäftigung auf einer zertifizierten Stroke Unit oder einer mindestens einwöchigen Hospitation auf einer der Einheiten (vgl. Nahrwold u. Glahn 2007, S. 118–119, und die Zertifizierungskriterien der Deutschen Schlaganfall-Gesellschaft).

22.2.2 Fachweiterbildung Rehabilitation

Bei kaum einem anderen Krankheitsbild profitiert der Patient so umfassend von einer frühzeitigen Rehabilitation wie beim Schlaganfall. Die Rehabilitation beginnt bereits mit Aufnahme des Patienten im Krankenhaus.

Die Fachweiterbildung Rehabilitation ist zur Gestaltung einer professionellen, prozessorientierten und rehabilitativen Pflege auf einer Stroke Unit essenziell und sollte deshalb bei der Qualifikation der Mitarbeiter nicht fehlen. Schwerpunkte der Fachweiterbildung sind rehabilitative Pflege- und Therapiekonzepte. Weitere Themen kommen aus dem medizinischen, sozialwissenschaftlichen, betriebswirtschaftlichen und rechtswissenschaftlichen Bereichen.

22.2.3 Fachweiterbildung für Intensivpflege und Anästhesie

Die Fachweiterbildung für Intensivpflege und Anästhesie wird von der DSG nicht gefordert. Aus Sicht des Pflegemanagements stellen Mitarbeiter mit Berufserfahrung im Intensivpflegebereich eine wichtige Bereicherung für das Team dar. Insbesondere die Routine im Umgang mit Notfallsituationen gibt den anderen Teammitgliedern Sicherheit.

Diese Weiterbildung vermittelt Kenntnisse und Fertigkeiten, die die intensivmedizinische Pflege erfordert. Voraussetzung ist eine sechsmonatige Tätigkeit im Intensivpflegebereich.

22.2.4 Notfallschulungen

Regelmäßige Notfallschulungen stellen die Voraussetzung für professionelles Handeln in Notfallsituationen dar. Patienten der Stroke Unit sind oft multimorbide, eine akute Verschlechterung des Krankheitszustandes ist deshalb eine häufige Komplikation. Pflegende müssen diese Komplikationen schnell erkennen und adäquat reagieren.

> **Praxistipp**
>
> Jährlich werden alle pflegerischen Mitarbeiter in Theorie und Praxis der Notfallversorgung nach einem einheitlichen klinikinternen Notfallkonzept unterwiesen. Besonderer Wert wird auf die praktischen Übungen und auf aktuelle Kenntnisse zur Reanimation gelegt.

Für die Intensivstationen und die Stroke Unit wird das Megacode-Training angeboten. Dieses ermöglicht das realitätsnahe Üben der Notfallsituation gemeinsam für Ärzte und Pflegende. Ziel der Übungssituation ist die Optimierung der interprofessionellen Zusammenarbeit bei der Reanimation.

22.2.5 Seminar Schluckstörungen

> » Über 50 % der Schlaganfall-Patienten in der Akutphase leiden an einer Schluckstörung. Nicht bei allen Patienten äußert sich die Störung der Nahrungsaufnahme durch Symptome wie Husten, Atemnot oder brodelnden Stimmklang. Über 50 % der Aspirationen verlaufen ohne äußere Hinweise. (Handschu 2008, S. 1)

Eine Schulung des Pflegepersonals zu Schluckstörungen im Rahmen eines mindestens eintägigen Seminars ist zu empfehlen. Ziel ist die Vermittlung von Grundkenntnissen und der Erwerb von Fertigkeiten

beim Umgang mit Schluckstörungen (▶ Kap. 16). Neben theoretischen Inhalten zum Schluckablauf und zu diagnostischen Methoden stehen praktische Übungen im Vordergrund.

Diese Fortbildung sollte allen Pflegenden einer Stroke Unit ermöglicht werden.

22.3 Entwicklung der Pflegequalität – Prozesskriterien

Mit der Eröffnung einer neuen Stroke Unit wird ein Grundstein in der Versorgung der Schlaganfallpatienten gelegt. Mit der Schaffung von Strukturkriterien und dem Angebot von Aus- und Weiterbildung der Pflegenden ist nicht zwangsläufig eine hohe Qualität gewährleistet. Alle Prozesse, die die pflegerische Arbeit tangieren, müssen ständig an die sich verändernden Rahmenbedingungen angepasst werden (Personalausstattung, klare Prozesse, Verantwortlichkeiten, Kommunikationswege, Hilfsmittel etc.).

22.3.1 Auswirkung der DRG

Die Einführung des DRG-Systems brachte eine Verkürzung der Verweildauer im Krankenhaus mit sich. Dies stellt die Stroke Unit vor große organisatorische Herausforderungen. Alle Leistungen im Krankenhaus werden über einen Code verschlüsselt. Ein relevanter Code für die Stroke Unit ist die Neurologische Komplexbehandlung. Darin ist für den Schlaganfallpatienten eine Versorgung von mindestens 24–72 h und über 73 h vorgesehen. Anschließend wird der Patient auf eine Pflegestation, in ein anderes Krankenhaus, in eine Rehabilitationseinrichtung oder nach Hause verlegt.

> **Praxistipp**
>
> Werden die Zimmer nach Geschlechtern getrennt belegt, ist ein häufiges Umschieben vorprogrammiert. Eine gemischt geschlechtliche Zimmerverteilung vermeidet dies. Zur Wahrung der Intimsphäre werden hierzu Trennwände zwischen den Betten aufgestellt oder Vorhänge verwendet.

22.3.2 Kommunikationsstrukturen auf einer Stroke Unit

Die Kommunikation und deren Strukturen bestimmen maßgeblich die Qualität der Zusammenarbeit von Mitarbeitern (▶ Kap. 23). Die Gestaltung von Rahmenbedingungen der formellen Kommunikation liegt in der Verantwortung der Stationsleitung. Ein Instrument ist die Stationsbesprechung. Diese findet einmal monatlich statt und muss neben reinen Informationspunkten die Möglichkeit der fachlichen Diskussion und den persönlichen Austausch bieten.

> **Praxistipp**
>
> Wird das z. B. durch eine Fortbildung erworbene Wissen nicht auf den Stationen kommuniziert, gehen neue Erkenntnisse verloren. Die Stationsleitung sollte daher Möglichkeiten des Theorie-Praxis-Transfers schaffen. Idealerweise wird ein Fortbildungsthema in einer Stationsbesprechung thematisiert. Die Mitarbeiter präsentieren kurz eine inhaltliche Zusammenfassung der Fortbildung und mögliche Impulse, die auf der Station umgesetzt werden können. Eine anschließende Diskussion der Relevanz der neuen Erkenntnisse sichert, dass die Präsentation nicht nur einen informativen Charakter hat. Die Mitarbeiter werden so aktiv in die pflegerische Zielsetzung der Station einbezogen.

■ **Mitarbeitergespräch**

Ein Mitarbeitergespräch ist ein wichtiges, oft unterschätztes Führungsinstrument der Stationsleitung. Es sollte einmal jährlich von der Stationsleitung dem Mitarbeiter angeboten werden. Es beleuchtet die Arbeitsaufgaben, das Arbeitsumfeld, die Zusammenarbeit und Führung sowie Veränderungs- und Entwicklungsperspektiven. Ebenfalls werden Fortbildungswünsche des Mitarbeiters thematisiert.

Eine gezielte Personalentwicklung wirkt sich positiv auf die Personalbindung und die Zufriedenheit des Personals aus. Die Möglichkeiten der Fort- und Weiterbildungen für Mitarbeiter der Stroke Unit sind vielfältig. Die Aufgabe der Stationsleitung ist die Sicherstellung des ausgewogenen Qualifikationsmix des Personals.

> **Praxistipp**
>
> Da es mitunter Diskrepanzen zwischen den Fortbildungswünschen der Mitarbeiter und den strategischen Zielen der Station gibt, sollte von der Stationsleitung das Mitarbeitergespräch genutzt werden, um die Stationsziele mit den Zielen des Mitarbeiters in Einklang zu bringen.

Als Rahmen werden für Vollzeitkräfte maximal fünf bezahlte Fortbildungstage gesetzt. Ausnahmen gibt es bei speziellen Fortbildungen, die einen längeren Zeitraum umfassen, wie beispielsweise Fachweiterbildungen oder Stroke-Kurse.

■ **Interdisziplinäre Besprechungen**

Auf der Stroke Unit am Universitätsklinikum Erlangen finden zweimal täglich Visiten statt: am Morgen eine Visite mit dem Oberarzt und der zuständigen Bereichspflegekraft. Am Nachmittag findet eine Kurvenvisite der Pflegenden mit dem Dienstarzt statt. Anhand der aktuellen Untersuchungsbefunde werden weitere diagnostische oder therapeutische Maßnahmen festgelegt.

Um die Tätigkeiten der verschiedenen Berufsgruppen (Pflege, Ärzte, Physiotherapeuten, Ergotherapeuten, Logopäden, Sozialpädagogen) am Patienten sinnvoll zu vernetzen, sind regelmäßige Teambesprechungen, mindestens zweimal täglich, auf der Station notwendig. Dabei werden therapeutische, pflegerische und medizinische Aspekte aller Patienten der Station besprochen und das weitere Vorgehen festgelegt.

■ **Besprechungen zwischen Stationsleitung und Pflegedienstleitung**

Jedes Krankenhaus hat individuelle Kommunikationsstrukturen auf der Ebene zwischen den Stationsleitungen und der Pflegedienstleitung. Bewährt haben sich Besprechungen aller Stationsleitungen im Zyklus von 14 Tagen. Individuelle Gespräche mit der Pflegedienstleitung sowie Strategie- oder Zielvereinbarungsgespräche finden zusätzlich statt.

> **Praxistipp**
>
> Eine Weiterentwicklung der Pflege ist nur durch eine strategische Ausrichtung möglich. Es sollte eine zentrale Strategie für den Pflegedienst entwickelt werden mit mittel- und langfristigen Zielen. Besondere Beachtung sollten die Felder Patientenfürsorge, Pflegentwicklung, Personalentwicklung und Wertschöpfung finden.

In den Führungsgesprächen zwischen Pflegedienstleitung und Stationsleitung werden die daraus relevanten Ziele für das Handlungsfeld der Stroke Unit identifiziert und Zielvorgaben für das nächste Jahr festgelegt.

22.4 Evaluation der Pflegequalität

22.4.1 Dekubitusauswertung

Ein Dekubitus ist für den Patienten mit Schmerzen, Sorgen und Einschränkungen in der Lebensqualität verbunden. Schätzungen zufolge entwickeln jedes Jahr weit über 400.000 Menschen in Deutschland einen Dekubitus (vgl. RKI 2002). In der ökonomischen Betrachtung verursacht ein Dekubitus hohe Kosten durch erhöhten Pflegeaufwand, eine kostenintensive Therapie und eine verlängerte Krankenhausverweildauer (ebenda).

Die Dekubitusprophylaxe ist zu einem wichtigen Qualitätsfaktor geworden. Eine Erfassung und Auswertung der entstandenen Dekubitalgeschwüre ist unabdingbar. Nur so können gezielt Maßnahmen zu deren Vermeidung ergriffen werden.

Fallbeispiel

Seit 2006 erfasst das Universitätsklinikum Erlangen die Ergebnisse der Risikoeinschätzung zum Dekubitus und des Hautzustands elektronisch. Zeitgleich wurde ein Reporting der Daten entwickelt. Die Stations- und Pflegedienstleitungen werden monatlich über die Dekubitushäufigkeit in ihrem Bereich per E-Mail benachrichtigt. Am 4. Tag des Monats stehen die Daten für den vorherigen Monat zur Verfügung. Problembereiche können so schnell eruiert und

entsprechende Interventionen ergriffen werden. Die Daten werden zentral ausgewertet und in einer halbjährigen und jährlichen Statistik aufgearbeitet. Die Übersicht stellt den kontinuierlichen Leistungsverlauf dar.

22.4.2 Auswertung von Patientenstürzen

Die Auswertung der Patientenstürze ist ebenfalls ein wichtiger Indikator der Pflegequalität und Patientensicherheit. Patientenstürze können schwere gesundheitliche Folgen für den Patienten nach sich ziehen. Es gibt zahlreiche Untersuchungen zur Häufigkeit von Stürzen während des Krankenhausaufenthaltes und zu den Folgen. Neben den gesundheitlichen Folgen (wie z. B. Frakturen, Schmerzen, Wunden) sind für die Betroffenen auch Angst vor weiteren Sturzereignissen und die damit verbundene Einschränkung der Selbstständigkeit ernst zu nehmende Folgen (▶ Kap. 15; vgl. Palm 2005, S. 128).

> **Praxistipp**
>
> Stürzt ein Patient und erleidet dabei schwere Verletzungen, erfolgt direkt nach Eingabe des Sturzprotokolls eine elektronische Information an die Pflegedienstleitung. Die monatlichen Auswertungen liefern die Grundlage für die konkrete Strategieentwicklung zur Sturzvermeidung. Wichtige Problemfelder können so identifiziert und Interventionen gezielt eingesetzt werden. So konnte z. B. in einem Krankenhaus festgestellt werden, dass einige Stürze darauf zurückzuführen waren, dass Patienten ausrutschten. Die Einführung von „Anti-Rutsch-Socken" reduzierte die Zahl solcher Stürze.

22.4.3 Auswertung von Patientenbefragungen

Das Feedback von Patienten ist sehr wichtig. Nicht zuletzt hängt die Reputation der Station bzw. des Hauses vom Eindruck des Patienten ab. Ob dazu von externen Instituten angebotene Befragungen nach dem stationären Aufenthalt oder Fragebögen direkt während des Aufenthaltes ausgegeben werden, ist von der Größe und der Intention des Krankenhauses abhängig. Wichtig ist der konstruktive Umgang mit den Ergebnissen. Positives wie negatives Feedback sollte allen Mitarbeitern kommuniziert werden.

Auf einen Blick

Für die Organisation der Pflege auf einer Stroke Unit sind strukturelle Voraussetzungen notwendig:

- Räumliche Voraussetzungen
- Personelle Voraussetzungen
- Organisatorische Voraussetzungen
- Die Pflegenden benötigen fachliche, methodische und soziale Kompetenzen, um den hohen Anforderungen gerecht werden zu können.

Wichtige Fortbildungen für Pflegende auf Stroke Units sind:

- Weiterbildung Pflege auf Stroke Units;
- Fachweiterbildung Rehabilitation;
- Fachweiterbildung Intensivpflege und Anästhesie;
- Fortbildungen zu Schluckstörungen.

Wichtige Maßnahmen zur Sicherung und Evaluation der Pflegequalität sind:

- Umsetzung der Nationalen Expertenstandards;
- Schaffung vielfältiger Kommunikationsstrukturen in der Pflege und in der Vernetzung mit anderen Berufsgruppen;
- Patientenbefragungen.

Literatur

Deutsche Schlaganfall-Gesellschaft und Stiftung Deutsche Schlaganfall-Hilfe; 08-1007-Zertifizierung-Antrag-Kriterien-V01-final/Rev. 10/08–01

Handschu R: Quelle STENO in Schluckstörungen auf Stroke Unit des Universitätsklinikums Erlangen. 25.08.2008

Koczorek M (2008) Pflege auf der Stroke Unit. Heilberufe 2008 (1):2

Lücke S (2011) Experten warnen vor weiterem Personalabbau. Die Schwester/Der Pfleger 50 (12/11):1150

Nahrwold J, Glahn J (2007) Spezialisiert auf Schlaganfall-Weiterbildung „Stroke Unit". Die Schwester/Der Pfleger 46:118–119

Palm S (2005) Vermeidung von Patientenstürzen. In: Holzer et al. (Hrsg.) Patientensicherheit-Leitfaden für den Umgang mit Risiken im Gesundheitswesen. Facultas, Wien, S. 128

Robert Koch-Institut (RKI) (2002) Dekubitus, Gesundheitsberichterstattung des Bundes, Heft 12, Berlin

http://www.dsg-info.de/images/stories/DSG/Presse/PDF/PM-DSG-SDSH-Tele-Stroke-Units-Maerz-2011.pdf (Eingesehen am 05.01.2012)

Zertifizierungskriterien der Deutschen Schlaganfall-Gesellschaft für den Qualifikationslehrgang „Spezielle Pflege auf Stroke Units" für Gesundheits- und Krankenpflegekräfte. http://www.dsg-info.de/images/stories/DSG/PDF/Pflegefortbildung/Pflegefortbildung_Zertifizierungskriterien_DSG.pdf (Eingesehen am 13.12.2015)

Zertifizierungskriterien 2015 – regionale und überregionale Stroke Units - gültig ab 1.7.2015. http://www.dsg-info.de/images/stories/DSG/PDF/StrokeUnits/SU-Zertifizierungskriterien-2015.pdf (Eingesehen am 25.02.2015)

Kommunikation im Team und mit Patienten

I. Hößl

23.1   **Kommunikation im Pflegealltag – 276**

23.1.1   Kommunikation zwischen Pflegeperson und Patient – 277

23.1.2   Kommunikation im Team – 278

23.1.3   Übergabe und Pflegevisite – 279

23.1.4   Beratung und Anleitung – 280

23.2   **Professionelle Kommunikationstechniken – 280**

23.2.1   Aktives Zuhören – 280

23.2.2   Das Feedback – 281

23.2.3   Gewaltfreie Kommunikation – 282

Literatur – 283

© Springer-Verlag GmbH Deutschland 2017

C. Fiedler, M. Köhrmann, R. Kollmar (Hrsg.), *Pflegewissen Stroke Unit*, Fachwissen Pflege,

DOI 10.1007/978-3-662-53625-4_23

In Kürze: Kommunikation ist ein natürliches Bedürfnis und Ausdrucksmittel jedes Menschen. Wir erreichen unser soziales Umfeld mit der Kraft der Sprache ebenso wie mit den Signalen unseres Körpers und unserer Mimik. Je nachdem, wie wir unsere Kommunikationsmöglichkeiten nutzen und einsetzen, wird sich ein positiver Kontakt zu unseren Mitmenschen entwickeln oder es kommt zu Konflikten und Eskalationen. Gerade in den Pflegesituationen auf einer Stroke Unit ist eine professionell helfende Kommunikation entscheidend für den therapeutischen Erfolg. Dieser hängt davon ab, wie gut die Interaktion und letztlich auch die Kommunikation zwischen Pflegeperson und Patient wie auch innerhalb des therapeutischen Teams funktioniert. In diesem Kapitel erhalten Sie einen Überblick über die Grundzüge der Kommunikation im Pflegealltag sowie über einige wichtige professionelle Kommunikationstechniken, die eine empathische und partnerschaftliche Kommunikation ermöglichen.

Fallbeispiel

Es ist ein ganz normaler Tag auf der Stroke Unit. Die erste Versorgungsrunde ist gelaufen. Im Bereich von Katharina, einer noch jungen Krankenschwester, sind zwei Patienten noch nicht gewaschen. Frau Müller aus Zimmer 236 klingelt: „Schwester, ich fühle mich so unwohl. Es kommt bald die Visite und ich bin immer noch nicht gewaschen." Bei Frau Müller wäre es wichtig, sich für eine aktivierende Körperpflege Zeit zu nehmen und sie anzuleiten, wie sie mit der halbseitigen Lähmung umgehen kann. Sie hat durch die konsequente Anwendung des Bobath-Konzeptes richtig gute Fortschritte gemacht. Doch mit der aufwendigen Anleitung jetzt zu beginnen macht wenig Sinn. Der Notfall in Zimmer 232 hatte den Ablauf ganz schön durcheinander gebracht. Und wiedermal kommt die Visite viel zu spät. Es ist schon eine halbe Stunde nach der vereinbarten Zeit. So wird Frau Müller von Krankenschwester Katharina auf später vertröstet: „Frau Müller, die Visite kann jeden Moment kommen. Sie haben in den letzten Tagen so gute Fortschritte gemacht und können nun Gesicht und Arme schon selbst waschen. Ich möchte Sie gerne ein wenig aktivieren und unterstützen und das braucht Zeit. Das schaffen wir nicht mehr, bis die Visite kommt. Ich komme dann später zu Ihnen."

Endlich kommen Oberarzt Dr. Schmidt und Assistenzärztin Meier ins Stationszimmer gestürmt. „Nun müssen wir uns aber ranhalten, Katharina. Schnell zur Visite, danach muss Herr X. gleich noch zum MRT gebracht werden. Die Befunde in seiner Akte liegen wieder kreuz und quer. Die sortieren Sie mir bitte noch vorher." Katharina schnauft tief durch und verdreht die Augen. Zum Befundesortieren ist nun wirklich keine Zeit. Sie denkt sich: „Eigentlich sollte ich ihm das gleich sagen, doch in der Stimmung geht er dann gleich wieder hoch." Sie schweigt und nimmt sich ganz fest vor, mit Dr. Schmidt morgen früh noch vor der Visite darüber zu sprechen.
Bei Frau Müller ist die Tochter zu Besuch. Sie spricht Krankenschwester Katharina nach der Visite an: „Schwester, meine Mutter ist so verschwitzt. Ich würde sie ja selber waschen, aber ich bin mir da so unsicher." Krankenschwester Katharina, ein wenig angespannt: „Ja, ich weiß, aber ich habe gerade keine Zeit. Ich komme dann später oder es macht der Spätdienst."

23.1   Kommunikation im Pflegealltag

Kommunikation ist in unserem Leben ständig präsent. Sie ist ein sozialer Prozess der Verständigung zwischen Menschen, die in einer räumlich-zeitlichen Beziehung zueinander stehen (Elzer u. Sciborski 2007, S. 37). Um kommunizieren zu können, bedarf es also mindestens zwei Menschen, die in irgendeiner Form zeitlich und räumlich miteinander in Verbindung stehen.

Kommunikation hat verbale und nonverbale Anteile sowie bewusste und unbewusste Ebenen. Das heißt, wir kommunizieren nicht nur über das gesprochene Wort. Auch unsere Körpersprache, unsere Mimik und Gestik, verrät viel über Inhalt und Bedeutung der Botschaft sowie über unsere Haltung und Emotion.

In der beruflichen Pflege werden von einer ausgebildeten Pflegeperson weitgehende kommunikative Kompetenzen erwartet. Dieser Anspruch kann aus den im Krankenpflegegesetz definierten Aufgaben abgeleitet werden. Dazu gehören die Erhebung und Feststellung des Pflegebedarfs, die Evaluation der Pflege, die Beratung, Anleitung und Unterstützung von zu pflegenden Menschen und ihrer

Bezugspersonen in der individuellen Auseinandersetzung mit Gesundheit und Krankheit. Die Pflegeperson muss folglich in der Lage sein, in einen natürlichen, einfühlsamen Kontakt zum Patienten zu treten und in ihrer Gesprächsführung auf spezifische Pflegesituationen eingehen zu können. Sie muss dabei theoretisches Wissen und praktische Erfahrung verbinden können und geschult sein in Gesprächstechniken, die in Beratungssituationen zum gewünschten Erfolg führen.

Darüber hinaus benötigen Pflegekräfte fachliche wie auch kommunikative Kompetenzen im Umgang mit anderen Berufsgruppen. In einer Stroke Unit arbeiten Pflegekräfte, Therapeuten und Ärzte Hand in Hand. Gemeinsam sind sie verantwortlich für den therapeutischen Erfolg. Dies erfordert innerhalb des therapeutischen Teams ein gutes Zusammenspiel und damit eine gute Gesprächskultur auf Augenhöhe. Vor allem die Führungskräfte stehen in der Verantwortung, eine wertschätzende und zielführende Kommunikation zu fördern. Die Mitglieder des therapeutischen Teams tragen die Verantwortung, ihre kommunikativen Kompetenzen entsprechend weiter zu entwickeln.

Das eingangs beschriebene Fallbeispiel zeigt die unterschiedlichen Kommunikationssituationen im Pflegealltag einer Stroke Unit auf.

23.1.1 Kommunikation zwischen Pflegeperson und Patient

Kommunikation ist ein wesentliches Kernelement im professionellen Beziehungsaufbau zwischen Pflegeperson und Patient. Die Beziehung kommt in der Regel aufgrund von Krankheit, Behinderung oder Pflegebedürftigkeit zustande. Der Patient erwartet professionelle Hilfe bei der Heilung, Linderung, Verarbeitung oder Vermeidung gesundheitlicher Störungen. Die Pflegeperson bietet dabei ihre professionelle Haltung, pflegetheoretische Kenntnisse, Fähigkeiten und Fertigkeiten, den Pflegeprozess sowie Reflexion und Evaluation (vgl. Elzer u. Sciborski 2007, S. 149).

In unserem Fallbeispiel äußert die Patientin, dass sie noch vor der Visite gewaschen werden möchte. Die Pflegeperson greift diesen Wunsch auf, bewertet für sich die Realisierbarkeit im Hinblick auf die pflegefachlichen Prämissen. Aus der fachlichen Perspektive stellt sie Förderung der Selbständigkeit durch die konsequente Anwendung des Bobath-Konzepts in den Vordergrund. Um den therapeutischen Erfolg zu sichern, bietet sie der Patientin die Unterstützung bei der Körperpflege zu einem späteren Zeitpunkt an.

Im Idealfall findet die Kommunikation zwischen Pflegeperson und Patient in einer gleichberechtigten Form auf Augenhöhe statt. Dies entspricht der Haltung, Pflege als Dienstleistung zu verstehen. Aus dieser Perspektive heraus sollte die Pflegeperson in ihrer professionellen Berufshaltung die Patientin soweit informiert, dass sie selbst entscheiden kann. Auf unser Fallbeispiel übertragen bedeutet dies: Die Pflegeperson erklärt der Patientin die Wichtigkeit und das Vorgehen bei der Körperpflege nach Bobath und die Patientin entscheidet über das weitere Vorgehen.

Im Pflegealltag ist diese Form der gleichberechtigten Kommunikation eher die Ausnahme. Aus dem Wissen heraus, dass der Patient im Krankenhaus professionelle Hilfe erwartet, entsteht in der therapeutischen Beziehung zwischen Pflegeperson und Patientin eine Asymmetrie in der Kommunikation. Die Pflegeperson trifft, wie im Fallbeispiel, die Entscheidung über das weitere Vorgehen. Dabei werden unter Umständen die Bedürfnisse der Patientin außer Acht gelassen. Dies kann zu Unzufriedenheit oder zu Ängsten bei der Patientin führen.

In einer professionellen Gesprächsführung steht die Fähigkeit zum Zuhören im Vordergrund. Das bedeutet, dass zunächst die Patientin spricht und die Pflegeperson zuhört. Mit der Technik des aktiven Zuhörens (▶ Abschn. 23.2.1) gelingt es der Pflegeperson, die tatsächlichen Bedürfnisse der Patientin wahrzunehmen und darauf einzugehen. Nehmen wir wieder unser Fallbeispiel auf:

Fallbeispiel

Die Pflegekraft nimmt die Äußerungen der Patientin auf, dass sie sich unwohl fühlt, die Visite bald kommt und sie immer noch nicht gewaschen ist. Durch gezieltes Nachfragen erfährt die Pflegeperson, wie wichtig der Patientin das Bedürfnis ist, noch vor der Visite gewaschen zu werden. Die Pflegeperson, Krankenschwester Katharina, frägt: „Sie fühlen sich unwohl, wenn Sie zur Visite ungewaschen sind?" Die Patientin, Frau Müller, fühlt sich ernst genommen

und antwortet: „Ja, es ist mir unangenehm." Dies gibt Krankenschwester Katharina die Möglichkeit, auf Frau Müllers Befindlichkeit einzugehen: „Das kann ich gut verstehen, Frau Müller, dass Ihnen das unangenehm ist."
Nun kann Krankenschwester Katharina die nötige professionelle Information geben, die es Frau Müller ermöglicht, über das weitere Vorgehen selbst zu entscheiden: „Ich weiß nicht genau, wann Dr. Schmidt zur Visite kommt. Eigentlich sollte er schon lange da sein. Aus therapeutischen Gründen ist es wichtig, dass ich Sie beim Waschen unterstütze und dazu anleite, dass Sie möglichst viel selbst machen können. Das fördert Ihre Genesung. Dazu brauchen wir allerdings ein wenig Zeit. Sind Sie einverstanden, wenn ich nach der Visite zu Ihnen komme, um mit Ihnen gemeinsam die Körperpflege durchzuführen?" Frau Müller: „Selbstverständlich, ich will ja so schnell wie möglich wieder nach Hause."

Der Anspruch an eine professionelle Kommunikation ist im hektischen Pflegealltag häufig schwer zu erfüllen. Die Umsetzung erfordert zunächst Zeit, sie kann jedoch auch Zeit sparen. Durch bewusstes Zuhören können die Bedürfnisse und auch die Ressourcen des Patienten besser erfasst und in die Pflegehandlungen einbezogen werden. Mit Hilfe einer professionellen Gesprächsführung können Informationen gezielt eingeholt und vermittelt werden. Dadurch minimieren sich Ärger, Beschwerden und Konflikte. Professionelle Gesprächstechniken müssen jedoch auch eingeübt werden. Deshalb sollte ein gezieltes Kommunikationstraining als fester Bestandteil in Weiterbildungen, Fortbildungsprogramme und Einarbeitungskonzepte integriert werden.

23.1.2 Kommunikation im Team

Hier kann unterschieden werden zwischen intraprofessioneller und interprofessioneller Kommunikation (vgl. Elzer u. Sciborski 2007, S. 163–165). Die intraprofessionelle Kommunikation umfasst den täglichen Informationsaustausch über Patienten und die Organisation pflegerischer und medizinischer Maßnahmen innerhalb der Berufsgruppe der Pflegenden. Pflegepersonen arbeiten jedoch nie alleine und losgelöst. Gerade in einer Stroke Unit sind neben Ärzten

und Pflegekräften noch verschiedenste Therapeuten am Behandlungsprozess beteiligt. Der Umgang mit den verschiedenen Berufsgruppen erfordert von den Pflegepersonen fachliche wie auch kommunikative Kompetenz.

Im multiprofessionellen Team gilt es, fundiert und selbstbewusst pflegerisches Denken und Handeln einzubringen und zu vertreten. Die Dynamik der Gruppe hat wesentlichen Einfluss darauf, wie gut dies gelingt. Nicht selten kommt es dabei zu Konflikten. Häufige Ursachen für Konflikte sind z. B. starre Hierarchien oder unklare Kompetenzbereiche. Gerade wenn es darum geht, Konflikte anzusprechen und aufzuarbeiten oder Lösungsoptionen zu finden, ist es notwendig, dass eine positive Grundhaltung diesen Prozess begleitet (Wehner et al. 2010, S. 21). Ein gut funktionierendes, offenes und von gegenseitigem Respekt geprägtes Gesprächsklima sollte die Grundlage im multiprofessionellen Team sein.

In unserem Fallbeispiel richtet Oberarzt Dr. Schmidt seine Anordnungen sehr direkt an die Pflegeperson, Krankenschwester Katharina. Er lässt ihr wenig Raum, adäquat zu antworten. In einem gut funktionierenden Team sollte dennoch eine Konfliktlösung möglich sein.

Fallbeispiel
Dr. Schmidt: „Nun müssen wir uns aber ranhalten … " Aus dieser Äußerung nimmt Krankenschwester Katharina den Zeitdruck wahr. Sie antwortet: „Ich weiß, dass wir sehr spät dran sind mit der Visite. Durch den Notfall heute Morgen sind wir sehr im Zeitverzug. Ich möchte gerne nach der Visite noch Frau Müller bei der Körperpflege unterstützen. Sie hat durch die Anwendung des Bobath-Konzepts bereits gute Fortschritte gemacht. Danach ist Zeit, die Befunde zu sortieren". Dr. Schmidt: „Das ist schon in Ordnung. Die Patientenversorgung geht vor."

In jeder Kommunikation gibt es einen Sender und einen Empfänger. Eine gelungene Kommunikation entsteht jedoch erst, wenn ein geschlossener Kreislauf vorhanden ist. Zwischen dem Sender und dem Empfänger sollte es zu einem Feedback und damit zu einem erhöhten Verständnis kommen (vgl. Wehner et al. 2010, S. 28). Krankenschwester Katharina hat in unserem Beispiel ein Feedback gegeben, in dem sie die Botschaft ihres Gesprächspartners aufnahm und gleichzeitig Informationen über ihre pflegefachlichen Aspekte gab. So konnte sie durch die Information eine Konfliktlösung erst ermöglichen.

> **Eine positive Grundhaltung ist die Basisvoraussetzung für eine gute Kommunikation. Diese positive Grundhaltung wird gefördert durch Authentizität, Wertschätzung und Empathie.**

Authentizität kann auch mit Echtheit umschrieben werden. Das bedeutet, dass Auftreten, Kommunikation und Handeln einer Person stimmig und echt sind. Wertschätzung bedeutet, sein Gegenüber als Mensch anzunehmen mit seinen Wesensmerkmalen, seinem Erscheinungsbild, seiner Sprache und sozialen Herkunft, mit all seinen Stärken und Schwächen. Empathie bedeutet, ein Einfühlungsvermögen in die Gefühls-, Gedanken- und Lebenswelt des anderen zu entwickeln.

23.1.3 Übergabe und Pflegevisite

In den letzten Jahren wurden immer wieder Stimmen laut, Übergabezeiten aus ökonomischen Gründen zu minimieren. Trotz aller Sparzwänge konnten sich diese Bemühungen nicht durchsetzen. Nach wie vor sind Übergabegespräche die prädestinierte Kommunikationsplattform in Teams. In einer Stroke Unit ist es angebracht, Übergabegespräche auch zur interprofessionellen Kommunikation zu nutzen. Pflege findet nicht isoliert statt. Deshalb sollten zum Informationsaustausch über Patienten im Rahmen der Übergabe alle am Behandlungsprozess beteiligten Berufsgruppen einbezogen werden. Im Mittelpunkt stehen dabei ausschließlich Informationen über den Patienten. Beobachtungen zum Krankheitsverlauf und zum Patienten werden mitgeteilt und im Team besprochen und ausgewertet (Elzer u. Sciborski 2007, S. 200).

Praxistipp

Die Übergabe zwischen Früh- und Spätschicht eignet sich gut, um im multiprofessionellen Team die Pflege- und Behandlungsplanung für die Patienten zu besprechen. Für eine effiziente Gestaltung sollten feste Regeln über Prioritäten, Gesprächsablauf und -inhalt sowie über Disziplin definiert werden.

Eine weitere Form des Übergabegesprächs ist die Übergabe am Krankenbett. Diese erfolgt mit dem Ziel, mehr Transparenz für den Patienten zu schaffen. Die Übergabe am Krankenbett stellt hohe Anforderungen an die Kommunikationskompetenz der beteiligten Pflegepersonen. Sie erfordert eine Vertrauensbasis und eine respektvolle Pflegebeziehung zwischen Pflegeperson und Patient. Bei der Übergabe am Krankenbett wird der Patient aktiv in das Übergabegespräch einbezogen. Die Pflegeperson fordert ihn durch eine offene Frage auf, von sich zu berichten, versucht den Patienten in seiner Sichtweise zu verstehen, und greift Gedanken und Gefühle des Patienten auf. Dazu sollten die Pflegepersonen in professionellen Gesprächstechniken wie z. B. der personenzentrierten Gesprächsführung nach Rogers geschult sein. Diese wirken gesprächsanregend und sollten von den Pflegepersonen immer wieder neu eingeübt werden. Die Einführung der Übergabe am Krankenbett erfordert ein klares Konzept und abgestimmte Schulungsmaßnahmen.

Von der Übergabe am Krankenbett zu unterscheiden ist die Pflegevisite. Heering (2006) definiert sie als ein regelmäßiges und geplantes Gespräch mit dem Patienten über den Pflegeprozess. Dabei werden Pflegeprobleme und Ressourcen benannt und gewünschte Pflegeziele, Art, Menge und Häufigkeit der notwendigen Pflegemaßnahmen vereinbart sowie Angemessenheit, Wirtschaftlichkeit und Wirksamkeit der Pflege vereinbart. Die Pflegevisite wird als Instrument der Qualitätssicherung verstanden. Sie wird von zwei Pflegepersonen durchgeführt und dient häufig als Kontrollinstrument. Auch für die Pflegevisite stellen die kommunikativen Fähigkeiten der Pflegeperson eine wesentliche Basis für eine erfolgreiche Weiterentwicklung der Pflegequalität auf der Basis der Bedürfnisse des Patienten dar.

23.1.4 Beratung und Anleitung

Beratung ist im pflegerischen Kontext überwiegend als Hilfe zur Selbsthilfe zu verstehen. Sie soll die Selbstpflegekompetenz und die Selbständigkeit fördern und unterstützen (vgl. Elzer u. Sciborski 2007, S. 169). Beratung kann auf drei Ebenen stattfinden: Die laienhafte Beratung auf der Basis von Alltags- und Lebenserfahrung, die semiprofessionelle Beratung auf der Basis von beruflichen Kompetenzen, die in der Pflegeausbildung oder im Pflegestudium erworben wurden, und die professionelle Beratung für die eine Zusatzausbildung erforderlich ist. Die professionelle Beratung setzt die Planung des Beratungsgesprächs, die Kenntnis über den Beratungsprozess und ein klares Setting voraus. Als Beispiel für eine professionelle Beratung im Pflegebereich kann der Bereich der Diabetesberatung oder der Pflegeüberleitung genannt werden.

In der professionellen Pflege gewinnt die Beratung immer mehr an Bedeutung. Unser Fallbeispiel gibt gute Ansatzpunkte für die Integration von semiprofessioneller oder professioneller Beratung in den Pflegealltag.

Fallbeispiel

Die Tochter von Frau Müller ist zu Besuch. Sie äußert, dass sie ihre Mutter gerne selbst waschen würde, jedoch sehr unsicher ist. Krankenschwester Katharina, mit Weiterbildung zur Bobath-Instruktorin, geht auf die Äußerung ein: „Nach der Visite werde ich Ihre Mutter unterstützen bei der Körperpflege. Wir wenden ein spezielles therapeutisches Konzept an, das Bobath-Konzept. Dadurch wird Ihre Mutter in ihrer Selbständigkeit gefördert. Gerne können wir im Lauf der Woche einen Termin vereinbaren. Da nehme ich mir Zeit, um mit Ihnen und Ihrer Mutter zu besprechen, wie Sie die nötige Anleitung erhalten können, um Ihrer Mutter auch nach dem Krankenhausaufenthalt die richtige Unterstützung zu geben."

In dieser Gesprächssequenz hat die Pflegeperson ein Beratungsgespräch eingeleitet. Die Terminierung ermöglicht es ihr, das Gespräch vorzubereiten. Im Beratungsgespräch kann sie individuell auf die Situation der Patientin und ihrer Tochter eingehen. Beratung ist eine Dienstleistung, die auf Freiwilligkeit des Ratsuchenden beruht. Sie findet nicht zufällig statt und ist fallorientiert. Jeder Fall ist individuell und

erfordert vom Berater situatives Handeln, das sich an Grundhaltungen und Techniken wie z. B. der klientenzentrierten Gesprächsführung orientiert (vgl. Elzer u. Sciborski 2007, S. 171).

Den Begriff der Anleitung kennen wir aus der Pflegeausbildung in Form der Schüleranleitung. Nach Ewers (2005) steht der Begriff der Anleitung für eine pädagogisch geleitete Interaktion von Pflegekräften, die auf die Herausbildung spezifischer Fähigkeiten und Fertigkeiten mit dem Ziel der Erhöhung der pflegerischen Handlungskompetenz ausgerichtet ist. Übertragen auf unser Fallbeispiel bedeutet dies, dass Krankenschwester Katharina pädagogische Kompetenzen nutzt, um der Angehörigen die nötige Anleitung zukommen zu lassen. Sie kann die Anleitung selbst durchführen, ggf. an einen Praxisanleiter delegieren oder aber die Angehörige über geeignete Angebote von Pflegekursen für pflegende Angehörige informieren.

23.2 Professionelle Kommunikationstechniken

In den vorangegangenen Abschnitten wurde die Wichtigkeit professionell helfender Kommunikation immer wieder benannt. Einige der wichtigsten Kommunikationstechniken sollen kurz erläutert werden. Es kann jedoch nur einen kleinen Einblick in die Techniken geben. Eine gute Kommunikation kann nicht rein aus der Theorie erlernt werden. Sie bedarf der Übung und des Trainings. Auf den ersten Blick erscheint es, als würden diese Kommunikationstechniken nur Zeit kosten. Meist sparen sie jedoch Zeit, indem sehr schnell Klarheit geschaffen werden kann und Lösungsstrategien entwickelt werden.

23.2.1 Aktives Zuhören

Eine wichtige Voraussetzung für eine funktionierende Kommunikation mit Patienten, Angehörigen und Mitarbeiter ist das „Aktive Zuhören". Durch aktives Zuhören wird Interesse an den Themen und Bedürfnissen signalisiert und Verständnis für die Ängste und Gefühle aufgebracht. Echtheit, Wertschätzung und Empathie sind die Grundvoraussetzung für die Haltung. Im aktiven Zuhören spielen die drei Bereiche Beziehung, Inhalt und Gefühle eine große Rolle.

Für die Herstellung der Beziehungsebene muss die Fragestellung positiv und fördernd sein. Der Fragende signalisiert Interesse am Thema und lässt seinem Gegenüber ungeteilte Aufmerksamkeit zukommen. Der aktive Zuhörer versucht herauszufinden, worum es genau geht. Er nimmt das Gesagte auf und stellt bewusst Fragen, die zur Klärung dienen. „Was ist genau passiert?" oder „Habe ich das so richtig verstanden?" Der aktive Zuhörer nimmt Gefühle und Empfindungen wahr und spricht diese an. Beispielsweise „Ich sehe, Sie sind traurig oder enttäuscht."

Gehen wir wieder zu unserem Fallbeispiel in der Stroke Unit:

Fallbeispiel
Die Tochter von Frau Müller spricht Krankenschwester Katharina an: „Schwester, meine Mutter ist so verschwitzt. Ich würde sie ja selber waschen, aber ich bin mir da so unsicher." Krankenschwester Katharina als aktive Zuhörerin: „Sie wollen Ihre Mutter unterstützen, indem Sie sie waschen, trauen sich aber nicht." Tochter: „Ja, ich weiß gar nicht, wie ich sie anfassen soll. Wie soll das erst werden, wenn sie wieder zu Hause ist." Krankenschwester Katharina: „Verstehe ich das richtig, Sie haben Angst davor, wie das werden wird, wenn Ihre Mutter nach Hause kommt?" Tochter: „Ja, davor habe ich richtig Angst. Ich weiß nicht, wie ich das schaffen soll."

Mit aktivem Zuhören konnte die Pflegeperson die tieferliegenden Ängste herausarbeiten. Nun kann sie ihrer Beratungsfunktion nachkommen und Lösungsstrategien mit ihr entwickeln. Diese könnten darin bestehen, Unterstützungsangebote für die häusliche Versorgung zu organisieren oder die Tochter in die Pflege einzubeziehen und sie an die Pflegesituationen, die zu Hause noch zu bewältigen sind, heranzuführen.

Hilfreiche Techniken beim aktiven Zuhören sind das Paraphrasieren und gezielte Fragetechniken (vgl. Wehner et al. 2010, S. 44f.). Paraphrasieren bedeutet, das Gehörte in eigenen Worten nochmal wiederzugeben und zu hinterfragen, ob das Gehörte richtig verstanden wurde. Zu den Fragetechniken gehören u. a. offene und klärende Fragen. Offene Fragen werden oft auch als W-Fragen bezeichnet. Beispielsweise: „Wie haben Sie das gemeint?" Was löst das in Ihnen aus?" Klärende Fragen nehmen direkt Bezug auf das Gesagte. Sie sind hilfreich, wenn nur Andeutungen gemacht wurden.

23.2.2 Das Feedback

Wie in ▶ Abschn. 23.1.2 beschrieben, ist die Minimalanforderung für einen gelungenen Kommunikationsvorgang ein geschlossener Kreislauf, bei dem es zwischen Sender und Empfänger einer Botschaft zu einem Feedback und damit zu einem erhöhten Verständnis kommt (vgl. Wehner et al. 2010, S. 28). Im Fallbeispiel beim Gespräch zwischen der Angehörigen und der Pflegeperson (▶ Abschn. 23.2.1) ist das Feedback der Tochter: „Ja, davor habe ich richtig Angst. Ich weiß nicht, wie ich das schaffen soll." Damit weiß Krankenschwester Katharina, dass sie die Tochter richtig verstanden hat.

Im Kontext der Teamentwicklung kann ein persönliches Feedback der Teammitglieder sehr wertvoll sein für die eigene Weiterentwicklung sowie für die Zusammenarbeit im Team. Das persönliche Feedback schärft die Selbstwahrnehmung des Einzelnen und unterstützt die Entwicklung von Offenheit, Ehrlichkeit und Vertrauen in der direkten Arbeits-, Führungs- und Kooperationsbeziehung (vgl. Doppler u. Lauterburg 2008, S. 304).

Regeln für ein persönliches Feedback
- Der Feedbackgeber bietet die Informationen an.
- Sie dienen dazu anderen zu helfen.
- Das Feedback bezieht sich auf Verhaltensweisen, die der Empfänger wirklich ändern kann.
- Das Feedback wird möglichst bald nach der Beobachtung gegeben.
- Das Feedback ist beschreibend, nicht bewertend.
- Es bezieht sich auf konkrete Einzelheiten, die der Feedbackgeber selbst beobachtet hat.
- Es zeigt die konkreten Auswirkungen auf.
- Es drückt die Gefühle bzw. die Betroffenheit des Feedbackgebers aus.
- Der Feedback-Empfänger hört genau zu.
- Er verzichtet auf Rechtfertigungen und überdenkt das Feedback kritisch.

In unserem Fallbeispiel würde sich das folgendermaßen auswirken:

Fallbeispiel

Oberarzt Dr. Schmidt kommt verspätet zur Visite und erteilt Anweisungen an Krankenschwester Katharina: „Nun müssen wir uns aber ranhalten, Katharina. Schnell zur Visite, danach muss Herr X. gleich noch zum MRT gebracht werden. Die Befunde in seiner Akte liegen wieder kreuz und quer. Die sortieren Sie mir bitte noch vorher." Krankenschwester Katharina ärgert sich. Sie hat noch eine Menge ihrer pflegerischen Kernaufgaben zu erledigen. Für das Sortieren der Befunde bleibt da keine Zeit. Nach der Visite spricht sie Dr. Schmidt an: „Herr Dr. Schmidt, kann ich Sie noch zwei Minuten alleine sprechen?" Dr. Schmidt geht darauf ein. Krankenschwester Katharina: „Darf ich Ihnen eine kurze Rückmeldung geben über Ihr Auftreten zu Beginn der Visite?" Nach einem kurzen Nicken von Dr. Schmidt: „Ich weiß, dass Sie ganz schön unter Zeitdruck sind und die ganzen Untersuchungen noch am Vormittag erledigt werden müssen. Doch am Anfang der Visite wirkten Ihre Anordnungen auf mich wie Befehle. Ich hatte das Gefühl, dass Sie mich in meiner pflegerischen Verantwortung für die Patienten überhaupt nicht wahrgenommen haben. Ich wünsche mir, dass Sie künftig nachfragen, ob das Sortieren der Befunde so kurzfristig möglich ist." Dr. Schmidt: „Danke, dass Sie mir das so offen sagen. Da habe ich Sie in meiner Hektik wohl ganz schön überrollt."

Dieser Dialog mag vielleicht etwas visionär klingen. Das persönliche Feedback im multiprofessionellen Team muss meist erst entwickelt und trainiert werden. Doch es fördert einen konstruktiven Umgang miteinander im multiprofessionellen Team.

23.2.3 Gewaltfreie Kommunikation

Gewaltfreie Kommunikation (GFK) wurde von Dr. Marshall Rosenberg in den 1960er-Jahren entwickelt. Sie ist eine Philosophie, eine Führungsmethode und ein Kommunikationssystem, das Menschen in die Lage versetzt, mehr Empathie für andere zu entwickeln (Sears 2012, S. 16).

Das GFK-Modell besteht aus vier Komponenten (vgl. Rosenberg 2012, S. 25f.):

1. Beobachtungen: Im ersten Schritt beobachten wir, welche konkreten Handlungen in einer Situation tatsächlich geschehen. Es geht darum, diese konkreten Handlungen ohne Beurteilung und Bewertung zu beschreiben.
2. Gefühle: Im zweiten Schritt sprechen wir aus, wie wir uns fühlen, wenn wir diese Handlung beobachten.
3. Bedürfnisse: Im dritten Schritt sagen wir, welche unserer Bedürfnisse hinter diesen Gefühlen stecken.
4. Bitten: Der vierte Schritt ist eine sehr spezifische Bitte. Sie bezieht sich darauf, was wir vom anderen wollen, damit sich unsere Lebensqualität bzw. unser Wohlbefinden verbessert.

Übertragen auf unser Fallbeispiel würde der Dialog zwischen Oberarzt Dr. Schmidt und Krankenschwester Katharina wie folgt ablaufen:

Fallbeispiel

Oberarzt Dr. Schmidt kommt verspätet zur Visite und erteilt Anweisungen an Krankenschwester Katharina: „Nun müssen wir uns aber ranhalten, Katharina. Schnell zur Visite, danach muss Herr X. gleich noch zum MRT gebracht werden. Die Befunde in seiner Akte liegen wieder kreuz und quer. Diese sortieren Sie mir bitte noch vorher." Krankenschwester Katharina: „Ich sehe, Sie sind sehr unter Zeitdruck und haben zur Visite noch eine Reihe Anordnungen, die Sie erledigt haben wollen. Sie nehmen sich nicht die Zeit, nachzufragen, ob dies so kurzfristig erledigt werden kann. Dabei fühle ich mich in meiner pflegerischen Verantwortung nicht wahrgenommen und wertgeschätzt. Deshalb bitte ich Sie, künftig nachzufragen, ob das Abheften der Befunde zeitlich möglich ist."

Auf den ersten Blick wirkt diese Art der Kommunikation ein wenig befremdlich. Doch mit ein bisschen Training wird sie immer geschmeidiger. Die gewaltfreie Kommunikation wirkt präventiv Konflikten entgegen. Sie hat sehr positive Effekte für den Umgang mit Patienten, Angehörigen wie auch im Team.

Melanie Sears beschreibt die überzeugenden Ergebnisse der Einführung im Mercy Hospital in Baltimore, USA. Dort stellten sich statistisch signifikante Verbesserungen der Patientenzufriedenheit ein. Die Personalfluktuation sank und die Arbeitsleistungen verbesserten sich (vgl. Sears 2012, S. 12).

Auf einen Blick

- Gute Kommunikation braucht Zeit, sie spart andererseits jedoch auch Zeit.
- Die Fähigkeit zum Zuhören ist ein wichtiger Bestandteil professioneller Kommunikation.
- Eine positive Grundhaltung ist die Basis für eine gute Kommunikation.
- Die positive Grundhaltung wird gefördert durch Authentizität, Wertschätzung und Empathie.
- Professionelle Kommunikation minimiert Konflikte.

Literatur

Doppler K, Lauterburg Ch (2008) Change Management. Campus, Frankfurt, New York

Elzer M, Sciborski C (2007) Kommunikative Kompetenzen in der Pflege. Huber, Bern

Ewers M, Schaeffer D (2005) Case Management in Theorie und Praxis. Huber, Bern

Heering Ch et al. (2006) Pflegevisite und Partizipation, 2. Aufl. Huber, Bern

Rosenberg MB (2012) Gewaltfreie Kommunikation. Junfermann, Paderborn

Sears M (2012) Gewaltfreie Kommunikation im Gesundheitswesen. Junfermann, Paderborn

Wehner L, Brinek Th, Herdlitzka M (2010) Kreatives Konfliktmanagement im Gesundheits- und Krankenpflegebereich. Springer, Wien

Qualitätssicherung und Qualitätsmanagement

R. Handschu

24.1   Begriffsdefinitionen – 286

24.2   Marker „guter Qualität" auf der Stroke Unit – 286

24.3   Zertifizierung von Stroke Units – 288

24.4   Interne Audits als Instrument des Qualitätscontrolling – 290

Literatur – 295

© Springer-Verlag GmbH Deutschland 2017
C. Fiedler, M. Köhrmann, R. Kollmar (Hrsg.), *Pflegewissen Stroke Unit*, Fachwissen Pflege,
DOI 10.1007/978-3-662-53625-4_24

In Kürze: Die Akutdiagnostik und -therapie des akuten Schlaganfalls müssen schnell und effizient durchgeführt werden. In kurzer Zeit werden viele Patienten aufgenommen und auch entlassen. In der kurzen Belegungszeit müssen ausgedehnte Diagnostik und eine intensive medikamentöse und funktionelle Therapie mit lückenloser Überwachung integriert werden. Dabei muss eine hohe Patientenorientierung ebenso gewährleistet werden wie ein Höchstmaß an Sicherheit im gesamten Behandlungsverlauf. Die effektive Berücksichtigung dieser verschiedenen Anforderungen ist nur durch eine wirksame Ablauforganisation mit klar definierten qualitativen Zielen möglich. Eine Unterstützungsmethode ist ein klares Qualitätsmanagement (QM). Pflegekräfte übernehmen dabei in der Umsetzung von QM einer Stroke Unit eine zentrale Rolle. Im folgenden Kapitel sollen für die Stroke Unit wichtige Aspekte von QM erläutert werden. Dabei sollen aber zunächst einige zentrale Begriffe erklärt werden.

24.1   Begriffsdefinitionen

- **Qualität**

Ist ein an sich wertfreier Begriff. Im allgemeinen Sprachgebrauch ist damit oft eine positive Wertung verbunden, eigentlich „gute Qualität" gemeint. Es existieren verschiedene Definitionen für den Begriff Qualität. Die DIN EN ISO 8402 definiert Qualität als Gesamtheit von Merkmalen einer Einheit (eines Produkts) bezüglich ihrer Eignung, festgelegte und vorausgesagte Erfordernisse zu erfüllen. Diese Definition ist wertfrei also weder positiv noch negativ belegt. Qualität meint hier gleichsam festgelegte Eigenschaften oder Erfordernisse.

- **Qualitätssicherung**

Unter Qualitätssicherung sind alle Maßnahmen zu verstehen die sicherstellen sollen, dass ein Produkt oder eine Dienstleistung ein festgelegtes Qualitätsniveau erreicht. Im Gesundheitswesen wird mit Qualitätssicherung häufig eine Erhebung qualitätsrelevanter Daten sog. Qualitätsindikatoren zum Vergleich zwischen verschiedenen Einrichtungen verstanden. Diese externe vergleichende Qualitätssicherung ist für verschiedene Diagnosen oder medizinische Maßnahmen der Kliniken verpflichtend

aufgrund von gesetzlichen Regelungen im 5. Buch des Sozialgesetzbuches (§ 135a SGB V).

- **Qualitätsmanagement**

Meint alle aufeinander abgestimmten Tätigkeiten zur Lenkung und Leitung einer Organisation bezüglich Qualität. Als QM-System wird entsprechend ein System zur Lenkung und Leitung einer Organisation bezüglich Qualität bezeichnet.

- **Struktur-, Prozess- und Ergebnisqualität**

Der Arzt Arved Donabedian hat bereits in den 1960er-Jahren zur Evaluation der medizinischen Versorgungsqualität die Dimensionen Struktur-, Prozess- und Ergebnisqualität unterschieden (Donabedian 1966). Jede dieser Dimensionen hat ihre Bedeutung in der Schlaganfallversorgung.

- Strukturqualität meint z. B. Größe, Aufbau und Einrichtung eines Krankenhauses, aber auch Anzahl und Qualifikation des beteiligten Personals.
- Prozessqualität meint die Ablauforganisation mit den Kernleistungs- Unterstützungs- und Führungsprozessen. Kernleistungsprozesse sind auf der Stroke Unit Diagnostik und Therapie und dabei natürlich auch die Pflege von Schlaganfallpatienten. Mit Führungsprozessen ist beispielsweise die Personalführung gemeint. Unterstützungsprozesse sind alle sonstigen Abläufe wie Material- oder Speisenversorgung aber auch Hygiene oder Medizingerätesicherheit.
- Ergebnisqualität meint das Ergebnis der Prozesse, also Behandlungsergebnis wie den Zustand des Patienten nach der Behandlung, aber aus Sicht des Krankenhauses auch monetäre Ergebnisse wie z. B. Erlöse oder Kosten.

24.2   Marker „guter Qualität" auf der Stroke Unit

Durch Qualitätssicherung und QM wird sozusagen das Erreichen und Halten eines festgelegten Qualitätsniveaus prospektiv geregelt.

Nun muss das Qualitätsniveau allerdings definiert werden. Dies ist zunächst einmal Angelegenheit

❏ Tab. 24.1 Qualitätsziele für die stationäre Schlaganfalltherapie. Aus: Schlaganfallnetzwerk mit Telemedizin in Nordbayern (STENO) (2010)

Zielinhalt	Verantwortlich	Zeitraum
Zusammenfassung von Schlaganfällen auf einer Station (Schlaganfallstation)	LK	A
Dort partiell Monitoring für 24–72 h von EKG, Blutdruck (nicht invasiv), Temperatur, Pulsoxymetrie, Atemfrequenz, klinischer Neurostatus, Blutzucker, Blutgasanalyse alle 1–2 h, wenn erforderlich	LK	A
Präsenz eines Arztes mit Erfahrung in der Schlaganfallbehandlung tagsüber	LK	A
Neurologische Mitbetreuung der Patienten vor Ort durch angestellte Fachärzte oder im Rahmen von Kooperationen (mindestens 1 Visite/Woche und Konsiliarbetreuung)	LK	A
Spezialisiertes Pflegeteam im 24-Stunden-Schichtdienst mit regelmäßiger schlaganfallspezifischer Fortbildung	LK	A
Beginn rehabilitativer Maßnahmen mit Physiotherapie, Egotherapie und Logopädie innerhalb 24 h nach Aufnahme (am Wochenende nächster Werktag)	LK	A
Tägliche Therapieeinheiten, soweit erforderlich	LK	A
Intensivstation mit Beatmungsmöglichkeit	LK	A
Schriftlich fixierte Behandlungsstandards mit jährlicher Überprüfung	LK	A
Optimierte Vorbereitungen und Algorithmus zur Thrombolyse (z. B. Lyse-Box) Ziel: Door to needle Time max. 45 min	LK	A
Verlegung in nächstgelegene Zentrum oder anderes überregionales Schlaganfallzentrum bei Vorliegen einer Indikation, innerhalb 30 min nach Konsil soll Übernahme geklärt sein	Z, LK	A
– Diensthabendes Zentrum organisiert Verlegung	Z	A
– Nächstliegendes Zentrum übernimmt primär	Z	A

Zeitraum: A = bei Beginn Teilnahme am Netzwerk; B = innerhalb 12 Monaten zu realisieren; C = innerhalb 3 Jahren zu realisieren.
Verantwortlich: Z = Zentren; LK = lokale Krankenhäuser.

der entsprechenden Organisation selbst, z. B. der Klinik, die die Stroke Unit betreibt. Sie kann z. B. für die verschiedenen Leistungsbereiche Qualitätsziele festlegen. ❏ Tab. 24.1 zeigt beispielhaft Qualitätsziele, die im Schlaganfallnetzwerk mit Telemedizin in Nordbayern (STENO) definiert sind. Neben dem Zielinhalt sind auch Zeiträume für die Erreichung und die Verantwortlichkeiten definiert; hier beispielhaft die stationäre Schlaganfalltherapie in der Version von 2010. Es finden sich hier Festlegungen für Struktur und Prozessqualität. Die Qualitätsziele werden jährlich überprüft und angepasst.

Ziele bzw. der Grad der Zielerreichung müssen in irgendeiner Form messbar sein.

Erreichbarkeit und Messbarkeit von Zielen hängen dabei auch davon ab, ob sie sich auf Struktur-, Prozess- oder Ergebnisqualität beziehen.

Woran soll sich jedoch der Inhalt der Ziele orientieren, woran bemisst sich das erstrebenswerte Qualitätsniveau? Eine erste Antwort geben die Leitlinien der relevanten Fachgesellschaften, z. B. der Deutschen Gesellschaft für Neurologie (DGN) oder der European Stroke Organisation. Hier gibt es bei der Behandlung des akuten Schlaganfalls teilweise sehr detaillierte Vorgaben. So wird ein CCT innerhalb von 30 min nach Krankenhausaufnahme gefordert, nach weiteren 20 min muss ein Befund vorliegen.

Aus diesen teilweise durch wissenschaftliche Untersuchungen teils auch durch Konvention von

Experten der Fachgesellschaften festgelegten Zielen wurden Indikatoren der Behandlungsqualität entwickelt. In einer Arbeit von Heuschmann et al. (2006) wird die Datenbasis und Entwicklung von Qualitätsindikatoren im Datensatz der Arbeitsgemeinschaft Deutscher Schlaganfallregister (ADSR) detailliert dargestellt. ◘ Abb. 24.1 zeigt die Qualitätsindikatoren nach dem Standard der ADSR mit Zielgrößen und Ergebnissen beispielhaft aus dem landesspezifischen Qualitätssicherungsprogramm in Bayern aus 2014.

Die Qualitätssicherung Schlaganfall ist dabei keine verpflichtende Maßnahme nach SGB V, sondern eine freiwillige Aktion, die in der Regel auf Landesebene organisiert wird. In einigen Bundesländern gibt es (noch) gar keine Qualitätssicherung zum Schlaganfall.

Kliniken können sich freiwillig an der Qualitätssicherung beteiligen, müssen dann aber auch Daten für jeden Schlaganfall abliefern. Mindestens jährlich werden Ergebnisse zurückgemeldet, die die Ergebnisse der Klinik und die Durchschnittswerte aller beteiligten Einrichtungen bzw. die Referenzwerte der Qualitätsindikatoren darstellen.

Dabei werden vor allem Indikatoren der Prozessqualität wie z. B. zeitgerechte Diagnostik, Therapiehäufigkeit bei jedem einzelnen Fall, aber auch Maßzahlen der Ergebnisqualität wie Behinderungsgrad bei Entlassung (Barthel-Index) und Entlassungsziel (nach Hause, Pflegeheim Reha) erfasst.

Daten zur Strukturqualität dagegen sind über längere Zeiträume konstant und gelten für das gesamte Krankenhaus. Diese werden daher nicht fallbezogen erhoben.

Strukturqualität spiegelt sich eher in den Kriterien für die Zertifizierung von Stroke Units wider.

24.3   Zertifizierung von Stroke Units

Ein wichtiges Instrument der Qualitätssicherung ist die Zertifizierung. Dabei meint Zertifizierung nur, dass eine dritte Partei, in der Regel eine akkreditierte Zertifizierungsstelle, die Konformität mit einem festgelegten Standard feststellt.

Dies geschieht durch Erhebung von Daten, Prüfung von Unterlagen, Qualitätsaufzeichnungen und eine Begehung des zu zertifizierenden Bereichs.

Im positiven Falle wird ein Zertifikat erteilt, in der Regel über eine befristete Gültigkeitsdauer.

Entsprechender Standard ist z. B. die DIN EN ISO 9001, die als allgemein und weltweit gültige Norm die Anforderungen für ein QM-System festlegt. Die ISO 9001 ist daher bei den verschiedensten Arten von Organisationen auch unterschiedlicher Größe anwendbar. Vor Erteilung des Zertifikats überprüft ein Team von Auditoren durch eine Begehung vor Ort die Konformität mit dem Standard. Das Zertifikat gilt 3 Jahre, allerdings erfolgt jährlich eine Überprüfung durch die Zertifizierungsstelle.

Speziell für das Krankenhaus wurde der Standard der Kooperation für Transparenz und Qualität im Gesundheitswesen (KTQ) entwickelt. Dabei werden nur komplette Krankenhäuser zertifiziert. Das Krankenhaus muss eine Selbstbewertung zu 55 Kriterien in 6 Kategorien vornehmen. In einer Visitation vor Ort durch drei Visitoren aus dem Krankenhausbereich (Arzt, Pflegekraft, Ökonom) werden dann die Aussagen der Selbstbewertung überprüft. Wenn in jeder Kategorie eine ausreichende Punktzahl erreicht wird, kann ein Zertifikat erteilt werden.

Ein eigener Standard, der die spezifischen Qualitätskriterien für Stroke Units erfasst, wurde bereits in den 1990er-Jahren durch die Stiftung Deutsche Schlaganfall-Hilfe und die Deutsche Schlaganfall-Gesellschaft entwickelt und angewandt. Der Standard wurde weiterentwickelt und verschiedene Abstufungen eingeführt(Nabavi et al. 2012):

- Überregionale Stroke Unit: Diese befinden sich immer in neurologischen Kliniken an größeren Krankenhäusern. Sie sollen mindestens 500 Schlaganfallpatienten/Jahr behandeln. Alle wichtigen diagnostischen Maßnahmen und auch Interventionen sollen möglichst rund um die Uhr verfügbar sein. Für jedes monitorisierte Bett müssen 2 Vollzeitstellen Pflege eingeplant sein.
- Regionale Stroke Unit: Sie befinden sich überwiegend in Krankenhäusern der Schwerpunktversorgung in neurologischen oder internistischen Abteilungen (in letzteren müssen mindestens 2 angestellte Neurologen vollzeitig tätig sein). Sie sollen mindestens 350 Schlaganfallpatienten/Jahr behandeln. Der Umfang der nötigen diagnostischen und therapeutischen Strukturvoraussetzungen ist etwas geringer als

Schlaganfall 2014

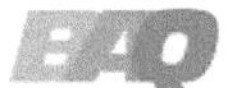

Bayern gesamt

Qualitätsindikatoren » Übersicht: Ergebnis-/Prozessindikatoren

Die aufgeführten Qualitätsindikatoren stellen die Ergebnisse im Hinblick auf das Qualitatsziel dar und geben damit einen **Hinweis auf die erreichte Qualität** zur kontinuierlichen Verbesserung der Prozess- und Ergebnisqualität. Eine **rechnerische Auffälligkeit eines Qualitätsindikators „87,56 >= 90,00, 94,60 >= 95,00"** liegt vor, wenn das Ergebnis außerhalb des Referenzbereiches liegt. Von einer rechnerischen Auffälligkeit kann nicht unmittelbar auf einen Qualitätsmangel geschlossen werden. Es bedarf einer detaillierten Analyse, um die Gründe für die rechnerische Abweichung Zu eruieren und Mängel in der Struktur- und Prozeßqualität auszuschließen. Dies erfolgt im Rahmen des Stukturierten Dialoges mit den einzelnen Kliniken.

Indikator	Ereignis(se) beobachtet	Ereignis(se) erwartet	Fallzahl	Ergebnis Bayern gesamt	Vertrauensbereich	Referenzwert
Information Patient und Angehörige						
1: ADSR01	30.254		33.060	91,51	91,21 - 91,81	>= 90,00
Physiotherapie / Ergotherapie						
2: ADSR02-002	16.764		17.619	95,15	94,82 - 95,45	>= 90,00
Mobilisierung						
3: ADSR07-002	19.108		20.179	94,69	94,37 - 94,99	>= 90,00
Screening nach Schluckstörungen						
4: ADSR12-002	26.713		30.508	**87,56**	87,19 - 87,93	**>= 90,00**
Logopädie						
5: ADSR03-003	15.417		16.676	92,45	92,04 - 92,84	>= 80,00
Erste Bildgebung						
6: ADSR13-004	9.899		14.601	**67,80**	67,03 - 68,55	-
Gefäßdiagnostik						
7: ADSR09-001	44.329		47.035	94,25	94,03 - 94,45	>= 90,00
Revaskularisation bei symptomatischer Karotisstenose (in den Vorjahren Indikator ADSR19)						
8: ADSR17-002	696		1.525	**45,64**	43,15 - 48,15	-
Thrombozytenaggregationshemmer innerhalb 48h						
9: ADSR04-002	25.079		26.357	**95,15**	94,89 - 95,40	**>= 95,00**
Thrombozytenaggregationshemmer bei Entlassung						
10: ADSR05-001	30.354		32.088	**94,60**	94,34 - 94,84	**>= 95,00**
Antikoagulation bei Vorhofflimmern						
11: ADSR06-001	5.732		6.579	87,13	86,29 - 87,91	>= 80,00
Behandlung auf Stroke Unit (in den Vorjahren Kennzahl ADSR 16)						
12: ADSR15-001	18.846		21.132	**89,18**	88,76 - 89,59	-
Frühzeitige Thrombolyse						
13: ADSR14-003	3.131		8.082	**38,74**	37,68 - 39,81	-
Door to needle time (in den Vorjahren Kennzahl ADSR 15)						
14: ADSR16-001	4.390		5.245	83,70	82,67 - 84,67	>= 80,00
Sterblichkeit nach Thrombolyse						
15a: ADSR18-001	394		5.031	**7,83**	7,12 - 8,61	-
15b: ADSR18-002	394	424,90	5.031	**0,93**	0,84 - 1,02	-
Pneumonie bei Patienten mit Hirninfarkt						
16a: ADSR11-002	1.876		32.257	**5,82**	5,57 - 6,08	-
16b: ADSR11-003	1.876	2.217,09	32.257	**0,85**	0,81 - 0,88	-
Todesfälle bei Patienten mit Hirninfarkt						
17a: ADSR10-002	1.189		28.063	**4,24**	4,01 - 4,48	-
17b: ADSR10-003	1.189	1.758,14	28.063	**0,68**	0,64 - 0,71	-
Rehabilitationsmaßnahmen bei Patienten mit alltagsrelevanten Behinderungen (in den Vorjahren Kennzahl ADSR18)						
18: ADSR19-001	12.825		17.093	**75,03**	74,38 - 75,67	-
Bildgebung						
19: ADSR08	51.117		51.438	99,38	99,30 - 99,44	>= 95,00

◘ Abb. 24.1 Definierte Qualitätsindikatoren nach dem Standard der ADSR mit Zielgrößen und Ergebnissen hier beispielhaft aus dem landesspezifischen Qualitätssicherungsprogramm in Bayern aus 2014. Hier werden Indikatoren zur Prozess und Ergebnisqualität dargestellt. (Quelle: Bayerische Arbeitsgemeinschaft für Qualitätssicherung (BAQ), www.baq-bayern.de)

bei der überregionalen Stroke Unit. Für jedes monitorisierte Bett müssen 1,5 Vollzeitstellen Pflege eingeplant sein.

— Telemedizinisch vernetzte Stroke Unit: Dieser Standard ist neu seit Ende 2010. Die Anforderungen an die Schlaganfalleinheit entsprechen im Wesentlichen der regionalen Stroke Unit. Die neurologische Facharztpräsenz kann durch eine telemedizinische Anbindung an eine überregionale Stroke Unit rund um die Uhr ersetzt werden. Die beratende überregionale Stroke Unit muss dabei auch Fortbildungsangebote und qualitätssichernde Maßnahmen zur Verfügung stellen. Die ersten dieser Tele-Stroke-Units wurden Anfang 2012 im STENO-Netzwerk zertifiziert.

Die einzelne Klinik beantragt die Zertifizierung bei der beauftragten Zertifizierungsstelle (derzeit LGA Intercert, Nürnberg). Zum Antrag müssen entsprechende Daten, dabei auch die Ergebnisse der externen Qualitätssicherung, mitgeliefert werden. Es folgt ein Zertifizierungsaudit durch einen hauptamtlichen Auditor und einen Fachexperten (Arzt mit Schlaganfallexpertise), bei Tele-Stroke-Units auch durch einen dritten in der Telemedizin erfahrenen Fachexperten. Neben Struktur- und Prozesskriterien der Stroke Unit werden auch andere an der Schlaganfallversorgung beteiligte Bereiche und die anhängigen Schnittstellen begangen. Auch grundsätzliche Fragen wie die Regelungen zur Sicherheit von Medizinprodukten und z. B. Hygiene werden bewertet. Das Zertifikat ist 3 Jahre gültig. Eine jährliche Überprüfung ist derzeit nicht vorgesehen.

Die Vorstellung von QM orientiert sich an den Vorgaben der ISO 9001, wobei keine parallele Zertifizierung gefordert ist. Neben der kontinuierlichen und vollständigen Erfassung der Qualitätssicherungsdaten im ADSR-Datensatz wird jährlich ein internes Audit im Bereich der Stroke Unit gefordert. Die aktuellen Anforderungen an die Zertifizierung von Stroke Units können unter http://www.dsg-info.de abgerufen werden.

Mindestmerkmale der Struktur- aber auch Prozessqualität sind dabei auch für die Vergütung der Leistungen im DRG (diagnosis related groups) relevant. Die Leistungen einer Stroke Unit sind dabei in Operationen- und Prozeduren-Schlüsseln (OPS) 8-981 „Neurologische Komplexbehandlung des Schlaganfalls" oder 8-98b „Andere Neurologische Komplexbehandlung des Schlaganfalls" hinterlegt. Die entsprechenden Merkmale finden sich in ☐ Tab. 24.2 (Stand 2016, aktueller Stand auf http://www.dimdi.de). Dabei werden die Strukturmerkmale (z. B. Transportentfernung, Kooperationspartner) regelmäßig durch den Medizinischen Dienst der Krankenkassen (MDK) in Fragebögen abgefragt, die Prozessmarker (z. B. Anwendung der Therapien, regelmäßiger neurologischer Befund) fallbezogen anhand der Patientendokumentation überprüft.

24.4   Interne Audits als Instrument des Qualitätscontrolling

Audits sind innerhalb der DIN ISO 9001 explizit gefordert als jährlich durchzuführende Maßnahme zur Überprüfung der Funktionsfähigkeit der Prozesse bzw. des gesamten QM-Systems.

Ähnlich einem Zertifizierungsaudit wird dabei durch einen oder mehrere Mitarbeiter eines anderen Bereiches innerhalb der Klinik (= Auditoren) die zu bewertende Abteilung, z. B. die Stroke Unit, begangen und anhand von Interviews Mitarbeiter befragt.

Das Wort Audit kommt aus dem Lateinischen von audire = hören, das Entscheidende ist also zuzuhören, um in einer offenen Atmosphäre möglichst alle Probleme zu erkennen und gemeinsam zu bewerten. Letztlich geht es darum zu überprüfen, wie Schlüsselprozesse funktionieren, ob nach den gemeinsam festgelegten Regelungen und Standards gearbeitet wird, um damit Prozess- aber auch Strukturqualität zu hinterfragen.

In der Regel werden solche Audits im Vorfeld terminlich abgesprochen, auch um sicherzustellen, dass die Verantwortlichen des Bereichs teilnehmen können. Im Audit wird häufig eine Checkliste verwendet, um alle relevanten Themenbereiche zu berücksichtigen. Grundsätzlich sollte ein Audit aber auch darüber hinaus für alle anderen den Bereich betreffenden Themen offen sein.

Über das Audit wird ein Bericht erstellt. Sollten erhebliche Verstöße gegen die Prozessregelungen im Audit auffallen, werden diese in der Nomenklatur der DIN ISO 9001 als Abweichungen bezeichnet. Diese müssen in einem definierten Zeitraum behoben

◻ Tab. 24.2 Mindestmerkmale der für die Stroke Unit relevanten OPS-Codes 8-981 und 8-98b (http://www.dimdi.de)

8-981 Neurologische Komplexbehandlung des Schlaganfalls	8-98b Andere neurologische Komplexbehandlungen des Schlaganfalls
Behandlung auf einer spezialisierten Einheit durch ein multidisziplinäres, auf die Schlaganfallbehandlung spezialisiertes Team unter fachlicher Behandlungsleitung durch einen Facharzt für Neurologie mit: – 24-stündiger ärztlicher Anwesenheit (von Montag bis Freitag wird tagsüber eine mindestens 12-stündige ärztliche Anwesenheit (der Arzt kann ein Facharzt oder ein Assistenzarzt in der Weiterbildung zum Facharzt für Neurologie sein) gefordert, bei der sich der jeweilige Arzt auf der Spezialeinheit für Schlaganfallpatienten ausschließlich um diese Patienten kümmert und keine zusätzlichen Aufgaben zu erfüllen hat. Er kann sich in dieser Zeit nur von der Spezialeinheit entfernen, um Schlaganfallpatienten z. B. zu untersuchen, zu übernehmen und zu versorgen. Während der 12-stündigen ärztlichen Anwesenheit in der Nacht sowie während der 24-stündigen ärztlichen Anwesenheit an Wochenenden und an Feiertagen ist es zulässig, dass der Arzt der Spezialeinheit noch weitere Patienten mit neurologischer Symptomatik versorgt, sofern sich diese in räumlicher Nähe befinden, sodass er jederzeit für die Schlaganfallpatienten der Spezialeinheit zur Verfügung steht) – 24-Stunden-Monitoring von mindestens 6 der folgenden Parameter: Blutdruck, Herzfrequenz, EKG, Atmung, Sauerstoffsättigung, Temperatur, intrakranieller Druck, EEG, evozierte Potenziale. Blutdruck, Temperatur und evozierte Potenziale können auch nicht automatisiert bestimmt werden. Das Monitoring darf nur zur Durchführung spezieller Untersuchungen oder Behandlungen unterbrochen werden. Alle Parameter müssen im Abstand von 4 h oder häufiger erhoben und dokumentiert werden – 6-stündlicher (maximaler Abstand nachts 8 h) Überwachung und Dokumentation des neurologischen Befundes durch den Arzt zur Früherkennung von Schlaganfallprogression, -rezidiv und anderen Komplikationen – Durchführung einer Computertomografie oder Kernspintomografie, bei Lyseindikation innerhalb von 60 min, ansonsten innerhalb von 6 h nach der Aufnahme, sofern diese Untersuchung nicht bereits extern zur Abklärung des akuten Schlaganfalls durchgeführt wurde – Durchführung der neurosonologischen Untersuchungsverfahren der extra- und intrakraniellen hirnversorgenden Gefäße zur Abklärung des akuten Schlaganfalls. Diese müssen obligatorisch in der Zeit vor oder während des Aufenthalts auf der spezialisierten Einheit durchgeführt werden, sofern nicht eine andere Methode der Darstellung dieser Gefäße (CT, Kernspin- oder digitale Subtraktionsangiografie) seit Beginn der akuten Symptomatik angewandt wurde. Sie ist bei nachgewiesener primärer Blutung entbehrlich	Behandlung auf einer spezialisierten Einheit durch ein multidisziplinäres, auf die Schlaganfallbehandlung spezialisiertes Team unter fachlicher Behandlungsleitung durch einen Facharzt für Neurologie oder einen Facharzt für Innere Medizin (in diesem Fall muss im Team der neurologische Sachverstand kontinuierlich eingebunden sein) mit: – 24-stündiger ärztlicher Anwesenheit (auch als Bereitschaftsdienst) – 24-Stunden-Monitoring von mindestens 6 der folgenden Parameter: Blutdruck, Herzfrequenz, EKG, Atmung, Sauerstoffsättigung, Temperatur, intrakranieller Druck, EEG, evozierte Potenziale. Blutdruck, Temperatur und evozierte Potenziale können auch nicht automatisiert bestimmt werden. Das Monitoring darf nur zur Durchführung spezieller Untersuchungen oder Behandlungen unterbrochen werden. Alle Parameter müssen im Abstand von 4 h oder häufiger erhoben und dokumentiert werden – 6-stündlicher (maximaler Abstand nachts 8 h) Überwachung und Dokumentation des neurologischen Befundes durch einen Arzt zur Früherkennung von Schlaganfallprogression, -rezidiv und anderen Komplikationen – Durchführung einer Computertomografie oder Kernspintomografie, bei Lyseindikation innerhalb von 60 min, ansonsten innerhalb von 6 h nach der Aufnahme, sofern diese Untersuchung nicht bereits extern zur Abklärung des akuten Schlaganfalls durchgeführt wurde – Durchführung der neurosonologischen Untersuchungsverfahren der extra- und intrakraniellen hirnversorgenden Gefäße zur Abklärung des akuten Schlaganfalls. Diese müssen obligatorisch vor oder während des Aufenthalts auf der spezialisierten Einheit durchgeführt werden, sofern nicht eine andere Methode der Darstellung dieser Gefäße (CT, Kernspin- oder digitale Subtraktionsangiografie) seit Beginn der akuten Symptomatik angewandt wurde. Sie ist bei nachgewiesener primärer Blutung entbehrlich – Ätiologische Diagnostik und Differenzialdiagnostik des Schlaganfalls (z. B. transösophageale Echokardiografie, Hämostaseologie, Angiitisdiagnostik, EEG und andere Verfahren) im eigenen Klinikum. Spezialisierte Labordiagnostik darf auch in Fremdlabors erfolgen

◘ Tab. 24.2 Fortsetzung

8-981 Neurologische Komplexbehandlung des Schlaganfalls	8-98b Andere neurologische Komplexbehandlungen des Schlaganfalls
– Ätiologische Diagnostik und Differenzialdiagnostik des Schlaganfalls (z. B. transösophageale Echokardiografie, Hämostaseologie, Angiitisdiagnostik, EEG und andere Verfahren) im eigenen Klinikum. Spezialisierte Labordiagnostik darf auch in Fremdlabors erfolgen – 24-Stunden-Verfügbarkeit von zerebraler Angiografie, digitaler Subtraktionsangiografie, CT-Angiografie oder MR-Angiografie – Kontinuierliche Möglichkeit zur Fibrinolysetherapie des Schlaganfalls – Beginn von Maßnahmen der Physiotherapie, Ergotherapie oder Logopädie spätestens am Tag nach der Aufnahme in die Schlaganfalleinheit mit mindestens einer Behandlungseinheit pro Tag pro genanntem Bereich bei Vorliegen eines entsprechenden Defizits und bestehender Behandlungsfähigkeit – Unmittelbarer Zugang zu neurochirurgischen Notfalleingriffen sowie zu gefäßchirurgischen und interventionell-neuroradiologischen Behandlungsmaßnahmen (jeweils eigene Abteilung im Hause oder Kooperationspartner in höchstens halbstündiger Transportentfernung = Zeit zwischen Rettungstransportbeginn und Rettungstransportende). Das Strukturmerkmal ist erfüllt, wenn die halbstündige Transportentfernung unter Verwendung des schnellstmöglichen Transportmittels (z. B. Hubschrauber) grundsätzlich erfüllbar ist. Wenn der Transport eines Patienten erforderlich ist und das Zeitlimit nur mit dem schnellstmöglichen Transportmittel eingehalten werden kann, muss dieses auch tatsächlich verwendet werden. Wenn ein Patient transportiert wurde und die halbe Stunde nicht eingehalten werden konnte, darf der Code nicht angegeben werden.	– Kontinuierliche Möglichkeit zur Fibrinolysetherapie des Schlaganfalls – Beginn von Maßnahmen der Physiotherapie, Ergotherapie oder Logopädie spätestens am Tag nach der Aufnahme in die Schlaganfalleinheit mit mindestens einer Behandlungseinheit pro Tag pro genanntem Bereich bei Vorliegen eines entsprechenden Defizits und bestehender Behandlungsfähigkeit – Unmittelbarer Zugang zu neurochirurgischen Notfalleingriffen sowie zu gefäßchirurgischen und interventionell-neuroradiologischen Behandlungsmaßnahmen (jeweils eigene Abteilung im Hause oder Kooperationspartner in höchstens halbstündiger Transportentfernung, unabhängig vom Transportmittel = Zeit zwischen Rettungstransportbeginn und Rettungstransportende). Das Strukturmerkmal ist erfüllt, wenn die halbstündige Transportentfernung unter Verwendung des schnellstmöglichen Transportmittels (z. B. Hubschrauber) grundsätzlich erfüllbar ist. Wenn der Transport eines Patienten erforderlich ist und das Zeitlimit nur mit dem schnellstmöglichen Transportmittel eingehalten werden kann, muss dieses auch tatsächlich verwendet werden. Wenn ein Patient transportiert wurde und die halbe Stunde nicht eingehalten werden konnte, darf der Code nicht angegeben werden
	8-98b.0 Mindestens 24 bis höchstens 72 h **8-98b.00 Ohne Anwendung eines Telekonsildienstes** Hinweis: Die kontinuierliche Einbindung des neurologischen Sachverstands erfolgt dadurch, dass in der spezialisierten Schlaganfalleinheit ein Facharzt für Neurologie im Team fest eingebunden ist und umgehend am Krankenbett zur Verfügung steht. Jeder akute Schlaganfallpatient wird umgehend von einem Facharzt für Neurologie untersucht. Ein Facharzt für Neurologie nimmt an den täglichen Visiten teil

▣ Tab. 24.2 Fortsetzung

8-981 Neurologische Komplexbehandlung des Schlaganfalls	8-98b Andere neurologische Komplexbehandlungen des Schlaganfalls
	8-98b.01 Mit Anwendung eines Telekonsildienstes Hinweis: Die kontinuierliche Einbindung des neurologischen Sachverstands erfolgt dadurch, dass in der spezialisierten Schlaganfalleinheit ein Facharzt für Neurologie im Team fest eingebunden ist und an den täglichen Visiten teilnimmt. Jeder akute Schlaganfallpatient wird umgehend telemedizinisch von einem Facharzt für Neurologie oder einem Arzt mit Facharztstandard (mindestens 4-jährige neurologische Weiterbildung mit mindestens 1-jähriger Tätigkeit auf einer neurologischen Stroke Unit) untersucht. Die primäre neurologische Untersuchung erfolgt im Rahmen eines regionalen Netzwerkes durch einen Telekonsildienst einer überregionalen Stroke Unit. Der Telekonsildienst muss 24 h zur Verfügung stehen. Die Telekonsilärzte müssen für die Zeit des gesamten Telekonsildienstes von anderen patientennahen Tätigkeiten freigestellt sein Für die Schlaganfallbehandlung in den telekonsiliarisch betreuten Kliniken müssen folgende Kriterien erfüllt sein: – Zwei Fortbildungsveranstaltungen pro Jahr zum Thema Schlaganfall für Ärzte, Pfleger und Therapeuten – Zwei Qualitätsbesprechungen vor Ort pro Jahr unter der Leitung des Netzwerkkoordinators – Ein vom Netzwerk organisiertes Bedside-Training des Pflegepersonals vor Ort über mindestens 5 Tage pro Jahr – Kontinuierliche strukturierte Dokumentation der Behandlungsqualität

werden, um die Konformität mit dem QM-System zu gewährleisten.

Viel entscheidender ist jedoch, dass erkannte Probleme bereits im Audit analysiert werden, um nach Lösungsmöglichkeiten zu suchen. Dabei müssen auch Termine für die erforderliche Problemabhilfe und die Verantwortlichkeiten festgelegt und im Bericht dokumentiert werden. Festlegung von Verantwortlichkeiten heißt dabei nicht Suche nach Schuldigen für Missstände, sondern Identifikation der nötigen Entscheidungskompetenz für Problemlösungen, dies kann die Bildung einer Arbeitsgruppe oder auch die Einbeziehung der Abteilungs- oder Klinikleitung beinhalten.

Audits dürfen dabei nicht als „Prüfung" des Bereiches verstanden werden, bei der möglichst gute Ergebnisse erzielt werden sollen, sondern als Chance, unterstützt durch den durchaus kritischen Blick von außerhalb, gemeinsam für den eigenen Bereich Schwachstellen zu erkennen und Verbesserungen zu erzielen.

Grundsätzlich sind unterschiedliche Arten bzw. Abläufe eines Audits möglich. Einerseits ein Systemaudit, hier wird im Rahmen der erwähnten Begehung und Prüfung eines oder mehrerer Bereiche die Funktionsfähigkeit des gesamten QM-Systems überprüft.

Eine Alternative ist ein Prozessaudit. Dabei wird im Wesentlichen ein Kernleistungsprozess bzw. eine Prozesskette über alle beteiligten Bereiche auf ihren Ablauf hin überprüft.

In einem solchen Prozessaudit könnte dann nicht nur der Bereich der Stroke Unit, sondern der Gesamtprozess der Schlaganfallversorgung in der gesamten Klinik überwacht werden – von der Aufnahme über Diagnostik und Therapie bis zur Entlassung.

Die Deutsche Schlaganfall-Gesellschaft hat in Zusammenarbeit mit der Zertifizierungsstelle (LGA Intercert/TÜV Rheinland Cert) Empfehlungen für Ablauf und Inhalt eines jährlichen Audits der Stroke Unit angefügt. Dabei wird empfohlen, das Audit durch eine nicht in die Schlaganfallversorgung direkt eingebundene Person durchführen zu lassen. Es soll ein Bericht erstellt werden, der Maßnahmen, Verantwortlichkeiten und Zeitpunkte festhält. Inhaltlich dienen die Zertifizierungskriterien als Leitfaden bzw. Checkliste.

Entsprechend sind die Strukturkriterien zuerst zu bewerten. Dazu gehören Größe und Bettenzahl der Einheit. Ferner sind die diagnostischen Kapazitäten, insbesondere Radiologie mit MRT und Ultraschalldiagnostik, zu erfassen. Hinzu kommen komplementäre Bereiche und Abteilungen wie die kardiologische, radiologische/neuroradiologische, neurochirurgische, gefäßchirurgische und die Intensivmedizin. Schließlich müssen auch Anzahl und Qualifikation des eingesetzten Personals bei Ärzten, Pflege und Therapeuten bewertet werden.

Nach diesen Strukturdaten müssen natürlich insbesondere Prozessabläufe beachtet werden. Dabei gilt besondere Aufmerksamkeit den Schnittstellen wie z. B. Aufnahme und Verlegung in nachbehandelnde Einrichtungen.

Schließlich sollen wie auch sonst im QM wann immer möglich Zahlen, Daten und Fakten herangezogen werden, hier bieten sich die Daten aus der Qualitätssicherung an.

Dabei verdienen folgende Punkte besondere Beachtung:

- Anzahl der Thrombolysen
- Anzahl der Lysetherapien <60 min (sog. Door-to-Needle-Zeit) in Prozent
- Anteil der CTs <60 min in Prozent
- Anteil fehlender Angaben in Prozent (Spanne)

Einmal jährlich sollten diese Kriterien in einem internen Prozessaudit überprüft und damit die Schlüsselprozesse der Schlaganfallversorgung bewertet und weiterentwickelt werden.

Anhand des Berichts muss die Klinikleitung bzw. das Gesamtklinikum klar die Schwachstellen identifizieren und die Verbesserungsmaßnahmen steuern.

Auf einen Blick

- Qualitätsmanagement (QM) ist heute unverzichtbarer Bestandteil einer effektiven Organisation in der Akutversorgung. Dabei ist QM eine klare Führungsaufgabe mit dem Ziel der Prozessoptimierung.
- Es müssen Struktur-, Prozess- und Ergebnisqualität berücksichtigt werden.
- Die Anforderungen an ein QM-System werden in der DIN ISO 9011 definiert, ein adäquates inhaltliches Niveau für Struktur- und auch teilweise Prozessqualität einer Stroke Unit dagegen durch die Zertifizierungskriterien der Deutschen Schlaganfall-Gesellschaft.

- Ergebnisqualität wird in Form von Qualitäts-
  indikatoren in landesweiten freiwilligen
  Datenerhebungen erfasst.
- Prozess- und Strukturqualität der eigenen Stroke
  Unit sollten jährlich im Rahmen eines internen
  Audits bewertet werden.

Literatur

Bayerische Arbeitsgemeinschaft für Qualitätssicherung in der
  stationären Versorgung (http://www.baq-bayern.de).
  Schlaganfall. Auswertung 2014, Modul 85/1. http://www.
  baq-bayern.de/media/file/79.2014_851_BA_Gesamt.pdf
Donabedian A (1966) Evaluating the quality of medical care.
  Milbank Memorial Fund Quarterly 44 (1): 166–203
Heuschmann PU, Biegler MK, Busse O, Elsner S, Grau A, Hasen-
  bein U, Hermanek P, Janzen RWC, Kolominsky-Rabas PL,
  Kraywinkel K, Lowitzsch K, Misselwitz B, Nabavi DG, Otten
  K, Pientka L, von Reutern GM, Ringelstein EB, Sander D,
  Wagner M, Berger K (2006) Development and implemen-
  tation of evidence-based indicators for measuring quality
  of acute stroke care: The quality indicator board of the
  German Stroke Registers Study Group (ADSR). Stroke;
  37:2573–2578
Nabavi DG, Ringelstein EB, Faiss J, Kessler C, Röther J, Busse
  O (2012) Regionale und überregionale Stroke Units in
  Deutschland. Nervenarzt 83:1039–1052

Entlassungsmanagement

I. Seitz-Robles

25.1 **Barthel-Index – 299**

25.2 **Phasen der neurologischen Rehabilitation – 301**

25.3 **Geriatrische Rehabilitation – 303**

25.4 **Pflegebedürftigkeit – 304**
25.4.1 Entlassung nach Hause – 305
25.4.2 Beratung – 305

Literatur – 305

© Springer-Verlag GmbH Deutschland 2017
C. Fiedler, M. Köhrmann, R. Kollmar (Hrsg.), *Pflegewissen Stroke Unit*, Fachwissen Pflege,
DOI 10.1007/978-3-662-53625-4_25

In Kürze: Ein systematisches, erfolgreiches und planvolles Entlassungsmanagement leistet einen wichtigen Beitrag zum sektorübergreifenden Versorgungsmanagement. Ein erfolgreiches Entlassungsmanagement vollendet nach der Akutbehandlung die optimale Versorgung von Schlaganfallpatienten. Der betroffene Patient ist in der Regel nicht wie nach vielen anderen Krankenhausbehandlungen „geheilt" nach der Akutversorgung. Durch die Einführung der DRGs als neues Abrechnungssystem wurde die Organisation einer optimalen, adäquaten und zeitnahen Entlassung durch die erhöhte Entlassungsgeschwindigkeit besonders wichtig, gilt es doch die Qualität der Behandlung zu halten oder sogar zu verbessern. Alle Patienten, die einen poststationären Behandlungs-, Pflege- oder Hilfsbedarf haben, bedürfen eines individuell angepassten Entlassungsmanagements, um die Teilhabe und Teilnahme am gesellschaftlichen Leben nach dem Schlaganfall zu ermöglichen.

Die klinische Sozialarbeit ist die Schnittstelle zwischen Krankenhausbehandlung und extramural. Sie ist notwendig, um das in der Akutversorgung Erreichte sinnvoll weiterzuleiten und eine bedarfsgerechte nachstationäre Versorgung zu gewährleisten.

In fast allen Landeskrankenhausgesetzen ist festgeschrieben, die Beratung der Patienten und ihrer Angehörigen sowie die Vermittlung in nachstationäre Einrichtungen dem Kliniksozialdienst zu übertragen. Entlassungsmanagement erfordert ein professionelles Vorgehen, um im Falle der meist multiplen Problemlagen von Schlaganfallpatienten im interprofessionellen Rahmen eine tragfähige Lösung zur nachstationären Versorgung zu erarbeiten und umzusetzen. Ziel des Entlassungsmanagement sollte sein, jedem Patienten unter Wahrung seiner Selbstbestimmung und Wahlfreiheit die Versorgungsform zu ermöglichen, die seinen Wünsche oder die der Angehörigen/Betreuer gerecht wird und seinen Versorgungsbedarf am besten abdeckt. Dazu ist es notwendig, seine individuellen, persönlichen, familiären, rechtlichen, finanziellen und beruflichen Belange einzubeziehen.

Die Entwicklung im Krankenhaus in den letzten Jahren machte es notwendig, dass der klinische Sozialdienst frühzeitig, meist am Tag der Aufnahme, in den Fall mit einbezogen wird. Durch ein klinikweites Meldesystem wird der Bedarf zeitnah angemeldet,

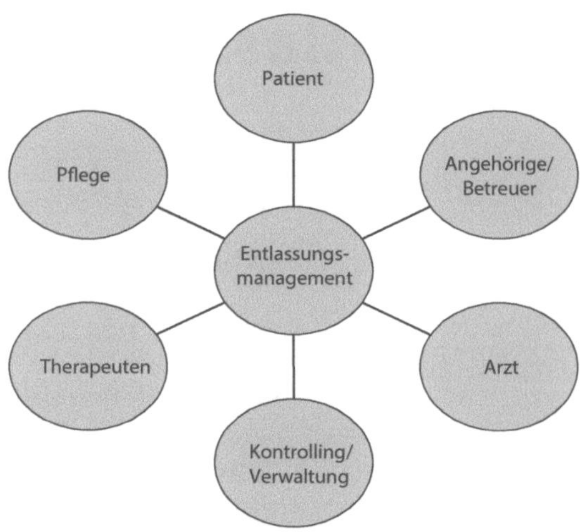

◻ **Abb. 25.1**   Entlassungsmanagement

die Entlassung zu planen. Im Patienten- und Angehörigenkontakt, bei interdisziplinären Teambesprechungen, Visiten oder Einzelgesprächen mit anderen Professionen wird die individuelle Problemlage bei jedem Patienten eruiert.

Das zeitliche und räumliche Versorgungskonzept auf Stroke Units erfordert eine ständige Erreichbarkeit und persönliche Präsenz der Sozialdienstmitarbeiter, was in der Stellenplanung der Krankenhäuser berücksichtigt werden sollte. Informationen müssen fortlaufend verfolgt werden, um so zu einem passenden Endergebnis zu führen (◻ Abb. 25.1).

Eine ständige Absprache mit Pflegepersonal und Ärzten ist nötig, um den Behandlungsverlauf immer zu aktualisieren und so der Bedarfsplanung hinsichtlich der Entlassung anzupassen, da viele unbekannte Faktoren zu diesem frühen Zeitpunkt die Planung erschweren:

- Anmeldung teilweise vor endgültiger Diagnosestellung
- Akuter Krankheitszustand des Patienten direkt nach dem Geschehen
- Versicherungsrechtlicher Status oft ungeklärt nach Notaufnahme
- Schockzustand der Patienten und der Angehörigen, dadurch noch keine Kontaktaufnahme erwünscht
- Zusatzdiagnosen oft noch offen
- Vorheriger Zustand des Patienten noch unbekannt

Um bei der Bedarfsermittlung, der Informationsweitergabe und der Kostenklärungen des Patienten den Krankheitszustand adäquat erfassen zu können und für alle Schnittstellen allgemeingültig sichtbar zu machen, ist ein Instrument nötig, das unkompliziert und schnell die Situation erfasst. Der sog. „Barthel-Index" wird von Antragstellern, Kostenträgern und Nachsorgeeinrichtungen gleichermaßen verwendet und dient allen zur schnellen Übermittlung von aussagekräftigen Informationen über den Zustand des Patienten.

25.1 Barthel-Index

Speziell im Fach Neurologie gibt es den Barthel-Index, der es ermöglicht, den Ist-Stand des Patienten zum Entlassungszeitpunkt festzulegen. Entwickelt wurde der Barthel-Index in 1965 von Florence I. Mahoney und Dorothea W. Barthel. Er sollte ursprünglich als Index der Unabhängigkeit von Patienten mit neuromuskulären oder muskuloskeletalen Erkrankungen dienen.

In einem Punktwertsystem werden 0, 5, 10 oder 15 Punkte verteilt für „Aktivitäten des täglichen Lebens". Minimal 0 Punkte bedeuten komplette Pflegebedürftigkeit und maximal 100 Punkte bedeuten Selbstständigkeit. Ein Barthel-Index von 100 Punkten sagt aus, dass ein Patient alltägliche Handlungsweisen wie Kochen, Körperpflege, selbstständiges Essen und Fortbewegung bewältigen kann.

Durch das Hamburger Manual wurde versucht, einzelne Punkte genauer zu definieren, es wurde durch den Frühreha-Barthel-Index ergänzt. Hier fließen beispielsweise Kriterien wie absaugpflichtiges Tracheostoma, Beatmung, Kommunikationsstörungen usw. mit ein.

Die Summe, die sich aus der Bewertung ergibt, gibt Auskunft über den Zustand des Patienten und über die Phase, in die er aufgrund der Barthel-Punktzahl eingestuft werden kann (◘ Tab. 25.1).

Die unterschiedlichen Versorgungsformen sind sehr vielfältig und decken ein großes Spektrum der Symptomlage des Patienten nach Schlaganfall ab.

◘ **Tab. 25.1** Ursprünglicher Barthel-Index. Adaptiert nach Mahoney u. Barthel (1965)

Handlungsweisen	Punkte
1. Essen	
– Unabhängig, benutzt Geschirr und Besteck	10
– Braucht Hilfe, z. B. beim Schneiden	5
– Total hilfsbedürftig	0
2. Baden	
– Badet oder duscht ohne Hilfe	5
– Badet oder duscht mit Hilfe	0
3. Waschen	
– Wäscht Gesicht, kämmt, rasiert bzw. schminkt sich, putzt Zähne	5
– Braucht Hilfe	0
4. An- und Auskleiden	
– Unabhängig, inkl. Schuhe anziehen	10
– Hilfsbedürftig, kleidet sich teilweise selbst an/aus	5
– Total hilfsbedürftig	0
5. Stuhlkontrolle	
– Kontinent	10
– Teilweise inkontinent	5

Tab. 25.1 Fortsetzung

Handlungsweisen	Punkte
– Inkontinent	0
6. Urinkontrolle	
– Kontinent	10
– Teilweise inkontinent	5
– Inkontinent	0
7. Toilettenbenutzung	
– Unabhängig bei Benutzung der Toilette/des Nachtstuhls	10
– Braucht Hilfe für z. B. Gleichgewicht, Kleidung aus-/anziehen, Toilettenpapier	5
– Kann nicht auf Toilette/Nachtstuhl	0
8. Bett-/(Roll-)Stuhltransfer	
– Unabhängig (gilt auch für Rollstuhlfahrer)	15
– Minimale Assistenz oder Supervision	10
– Kann sitzen, braucht für den Transfer jedoch Hilfe	5
– Bettlägerig	0
9. Bewegung	
– Unabhängiges Gehen (auch mit Gehhilfe) für mindestens 50 m	15
– Mindestens 50 m Gehen, jedoch mit Unterstützung	10
– Für Rollstuhlfahrer: unabhängig für mindestens 50 m	5
– Kann sich nicht mindestens 50 m fortbewegen	0
10. Treppensteigen	
– Unabhängig (auch mit Gehhilfe)	10
– Braucht Hilfe oder Supervision	5
– Kann nicht Treppensteigen	0
Gesamtpunktzahl (max. 100)	

Da die Diagnose Schlaganfall in den meisten Fällen einen sehr unterschiedlichen und individuellen Verlauf nimmt, sind auch eine flexible Handlungsweise und Planung erforderlich. So ist es möglich, dass sich bei einer vollständig geplanten und klar erscheinenden Handlungsabfolge, durch eine sich ändernde Gegebenheit, der komplette Fall von vorne neu geplant und umgesetzt werden muss.

Dies entsteht häufig in der frühzeitigen Entlassungsplanung durch einen sog. Phasenwechsel, den der neurologische Patient durch die gute Akutversorgung vielleicht schon im Akutkrankenhaus durchläuft.

Fallbeispiel

— 1 Tag: Aufnahmetag. Herr X, 57 Jahre alt, wird durch die Notaufnahme um 4.00 Uhr morgens in der Stroke Unit aufgenommen mit akuten Paresen und Sprachverlust. Eine Lysetherapie wurde durchgeführt. Um 10.00 Uhr am Aufnahmetag ist er beim klinischen Sozialdienst gemeldet und der erhobene Barthel-Index ergibt

20 Punkte. Somit ist Herr X ein Phase-B-Patient. Mit den Angehörigen wird eine neurologische Rehabilitation in einer geeigneten Reha-Klinik mit einer Frührehastation besprochen, der Patient wird angemeldet und die Kosten werden bei der Krankenkasse beantragt.

- 2. Tag: Warten auf Kostenübernahme der Krankenkasse und Rückmeldung der Rehaeinrichtung über möglichen Aufnahmetermin.
- 3. Tag: Kostenübernahme von Krankenkasse erhalten, Verlegung für Tag 5 möglich.
- 4. Tag: Erhebung eines neuen Barthel-Wertes, da Patient sich rasant verbessert. Aktueller Barthel-Wert: 65 Punkte!

Die Aufnahme ist wie geplant nicht mehr möglich! Der Patient benötigt jetzt aktuell einen AHB/Phase-D-Rehabilitationsplatz. Eine andere Klinik muss gefunden werden, die umgehend einen Platz für Herrn X frei hat. Der Kostenträger wechselt auf die Rentenversicherung, da Herr X noch berufstätig ist. Ein neuer Antrag wird gestellt! Die Vorgaben des Rentenversicherungsträgers sind völlig andere als die der Krankenkasse. Dem Zustand entsprechend ist eine sinnvolle und gewünschte Entlassung am Tag 6!

Der Beispielfall zeigt einen leichten bis mittelschweren Fall für den klinischen Sozialdienst. Manchmal durchlaufen die Patienten alle Phasen der möglichen Rehabilitation, sie sind Grenzfälle zur Geriatrischen Rehabilitation, ihr Krankheitsverlauf macht eine Pflegeheimunterbringung nötig und vieles mehr. Die Verlaufskontrolle ist zeitaufwendig und erfordert ein umfassendes fachliches Wissen, um die sehr unterschiedlichen und unvorhersehbaren Verläufe der Diagnose „Schlaganfall" zu kanalisieren, um am Ende das Beste für den Patienten bewirken zu können.

> **Durch schnelles Handeln, ständigen Austausch mit allen Berufsgruppen und immer den Patienten im Auge ist es Aufgabe des Entlassungsmanagements,**

zum Zeitpunkt der Entlassung die richtige Nachsorge für den Patienten organisiert zu haben. Eine falsche Unterbringung bringt für den Patienten erhebliche Nachteile, Zusatzkosten, Ärger und Zeitverlust mit sich, die ihm die Genesung deutlich erschweren.

25.2 Phasen der neurologischen Rehabilitation

Der Fachbereich Neurologie/Neurochirurgie verfügt als einzige Indikation über ein sog. Phasenmodell. Die Vielfältigkeit der unterschiedlichen Betroffenheit nach einem Schlaganfall hat es notwendig gemacht, ein Rehabilitationssystem zu entwickeln, das die individuelle Behandlung von Schlaganfallpatienten möglich macht. Während in anderen Indikationen lediglich die Anschlussheilbehandlung (AHB) möglich ist, verfügt die Neurologie über mehrere Rehaphasen und Versorgungsstufen.

- **Phase A – Akutbehandlung**
Akutstationäre Behandlung in einem neurologischen/neurochirurgischen Krankenhaus.

- **Phase B – Frührehabilitation 0–30 Barthel-Punkte**
Behandlungs- oder Rehabilitationsmaßnahme, in der noch intensivmedizinische Behandlungsmöglichkeiten vorgehalten werden müssen. Die Patienten können Aktivitäten des täglichen Lebens nicht selbstständig durchführen, benötigen komplette Übernahme, sind oft noch intensivmedizinisch behandlungspflichtig. Sie sind nicht in der Lage, selbstständig das Bett zu verlassen. Die Phase B wird Patienten mit nachstehend beschriebenem Schädigungsbild zugeordnet:
- Bewusstlose bzw. schwer bewusstseinsgestörte Patienten (darunter auch solche mit einem apallischen Syndrom/Wachkoma) mit schwersten Hirnbeschädigungen als Folge von Schädel-Hirn-Trauma, zerebralen Durchblutungsstörungen, Hirnblutungen, Sauerstoffmangel, entzündlichen Prozessen, Tumoren, Vergiftungen und anderem.

◘ **Abb. 25.2**   Phase B

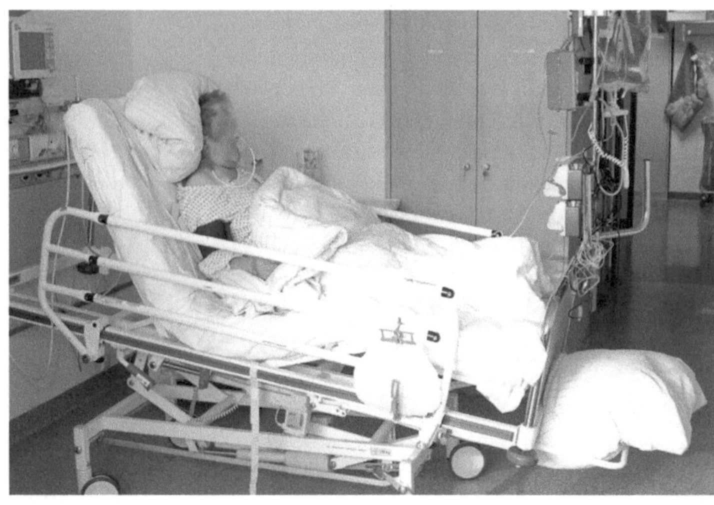

— Patienten mit anderen schweren neurologischen Störungen (z. B. Locked-in-Syndrom, Guillain-Barré-Syndrom, hoher Querschnitt).

Zielsetzung in der Phase B ist es, die motorische, geistige und psychische Funktion nach einem schweren Krankheitsverlauf wieder zu erlangen (◘ Abb. 25.2).

▪ Phase C – weiterführende Rehabilitation 35–60 Barthel-Punkte

In der Phase C sind Patienten kooperativ und bereits in der Lage, in der Therapie mitzuarbeiten, eine medizinische Überwachung ist jedoch noch erforderlich. Es besteht noch ein hoher pflegerischer Bedarf.

Die Patienten sind überwiegend bewusstseinsklar, kommen einfachen Aufforderungen nach, die Handlungsfähigkeit reicht aus, um an mehreren Therapiemaßnahmen täglich von je etwa 30 min aktiv mitzuarbeiten; sie sind teilmobilisiert und benötigen keine intensivmedizinische Überwachung mehr. Es liegt keine konkrete Selbst- und Fremdgefährdung (z. B. durch Weglaufen, aggressives Verhalten) mehr vor (◘ Abb. 25.3).

▪ Phase D – Anschlussheilbehandlung (AHB) 65–100 Barthel-Punkte

Die Patienten in der Phase D sind selbstständig bei Aktivitäten des täglichen Lebens, insbesondere im Bereich der Selbstversorgung, wie z. B. Waschen, Ankleiden, Toilettenbenutzung, Essen, Mobilität.

Eine durchgängige Kooperationsfähigkeit und -bereitschaft, Handlungs- und Lernfähigkeit liegen vor. Der Patient leidet nur noch unter leichter Symptomatik, die ihm einen selbstständigen Tagesablauf zulässt (◘ Abb. 25.4).

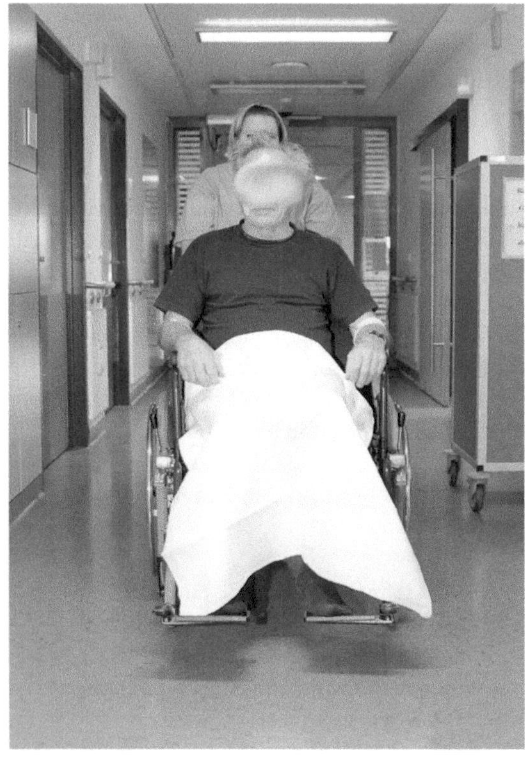

◘ **Abb. 25.3**   Phase C

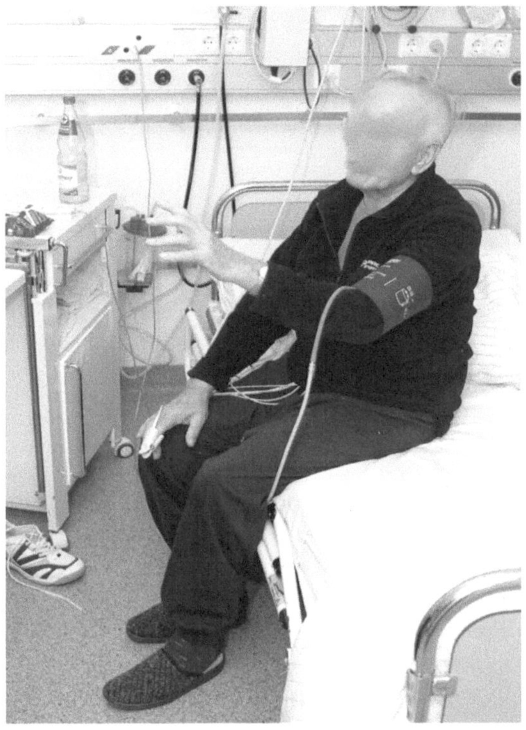

Abb. 25.4 Phase D

■ Phase E

Die Phase E ist eine nachgehende schulische und berufliche Rehabilitationsleistung. Der Patient ist bewusstseinsklar und voll orientiert; er hat ein Mindestmaß an Flexibilität erreicht, kann sich auch auf neue Situationen einstellen. Er hat eine weitgehende Selbstständigkeit erreicht und nimmt an den Aktivitäten des täglichen Lebens teil, ist kommunikations- und interaktionsfähig, besitzt eine Grundeinsicht in die Art der bestehenden Störungen, zeigt sich bereit und motiviert, an den eigenen Schwierigkeiten und Defiziten zu arbeiten.

■ Phase F

Die Phase F ist die Behandlungs-/Rehabilitationsphase, in der dauerhaft unterstützende, betreuende und/oder zustandserhaltende Maßnahmen erforderlich sind für Patienten mit zum Teil schweren, wahrscheinlich dauerhaften oder fortschreitenden Funktionsstörungen. Der Grad der Behinderung reicht von bleibender Bewusstlosigkeit (im sog. apallischen Syndrom/Wachkoma) bis zu ausgeprägten

Funktionsstörungen der geistigen und körperlichen Fähigkeiten (z. B. Beatmungspflicht). Um ein Ausmaß der Schädigung zu beschreiben, wird der Bezeichnung Phase F jeweils ein Kennbuchstabe der vorangegangenen Phasen angehängt: FB, FC, FD, FE.

■ Phase G – Betreutes und begleitendes Wohnen

Durch ein Therapie-, Beratungs-, Betreuungs- und Pflegeangebot soll Schlaganfallpatienten nach erfolgter Rehabilitation unter dem Motto „Hilfe zur Selbsthilfe" geholfen werden, ein selbstbestimmtes Leben zu führen. Die einzelnen Stufen im Phasenmodell müssen nicht nacheinander durchlaufen werden.

Ein Phase-D-Patient kann direkt nach dem Akutaufenthalt in diese Rehabilitationsphase übergeleitet werden. So ist es auch möglich, dass eine Phase durch einen rasanten Besserungsverlauf übersprungen wird. Aufgabe des Entlassungsmanagements ist es, die Kosten der jeweiligen Maßnahme zum Zeitpunkt ihres Beginns komplett geklärt zu haben. Kostenträger der einzelnen Maßnahmen können die Rentenversicherungsträger, Krankenkassen, Berufsgenossenschaften oder andere Träger sein. Während eines Phasenwechsels wechselt häufig auch die Zuständigkeit der Kostenträger, was einen professionellen Umgang mit den vorhandenen Patientendaten deutlich macht. Um eine passgenaue Weiterversorgung für den Zustand des einzelnen Patienten zum Zeitpunkt der Entlassung zu gewährleisten, muss der zuständige Sozialarbeiter über medizinische, rechtliche und soziale Kenntnisse verfügen und diese zielgenau auf den individuellen Fall, zum richtigen Zeitpunkt, anwenden.

25.3 Geriatrische Rehabilitation

Ist eine neurologische Rehabilitation aufgrund gesetzlich geregelter Vorgaben nicht möglich, besteht die Möglichkeit, den Patienten in eine Rehabilitationsform außerhalb des Phasenmodells weiter zu leiten – die Geriatrische Rehabilitation. Auch sie bedarf wie die meisten Rehabilitationen einer vorherigen Kostenzusage durch die Krankenkasse. Die Geriatrische Rehabilitation ist für Patienten, die nicht den Kriterien der neurologischen Rehabilitationen entsprechen.

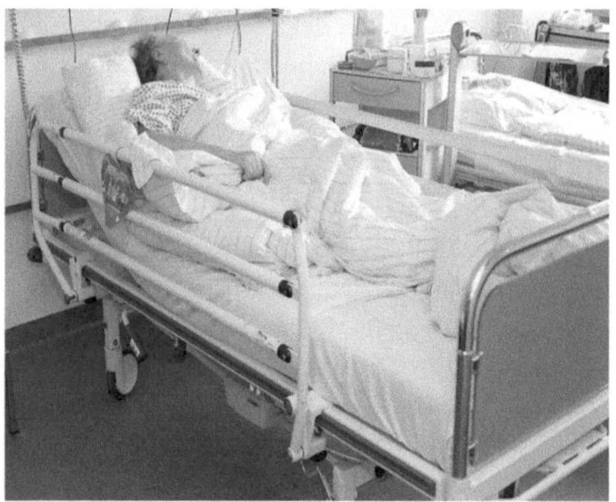

Abb. 25.5 Geriatrische Rehabilitation

Von einem geriatrischen Patient wird gesprochen, wenn folgende Kriterien erfüllt sind:
- Höheres Lebensalter (in der Regel 70 Jahre und älter)
- Geriatrietypische Multimorbidität (mindestens 2 behandlungsbedürftige Krankheiten)
- Geriatrietypische Multimorbidität ist eine Kombination von Schädigungen und Fähigkeitsstörungen im Sinne eines geriatrischen Symptoms, z. B. Immobilität, Sturzneigung und Schwindel, kognitive Defizite, (Harn-) Inkontinenz, Depression (Depressionen → Allgemeines), Angststörung, chronische Schmerzen, Gebrechlichkeit, starke Sehbehinderung, ausgeprägte Schwerhörigkeit.

Geriatrische Patienten nehmen oft mehrere Medikamente und sind häufig im Krankenhaus. Sie müssen aufgrund von Multimorbidität und Komplikationen oft akutmedizinisch behandelt bzw. überwacht und gleichzeitig rehabilitativ behandelt werden (◘ Abb. 25.5).

Geriatrietypische Erkrankungen sind Schlaganfall, Hüftgelenksfrakturen, Totalendoprothesen, Gliedmaßenamputationen bei Verschlusskrankheiten oder diabetischem Gefäßleiden usw.

25.4 Pflegebedürftigkeit

Besteht aufgrund der Diagnose und der eingeschränkten Behandelbarkeit der Schlaganfallsymptome keine Rehafähigkeit, so ist es Aufgabe des Entlassungsmanagements, die Entlassung in eine andere Versorgungsform zu veranlassen. Die Einbeziehung der Patienten und meist der Angehörigen/Betreuer ist besonders in dieser Art der Weiterversorgung frühzeitig wichtig.

> **Für viele Patienten ist es ein schwerer Schritt, von einem Leben in gewohnter häuslicher Umgebung in die Unterbringung. Hier ist eine kompetente, ausführliche und einfühlsame Beratung notwendig, um alle Beteiligten behutsam auf diesen Schritt vorzubereiten.**

Formal ist eine Pflegeeinstufung nötig und die komplette Organisation der Finanzierung, Platzsuche und Überleitung in eine geeignete Einrichtung. Durch Gespräche mit Angehörigen/Betreuer oder wenn möglich mit dem Patienten selbst, muss abgeklärt werden, was alle Beteiligten möchten und was realistisch und finanzierbar ist. Weiterhin müssen die versicherungsrechtlichen Voraussetzungen geklärt werden, die eine Pflegeeinstufung rechtfertigen.

Ist nach vollständiger Planung die Entscheidung gefallen, dass es nicht in die häusliche Umgebung zurück geht, erfolgt die Verlegung in ein Pflegeheim, in die Kurzzeitpflege, betreutes Wohnen, eine Intensivpflege, spezielle Wohneinheiten, palliative Versorgung, stationäres Hospiz usw. Für die meisten Einrichtungen ist eine Pflegeeinstufung Aufnahmevoraussetzung. Der Kliniksozialdienst hat hier die Aufgabe, eine schnelle Pflegeeinstufung über einen zentralen Medizinischen Dienst zu beantragen. Dieser ermöglicht eine beschleunigte Klärung der Pflegeleistung und erleichtert so einen nahtlosen Übergang in die geeignete Einrichtung.

Geplante Änderungen ab 2017: § 14 SGB XI – Begriff der Pflegebedürftigkeit   Der Begriff der Pflegebedürftigkeit wird völlig neu definiert. Maßgeblich für das Vorliegen von Pflegebedürftigkeit sind Beeinträchtigungen der Selbständigkeit oder Fähigkeitsstörungen in verschiedensten Bereichen. Geplant sind mehr Pflegegrade. Des Weiteren fließen verschiedene Module in unterschiedlicher Wertigkeit bzw. Prozentsätzen ein. Das neue Vorgehen macht eine individuellere Beurteilung/Berechnung nötig.

25.4.1 Entlassung nach Hause

Die Pflegeeinstufung ist ebenfalls notwendig, wenn die Entlassung nach Hause geplant ist und eine Pflegebedürftigkeit im Sinne des Pflegegesetzes vorliegt. Grundlage für Planung und Durchführung einer häuslichen Entlassung ist eine Sozialanamnese, die deutlich macht, welches tragfähige soziale Netz durch das Entlassungsmanagement ergänzt oder komplett gesponnen werden muss. Hierzu gehört die Versorgung mit Hilfsmitteln, ambulanten Diensten, Behandlungspflege, Hilfsdiensten, Hausnotruf, Essen auf Rädern und vieles mehr. Die Kooperation mit Fachdiensten, dem Hausarzt bzw. Facharzt und niedergelassenen Therapeuten ist selbstverständlich nötig, um eine weitere ambulante Versorgung sicherzustellen.

25.4.2 Beratung

Die Hilfestellungen nach erlittenem Schlaganfall sind vielfältig. Bei allen Nachsorgeplanungen ist die ausführliche Beratung immer Grundvoraussetzung.

Ist keine Pflegebedürftigkeit oder Rehabilitationsnotwendigkeit gegeben, kann der Betroffene trotzdem unter vielfältigen Problemen leiden. Die Verarbeitung, die neue Situation oder die durchlebte Schocksituation, können ein Leben nachhaltig beeinflussen und langfristig zu ebenfalls großen Schwierigkeiten führen. Auch hier sind eine Unterstützung und Beratung durch den klinischen Sozialdienst hilfreich. Finanzielle Absicherung, Vermittlung von Beratungsstellen, Selbsthilfegruppen, Hilfsdiensten und andere Diensten kann für einen Schlaganfallpatienten ebenso wichtig sein, wie eine professionelle Weiterbehandlung seiner körperlichen Symptome. Das klinische Entlassungsmanagement versucht, einen gezielten Überblick über die professionellen und ehrenamtlichen Beratungs- und Hilfsangebote zu geben, und stellt erste Kontakte her.

Bestimmte Berufe können und sollen nicht mehr in gewohntem Maße durchgeführt werden. Hier gibt die Beratung zum Schwerbehindertengesetz Sicherheit. Wird durch die Erkrankung eine Berentung nötig, berät der klinische Sozialdienst den Patienten und deren Angehörige zu ihren Möglichkeiten.

Auf einen Blick

- Entlassungsmanagement als qualitatives Element der Patientenversorgung dient nicht nur der Einsparung von Kosten, sondern bedeutet vor allem für die Patienten mehr Lebensqualität und einen verbesserten Gesundheitsstatus.
- Durch adäquate Nutzung von Nachsorgeangeboten von Leistungen des Sozial- und Gesundheitsbereiches können Patienten trotz vorhandener Einschränkungen und Pflegebedürftigkeit häufig in ihre gewohnte Umgebung zurückkehren.
- Das Entlassungsmanagement ist eine multiprofessionelle Aufgabe, in der viele Berufsgruppen ihre inhaltlichen Qualitätsstandards einbringen müssen, um eine tragfähige Lösung zu erwirken.
- Ein funktionierendes Entlassungsmanagement verkürzt unnötige Krankenhausaufenthalte, trägt zur Vermeidung von Widereinweisungen bei und stellt für die Patienten die Weichen für den Start in ein Leben nach dem Schlaganfall.

Literatur

Mahoney F, Barthel D (1965) Functional evaluation: The Barthel Index. In: Maryland State Medical Journal; 14

Serviceteil

Schlaganfall-Skalen – 308

0.1   NIH-Schlaganfall-Skala (□ Abb. 0.1) – 308

0.2   Modifizierte Rankin-Skala – 313

0.3   Barthel-Index (□ Tab. 0.1) – 313

Kleine Medikamentenkunde – 315

0.1   Fibrinolytika (Alteplase) – 315

0.2   Plättchenhemmer (Aspirin, Clopidogrel, Dipyridamol, Asprin) – 316

0.3   Orale Antikoagulanzien – 317

0.4   Statine – 318

0.5   Antihypertensiva (□ Abb. 0.9, □ Tab. 0.2) – 319

0.6   Antidiabetika (□ Abb. 0.10) – 320

Glossar   321

Stichwortverzeichnis   325

© Springer-Verlag GmbH Deutschland 2017
C. Fiedler, M. Köhrmann, R. Kollmar (Hrsg.), *Pflegewissen Stroke Unit*, Fachwissen Pflege,
DOI 10.1007/978-3-662-53625-4

Schlaganfall-Skalen

0.1 NIH-Schlaganfall-Skala (◘ Abb. 0.1)

◘ Abb. 0.1   NIH-Schlaganfall-Skala

1a. Bewusstseinszustand
- Wach unmittelbar antwortend __________________________ ○ 0
- Benommen, aber durch geringe Stimulation zum Befolgen von Aufforderungen, Antworten oder Reaktionen zu bewegen __________________ ○ 1
- Stuporös, bedarf wiederholter Stimulation um aufmerksam zu sein, oder ist somnolent und bedarf starker oder schmerzhafter Stimuli zum Erzielen von Bewegungen (keine Stereotypien) ______ ○ 2
- Koma, antwortet nur mit motorischen oder vegetativen Reflexen oder reagiert gar nicht, ist schlaff und ohne Reflexe __________________ ○ 3

1b. Fragen zum Bewusstseinszustand
Monat, Alter des Patienten
- Beantwortet beide Fragen richtig __________________ ○ 0
- Beantwortet eine Frage richtig __________________ ○ 1
- Beantwortet keine Frage richtig __________________ ○ 2

1c. Aufforderungen zur Ermittlung des Bewusstseinszustandes
Augen öffnen und schließen, Faust machen und öffnen (nicht paretische Hand), ggf. Pantomime
- Führt beide Aufgaben richtig aus __________________ ○ 0
- Führt eine Aufgabe richtig aus __________________ ○ 1
- Führt keine Aufgabe richtig aus __________________ ○ 2

2. Blickbewegungen
Blick folgt dem Finger des Untersuchers
- Normal __________________________________ ○ 0
- Partielle Blickparese. Dieser Punktwert wird vergeben, wenn die Blickrichtung von einem oder beiden Augen abnormal ist, jedoch keine forcierte Blickdeviation oder komplette Blickparese besteht __________________ ○ 1
- Forcierte Blickdeviation oder komplette Blickparese, die durch Ausführen des okulocephalen Reflexes nicht überwunden werden kann __________ ○ 2

Punkte 1. + 2. [ ]

Abb. 0.1   Fortsetzung

3. Gesichtsfelder
Visuelle Gesten oder Finger zählen

- Keine Gesichtsfeldeinschränkung _______________ ◯ 0
- Partielle Hemianopsie _______________ ◯ 1
- Komplette Hemianopsie _______________ ◯ 2
- Bilaterale Hemianopsie _______________ ◯ 3
  (Blindheit inkl. kortikaler Blindheit)

4. Facialisparese
Zähne zeigen, Stirn runzeln, Augen schließen

- Normale symmetrische Bewegungen _______________ ◯ 0
- Geringe Parese (abgeflachte Nasolabialfalte,

  Asymmetrie beim Lächeln) _______________ ◯ 1
- Partielle Parese (vollständige oder fast

  vollständige Parese des unteren Gesichts) _______________ ◯ 2
- Vollständige Parese von ein oder zwei Seiten
  (Fehlen von Bewegungen im oberen und

  unteren Teil des Gesichts) _______________ ◯ 3

5. / 6. Motorik von Armen und Beinen

5. Arme _______________ links __rechts
Arme in 90° Position bringen

- Kein Absinken, die Extremität
  wird über 10 Sekunden in der 90°

  (oder 45°) Position gehalten _______________ ◯ 0 __◯ 0
- Absinken, Extremität wird zunächst
  bei 90° (oder 45°) gehalten, sinkt aber
  vor Ablauf von 10 Sekunden ab;
  das Bett oder eine andere Unterlage

  wird nicht berührt_______________ ◯ 1 __◯ 1
- Anheben gegen Schwerkraft möglich;
  Extremität kann die 90° (oder 45°)
  Position nicht erreichen oder halten,
  sinkt auf das Bett ab, kann aber gegen

  Schwerkraft angehoben werden _______________ ◯ 2 __◯ 2
- Kein (aktives) Anheben gegen

  Schwerkraft, Extremität fällt_______________ ◯ 3 __◯ 3
- Keine Bewegung _______________ ◯ 4 __◯ 4
- Amputation, Gelenkversteifung _______________ ◯ 9 __◯ 9
  Bewertung mit 9 = ''Amputation'' bitte als 0 zählen.
  bitte erklären:

**Punkte
3. - 5.** ☐

Abb. 0.1   Fortsetzung

6.   Beine ___________________________________links __rechts
Beine in 45° Position bringen
- Kein Absinken, Bein bleibt über

  5 Sekunden in der 30° Position____________◯ 0 __◯ 0
- Absinken, Bein sinkt am Ende der
  5 Sekundenperiode, berührt das

  Bett jedoch nicht ___________________◯ 1 __◯ 1
- Aktive Bewegung gegen Schwerkraft,
  das Bein sinkt binnen 5 Sekunden
  auf das Bett ab, kann aber gegen

  die Schwerkraft gehoben werden __________◯ 2 __◯ 2
- Kein Anheben gegen die
  Schwerkraft, Bein fällt sofort

  auf das Bett ______________________◯ 3 __◯ 3
- Keine Bewegung ___________________◯ 4 __◯ 4
- Amputation, Gelenkversteifung __________◯ 9 __◯ 9
  Bewertung mit 9 = "Amputation" bitte als 0 zählen.
  bitte erklären:

....

7.   Extremitäten Ataxie
Finger-Nase-Finger bzw. Ferse-Hacke-Versuch
- fehlend ________________________________◯ 0
- in einer Extremität vorhanden _______________◯ 1
- in zwei Extremitäten vorhanden _____________◯ 2

Nur das erste Item "Extremitätenataxie" zählen.

Falls vorhanden besteht die Ataxie in

Rechtem Arm
- Nein ___________________________________◯ 1
- Ja _____________________________________◯ 2
- Amputation, Gelenkversteifung ____________◯ 9
  bitte erklären:

....

**Punkte
6. + 7.** [ ]

Abb. 0.1 Fortsetzung

Linkem Arm

- Nein ____ ◯ 1
- Ja ____ ◯ 2
- Amputation, Gelenkversteifung ______________ ◯ 9
  bitte erklären:

....

Rechtem Bein

- Nein ____ ◯ 1
- Ja ____ ◯ 2
- Amputation, Gelenkversteifung ______________ ◯ 9
  bitte erklären:

....

Linkem Bein

- Nein ____ ◯ 1
- Ja ____ ◯ 2
- Amputation, Gelenkversteifung ______________ ◯ 9
  bitte erklären:

....

8. Sensibilität

**Nadel-, Schmerzreize bei Armen, Beinen,
Körper, Gesicht**

- Normal; kein Sensibilitätsverlust ______________ ◯ 0
- leichter bis mittelschwerer Sensibilitätsverlust,
  Patient empfindet Nadelstiche auf der betroffenen
  Seite als weniger scharf oder stumpf oder es
  besteht ein Verlust des Oberflächenschmerzes
  für Nadelstiche, doch nimmt der Patient die
  Berührung wahr ______________________________ ◯ 1
- Schwerer bis vollständiger Sensibilitätsverlust,
  Patient nimmt die Berührung von Gesicht, Arm
  und Bein nicht wahr______________________________ ◯ 2

Punkte
8. [   ]

Abb. 0.1   Fortsetzung

9. Sprache
Benennung von Gegenständen, Beschreibung des Bildes, Lesen der Satzliste

- Keine Aphasie; normal ___________________________ ◯ 0
- Leichte bis mittelschwere Aphasie; deutliche Einschränkung der Wortflüssigkeit oder des Sprachverständnisses, keine relevante Einschränkung von Umfang und Art des Ausdruckes. Die Einschränkung des Sprachvermögens und/oder des Sprachverständnisses macht die Unterhaltung über die vorgelegten Untersuchungsmaterialien jedoch schwierig bis unmöglich. Beispielsweise kann der Untersucher in einer Unterhaltung über die vorgelegten Materialien anhand der Antwort des Patienten ein Bild oder eine Wortkarte zuordnen ____◯ 1
- Schwere Aphasie, die gesamte Kommunikation findet über fragmentierte Ausdrucksformen statt. Der Zuhörer muss das Gesagte in großem Umfang interpretieren, nachfragen oder erraten. Der Umfang an Information, der ausgetauscht werden kann, ist begrenzt, der Zuhörer trägt im wesentlichen die Kommunikation. Der Untersucher kann die vorgelegten Materialien anhand der Antworten des Patienten nicht zuorden __________◯ 2
- Stumm, globale Aphasie, keine verwendbare Sprachproduktion oder kein Sprachverständnis ______◯ 3

10. Dysarthrie
Vorlesen der Wortliste

- Normal ___________________________________◯ 0
- Leicht bis mittelschwer; der Patient spricht zumindest einige Wörter verwaschen und kann, schlimmstenfalls nur mit Schwierigkeiten verstanden werden ___________________________◯ 1
- Schwer, die verwaschene Sprache des Patienten ist unverständlich und beruht nicht auf einer Aphasie oder übersteigt das auf eine Aphasie zurückführende Maß oder Patient ist stumm/ anarthrisch _________________________________◯ 2
- Intubation oder andere mechanische Behinderungen _____________________________◯ 9
  Bewertung mit 9 = "Intubation oder andere mechanische Behinderungen" bitte als 0 zählen.
  bitte erklären:

	Punkte 9. + 10.	

Abb. 0.1 Fortsetzung

11. Auslöschung und Nichtbeachtung (früher: Neglect)

Verwendung der vorangegangenen Untersuchungen

- Keine Abnormalität _________________________ ◯ 0
- Visuelle, taktile, auditive, räumliche oder personenbezogene Unaufmerksamkeit oder Auslöschung bei der Überprüfung von gleichzeitiger bilateraler Stimulation in einer der sensiblen Qualitäten _________________________ ◯ 1
- Schwere halbseitige Unaufmerksamkeit oder halbseitige Unaufmerksamkeit in mehr als einer Qualität. Kein Erkennen der eigenen Hand oder Orientierung nur zu einer Seite des Raums _________ ◯ 2

Punkte 11. [ ]

Gesamtpunkte 1. - 11. [ ]

0.2 Modifizierte Rankin-Skala

0 Keine Symptome
1 Keine relevante Beeinträchtigung. Kann trotz gewisser Symptome Alltagsaktivitäten verrichten
2 Leichte Beeinträchtigung. Kann sich ohne Hilfe versorgen, ist aber im Alltag eingeschränkt
3 Mittelschwere Beeinträchtigung. Benötigt Hilfe im Alltag, kann aber ohne Hilfe gehen
4 Höhergradige Beeinträchtigung. Benötigt Hilfe bei der Körperpflege, kann nicht ohne Hilfe gehen
5 Schwere Behinderung. Bettlägerig, inkontinent, benötigt ständige pflegerische Hilfe
6 Tod in Folge des Apoplex

0.3 Barthel-Index (◻ Tab. 0.1)

◻ **Tab. 0.1** Barthel-Index

Alltagsfunktionen	Punkte
Essen	
Komplett selbständig oder selbständige PEG-Beschickung/-Versorgung	10
Hilfe bei mundgerechter Vorbereitung, aber selbständiges Einnehmen oder Hilfe bei PEG-Beschickung/-Versorgung	5
Kein selbständiges Einnehmen und keine MS/PEG-Ernährung	0
Aufsetzen und Umsetzen	

▢ Tab. 0.1   Fortsetzung

Alltagsfunktionen	Punkte
Komplett selbständig aus liegender Position in (Roll-)Stuhl und zurück	15
Aufsicht oder geringe Hilfe (ungeschulte Laienhilfe)	10
Erhebliche Hilfe (geschulte Laienhilfe oder professionelle Hilfe)	5
Wird faktisch nicht aus dem Bett transferiert	0
Sich waschen	
Vor Ort komplett selbständig inkl. Zähneputzen, Rasieren und Frisieren	5
Erfüllt „5" nicht	0
Toilettenbenutzung	
Vor Ort komplett selbständige Nutzung von Toilette oder Toilettenstuhl inkl. Spülung/ Reinigung	10
Vor Ort Hilfe oder Aufsicht bei Toiletten- oder Toilettenstuhlbenutzung oder deren Spülung/Reinigung erforderlich	5
Benutzt faktisch weder Toilette noch Toilettenstuhl	0
Baden/Duschen	
Selbständiges Baden oder Duschen inkl. Ein-/Ausstieg, sich reinigen und abtrocknen	5
Erfüllt „5" nicht	0
Aufstehen und Gehen	
Ohne Aufsicht oder personelle Hilfe vom Sitz in den Stand kommen und mind. 50 m ohne Gehwagen (aber ggf. mit Stöcken/Gehstützen) gehen	15
Ohne Aufsicht oder personelle Hilfe vom Sitz in den Stand kommen und mind. 50 m mit Hilfe eines Gehwagens gehen	10
Mit Laienhilfe oder Gehwagen vom Sitz in den Stand kommen und Strecken im Wohnbe- reich bewältigen Alternativ: im Wohnbereich komplett selbständig im Rollstuhl	5
Erfüllt „5" nicht	0
Treppensteigen	
Ohne Aufsicht oder personelle Hilfe (ggf. inkl. Stöcken/Gehstützen) mind. ein Stockwerk hinauf- und hinuntersteigen	10
Mit Aufsicht oder Laienhilfe mind. ein Stockwerk hinauf und hinunter	5
Erfüllt „5" nicht	0
An- und Auskleiden	
Zieht sich in angemessener Zeit selbständig Tageskleidung, Schuhe (und ggf. benötigte Hilfsmittel z. B. Antithrombose-Strümpfe, Prothesen) an und aus	10
Kleidet mind. den Oberkörper in angemessener Zeit selbständig an und aus, sofern die Utensilien in greifbarer Nähe sind	5
Erfüllt „5" nicht	0
Stuhlkontinenz	
Ist stuhlkontinent, ggf. selbständig bei rektalen Abführmaßnahmen oder AP-Versorgung	10
Ist durchschnittlich nicht mehr als 1-mal/Woche stuhlinkontinent oder benötigt Hilfe bei rektalen Abführmaßnahmen/AP-Versorgung	5

Alltagsfunktionen	Punkte
Ist durchschnittlich mehr als 1-mal/Woche stuhlinkontinent	0
Harninkontinenz	
Ist harnkontinent oder kompensiert seine Harninkontinenz/versorgt seinen DK komplett selbständig und mit Erfolg (kein Einnässen von Kleidung oder Bettwäsche)	10
Kompensiert seine Harninkontinenz selbständig und mit überwiegendem Erfolg (durchschnittlich nicht mehr als 1-mal/Tag Einnässen von Kleidung oder Bettwäsche) oder benötigt Hilfe bei der Versorgung seines Harnkathetersystems	5
Ist durchschnittlich mehr als 1-mal/Tag harninkontinent	0
Summe maximal	100

Kleine Medikamentenkunde

L. Breuer

Im Folgenden sollen häufig auf einer Stroke Unit zum Einsatz kommende Medikamentengruppen und exemplarisch einige ihrer Vertreter vorgestellt werden. Stellvertretend für die Gruppe der Fibrinolytika wird die Wirkungsweise von Alteplase dargestellt. Im Anschluss wird auf die Plättchenhemmer, orale Antikoagulanzien sowie auf die für die Behandlung der wichtigsten zerebrovaskulären Risikofaktoren (arterieller Hypertonus, Hypercholesterinämie und Diabetes mellitus) verwendeten Medikamente eingegangen.

▪ Exkurs Gerinnungssystem

Um die Wirkweise der Fibrinolytika, der Plättchenhemmer und der oralen Antikoagulanzien zu verstehen, ist das Verständnis des Blutgerinnungssystems essentiell. Dieses besteht im Wesentlichen aus zwei großen Systemen. Nach Verletzung eines Gefäßes kommt es initial zu einer ersten „Abdichtung" durch die Thrombozyten (◘ Abb. 0.2).

Durch Interaktion mit der plasmatischen Blutgerinnung und deren Endprodukt dem Fibrin (◘ Abb. 0.3) entsteht dann ein stabiler fibrinreicher Plättchenthrombus.

0.1 Fibrinolytika (Alteplase)

Alteplase (rt-PA: rekombinanter tissue type plasminogen activator) ist derzeit das einzige für eine

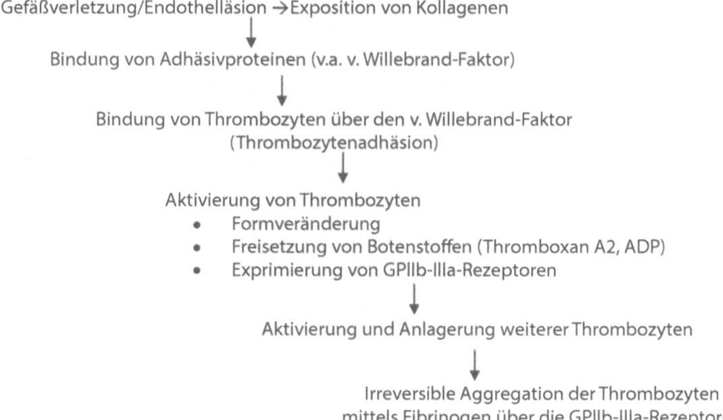

◘ **Abb. 0.2** Primärer Wundverschluss durch Thrombozyten

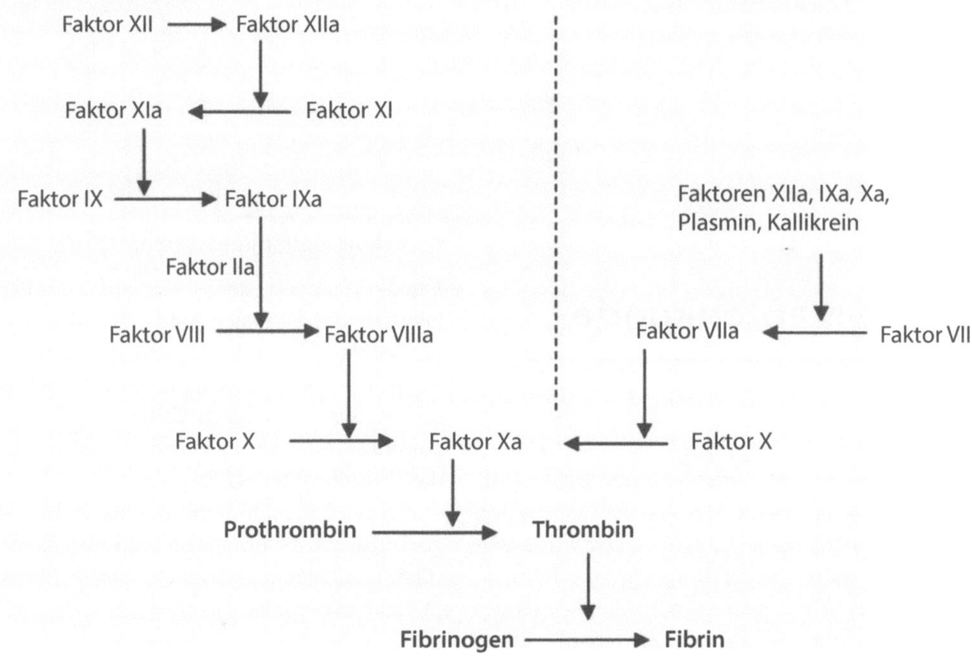

◘ Abb. 0.3   Plasmatische Gerinnung. Durch einen Gerinnungsreiz (endogene und exogene Auslöser) kommt es zu einer Kaskade verschiedener Gerinnungsfaktoren, die sich gegenseitig aktivieren → gemeinsame Endstrecke: Fibrin

Thrombolystherapie beim ischämischen Schlaganfall in Deutschland zugelassene Fibrinolytikum. Es ist ein Enzym, das als Aktivator der Fibrinolyse wirkt. Durch Umwandlung von Plasminogen in Plasmin wird die Blutgerinnung gehemmt, bzw. können bereits bestehende Fibrinthromben aufgelöst werden (◘ Abb. 0.4). Bei der Spaltung von Fibrin und Fibrinogen entstehen Fibrin-Spaltprodukte.

0.2 Plättchenhemmer (Aspirin, Clopidogrel, Dipyridamol, Asprin)

- **Aspirin (ASS)**
  - Einsatz auf der Stroke Unit: v. a. in der Sekundärprophylaxe bei Z. n. TIA oder schämischem Schlaganfall.
  - Wirkweise: irreversible Hemmung des Enzyms Cyclooxigenase in den Thrombozyten (◘ Abb. 0.5)
    - → Hemmung der Ausschüttung von Thromboxan A2
    - → geringere Aktivierung und Anlagerung weiterer Thrombozyten (◘ Abb. 0.2)
  - Wirkungsdauer: entspricht 7–10 Tagen (= Lebensdauer der Thrombozyten)

- **Clopidogrel**
  - Einsatz auf der Stroke Unit: v. a. in der Sekundärprophylaxe bei Z. n. TIA oder schämischem Schlaganfall, in Kombination mit Aspirin im Rahmen einer Stentangioplastie
  - Wirkweise: Inhibitor der durch Adenosindiphosphat eingeleiteten Plättchenaggregation (◘ Abb. 0.6)

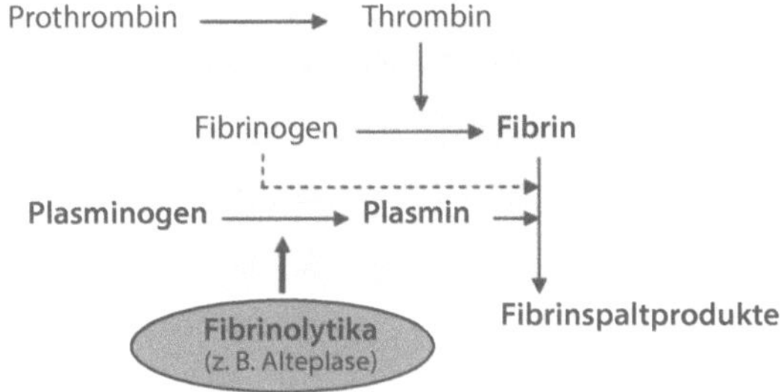

Abb. 0.4 Angriffspunkt der Plasminogenaktivatoren

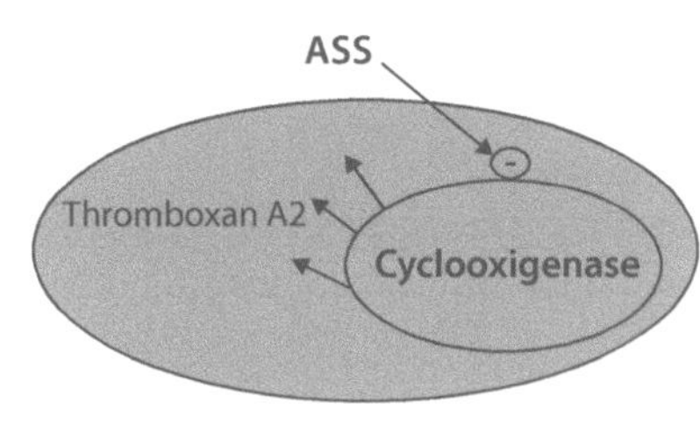

Abb. 0.5 Wirkungsweise des Aspirin

Abb. 0.6 Wirkungsweise des Clopidogrel

= Clopidogrel $\blacktriangleright$ = P_2Y_{12} -Rezeptor   = Fibrinogen

- → Verhindert Verbindung von Fibrinogen und bestimmten Thrombozytenrezeptoren (P2Y12)
- → Aktivierung in der Leber („Prodrug")

- **Dipyridamol (Dipyridamol + Aspirin)**
- Einsatz auf der Stroke Unit: v. a. Sekundärprophylaxe bei Z. n. TIA oder ischämischem Schlaganfall, in Kombination mit Aspirin (Aggrenox) bei Rezidivrisiko ≥4 %/Jahr
- Wirkweise: Hemmung der Phophodiesterase in den Thrombozyten mit
  - → Anstieg von cAMP (cyclisches Adenosinmonophosphat)
  - → Senkung von freiem Kalzium in den Thrombozyten
  - → reduzierte Thrombozytenaggregation
- Cave: Kopfschmerzen als häufige Nebenwirkung → einschleichende Dosierung

0.3 Orale Antikoagulanzien

- **Marcumar (Phenprocoumon: Abb. 0.7)**
- Einsatz auf der Stroke Unit: v. a. in der Primär- und Sekundärprophylaxe des ischämischen Schlaganfalles bei Patienten mit Vorhofflimmern bzw. kardialer Emboliequelle (u. a. bei persistierendem Foramen ovale/Vorhofseptumaneurysma, bei Herzklappenersatz, nach Gefäßdissektionen oder Lungenembolie).
- Wirkweise: kompetitiver Vitamin-K-Antagonist → Hemmung der Vitamin-K-abhängigen, in der Leber gebildeten Gerinnungsfaktoren Prothrombin, IIV, IX, X

Abb. 0.7 Phencoupromon

(◻ Abb. 0.3) mit dosisabhängiger Aufhebung bzw. Verlangsamung der plasmatischen Gerinnung.

- → Verhinderung neuer Blutgerinnsel
- → Überwachung der Therapie mittels des INR-Wertes („international normalized ratio")
- → Verzögerter Wirkungseintritt mit Wirkungsmaximum nach 48–72 h, protrahierte Wirkdauer über mehrere Tage
- → Erhöhtes Blutungsrisiko, Antagonisierung mit Konakion möglich, bei lebensbedrohlichen marcumarinduzierten Blutungen
- → PPSB bzw. Frischplasma

- **Neue orale Antikoagulanzien (NOAKs)**
- Einsatz auf der Stroke Unit: v. a. Schlaganfallprophylaxe bei Patienten mit Vorhofflimmern
- Weitere Indikationen: Behandlung und Prävention des Wiederauftretens von tiefen Beinvenenthrombosen und Lungenembolien
  - → Allen NOAKs ist gemeinsam, dass sie, anders als die Vitamin-K-Antagonisten, in einer festen Dosierung eingenommen werden und keine routinemäßigen Gerinnungskontrollen nötig sind. Gerinnungswerte, insbesondere der INR und die PTT können unter Einnahme von NOAKs verändert sein, sind aber nicht aussagekräftig.
  - → Dosisanpassung bei Patienten mit Niereninsuffizienz, Bestimmung der Kreatinin-Clearance und regelmäßige Kontrollen der Nierenfunktion notwendig
  - → Schneller Wirkungseintritt mit Wirkungsmaximum bereits nach wenigen Stunden und kürzere Halbwertszeit als bei den Vitamin-K-Antagonisten
  - → Erhöhtes Blutungsrisiko

Dabigatran

- Wirkweise: Direkter Faktor-IIa-(Thrombin-)Inhibitor (◻ Abb. 0.8), feste Tagesdosis (150 mg oder 110 mg) zweimal täglich. Spezifisches Antidot verfügbar: monoklonaler Antikörper Idarucizumab

Rivaroxaban

- Wirkweise: Direkter Faktor-Xa-Inhibitor (◻ Abb. 0.8), feste Tagesdosis (20 mg oder 15 mg) einmal täglich

Apixaban

- Wirkweise: Direkter Faktor-Xa-Inhibitor (◻ Abb. 0.8), feste Tagesdosis (5 mg oder 2,5 mg) zweimal täglich

Edoxaban

- Wirkweise: Direkter Faktor-Xa-Inhibitor (◻ Abb. 0.8), feste Tagesdosis (60 mg oder 30 mg) einmal täglich

0.4   Statine

- Exemplarisch genannt seien hier Simvastatin, Pravastatin und Atorvastatin
- Wirkweise: kompetitive Hemmung der Biosynthese von Cholesterin durch Hemmung der HMG-CoA-Reduktase → intrazellulärer Mangel an LDL
  - → kompensatorische Zunahme der LDL-Rezeptoren und gesteigerte Aufnahme von LDL
  - → LDL-Reduktion im Blutplasma
- Zusätzliche pleiotrope Wirkungen: entzündungshemmend und immunmodulatorisch
- Cave: selten toxische Myopathien

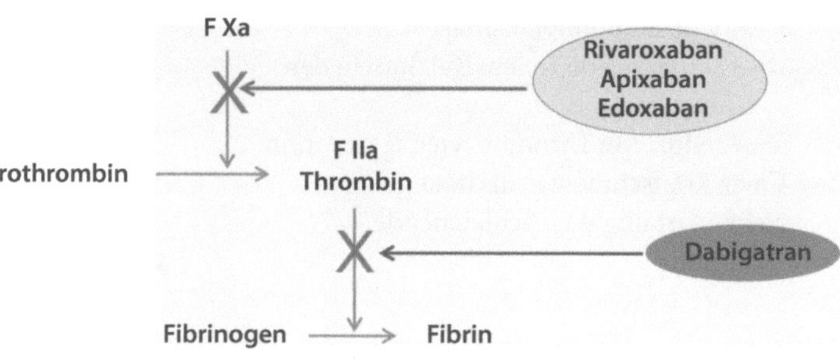

◻ Abb. 0.8 Angriffspunkte der NOAKs im Gerinnungssystem

0.5 Antihypertensiva ($\blacksquare$ Abb. 0.9, $\blacksquare$ Tab. 0.2)

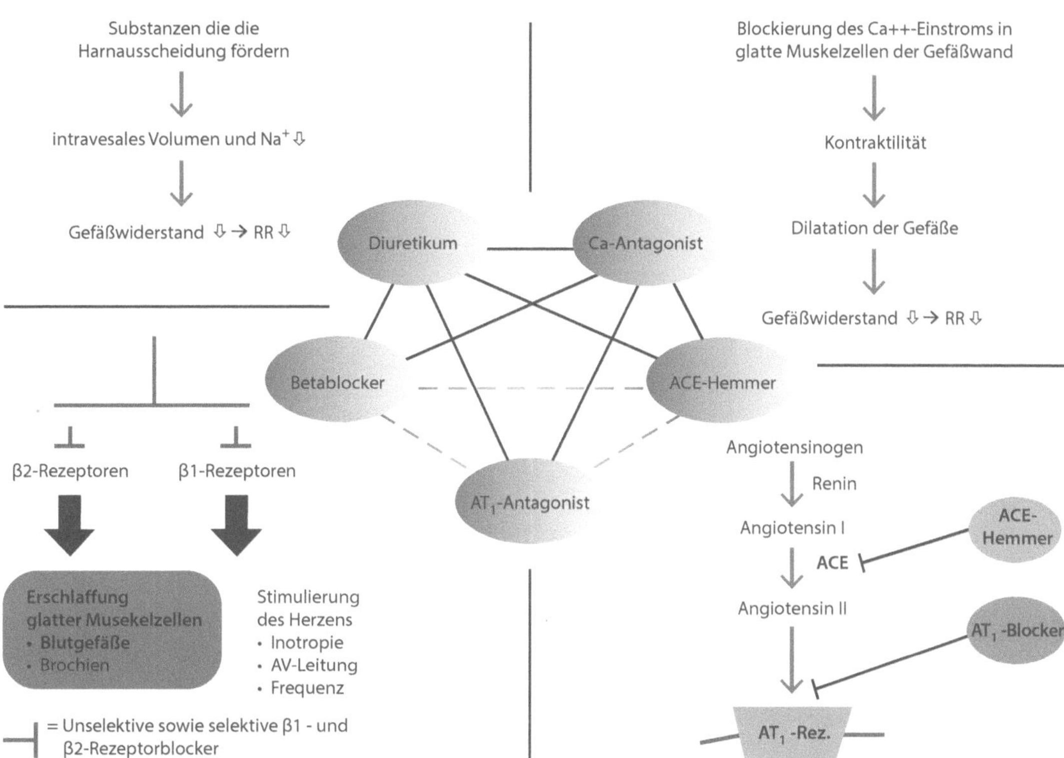

$\blacksquare$ **Abb. 0.9** Antihypertensiva der ersten Wahl: Diuretika, Beta-Rezeptorenblocker, ACE-Hemmer AT1-Rezeptorantagonisten und Kalziumantagonisten. Kombination synergistisch Kombination möglich. Adaptiert nach der Deutschen Hochdruckliga

$\blacksquare$ **Tab. 0.2** Beispielpräparate der jeweiligen Antihypertensiva-Gruppe

β-Blocker	Diuretika	Kalziumantagonisten	ACE-Hemmer	AT1-Blocker
Metoprolol	Thiaziddiuretika:	Nifedipin	Captopril	Losartan
Bisoprolol	Hydrochlorthiazid	Amlodipin	Enalapril	Valsartan
Carvedilol	Schleifendiuretika:	Nitrendipin	Peridopril	Candesartan
	Furosemid	Nimodipin	Ramipril	
	Torasemid			
	Aldosteronantagonisten:			
	Spironolacton			

0.6   Antidiabetika (◘ Abb. 0.10)

| Orale Antidiabetika | Orale Antidiabetika + Insulin | Insulin Normalinsulin und Kombinationsinsulin |

- konventionelle Insulintherapie (KT)
- intensivierte konventionelle Insulintherapie (KT)

Biguanide (Metformin)
Erhöht die Wirkung von Insulin v.a. in Leber/Muskulatur
Reduktion hepatischen Glukoneogenese und der freien Fetsäuren sowie der Lipidoxidationsrate

α -Glukosidase-Hemmstoffe (Acarbose, Miglitol)
Hemmung der Zuckeraufnahme im Darm durch Hemmung der Di- und Oligosacheridasen im Darm

Glitazone (z. B. Pioglitazone)
Insulinsensitizer: Verminderung der Insulinresistenz in Fettgewebe/Muskulatur/Leber durch spezifische Bindung und Aktivierung des nukleären Transkriptionsfaktors Peroxisome Proliferator-Activated Rezeptor (PPAR-γ)   →Regulation der Genexpression

Sulfonylharnstoffe (z. B. Glibenclamid, Glimepirid)
Blockade ATP-empfindlicher Kaliumkanäle der ß-Zellen im Pankreas (Membranpotenzial↓) → Erleichterung der Insulinfreisetzung

Sulfonylharnstoffe-Analoga (z. B. Repaglinid, Nateglinid)
Ähnliche Wirkweise wie die Sulfonylharnstoffe, fördern die Insulinfreisetzung, jedoch andere Bindungsstelle an den Kaliumknälen → schnellere kürzere Pharmakokinetik

DPP-4-Inhibitoren/Gliptine (z. B. Sitagliptin, Vildagliptin, Saxagliptin)
Hemmung des Enzyms Dipeptyl-Peptidase-4 (DPP-4) →weniger Abbau des Darmhormons Glucagon-ähnliches Peptid-1 (GLP-1) → Verstärkung der Insulinausschüttung bei den Mahlzeiten

GLP-Analoga (z. B. Liraglutid, Exenatide)
Ähnliche Wirkung wie die DPP-4-Hemmer durch Nachahmung des der Wirkung des Darmhormons Glucagon-ähnliches Peptid-1 (GLP-1). Regen Insulinfreisetzung an, Reduktion hepatischen Glukoneogenese, appetithemmend

SGLT-2-Hemmer/Gliflozine (z. B. Empagliflozin, Dapagliflozin, Canagliflozin)
Hemmung natriumabhängiger Glucosetransporter in der Niere →Zuckerausscheidung über die Nieren in den Urin→ Senkung des Blutzuckerspiegels unabhängig vom Insulinstoffwechsel

◘ **Abb. 0.10**   Übersicht der Antidiabetika

Glossar

AEDL-Konzept Von Monika Krohwinkel 1993 entwickeltes Pflegekonzept, das auf 13 Aktivitäten und existenziellen Erfahrungen des Lebens beruht. Es handelt sich um ein Bedürfnismodell mit vier Schlüsselkonzepten: Person, Umgebung, Gesundheit und Wohlbefinden sowie pflegerischer Handlungsprozess (Pflegeprozess). Das Pflegekonzept stellt eine Grundlage zur Erstellung von Pflegeanamnese und Pflegeplanung dar, der Pflegeprozess kann in allen seinen Teilen durchgeführt werden.

ADL-Skalen Activities of daily living, Alltagsaktivitäten. Skalen, die in systematischer Form Aktivitäten des täglichen Lebens erfassen und bewerten wie z. B. Einkaufen, Körperpflege etc.

Affolter-Modell Das Affolter-Modell wurde in den 1960er-Jahren von der Entwicklungspsychologin Dr. Felice Affolter entwickelt. Affolter erforschte die Entwicklung der Wahrnehmung und behandelt Wahrnehmungsstörungen, die nach angeborenen und erworbenen Hirnschädigungen auftreten, mit gespürter Information (Interaktionstherapie).

Aphasie Sprachstörung infolge Verletzung, Blutung oder Mangeldurchblutung in einem umschriebenen Hirngebiet der dominanten Hirnhemisphäre. Äußert sich in einer Beeinträchtigung oder Aufhebung des sprachlichen Ausdruckvermögens und des Sprachverständnisses. Globale Aphasie – völliger Ausfall des Sprachverständnisses und der Sprachwiedergabe; motorische Aphasie – gestörte Fähigkeit zur Sprachwiedergabe; sensorische Aphasie – Einschränkung des Sprachverständnisses.

Aspiration Eintritt von Speichel, Nahrung, Flüssigkeit oder Sekret in den Kehlkopf in die unteren Atemwege unterhalb der Stimmlippen.

Assessmentinstrument Im engeren Sinne versteht man unter Assessment die systematische Erhebung eines funktionellen Status in bestimmten Bereichen zu einem definierten Zeitpunkt mit standardisierten Instrumenten, die als Assessmentinstrumente bezeichnet werden.

Attrition Bias Nichteinhalten des Protokolls und vorzeitiges Ausscheiden aus der Studie.

Basale Stimulation Lateinisch basal = grundlegend und voraussetzungslos und stimulatio = Anreiz, Anregung. Es ist ein bestehendes Konzept aus der Pädagogik. Entwickelt vom Sonderpädagogen Prof. Dr. Fröhlich für den Umgang mit mehrfachbehinderten Kindern. In den 1980er-Jahren hat Prof. Bienstein die Basale Stimulation in die Pflege wahrnehmungsbeeinträchtigter Menschen integriert. Die zentralen Ziele der Basalen Stimulation stellen eine Sammlung von Zielen für betroffene Menschen dar. Sie ermöglichen, aus der Sicht des Erkrankten Prioritäten für das pflegerische Tun zu setzen und somit an seine Bedürfnisse angepasste Angebote setzen zu können.

Bobath Nach Berta und Karel Bobath benanntes Konzept für die Pflege und Rehabilitation von Patienten mit ZNS-Erkrankungen. Es umfasst verschiedene Techniken der Lagerung sowie Transfers, außerdem Ess-, Wasch- und Anziehtraining. Aufgrund des ganzheitlichen Ansatzes steht immer der Patient im Mittelpunkt.

Confounding Confounding beschreibt den Sachverhalt, dass ein Faktor (Confounder), der nicht direkt Gegenstand der Untersuchung ist sowohl mit der Intervention/Exposition als auch mit der Zielgröße assoziiert ist und dadurch bei Aussagen über die Beziehung zwischen Intervention/Exposition und Zielgröße „Verwirrung" stiftet. Häufige Confounder sind z. B. Alter, Geschlecht oder Nikotingenuss. Confounding lässt sich durch ein entsprechendes Studiendesign (z. B. Randomisierung oder Matching) oder durch die Anwendung bestimmter statistischer Verfahren bei der Analyse (Stratifizierung, multivariate Analyse) kontrollieren.

Delir Akute und meist rasch vorübergehende Störung des Wachbewusstseins, der Aktivität und der Wahrnehmung, z. B. beim Alkoholentzug.

Detektions-Bias Unterschiede in der Bewertung der Resultate.

Dysarthrie Ist ein Sammelbegriff für verschiedene Störungen des Sprechens, die durch erworbene Schädigungen des Gehirns bzw. der Hirnnerven und der peripheren Gesichtsnerven verursacht werden. Es können dabei sowohl die Steuerung als auch die Ausführung der Sprechbewegungen eingeschränkt sein. Dadurch kann die Artikulation von Lauten verformt bis unverständlich verwaschen klingen.

Ernährungsscores Um den Ernährungszustand rasch und mit einfachen Mitteln zu erfassen, sind mehrere Scores entwickelt worden. Verbreitet sind der Nutritional Risk Score (NRS 2002), das Subjective Global Assessment (SGA), das Mini Nutritional Assessment (MNA) und das Malnutritional Universal Screening Tool (MUST). Das „Nutritional Risk Screening 2002 nach Kondrup", kurz NRS 2002 genannt, erfasst das Risiko oder eine manifeste Mangelernährung und wird an erster Stelle von der Leitlinie „Enterale Ernährung bei Schlaganfall" empfohlen.

Evidence Englisch = Zeugnis, Beweis, Beleg. Informationen aus wissenschaftlichen Studien und systematisch zusammengetragenen klinischen Erfahrungen, die einen Sachverhalt erhärten oder widerlegen.

Evidenz Lateinisch ex = aus und videre = sehen, Bedeutung: das Herausscheinende, das Augenscheinliche. „Das ist doch evident" bedeutet somit, dass etwas nicht weiter hinterfragt werden muss.

Evidenzbasierte Medizin Medizin, die auf Beweisen beruht. Ein gewissenhafter, ausdrücklicher und vernünftiger Gebrauch der besten wissenschaftlichen Evidenz für Entscheidungen in der medizinischen Versorgung individueller Patienten. Der Begriff „Evidenzbasierte Medizin" ist untrennbar mit dem Namen David Lawrence Sackett verbunden, einem kanadischen Arzt, der sich seit Ende der 1960er-Jahre an der McMaster Universität in Ontario mit eben diesem Thema beschäftigt und die Grundlagen definiert hat. Der Begriff „Evidenzbasierte Medizin" verbreitete sich aber erst in den 1990er-Jahren, nachdem Sackett an der Universität von Oxford ein Zentrum für evidenzbasierte Medizin gegründet hatte.

Expertenstandards Das Deutsche Netzwerk für Qualitätsentwicklung in der Pflege (DNQP) hat in den letzten Jahren verschiedene Nationale Expertenstandards herausgegeben. Diese Standards sind eine bundesweite Handlungsempfehlung zu den Themen: Dekubitusprophylaxe in der Pflege, Schmerzmanagement in der Pflege bei akuten Schmerzen, Schmerzmanagement in der Pflege bei chronischen Schmerzen, Sturzprophylaxe in der Pflege, Pflege von Menschen mit chronischen Wunden, Förderung der Harnkontinenz, Entlassungsmanagement in der Pflege, Ernährungsmanagement in der Pflege, Förderung der physiologischen Geburt.

Facilitieren/Facilitation Ist die englische Bezeichnung für „Ermöglichung" oder „Erleichterung". Dieser aus der Pädagogik stammende Begriff beschreibt die Unterstützung von Gruppen oder Einzelpersonen beim Lernen. Er wurde von Paul Freire, einem lateinamerikanischen Pädagogen, geprägt. Facilitation soll dabei einer Gruppe oder einer Einzelperson helfen, ihre Ziele zu erreichen, jedoch ohne dabei sich selbst einer teilnehmenden Partei zuzuordnen.

F.O.T.T Es handelt sich um ein von der englischen Sprachtherapeutin und Bobath-Tutorin Kay Coombes in den 1970er-Jahren entwickeltes Behandlungskonzept der fazio-oralen Funktionen Atmen, Speichelschlucken, Nahrungsaufnahme, Sprechen, orale Reinigungsbewegungen etc.

F.O.T.T.-Algorithmus Fachterminus für geregelte Prozeduren zur Lösung definierter Fragestellungen oder Problemen. Hier: Lösungsorientiertes Verfahren mit dem Ziel, den Therapeuten durch den klinischen Entscheidungsprozess in der Befunderhebung und der Behandlung in den F.O.T.T.-Bereichen Nahrungsaufnahme/Schlucken, Mundhygiene, nonverbale Kommunikation, Atmung-Stimme-Sprechen zu leiten. Ein Algorithmus kann auch als eine Handlungsanweisung (-empfehlung) zum Vorgehen in den Bereichen der F.O.T.T. dienen.

Gesamtenergieumsatz Der Gesamtenergieumsatz ergibt sich aus dem Grundumsatz plus Zuschlag für Aktivität und des möglicherweise erhöhten Bedarfs, der bei einigen Krankheitsbildern beobachtet wurde. Es wird empfohlen, keine fixe Formel anzuwenden, sondern Steigerungen der Energiezufuhr vom aktuellen Zustand, dem Verlauf und dem Schweregrad der Erkrankung abhängig zu machen.

Hemiplegie Halbseitige Lähmung.

Hyperreagibilität (Hyperästhesie, Parästhesie) Entsteht durch gestörte sensible Rückmeldung oder verminderte Reize aufgrund mangelnder oder fehlender Sprech- und Schluckbewegungen bzw. Fehlen von Atemstrom in den oberen Luftwegen (hier: bei Patienten mit geblockter ▶ Trachealkanüle). Die Reizschwelle des Patienten für Berührung und Bewegung im Mund- sowie Gesichtsbereich ist herabgesetzt. Hyperreagibilität kann als primäre Folge der Hirnschädigung auftreten und sekundär als Folge der „Vernachlässigung" von Gesicht und Mund während der Neurorehabilitation. Es wird angenommen, dass nach einer Hirnschädigung die Reizschwelle für Berührung und Bewegung herab- oder heraufgesetzt ist.

Interaktionstherapie Gespürte Interaktion zwischen der Person und seiner Umwelt ist die Grundlage für Spürinformation (taktil-kinästhetisch). Frau Dr. Affolter geht davon aus, dass die Spürinformation beim Lernen nach einer Hirnschädigung sehr wichtig ist. Beim „Pflegerischen Führen" wird die Spürinformation durch Handeln am Patient vermittelt. Beim „Elementaren Führen" werden die Hände des Betroffenen geführt, um über die Aktion Spürinformation aufzunehmen.

Kinästhetik Die Gründer von Kinästhetik Hatch und Maietta suchten nach Instrumenten, die helfen, eine Bewegungsaktivität als Ganzes zu betrachten. Das Resultat sind die sechs kinästhetischen Prinzipien. Die Konzepte sind Denkwerkzeuge, um menschliche Bewegung zu beschreiben und zu analysieren und um bewegungseingeschränkte Menschen effektiv unterstützen zu können.

Logopädie Medizinisch-therapeutische Fachdisziplin; Aufgabengebiete sind das Erkennen und Behandeln von Stimm-, Sprech-, Sprach- und Schluckstörungen im Kindes- wie im Erwachsenenalter. Auf der Stroke Unit liegen die Schwerpunkte der logopädischen Arbeit auf den neurologisch bedingten Sprach-, Sprech- und Schluckstörungen.

Megacode-Training Ein Megacode-Training ermöglicht das realitätsnahe Üben der Notfallsituation gemeinsam für Ärzte und Pflegende. Ziel der Übungssituation ist die Optimierung der interprofessionellen Zusammenarbeit bei der Reanimation.

Neurologische Komplexbehandlung Alle Leistungen im Krankenhaus werden für die Abrechnung mit den Krankenkassen mit einem Code verschlüsselt. Der wichtigste Code für die Schlaganfallpatienten einer Stroke Unit ist die neurologische Komplexbehandlung. Darin ist für den Schlaganfallpatienten eine Versorgung von 72 h vorgesehen. Anschließend wird der Patient auf eine Allgemeinstation, eine Rehabilitationseinrichtung oder nach Hause verlegt.

Nonverbale Kommunikation Nichtsprachliche Kommunikation mittels Mimik und Gestik.

Placebo-Effekt Wenn man ein Medikament einnimmt, verändert nicht nur der aktive Inhaltsstoff, wie man sich fühlt. Die reine Erwartung, sich besser zu fühlen, hat bereits einen großen Effekt. Von Personen, die Placebo einnahmen ohne es zu wissen, verspüren ca. 30 % trotzdem eine merkliche Verbesserung des Befindens. Ein weiterer Faktor, der zu berücksichtigen ist, ist die Tatsache, dass Patienten, die sich in einer Studie befinden, fast immer davon profitieren, was vielleicht an der deutlich gesteigerten Aufmerksamkeit liegt, die ihnen entgegengebracht wird. Aber nicht nur positive Effekte können von Placebo ausgehen. Auch Nebenwirkungen, die erwartet werden, können auftreten.

Post-Stroke-Depression Damit wird eine Depression nach Schlaganfällen (PSD) bezeichnet, sie gilt als die häufigste und wichtigste Konsequenz des neuropsychiatrischen Schlaganfalls. Etwa ein Drittel der Überlebenden eines Schlaganfalls erleben eine solche Depression. Darüber hinaus kann diese Erkrankung einen negativen Effekt auf die kognitive Funktion, die funktionelle Erholung und auf das Überleben der Betroffenen haben.

Posturale Kontrolle Fähigkeit, die Körpermitte über einer Unterstützungsfläche zu stabilisieren und dabei die Körpersegmente zueinander auszurichten sowohl unter statischen als auch unter dynamischen Bedingungen.

Propriozeptoren Bezeichnung für besondere Sinnesrezeptoren oder -zellen, die körpereigene Reize, d. h. Veränderungen in sich selbst (wie z. B. die jeweilige Körperlage) registrieren und in Form eines Eigenreflexes beantworten. Die Propriozeptoren liegen zum einen im Bewegungsapparat: als Muskelspindeln in den Muskeln, als Sehnenspindeln in den Sehnen; sie reagieren auf Änderungen des Dehnungszustands. Zum anderen liegen die Propriozeptoren im Vestibulum und im Innenohr und registrieren Veränderungen der jeweiligen Körperlage.

Qualität Ist an sich ein wertfreier Begriff. Im allgemeinen Sprachgebrauch ist damit oft eine positive Wertung verbunden, eigentlich „gute Qualität" gemeint. Es existieren verschiedene Definitionen für den Begriff Qualität. Die DIN EN ISO 8402 definiert Qualität als Gesamtheit von Merkmalen einer Einheit (eines Produkts) bezüglich ihrer Eignung, festgelegte und vorausgesagte Erfordernisse zu erfüllen. Diese Definition ist wertfrei, also weder positiv noch negativ belegt. Qualität meint hier gleichsam festgelegte Eigenschaften oder Erfordernisse.

Qualitätsmanagement Meint alle aufeinander abgestimmten Tätigkeiten zur Lenkung und Leitung einer Organisation bezüglich Qualität.

Qualitätsmanagementsystem Als Qualitätsmanagementsystem wird entsprechend ein System zur Lenkung und Leitung einer Organisation bezüglich Qualität bezeichnet.

Qualitätssicherung Unter Qualitätssicherung sind alle Maßnahmen zu verstehen, die sicherstellen sollen, dass ein Produkt oder eine Dienstleistung ein festgelegtes Qualitätsniveau erreicht. Im Gesundheitswesen wird mit Qualitätssicherung häufig eine Erhebung qualitätsrelevanter Daten sog. Qualitätsindikatoren zum Vergleich zwischen verschiedenen Einrichtungen verstanden. Diese externe vergleichende Qualitätssicherung ist für verschiedene Diagnosen oder medizinische Maßnahmen der Kliniken verpflichtend aufgrund von gesetzlichen Regelungen im 5. Buch des Sozialgesetzbuches (§ 135a SGB V).

Randomisierung Die Patienten werden hierbei rein zufällig den Therapiearmen zugeteilt. Diese Zufallsverteilung erreicht man durch Verwendung von Zufallszahlen oder Computeralgorithmen. Durch Randomisierung lässt sich eine gleichmäßige Verteilung der Patienten in den Studiengruppen realisieren und der Einfluss möglicher Einflussgrößen, wie z. B. Risikofaktoren, Komorbiditäten und genetische Variabilitäten, zufällig auf die Gruppen verteilen (Strukturgleichheit).

Schluckkost Die sog. Schluckkost beinhaltet einen Kostaufbau in mehreren Stufen von breiig-glatter über weiche-pürierte Konsistenz bis hin zur weichen Übergangskost. Abhängig von der individuellen Verträglichkeit erfolgt eine Steigerung bis zu einer angepassten Normalkost (z. B. ohne Mischkonsistenzen wie Eintopf, ohne krümelige und faserige Speisen).

Schluckreaktion Motorische Reaktion (=Schlucken) auf einen inneren oder äußeren Stimulus (anstelle des Termini Schluckreflex).

Selektions-Bias Unterschiede in der Ausgangssituation der Teilnehmergruppen.

Spastizität Die Begriffe Spastik bzw. Spastizität beschreibt eine in typischer Weise erhöhte Eigenspannung der Skelettmuskulatur, die immer auf eine Schädigung des Gehirns oder Rückenmarks zurückzuführen ist.

Subluxation Als Subluxation bezeichnet man die unvollständige Luxation (Ausrenkung) eines Gelenks, bei der die Gelenkflächen partiell in Berührung bleiben.

Trachealkanülen-Management Der Umgang mit Trachealkanülen im Rahmen des Schlucktrainings, bei der Entwöhnung bis hin zur Dekanülierung. In diesem Prozess werden unterschiedliche Kanülentypen eingesetzt.

Verblindung Die Verblindung ist eine weitere geeignete Technik zur Vermeidung von Verzerrungen. Man unterscheidet zwischen einfacher und doppelter Verblindung. Bei einfacher Verblindung weiß der Patient nicht, welche Therapie er erhält, bei doppelter Verblindung wissen weder Patient noch Untersucher, welche Behandlung vorgesehen ist. Die Verblindung von Patient und Untersucher schließt eine – eventuell auch unbewusste – subjektive Beeinflussung der Beurteilung einer bestimmten Therapie aus. Somit stellt die doppelte Verblindung Behandlungs- und Beobachtungsgleichheit der Patienten bzw. Therapiegruppen sicher.

Verzerrung (Bias) In der Epidemiologie bedeutet Bias, dass dem Resultat einer Studie nicht die Intervention (oder allenfalls der Zufall) zugrunde liegt, sondern dass es durch einen systematischen Fehler im Design oder in der Auswertung entstanden ist. Im Gegensatz zum zufälligen Fehler heben sich systematische Fehler bei einer genügenden Anzahl von Messungen nicht auf. Bias beeinträchtigt die Gültigkeit einer Studie erheblich und kann deshalb gravierende Folgen haben; im schlimmsten Fall ist die Aussage der Studie gänzlich falsch.

Vigilanz Beschreibt die Wachheit und oder Aufmerksamkeit eines jeden Menschen.

Stichwortverzeichnis

12-Kanal-EKG 63

A

A. carotis 29
Aa. vertebrales 30
Ablauforganisation 259
Abrechnung 260
Actilyse 70
adaptive pressure control- oder
    average volume-assured pressure
    support (AVAPS) 81
adaptive Servoventilation (ASV) 81
ADL-Skala 244
ADSR-Datensatz 290
AEDL 142
– Schlüsselkonzepte 142
– Strukturierungsmodell 143
Agitation 75
Akutbehandlung 256
Akuttherapie 67
Alkoholkonsum 37
Alteplase 70
Amnesie 28
Amyloidangiopathie 108
Anarthrie 194
Anatomie, funktionale 174
Andicken 200
Anfall, epileptischer 75
Angehörigenhilfe 249
Anleitung 280
Anosognosie 124
Anschlussheilbehandlung (AHB) 302
Antikoagulanzien, orale 99
Antikoagulation 97, 108
– orale 97, 111
Aphasie 27, 144, 192
– Therapie 248
Apraxie 211
Arzneimittel 19
Arzneimittelinformation 240
Arzt 258
ASPI-Schnelltest 146
Aspiration 240
– Behandlung 240
– Risiken 196
– Ursachen 240
Aspirationsrisiko 74
Atemarbeit 78
Atemfrequenz 44, 132
Atemversagen

– hyperkapnisches 77
– hypoxämisches 77
Audit 290
Aufgabe, multiprofessionelle 305
Aufmerksamkeit 211
Ausstreichung 168
Authentizität 279

B

B-Bild 61
Ballaststoffe 239
Barthel-Index 299
Basale Stimulation 161, 269
– Definition 162
– Technik 163
– Ziele 163
Basilarisembolie 56
Basisdiagnostik 42
– Maßnahmen 42
Basismaßnahmen 9
Basistherapie 68
Beatmung
– ASV 81
– AVAPS 81
– BPAP 81
– CPAP 80
– NAVA 81
– nicht-invasive 77
– proportionale assistierte 81
Beatmungsmodus 80
Begleiterscheinungen,
    neuropsychologische 192
Behandlungsqualität 288
– Indikatoren 288
Behinderung 6
Beratung 280
Berührung 166, 173, 177, 206
Betreuung, psychische 139
Bewegung 138, 172, 174
– Förderung 171–172
– Mangel 37
Bewegungserfahrung 168
Bewertung 15
Bewusstseinsstörung 28
Beziehungsgestaltung 173
Bildgebung, kraniale 95
– mit CT, MRT 95
bilevel positive airway pressure
    (BPAP) 81

Blutabbauprodukt 110
Blutdruck 35, 68
– Messung 43
– Messung, invasive 43, 134
– Überwachung 133
Blutgasanalyse, arterielle (BGA) 54
Bluthochdruck, arterieller 46, 104
Blutung 73, 236
– intrakranielle 57
– intrazerebrale 107
– intrazerebrale, pathophysiologische
    Mechanismen 109
– intrazerebrale, prognostische
    Faktoren 109
– Komplikationen 96
Blutzucker 45, 69
Bobath 145, 151
Bobath-Konzept 269
– 90-Grad-Lagerung 154
– Entwicklungsgeschichte 152
– Fortbildung 158
– Lagerung 154
– Rückenlagerung 156
– Transfer 157
BPAP-Beatmung 81
Bridging-Konzept 72
Bubble-Test 61
Burried Bumper Syndrom 236

C

CHA$_2$DS-VASc-Score 98
CHADS$_2$-Score 98
Computertomografie 57
Confounding 19
COPD 82
CPAP-Therapie 80
CT-Angiografie 56

D

Dekubitus 75, 138, 233, 273
– Prophylaxe 138
Demenz 207, 244
– Instruktionen 247
dense mediasign 58
Depression 6, 75
Diabetes mellitus 36, 48
Diagnostik 41

– akute zerebrale Ischämie 57
– apparative 41
– Elektrokardiogramm 62
– intrakranielle Blutung 57
– ischämischer Schlaganfall 95
– kardiale 95
– kardiologische 62
– klinische 41
– neuroradiologische 55
Diarrhö 240
– Behandlung 239
– Definition 240
– Ursachen 239
DIN EN ISO 9001 288
Dokumentation 182–184, 186, 188, 260
Door-to-needle-Zeit 71
Dopplersonografie 60–61
Drainage, lumbale 114
Drogen 37
Druck, intrakranieller 109
Duplexsonografie 61
Dysarthrie 144
Dysarthrophonie 27
Dysphagie 74, 195, 230
– Management 196
– Screening 230

E

Echokardiografie, transösophageale (TTE) 62
Einarbeitungskonzept 267
Einreibung, atemstimulierende (ASE) 168
Elektrolythaushalt 69
Elementares Führen nach Affolter 210
Empathie 279
Energiebedarf 236
– Grundumsatz 236
Energiedichte 238
Entlassungsmanagement 297
Entscheidung 15
Entscheidungsfindung 14
Epilepsie 7
Ergebnisqualität 286
Ergotherapie 248
Ernährung 136, 227
– enterale 234
– parenterale 240
Ernährungsdefizit 229
Ernährungsform 232
Ernährungsplan 232
Ernährungstherapie 229
– Schlaganfallpatient 241

– Überprüfung 241
– Ziel 229
Ernährungszustand 229–230
– Erfassung 230
– Erfassung, Methoden 230
Europäische Leitlinien für enterale und parenterale Ernährung (ESPEN) 229
Evakuation, minimal invasive 112
evidence based nursing 15
Evidenz 9, 14
– Bewertung 21
Evidenzklassen 19
Expertenstandard, nationaler 269

F

Facio-Oraler Trakt (F.O.T.T.) 215, 216
– Therapie 216
Faktor VII (rFVIIa) 111
Faktor-Xa-Inhibitoren 99
Feedback 281
FEES 197
Fibrinolyse, intraventrikuläre 113
Flüssigkeitsaufnahme 235
Flüssigkeitsbedarf 237
Flüssigkeitsgabe 238
Flüssigkeitsmenge 237
Frage 20
Fragearten 21
freiheitsentziehende Maßnahmen 185
Frühreha-Barthel-Index 299
Frührehabilitation 256, 301

G

Ganzkörperwaschung 168
Gastrostomie, perkutane endoskopische (PEK) 235
Gedächtnis 27
Gedächtnisstörung 118
Gefäßverschluss 59
Gehirn 28
– Gefäßsystem 28
Gerinnungsdiagnostik 94–95
Gerinnungsfaktorkonzentrat 111
Gesamtenergieumsatz 237
Gewichtsverlust 230
Gleichgewicht 26
Glukosetoleranztest 48
Goldstandard 59
Götterspeise 198
Großhirnhemisphäre 24
Gyrus 58

– verstrichener 58

H

Haltung 162, 167
Hämatom, intraventrikuläres (IVH) 110
Hämostase 111
Handlungsplanung 211
Harnwegsinfekt 74
Harris-Benedict-Formel 236
Hemianopsie 27
Hemihypästhesie 26
Hemiparese 25
Herz-Kreislauf-System 75
High-Flow-Therapie mit Nasenkanüle 81
Hirnblutung 56
Hirnödem 73
Hirnstammblutung 108
Hydrozephalus 32, 109–110
Hypercholesterinämie 36, 48
Hypergranulation 236
Hyperhomocysteinämie 38
Hypertonie, arterielle 35
Hypertriglyzeridämie 48
Hypothermie 113

I

Infektion, lokale 236
Information, gespürte 208
Initialberührung 167
Insuffizienz, respiratorische 77
Intensivstation 257
Intensivüberwachung 256
Interaktion 173
Interaktionstherapie 208
Intermediate Care Station (IMC) 257
International Normalized Ratio (INR) 98
Internationale Classification of Functioning, Disability and Health (ICF) 212
Intervention, psychosoziale 249
invasive blood pressure (IBP) 43
Ischämie 73
– akute zerebrale 57

J

juristische Fragestellungen 183, 188

K

Kalorienzufuhr 237
Kammerflimmern 64
Karotisendarteriektomie (TEA) 103
Karotisstenosen 103
Kehlkopfgriff 199
Kinästhetik 171, 269
– Prinzipien 173
Kleinhirn 26
Kleinhirnblutung 108
Kommunikation 137, 272, 275
– gewaltfreie (GFK) 282
– im Pflegealltag 276
– im Team 278
– zwischen Pflegeperson und
    Patient 277
Kommunikationsstrategie 195
Kommunikationstechniken 280
Kompetenz 163
– pflegerische 265
Komplexbehandlung,
    neurologische 271
Komplikationen 73, 260
Kontrazeptiva, orale 38
Kontrolle
– posturale 218
– über den Körper 218
Koordination 26
Körpererfahrung 168
Körpergrenzen 146
Körpertemperatur 45, 69
Körperwahrnehmung 174, 176
Kost
– Aufbau 236
– Aufbau, Beispiel 237
– orale 232
Kosten 7

L

Labordiagnostik 42
Lagerung 154, 224
last look 200
Laufrate 238
Leitlinie Enterale Ernährung bei
    Patienten mit Schlaganfall 229
Leitlinien 287
Leitlinienempfehlung 229
Lesesinnverständnis 195
Liquor 32
Liquorraum 31
Literaturrecherche 15, 21
Lungenembolie 75

Lungenödem, kardiales 82
Lyse 72, 139
Lysetherapie 8, 70

M

Magnetresonanztomografie 57
Makronährstoffe 238
Mangelernährung 229, 233
– Definition 229
– Risikofaktoren 229
Marcumarisierung 98
Mark-Rinde-Grenze 58
– verstrichene 58
Mediasyndrom 24
Mediazeichen, hyperdenses 58
Medikamentengabe 240
Medizin, evidenzbasierte
– Beispiel 20
Medulla oblongata 195
Megacode-Training 271
Migräne 38
Monitoring 132
Monitoring-EKG 63
– Blutdruck 63
– Frequenz 63
– Frequenzänderung 63
– Vorhofflimmern 63
Motorik 25
Mundinnenraumerfahrung 202
Mundpflege 220
– aktivierende 202

N

Nachblutung 109
Nachsorgeplanung 305
Nahrungsaufnahme 230, 235
Nasenkerbenbecher 201
National Institutes of Health Stroke
    Scale (NIHSS) 43
Neglect 121, 248
neurally adjusted ventilatory assist
    (NAVA) 81
Neurosonografie 60
– Methoden 60
Neurostatus 135
Nierenfunktion, eingeschränkte 100
Nikotinkonsum 37
non-invasive ventilation (NIV) 77
Normalstation 257
Notfallschulung 271
NPO (nihil per os) 222
Nutritional Risk Screening 2002 230

O

Ödem 113
– Hirnödem 73
– Lungenödem, kardiales 82
– perifokales 113
– perihämorrhagisches 113
Okklusion 235
Operationen- und Prozeduren-
    Schlüssel (OPS) 290
Orientierung 139
Osmotherapie 113
Östrogensubstitution,
    postmenopausale 38
Outcome 8
Oxygenierung 68

P

Patient, geriatrischer 243
Patientenverfügung 250
Personalstärke, im Pflegebereich 258
Pflege auf Stroke Units 270
Pflege, evidenzbasierte 15
Pflegebedürftigkeit 304
Pflegebefund, neurologischer 135
Pflegepersonalbedarf 265
Pflegeprozess 142
Pflegerisches Führen nach Affolter 208
Pflegevisite 279
Placebo-Effekt 19
Pneumonie 74
Prinzipien, kinästhetische 173
Problem 20
proportional assist ventilation
    (PAV) 81
Propriozeption 174
Protektionssystem 103
Protonenpumpenhemmer 96
Prozessbeschreibung 260
Prozesspflege, ganzheitlich
    rehabilitierende 141
Prozessqualität 286
Pulsmessung 44
Pupillenreaktionskontrolle 135
Pyramidenbahn 25

Q

Qualität 286
Qualitätsindikatoren 288
Qualitätsmanagement 285
Qualitätssicherung 245, 285
Qualitätsziele 287

R

Rahmenbedingungen, personelle 258
Randomisierung 19
Realitätsorientierung 247
Rehabilitation 270
– geriatrische 303
– neurologische 301
– weiterführende 302
Rehabilitationsabteilung 245
Reinfarkt 94
rekombinanter Gewebe-Plasminogen-
   Aktivator (rtPA) 70
Reminiszenztherapie 247
Risikofaktoren
– Alter 34
– Ethnie 35
– familiäre Belastung 35
– Geschlecht 35
– soziale Schicht 35
– zerebrovaskuläre 34, 46
Risikopatient 229
rt-PA 113

S

Sauerstoffsättigung 44
Schädel-Hirn-Trauma 207
Schlafapnoe-Syndrom, obstruktives
   (OSAS) 38
Schlaganfall
– akuter 70
– akuter, Therapie 70
– Anamnese 43
– Anstieg der Zahlen 4
– Behinderung 6
– Ernährung 227
– Geschlecht 7
– hämorrhagischer 42
– Häufigkeit 4
– ischämischer 42, 93
– ischämischer, Diagnostik 95
– ischämischer,
   Sekundärprophylaxe 93
– klinische Untersuchung 43
– Komplikationen 5, 73
– Kosten 7
– Risikofaktoren 33
– Sterblichkeit 73
– Symptome 43
Schluckfähigkeit 232
Schluckreaktion 218
Schluckreflextriggerung 202
Schluckscreening 195
Schluckstörung 146, 192, 230, 271
Schlucktraining 232

Schluckversuch 137
Schmerz 138
Schnabelbecher 201
Schnittstellen 294
Schwachstellen 294
Sehstörung 27
Sekundärprävention 62, 94
Sekundärprophylaxe 94
Senium 244
Shunt, ventrikulo-peritonealer 110
Sinus, intraduraler 30
Sitz, stabiler 156
Somatosensorik 26
Sonde
– nasogastrale 234
– PEG 234
– PEG, Komplikationen 235
Sondenkost 238
– Applikationsformen 239
– Arten 238
– Komplikationen bei Gabe 239
– Zusammensetzung 238
Sondennahrung, Ballaststoffe 239
Spontanremission 193
Sprache 26, 137
Sprachsystem 192
Sprachtherapie 193
Sprachverständnis 195
Sprechstörung 194
Stammganglienblutung 108
Statintherapie 104
Status, neurologischer 146
Stenosen
– intrakranielle 104
– Karotisstenose 103
– symptomatische 103
Stentsystem 103
Sterblichkeitsrate 5
Stimulation, Basale Siehe Basale
   Stimulation
Stopfen 209
Störung
– Funktionsstörung, psychische 118
– Gedächtnisstörung 118
– neuropsychologische 117
Stroke Unit 8
– Bedeutung 3
– Epidemiologie 3
– erweiterte/comprehensive 257
– Kommunikation 275
– Logopädie 191
– neurosonologische
   Untersuchung 61
– Organisation 255
– pflegerische Überwachung 131
– regionale 288
– telemedizinisch vernetzte 290

– überregionale 288
– Wirksamkeit der Behandlung 8
Strukturkriterien 294
Strukturqualität 286
Studien 17
Studientypen 18
Sturz 75, 138, 273
– Assessment 182
– Prävention 180, 183
– Prophylaxe 179, 181–185
– Risiko 180, 182–184, 186, 189
Subtraktionsangiografie, digitale 57,
   59
Symptom, akutes fokal-
   neurologisches 56

T

Tachykardie 64
Tag-Nacht-Rhythmus 147
Tagesablauf 259
Team, multiprofessionelles 245
Teambesprechung 272
Techniken, kognitive 247
Teilhabe 212
Therapie 259
– akuter Schlaganfall 70
– Akuttherapie 67
– Basistherapie 68
Thrombininhibitor
– direkter 99
Thrombolyse 70
Thrombose 75
Thrombozytenfunktionshemmer 95
time is brain 144
tissue at risk of infarction 58
Todesursachenstatistik 4
Top-down-Methode 212
Trägersystem 103
Transfer 157
– tiefer 157
– über den Stand 157
Transitorisch Ischämische Attacke
   (TIA) 73
Transparenz und Qualität im
   Gesundheitswesen (KTQ) 288
Trinknahrung
– eiweißreiche 234
– hochkalorische 233

U

Übergabe 279
– am Bett 268
– Gespräch 279

Übergewicht 38
Überwachung
– Blutdruck 133
– Blutzucker 134
– Elektrokardiogramm (EKG) 132
– Körpertemperatur 134
– SpO$_2$ (Saturation of Peripheral
  Oxygen) 133
Umgebungsödem 110
Umsetzung 22
Unterstützungsprozesse 286
Urokinase 113

V

Vaskulitisdiagnostik 95
Ventilation, alveoläre 78
Ventrikelblutung 109–110
Ventrikeldrainage, externe (EVD) 113
Verbandswechsel 235
Verbesserungen 294
Verbesserungsmaßnahmen 294
Verblindung 19
Verfahren, psychoedukatives 249
Verhalten, validierendes 250
Verhaltensmanagement 246
Verschluss
– Gefäß 59
– im hinteren Kreislauf 59
Versorgung
– bedarfsgerechte 229
– nach Neuanlage von PEG 235
– unsachgemäße 236
Versorgungskonzept 298
Verzerrung (Bias) 19
Videofluoroskopie 197
Vigilanz 220
– Kontrolle 135
Vitalfunktionen 146
Vollkräftestatistik 266
Voraussetzungen, strukturelle 256
Vorhofflimmern 36, 49, 62–64, 97
– International Normalized Ratio
  (INR) 98
Vorhofohrverschluss 101

W

Wahrnehmung 165, 206
– somatische 166
– Störung 206
– taktil-kinästhetische 207
Wertschätzung 279
Wirksamkeit 8

Z

Zentralnervensystem 23–24
Zertifizierung 288
– Audit 290
Ziele 287
Zuhören, aktives 280
Zusammenarbeit 9
– multidisziplinäre 241